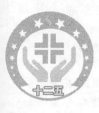

全国高职高专医药院校工学结合"十二五"规划教材

供护理、助产等专业使用

丛书顾问　文历阳　沈彬

基础护理技术（第2版）

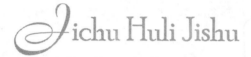

U0314815

主　编　周更苏　左凤林　孟发芬
主　审　陈联群　李朝鹏
副主编　陈晓霞　于洪宇　聂新省　闫涛　叶泽秀
编　委　（以姓氏笔画为序）
　　　　于洪宇　辽宁医学院
　　　　叶泽秀　荆州职业技术学院
　　　　左凤林　重庆三峡医药高等专科学校
　　　　任素芬　辽宁医学院
　　　　闫开华　湖北三峡职业技术学院
　　　　闫　涛　邢台医学高等专科学校
　　　　李军省　邢台医学高等专科学校
　　　　李沛霖　邵阳医学高等专科学校
　　　　陈晓霞　肇庆医学高等专科学校
　　　　陈雪霞　内蒙古医学院护理学院
　　　　周更苏　邢台医学高等专科学校
　　　　孟发芬　湖北三峡职业技术学院
　　　　罗　琼　荆州职业技术学院
　　　　郑春贵　邢台医学高等专科学校
　　　　赵妤聪　内蒙古医学院护理学院
　　　　聂新省　邢台市人民医院
　　　　翟颖莉　煤炭总医院

华中科技大学出版社
http://www.hustp.com
中国·武汉

内 容 简 介

本书在第1版的基础上,本着"所授要以执业资格考试为纲,所学要与临床工作一致,与时俱进,拓展新知"的教学理念重新修订。本书包括门诊护理技术、入院护理技术、生活护理技术、基本治疗技术、危重患者抢救与护理技术、临终患者护理技术和出院护理技术七个学习项目。根据最新的护士执业资格考试大纲为每个项目设置"导航",明确每个项目的学习重点、难点;将最新的卫生行业标准以及临床应用广泛的新知识、新技术、新进展等融入课程,做到知识、技能与临床同步,知识点覆盖护士执业资格考试。

本书可供护理、助产等专业使用。

图书在版编目(CIP)数据

基础护理技术(第2版)/周更苏,左凤林,孟发芬 主编.—武汉:华中科技大学出版社,2013.8
ISBN 978-7-5609-9378-2

Ⅰ.①基…　Ⅱ.①周…　②左…　③孟…　Ⅲ.①护理-技术-高等职业教育-教材　Ⅳ.①R472

中国版本图书馆 CIP 数据核字(2013)第 213773 号

基础护理技术(第2版)　　　　　　　　　　周更苏　左凤林　孟发芬　主编

策划编辑:陈　鹏
责任编辑:熊　彦　程　芳
封面设计:陈　静
责任校对:李　琴
责任监印:周治超
出版发行:华中科技大学出版社(中国·武汉)
　　　　　武昌喻家山　邮编:430074　电话:(027)81321915
录　排:华中科技大学惠友文印中心
印　刷:武汉鑫昶文化有限公司
开　本:787mm×1092mm　1/16
印　张:25
字　数:610千字
版　次:2010年8月第1版　2016年1月第2版第2次印刷
定　价:58.00元

全国高职高专医药院校工学结合
"十二五"规划教材编委会

主任委员　文历阳　沈　彬

委　　员（按姓氏笔画排序）

王玉孝　厦门医学高等专科学校	尤德姝　清远职业技术学院护理学院
艾力·孜瓦　新疆维吾尔医学专科学校	田　仁　邢台医学高等专科学校
付　莉　郑州铁路职业技术学院	乔建卫　青海卫生职业技术学院
任海燕　内蒙古医学院护理学院	刘　扬　首都医科大学燕京医学院
刘　伟　长春医学高等专科学校	李　月　深圳职业技术学院
杨建平　重庆三峡医药高等专科学校	杨美玲　宁夏医科大学高等卫生职业技术学院
肖小芹　邵阳医学高等专科学校	汪娩南　九江学院护理学院
沈曙红　三峡大学护理学院	张　忠　沈阳医学院基础医学院
张　敏　九江学院基础医学院	张少华　肇庆医学高等专科学校
张锦辉　辽东学院医学院	罗　琼　厦门医学高等专科学校
周　英　广州医科大学	封苏琴　常州卫生高等职业技术学校
胡友权　益阳医学高等专科学校	姚军汉　张掖医学高等专科学校
倪洪波　荆州职业技术学院	焦雨梅　辽宁医学院高职学院

秘　　书　厉岩　王瑾

前言

Qianyan

　　基础护理技术作为 2012 年转型升级的国家精品资源共享课程,本着优质资源开放共享的指导思想,进一步开发、推广优质课程资源。通过与临床一线护理人员及行业骨干教师共同研讨,以"工作过程系统化为导向"设计课程,通过工学结合培养学生的综合职业能力。

　　本书依据患者门诊医疗、住院医疗、康复出院及回归家庭社区的护理工作流程,将临床护理工作岗位典型工作任务进行分析、整合,根据学生的认知规律进行教学化加工形成七个学习项目:门诊护理技术、入院护理技术、生活护理技术、基本治疗技术、危重患者抢救与护理技术、临终患者护理技术和出院护理技术。每个学习项目又分为若干个学习任务,共分解为 20 个学习任务。每个学习任务以临床典型任务引导教、学、做全过程;在典型任务中,设情境训练,将护理礼仪、人际沟通、职业道德培养等融入课程,通过角色扮演或在真实临床环境中实际操作,培养学生的人文素养和综合能力;每项任务后设与任务对应的"能力检测",主要是培养学生灵活运用所学知识和技能的能力。每个项目后设综合实训项目,全书设 8 个综合实训项目(含 1 个课程总的实训项目),旨在培养学生的综合职业能力。

　　本书在第 1 版的基础上,本着"所授要以执业资格考试为纲,所学要与临床工作一致,与时俱进,拓展新知"的教学理念重新修订。根据最新的护士执业资格考试大纲为每个项目设置"导航",明确每个项目的学习重点、难点;将最新的卫生行业标准,如临床护理技术操作规范、医疗机构消毒技术规范、护理文件书写规范等,以及临床应用广泛的新知识、新技术、新进展,如 2007NPUAP 压疮新分期系统、2010 心肺复苏指南、护理安全教育等融入课程,并将临床中已淘汰的陈旧知识和技能,如传统留置导尿的胶布固定法等删除,从而做到知识、技能与临床同步,知识点覆盖护士执业资格考试。本书充分考虑前后课程的衔接,并注意新知识、新观点的拓展,将基础知识、临床知识和新知识以"知识链接"形式纳入教材。本书突出整体护理理念,以评估、计划、实施、评价为主线,以护理程序为框架贯穿教材始终。改变了以往实物照片与示意图混排的现象,精选反映专业发展和应用且更能说明问题的示意图,使文字描述与图片真正做

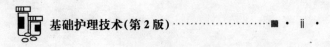

到相互补充,相得益彰。

在本书的编写过程中,得到护理界同仁和各编者学校和单位的大力支持,在此表示诚挚的谢意。由于编者水平有限,书中难免有错误和疏漏之处,恳请使用本书的师生、同仁和读者谅察并惠正。

编 者

总序

世界职业教育发展的经验和我国职业教育发展的历程都表明,职业教育是提高国家核心竞争力的要素之一。近年来,我国高等职业教育发展迅猛,成为我国高等教育的重要组成部分。与此同时,作为高等职业教育重要组成部分的高等卫生职业教育的发展也取得了巨大成就,为国家输送了大批高素质技能型、应用型医疗卫生人才。截至 2008 年,我国高等职业院校已达 1184 所,年招生规模超过 310 多万人,在校生达 900 多万人,其中,设有医学及相关专业的院校近 300 所,年招生量突破 30 万人,在校生突破 150 万人。

教育部《关于全面提高高等职业教育教学质量的若干意见》明确指出,高等职业教育必须"以服务为宗旨,以就业为导向,走产学结合的发展道路","把工学结合作为高等职业教育人才培养模式改革的重要切入点,带动专业调整与建设,引导课程设置、教学内容和教学方法改革"。这是新时期我国职业教育发展具有战略意义的指导意见。高等卫生职业教育既具有职业教育的普遍特性,又具有医学教育的特殊性,许多卫生职业院校在大力推进示范性职业院校建设、精品课程建设,发展和完善"校企合作"的办学模式、"工学结合"的人才培养模式,以及"基于工作过程"的课程模式等方面有所创新和突破。高等卫生职业教育发展的形势使得目前使用的教材与新形势下的教学要求不相适应的矛盾日益突出,加强高职高专医学教材建设成为各院校的迫切要求,新一轮教材建设迫在眉睫。

为了顺应高等卫生职业教育教学改革的新形势和新要求,在认真、细致调研的基础上,在教育部高职高专医学类及相关医学类专业教学指导委员会专家和部分高职高专示范院校领导的指导下,我们组织了全国 50 所高职高专医药院校的近 500 位老师编写了这套以工作过程为导向的全国高职高专医药院校工学结合"十二五"规划教材。本套教材由 4 个国家级精品课程教学团队及 20 个省级精品课程教学团队引领,有副教授(副主任医师)及以上职称的老师占 65%,教龄在 20 年以上的老师占 60%。教材编写过程中,全体主编和参编人员进行了认真的研讨和细致的分工,在教材编写体例和内容上均有所创新,各主编单位高度重视并有力配合教材编写工作,编辑和主审专家严谨和忘我地工作,确保了本套教材的编写质量。

本套教材充分体现新教学计划的特色,强调以就业为导向、以能力为本位、贴近学生的原则,体现教材的"三基"(基本知识、基本理论、基本实践技能)及"五性"(思想性、科学性、先进性、启发性和适用性)要求,着重突出以下编写特点:

(1) 紧扣新教学计划和教学大纲,科学、规范,具有鲜明的高职高专特色;

(2) 突出体现"工学结合"的人才培养模式和"基于工作过程"的课程模式;

(3) 适合高职高专医药院校教学实际,突出针对性、适用性和实用性;

(4) 以"必需、够用"为原则,简化基础理论,侧重临床实践与应用;

(5) 紧扣精品课程建设目标,体现教学改革方向;

(6) 紧密围绕后续课程、执业资格标准和工作岗位需求;

(7) 整体优化教材内容体系,使基础课程体系和实训课程体系都成系统;

(8) 探索案例式教学方法,倡导主动学习。

这套规划教材得到了各院校的大力支持与高度关注,它将为高等卫生职业教育的课程体系改革作出应有的贡献。我们衷心希望这套教材能在相关课程的教学中发挥积极作用,并得到读者的青睐。我们也相信这套教材在使用过程中,通过教学实践的检验和实际问题的解决,能不断得到改进、完善和提高。

全国高职高专医药院校工学结合"十二五"规划教材
编写委员会

目录

Mulu

项目一
门诊护理技术

 护士执业资格考试导航

1. 医院的任务、种类,门、急诊的护理工作。
2. 医院内感染的概念、分类和主要原因。
3. 清洁、消毒、灭菌的概念,消毒、灭菌的方法。
4. 无菌技术的概念与操作原则,无菌技术基本操作法。
5. 隔离技术的概念、隔离区域的设置和划分、隔离消毒原则,隔离技术操作法。

任务一　医院环境与门急诊护理技术

任务引导

患者,女,26岁,淋雨后第二天出现高热、寒战,患者感全身肌肉酸疼,左侧胸部疼痛,咳嗽或深呼吸时加剧。痰少,呈铁锈色,有时感到恶心。作为门诊护士,请为该患者做好预检分诊及门诊候诊工作。并思考下列问题:①如何为患者做好预检分诊?②如何指导患者候诊?③在患者候诊过程中,门诊护士需重点观察什么?

第一节　医　　院

医院是对个体或特定社会人群进行防病、治病的场所。作为对住院或门诊患者实施诊治与护理的医疗事业机构,医院应配备一定数量的病床设施、必要的医疗设备和相应的医务人员。

知识链接

医疗卫生体系分类

医疗卫生体系分三类:卫生行政组织、卫生事业组织和群众卫生组织。卫生厅、局是主管卫生工作的职能部门。医疗预防机构(如医院),卫生防疫机构,妇幼保健机构,药品、生物制品、卫生材料的生产、供销及管理监测机构,医学教育机构,医学科学研究机构属于卫生事业组织。群众卫生组织分三类:由国家机关和人民团体的代表组成的卫生组织(如爱国卫生运动委员会,血吸虫病、地方病防治委员会)、由专业人员组成的学术性团体(中华护理学会)、由群众卫生积极分子组成的基层群众卫生组织(如红十字会)。

一、医院的性质和任务

(一)医院的基本性质

《全国医院工作条例》第一章第一条指出:"医院是治病防病、保障人民健康的社会主义卫生事业单位,必须贯彻国家的卫生工作方针政策,遵守政府法令,为社会主义现代化建设服务"。这是我国医院的基本性质。

(二)医院的任务

《全国医院工作条例》第一章第二条指出:医院的任务是"以医疗工作为中心,在提高医疗质量的基础上,保证教学和科研任务的完成,并不断提高教学质量和科研水平。同时做好扩大预防、指导基层和计划生育的技术工作"。随着医学模式的转变,人们对健康的概念发生变化,医院已从单纯的诊治照顾患者向医疗、预防、保健、康复的方向发展。

1. 医疗 医疗是医院的主要功能。医院医疗工作是以诊疗与护理两大业务为主体,通过与医技部门密切配合,形成一个医疗整体为患者服务。医院医疗分为门诊医疗、住院医疗、康复医疗和急救医疗。门诊、急诊医疗是第一线,住院患者诊疗是重点。

2. 教学 医学教育需要经过学校教育和临床实践两个不同阶段。即使在职医务人员也必须进行终身在职教育,这一重要任务需要医院承担。

3. 科学研究 医学进步、医疗难题的解决离不开科研,医院是开展医学科研的重要阵地。

4. 预防和社会医疗服务 随着医院职能的不断扩大,医院既要对患者进行诊疗,也要进行预防保健工作、开展社会医疗服务,成为人民群众健康服务活动的中心。

此外,使患者康复也是医院义不容辞的任务。

二、医院的种类

根据划分条件不同,可将医院划分为不同类型。

(一)按分级管理划分

1989年我国医院实行分级管理制度,根据卫生部(现更名为国家卫生和计划生育委员会)提出的《医院分级管理标准》,医院按功能、任务、技术质量水平和管理水平及设施条件的不同,可划分为一、二、三级。每级又分为甲、乙、丙等,三级医院增设特等,共分为三级十等。

1. 一级医院　一级医院是指直接向一定人口($\leqslant$10 万)的社区提供医疗卫生服务的基层医院。如农村乡、镇卫生院和城市街道医院等。主要功能是直接对人群提供一级预防,并进行多发病、常见病的管理,对疑难重症做好正确转诊,协助高层次医院做好住院前后的服务。床位数不应少于 20 张。

2. 二级医院　二级医院是指向多个社区(人口在 10 万以上)提供医疗卫生服务并承担一定教学、科研任务的地区性医院。如一般市、县医院,省、直辖市的区级医院和一定规模的厂矿、企事业单位的职工医院。主要功能是提供医疗护理、预防保健和康复服务,参与对高危人群的监测,接受一级医院转诊,对一级医院进行业务指导,并承担一定教学、科研任务。床位数不应少于 100 张。

3. 三级医院　三级医院是指向几个地区甚至全国范围内提供医疗卫生服务的医院。如国家、省、市直属的市级大医院及医学院校的附属医院。主要功能是提供全面连续的医疗护理、预防保健、康复服务和高水平的专科医疗服务,解决危重疑难病症,接受二级医院转诊,指导一、二级医院业务工作和相互合作。床位数不应少于 500 张。

(二)按收治范围划分

1. 综合性医院　在各类医院中占有较大的比例,是各类医院的主体,设有一定数量的病床,分设内科、外科、妇产科、儿科、耳鼻喉科、眼科、皮肤科、中医科等专科,并设有药剂、检验、影像等医技部门及具备相应工作人员和仪器设备的医院。

2. 专科医院　为诊治各类专科疾病而设置的医院,如妇产医院、传染病医院、儿童医院、结核病防治医院、肿瘤医院、口腔医院等。

(三)按特定任务(服务对象)划分

有特定任务和服务对象的医院,如军队医院、企业医院、医学院校附属医院等。

(四)按所有制划分

按所有制划分不同可分为全民、集体、个体所有制医院,中外合资医院,股份制医院等。

(五)按经营目的划分

按经营目的不同分为非营利性医院和营利性医院。

三、医院的组织机构

我国医院的组织机构一般分为三大部门,即诊疗部门、辅助诊疗部门和行政后勤部门。

1. 诊疗部门　诊疗部门包括住院部和门诊部两大业务主体部门,设有内、外、妇、儿等医疗科和急诊科、预防保健科等。这些部门担负着住院、门急诊的诊疗、护理和预防保健等工作。

2. 辅助诊疗部门　辅助诊疗部门包括药剂科、营养科、放射科、临床检验科、临床病理科、麻醉科、手术室、理疗科、供应室、功能检查及内窥镜室等。以专门技术和设备等辅助诊疗工作。

3. 行政后勤部门 行政后勤部门包括人事科、科教科、医务科、护理部、总务科、医疗设备科、财务科等各职能管理部门。行政后勤部门是进行人、财、物保障的辅助部门，与诊疗及辅助诊疗部门相互协调成为有机整体。

第二节 门 诊 部

一、门诊

门诊是医疗工作的第一线，是医院面向社会的窗口，做好门诊工作，能体现医院的医疗、护理质量以及医院的综合管理水平。

门诊工作对外联系多，接触面广，患者集中，流动性大，且就诊时间受限，病情轻重缓急不等。这些特点决定了门诊工作的重点是设置布局应方便患者；就诊的组织导向必须合理；要求服务态度和蔼热忱；严防误诊、漏诊和交叉感染；对危、急、重症患者必须争分夺秒，及时诊疗，迅速抢救。所有这些工作，门诊护士均负有重要责任。

（一）门诊的设置和布局

门诊的布局应以方便患者为目的，突出公共卫生为原则，体现以人为本、患者至上的服务理念，做到安静、整洁、美化、绿化、布局合理，备有各种醒目的标志和路牌，使患者感到亲切、便利，对医院有信任感，易于得到患者的合作。

门诊设有挂号处、收费处、化验室、药房、综合治疗室和分科诊察室等。诊察室内应备诊察床，床前有遮隔设备，室内设洗手池。桌面整洁，各种检查用具及化验单、检查申请单、处方等放置有序。综合治疗室内备有必要的急救设备，如氧气瓶、电动吸引器、急救药品等。

（二）门诊的护理工作

1. 预检分诊 预检分诊的护士应具有丰富的实践经验和良好的职业道德。接诊时应热情、主动，简明扼要地询问病史，观察病情后做出初步判断，给予合理的分诊指导和传染病管理。做到先预检分诊，再指导患者挂号就诊。

2. 安排候诊与就诊 患者挂号后，分别到各科候诊室依次就诊。护士应做好就诊患者的护理工作。

（1）开诊前，检查并保持良好的候诊、就诊环境，备齐各种检查器械和用物等。

（2）开诊后，按挂号先后顺序安排就诊。收集整理初诊、复诊病历和检验报告等。

（3）根据病情测量体温、脉搏、呼吸等，记录在门诊病历上。必要时应协助医生进行诊查。

（4）随时观察候诊患者病情，遇高热、剧痛、出血、休克、呼吸困难、意识丧失等患者，应立即安排提前就诊或送急诊室处理；遇病情较重或年老体弱者，可适当调整就诊顺序。

（5）门诊结束后，回收门诊病历，整理、消毒环境。

3. 开展健康教育 充分利用候诊时间进行健康教育，内容可根据季节、科室、病种等灵活掌握；形式应多样化，如板报、讲座、录像、发放宣传册等。对患者的询问应热情、耐心地解答。

4. 实施治疗 实施需在门诊进行的治疗,如注射、换药、导尿、灌肠、穿刺等。必须严格按照操作规程,确保治疗及时、安全、有效。

5. 严格消毒隔离 门诊人群流量大,患者集中,易发生交叉感染。应认真做好空气、地面、墙壁及各种用品的清洁、消毒工作;对传染病或疑似传染病者,应分诊到隔离门诊就诊,做好疫情报告。

6. 做好保健门诊的护理工作 护士经过培训可直接参与健康体检、疾病普查、预防接种、健康教育等保健工作。

情境训练 按"任务引导"的案例模拟门诊患者情境

【目的】 通过角色扮演,感受护士为患者提供的就诊指导及诊疗护理。

【材料】

家属:您好,我想咨询一下我们应该挂哪个科的号?

护士甲:好的,请问您哪儿不舒服?

患者:我昨天外出淋了一场大雨,今天早上一起床就开始打寒战、发高烧,在家量体温是 39.6 ℃,而且觉得浑身肌肉酸疼,咳出的痰液颜色也比较深。

护士甲:(面带微笑)哦,是这样,您应该挂呼吸内科。(护士热情地将患者及其家属引领至挂号室窗口,家属去排队,护士又向患者指引了呼吸内科的位置)

患者:谢谢!

护士甲:不客气!

家属:(患者及其家属来到呼吸内科诊室门口)请问这是看呼吸内科的吗?

护士乙:是的,您挂号了吗?

家属:哦,给您。

护士乙:好的,(面向患者)您的就诊顺序是 18 号,大约 20 min 后能轮上您,我先给患者测量一下体温、脉搏、呼吸。(护士乙认真测量后,将体温、脉搏、呼吸值记录于门诊病历上)请您先在这儿排队等候,如果有什么不舒适请及时告诉我们。

患者:好的,谢谢。(坐在椅子上等候)

护士乙:(按先后次序叫号)18 号,王贵香!

患者:哦,在!(急忙应声起身,差点摔倒)

护士乙:忙上前搀扶,并将其引领至医生面前。(医生询问病情并为其诊查)

二、急诊

急诊科是医院诊治急症患者的场所,是抢救患者生命的第一线。实行 24 h 开放服务,对危及生命及意外灾害事件,能提供快速高效的服务。急诊科护士要求责任心强,有良好的素质,具备一定的急诊抢救知识和经验,技术熟练、动作敏捷。急诊科的组织管理和技术管理应达到标准化、程序化、制度化。

(一)急诊科的设置和布局

急诊科布局要以方便急诊患者就诊为目的,以缩短就诊时间、简化手续、提高救治效率为原则。一般设在医院邻近大街的醒目处,要有专用通道和宽敞的出入口,标志和路标醒目、明确,夜间有明显的灯光。室内环境安静整洁、空气流通、光线明亮、物品放置有序等。

一般设有预检处、诊疗室、治疗室、抢救室、监护室、留观室、清创室等。此外,尚有药房、化验室、X线室、心电图室、挂号室及收款室等。形成一个相对独立的单元。

(二)急诊科的护理工作

1. 预检分诊　患者被送到急诊科后,由专人负责出迎。预检护士要掌握急诊就诊标准,按照一问、二看、三检查、四分诊的顺序,初步判断疾病的轻重缓急,及时分诊到各专科诊室。遇有危重患者立即通知值班医生及抢救室护士;遇意外灾害性事件应立即通知护士长和有关科室;遇有法律纠纷、刑事案件、交通事故等时,应立即通知医院的保卫部门或公安部门,并请家属或陪送者留下。

2. 抢救工作

1) 急救物品准备

(1)一般用物:血压计、听诊器、张口器、压舌板、舌钳、手电筒、止血带、输液架、氧气管、吸痰管、胃管等。

(2)无菌物品及无菌急救包:各种注射器、各种型号针头、输液器、输血器、静脉切开包、气管插管包、气管切开包、开胸包、导尿包、各种穿刺包、无菌手套及各种无菌敷料等。

(3)急救设备:中心供氧系统(氧气加压给氧设备)、电动吸引器、心电监护仪、电除颤器、心脏起搏器、呼吸机、超声波诊断仪、洗胃机等,有条件时可备X线机、手术床、多功能抢救床。

(4)急救药品:各种中枢神经兴奋剂、镇静剂、镇痛药、抗休克、抗心力衰竭、抗心律失常、抗过敏及各种止血药;急救用激素、解毒药、止喘药;纠正水、电解质紊乱及酸碱平衡失调类药物以及各种输入液体;局部麻醉药及抗生素类药等。

(5)通讯设备:设有自动传呼系统、电话、对讲机等。

一切抢救物品做到"五定",即定数量品种、定点安置、定人保管、定期消毒灭菌和定期检查维修,使急救物品完好率达到100%。护士要熟悉急救物品的性能和使用方法,并能排除一般性故障。

2) 配合抢救

(1)实施抢救措施:医生到达前,护士应根据病情迅速作出分析、判断,进行紧急处理,如测血压、给氧、吸痰、止血、配血、建立静脉输液通道,进行胸外心脏按压和人工呼吸等。医生到达后,立即汇报处理情况并配合抢救,正确执行医嘱。

(2)做好抢救记录:记录内容包括:①时间,包括患者和医生到达时间、抢救措施落实时间(如输液、吸氧、吸痰等执行和停止时间);②执行医嘱的内容;③病情的动态变化。急救记录应及时、准确、完整、清晰。

(3)严格执行查对制度:在抢救过程中,凡口头医嘱需向医生复诵一遍,双方确认无误后再执行。抢救结束后,请医生及时补写医嘱和处方。各种急救药品的空安瓿需经两人核对后方可弃去;输液空瓶和空袋均应集中放置,以便统计查对,核实与医嘱是否相符。

3. 留观室　急诊科设有一定数量的观察床,置于急诊观察室。主要收治需要进一步观察、治疗的患者。留观时间一般为3~7天。

留观室的护理工作如下。①进行入室登记,建立病案,书写留观室病情报告。②主动巡视,密切观察,正确执行医嘱。做好各项护理工作,关注患者心理反应,做好心理护理。③做好患者和家属的管理工作;做好入院、转诊等工作。

能力检测

1. 某患者因车祸而致右下肢开放性骨折,大量出血,被送至急诊室。①作为当班护士,在医生未到来之前,应做哪些工作? ②抢救时应如何配合医生抢救? ③作为急诊科的护士,应如何做好急救物品的管理?

2. 一母亲抱一个 3 岁男童在门诊候诊。作为当班护士,发现患儿呼吸急促,频繁的喷射性呕吐,当给患儿测体温时发现皮肤有散在的出血点。问:①发现此情况应如何处理? ②门诊护士应做好哪些工作?

(聂新省)

任务二　护理安全与防护技术

任务引导

某医院门诊接待一位艾滋病患者,门诊护士在处理污物时,不慎被污物桶中裸露的穿刺针刺破手指,出血不止。请问:①该护士应立即采取什么急救措施处理伤口? ②该情况是否需要立即报告医院相关部门? ③作为一名护理工作者应如何做好自身和患者的安全防护工作?

医院是一个特殊的工作环境,要求护理人员在提供高质量服务的同时,运用技术、教育、管理等手段,从根本上采取有效的预防措施,确保患者安全,为其创造一个安全高效的医疗护理环境。同时也要注重护理人员自身的安全防护。通过进行护理职业防范知识教育,提高护理人员的自我防护意识,普及预防措施,使护理人员学会预防职业暴露及暴露后的处理方法,预防和控制职业损伤的发生,保证护理人员的身心健康。

第一节　护理安全防范

护理安全(nursing safety)是指在实施护理的全过程中,患者不发生法律和法定的规章制度允许范围以外的机体结构、生理功能或心理健康的损害、障碍、缺陷或死亡。

一、护理安全的意义

护理安全是患者的基本需要,是医院生存的根本。

(一)护理安全直接关系到护理效果

护理安全是保障患者生命安全的必备条件。安全、有效地护理可促进患者疾病痊愈或好转;反之,将导致患者疾病恶化,甚至功能障碍或死亡。由此可见,护理安全产生高质量的护理效果,护理效果体现护理安全水平。

（二）护理安全直接影响医院的经济效益和社会效益

护理不安全因素引发的护理差错或护理事故等后果，不仅破坏医院的整体形象，损害医院的信誉，还增加医院在医疗费用方面的支出以及额外的物资消耗，影响医院的经济效益和社会效益。

（三）护理安全是衡量医院护理管理水平的重要标志

护理安全综合反映护理人员的工作态度、技术水平和护理管理水平，是护理质量的基础和保证，是衡量医院护理管理水平的重要标志。

（四）护理安全关系到护理人员自身利益

护理安全不但关系患者和医院利益，也关系到护理人员自身利益，如人身安全、奖励与惩罚、晋升、晋级及身心健康。严重时护理人员可能会被追究法律责任。

二、护理安全评估

（一）护理人员因素

1. 专业技术水平低　①业务知识缺乏、技术水平低下：由于操作不熟练、工作经验不足等违反技术操作规程，导致操作失误或操作错误。如应用各种化学药物时，药物剂量过大或浓度过高，用药次数过多，用药配伍不当，甚至用错药等会引起化学性损伤；应激性处理问题能力或协作能力差。②对工作中的不安全环节缺乏预见性，如长期卧床患者发生压疮，昏迷患者坠床等；未采取相应的措施或采取措施不及时。③对新技术应用或新设备使用不熟练：不能完成较复杂的操作。④观察病情的能力不够：不能及时、准确地观察、判断病情，不能对患者进行有效的抢救和护理等。

2. 工作责任心不强　护理工作中违反各种规章制度或操作规程。①不严格执行查对制度：如只叫床号未叫姓名、只看药品包装不看药名，查药名看字头不看字尾，对药品剂量、浓度、用法查对不严。②不严格执行医嘱：如盲目执行错误的医嘱，违反口头医嘱的规定，错抄、漏抄医嘱，凭主观印象未能及时发现剂量的更改，对医嘱执行时间不严格，导致错服、漏服、多服药，甚至擅自用药，漏做药物过敏试验或做了忘记观察结果又重做，抢救时执行医嘱不及时等。③不严格执行护理规章制度：如不严格执行护理分级制度，不按时巡视病房、观察不仔细、护理措施不到位、未及时给卧床患者更换卧位；违反手术安全查对制度，导致器械、纱布等遗留在手术切口中；不严格执行交接班制度等。④不严格执行护理技术操作规程：如护士让家属给患者鼻饲，造成窒息；输液时忘记松止血带，导致挤压综合征；加药不彻底，安瓿中残留药液；静脉注射药液外渗，引起局部组织坏死；各种检查、手术，因漏做备皮或备皮时划伤皮肤，而影响手术或检查者；洗胃不当导致胃穿孔；冷热敷导致冻伤、烫伤；各种电器如烤灯、高频电刀等导致灼伤；高压氧舱治疗不当导致气压伤；放射性治疗导致放射性皮炎、皮肤溃疡坏死；不严格遵守无菌操作原则等。

3. 法律意识淡漠　护理人员法律意识不强，忽视患者的权益，如未及时履行告知义务；不注意保护患者隐私；不坚持原则，盲目执行医生口头医嘱；发现错误未及时报告，未采取或不及时采取补救措施等导致护患纠纷。

法律意识淡漠也表现在护理文件记录中。如主客观资料不清，不能正确评估病情；护理记录的真实性、及时性、准确性不够;抢救患者时未及时记录;护理记录和医疗病情记录不符等。这些因素导致在发生医疗纠纷时,护理记录单不能提供有利的法律依据。

4. 服务态度差 对患者缺乏同情心,护理操作动作粗鲁,说话带命令口气等,为工作而工作,不注意患者感受,出现护理行为不当或缺陷。

5. 护患沟通不当 护理人员缺乏与患者沟通的主动性,缺乏沟通交流技巧等。如护患交流的信息量过少,以至于患者缺乏有关病情、用药、治疗、预后等相关的信息。说话措辞不当,语气生硬,对患者和家属的问题解释不清,特别是在用药咨询、费用查询时,缺乏沟通技巧,人性化服务理念不够导致患者误解、不满,甚至发生护患纠纷。

（二）物质因素

1. 设备方面 设备缺乏、性能不良、不配套,未处于备用状态或对新引进的设备不了解,特别是急救物品、器材不到位或故障,影响护理技术的正常发挥,影响抢救或治疗工作。

2. 物品方面 物品数量不足或质量不过关等。

3. 药品方面 药品质量差、变质、失效等。

（三）环境因素

1. 设施及布局不合理 医院的基础设施不完善,病区物品配备和布局不当。如急救室的位置,病室插线板的位置,地面过滑、楼道、厕所等安全防护措施不到位,病床无床挡等。

2. 环境污染 消毒隔离不严密导致医院内交叉感染,昆虫叮咬等引起患者感染、影响休息、导致过敏性伤害、传播疾病等。

3. 危险品管理不当 氧气、煤气、乙醇、汽油等易燃易爆物品管理不当;麻、限、剧毒药品未做到专人管理、专柜加锁保管、安全使用;高压蒸汽灭菌设施管理不规范等。

4. 医院治安管理不严 导致失窃等犯罪活动的发生,造成患者经济上的损失和精神上的不安全感等。

（四）护理管理因素

1. 护理制度不健全或管理不到位 各种规章制度不健全或虽有制度但未严格落实,没有建立有效的监督检查机制等。

2. 相关培训不到位 不重视业务技术培训;不注重强化法律意识;不注重安全教育等。

3. 护士人力资源配备和使用不合理 护士人力资源不足,排班不合理,护士长期超负荷工作;护理工作责任界定模糊等容易构成安全隐患。

（五）患者因素

1. 医疗依从性低 护理是一项护患双方共同参与的活动,护理活动的正确实施有赖于患者的密切配合和支持。患者的心理素质、对疾病的认识及承受能力等都影响患者的情绪,进而影响其行为及对医嘱的依从性。如不遵守医院规章制度,擅自改变输液滴数,不按医嘱服药、饮食,不配合护理操作等都会形成护理安全隐患。

2. 消极情绪 当患者因病情危重丧失自我照顾能力和社会身份,或因多次住院治疗,家庭耗费大量的精力、财力,难以做进一步治疗时,易产生厌世情绪,需要护理人员严加防范,避免出现安全事故。

3. 自我保护能力差　患者的自我保护能力及其影响因素影响到患者的安全,以下提示可作为评估时的参考:①患者的意识是否清楚? 警觉性是否良好? ②患者的感觉功能是否正常? 是否正使用会影响感觉功能的药物? ③患者是否因年龄、身体状况或意识状况而需要安全协助和保护? ④患者是否需要给予行动限制或身体约束? ⑤患者是否吸烟? ⑥病房内是否使用电器设备? 患者床旁是否有电器用品? ⑦患者是否正接受氧气治疗或使用冷、热治疗? ⑧患者是否能满足自己的需要? ⑨患者是否舒适? ⑩患者需要呼叫护理人员时,能否及时取到呼叫器?

三、护理安全的防范

(一)护理安全防范策略

1. 加强与安全相关的教育和培训

(1)加强职业道德教育和护理安全教育,增强安全意识:通过经常性的护理安全教育和职业道德教育,将规章制度学习与安全教育、职业道德教育相结合,增强护理人员的责任意识、风险意识,使护理人员明确良好的职业道德是护理安全的基础,严格执行规章制度是护理安全的保证。

(2)广泛开展法律法规教育和培训,强化法律意识:经常组织护理人员学习有关法律法规,强化法律意识,引导护理人员学法、懂法、知法、用法。认真剖析护理工作中存在的法律问题,充分认识违法的严重后果,加强责任感,维护护患双方的合法权益;在护理过程中,自觉维护患者的知情权、隐私权;认真书写护理记录,确保护理文书的科学性、真实性、及时性、完整性。

(3)加强护理人员业务技术培训和注重人文素养的养成,提高综合素质:加强对各级护理人员的基础知识、基本理论、基本技能的系统化培训和考核;加强社会科学、人文科学与心理学等知识的学习,提高人文素养;合理安排护理人员参加各种护理专题会议,学习新知识、新观念和新的服务理念。

2. 提高系统运行的安全性和有效性　从提高整个护理系统运行的安全性和应对的有效性角度保证安全。医院相关医技科室和后勤保障系统的服务要能够保证临床护理工作需要;医院环境整洁、空气质量良好;医院的布局、设施和工作流程符合医院内感染控制规范要求;仪器设备、设施要有专人维护,定期检修,保证使用正常;建立健全安全管理制度,落实各项安全管理措施;护理人员自觉遵守职业安全规范要求;护理系统要依据护理岗位和护理服务质量的需求不断做出适应性调整,最大限度地减少由于护理人力资源短缺,组织管理滞后、失误而造成的安全隐患。

3. 建立连续监测的安全网络　医院应实行“护理部—科护士长—病区护士长”三级目标管理责任制,护理部设立安全领导小组,组织经常性检查;科室成立安全监控小组,随时报告相关问题,形成上通下达的护理安全监控网络。对有可能影响全局或最容易出问题的环节如关键制度、关键人员、关键患者、关键时间、关键科室等应重点监控。

(1)加强关键制度管理:将护理安全管理制度、查对制度、交接班制度、分级护理制度、护理文件书写质量监控制度、抢救工作制度、新业务新技术准入制度、差错事故登记报告制度、病房消毒隔离管理制度、输血查对制度等列为10项关键制度并加强管理力度。

（2）加强关键人员管理：加强对技术骨干的培养和管理，以点带面，强化质量管理；加强对新参加工作人员，责任意识淡薄人员，实习、进修人员的教育和管理。

（3）加强关键患者管理：加强急危重症患者、疑难病患者、大手术患者、预后不良患者、新入院患者和采用新技术治疗患者等关键患者的管理。

（4）加强关键时间管理：节假日作为薄弱时间段，值班人员的思想容易放松、警惕性降低，易导致护理差错、事故或引起护患纠纷。抓好节假日管理，实行连续性监控，提高护士警惕性，减少护理安全隐患。

（5）加强关键科室管理：加强急诊科、ICU、产房、手术室等医院高风险科室的管理。

（二）医院常见不安全因素及防范措施

1. 物理性损伤及预防　物理性损伤包括机械性、温度性、压力性、放射性损伤等。

（1）机械性损伤：常见的有撞伤、跌伤或器械性伤害。跌倒和坠床是病区中最常见的机械性损伤。注意保持地面清洁、干燥，物品放置稳妥，移开暂时不需要的器械，减少障碍物；患者常用物品放于易取处；走廊、浴室、厕所应设置扶手；病室、浴室、厕所地面应防滑，减少障碍物，并设呼叫系统；对意识不清、躁动不安、偏瘫及婴幼儿等患者应使用床挡、约束具进行保护，以防坠床；对长期卧床，初次下床及活动不便的患者应注意搀扶，以防跌倒；在精神科病房，应注意将刀片、剪刀等锐、钝器收藏好不让患者接触到。

（2）温度性损伤：常见的有热水袋、热水瓶所致的烫伤；易燃易爆物品，如氧气、乙醇等所致的烧伤；各种电器如烤灯、高频电刀等所致的灼伤；冰袋所致的冻伤等。

在应用冷热疗法时，护士应按操作要求进行，必要时需守护；对易燃易爆物品应安全使用和保管，有防火设施及紧急疏散措施；对各种电器设备应经常检查及时维修。

（3）压力性损伤：常见的压力性损伤有压疮及高压氧舱治疗不当所致气压伤等。护士针对易患压疮者做好相应预防及护理；掌握高压氧舱治疗的适应证，严格遵循操作规程，治疗时逐渐加压或减压，注意观察患者反应。

（4）放射性损伤：在使用X线及其他放射性物质进行诊断或治疗时，对现场人员采取适当的保护措施。尽量减少患者身体不必要的暴露，保持照射野的标记，正确掌握照射剂量、时间。对患者进行教育，保持接受照射部位的皮肤清洁、干燥，避免搔抓、用力擦拭和用肥皂擦洗皮肤等。

2. 化学性损伤及预防　化学性损伤由于药物使用不当或错用引起。常见有药物剂量过大、浓度过高、用药次数过多、用药配伍不当、给药途径不确切及用错药物等。

护士应熟悉各种药物的基本知识，掌握药物的保管原则和药疗原则，严格执行"三查八对"制度，注意药物之间的配伍禁忌，及时观察用药后反应。同时向患者及家属讲解有关安全用药的知识。

3. 生物性损伤及预防　生物性损伤包括微生物及昆虫等对患者所造成的损害。微生物可引起各类医院内感染，如切口感染、呼吸道感染等。其预防原则为控制感染源，切断传播途径，保护易感人群。护士应严格执行医院预防和控制感染的各种制度，如入院卫生处置制度、消毒隔离制度、无菌技术操作原则、消毒灭菌效果监测制度等。

昆虫的叮、咬、爬、飞，不仅影响患者的休息，干扰睡眠，还可传染疾病，延缓康复，甚至威胁患者的生命。应有灭蚊、蝇、蟑螂等措施,如使用蚊帐、喷洒杀虫剂等杀灭昆虫。

4. 医源性损伤及预防 由于医务人员言语及行为不慎对患者造成心理、生理上的损伤,称为医源性损伤。如对患者不尊重,交谈时语言欠妥当,护理时动作粗暴,不按操作规程进行操作,责任心不强等,均可造成患者心理及生理上的损伤。还有个别医护人员因工作疏忽,导致医疗事故、差错的发生,轻则病情加重,重则危及生命。

医院要加强职业道德教育,培养医护人员良好的医德医风,加强工作责任心。尊重、关心患者,交谈时语言规范,操作时动作轻稳,严格执行各项规章制度和操作规程,避免医源性损伤。

5. 心理性损伤及预防 心理性损伤是神经系统受到损害或精神受到打击,遇到不愉快而引起的。影响患者心理反应的因素有:患者对疾病的认识和态度、患者与周围人们的情感交流、医护人员对患者的行为和态度等。

护士应重视对患者的心理护理,注意自己的言行举止,避免传递不准确的信息,造成患者对疾病治疗等方面的误解而引起情绪波动。应以高质量的护理取得患者的信任,提高患者的治疗信心,为患者解除生理和心理痛苦。尤其对精神障碍、病情危重失去自信心的患者,应加强监护,防止发生各种意外。

第二节 护理职业防护

护理职业防护(nursing occupational protection)是指在护理工作过程中采取多种有效措施,保护护理人员免受职业损伤因素的侵袭或将其所受伤害降到最低程度。

一、护理职业防护的意义

(一)提高护理职业的生命质量

有效的护理职业防护,可以最大限度地避免职业危险因素对护理人员造成伤害,维护护理人员的健康和安全,减轻工作过程的心理压力,增强社会适应能力,提高护理职业的生命质量。

(二)科学规避护理职业风险

护理人员掌握护理职业防护知识和技能,有利于提高职业防护的安全意识,自觉严格遵守护理操作规程,规范职业行为,科学、有效地规避职业风险,减少差错事故的发生。

(三)营造轻松和谐的工作氛围

良好安全的职业环境,可以增加护士职业满意度和成就感,促进健康的人际交流,营造轻松愉快的工作氛围。

二、护理工作中常见的职业危害

职业环境通常包括理化环境、生物环境、社会环境及职业习惯、行为方式等。护士的职业危害主要分为四类:生物危害、化学危害、物理危害和心理社会危害。

(一)生物危害

生物危害主要指由细菌、病毒、真菌或寄生虫等引起的感染。通过与患者、患者的体液、血液、分泌物、排泄物、衣物和用具直接或间接接触而被侵袭。其传播途径主要为经皮肤和黏膜暴露。临床最常见的为针刺伤(含锐器伤)所致的血液传播疾病的感染。在我国最危险、最常见的是艾滋病病毒(HIV)、乙型肝炎病毒(HBV)、丙型肝炎病毒(HCV)。产科病房、急诊室、手术室、监护室和供应室等科室是较易发生损伤和感染的场所。

(二)化学危害

化学性职业危害因素是指护理人员在工作中通过各种途径接触到清洁剂、消毒剂、药物等而造成的伤害,尤其是抗肿瘤药物和消毒制剂,通过吸入或皮肤接触而产生职业中毒、职业性皮肤病、职业肿瘤等。

(三)物理危害

护士职业中的物理危害可分为运动功能性损伤和物理刺激。

1. 运动功能性损伤　运动功能性损伤最典型的是腰背痛,其最基本的特点就是疼痛和运动功能障碍。如搬运物体过重,用力姿势不良,持续弯腰进行护理操作,容易引起颈椎和腰部扭伤、腰肌劳损、椎间盘脱出等。此外,超时静立、走动可引起静脉曲张等。

2. 物理刺激　物理刺激主要包括锐器伤和人体电磁波、射线暴露、温度性损伤、噪声等。

(四)心理社会危害

护士职业的心理社会危害主要指工作压力,主要压力源是专业及工作本身。高压力工作容易产生职业倦怠感,导致各种身体或心理疾病。

三、护理职业危害的防护

(一)生物危害的防护

WTO提出的职业接触中特殊感染控制的预防措施:避免受到针头和其他锐利物体的损伤;避免接触开放的创口和黏膜;避免通过污染器械的传播;防止血液或其他液体外溢到身体表面;对废弃物作出妥善的处理;要求所有可能接触患者血液的员工在培训期就应该接受系列乙肝疫苗免疫注射。

1. 呼吸道飞沫传播的防护措施

(1)常见的职业损伤情境:为经血液或体液传染患者进行气管插管、吸痰等操作时。

(2)防护措施:①注意病房及工作区域通风,保持环境整洁。②护理人员在进行任何治疗和护理操作时必须戴口罩。③吸痰时,戴口罩、手套,面部不要垂直于患者口鼻及气道切开处。

2. 锐器损伤的防护措施　锐器伤是由注射器针头、缝针、各种穿刺针、手术刀、剪刀、碎玻璃、安瓿等医疗利器造成的皮肤深部足以使受伤者出血的皮肤损伤。

(1)常见的职业损伤情境:①准备物品过程中被误伤:如掰安瓿、抽吸药液过程中被划伤等。②操作过程中损伤:如手术过程中锐器传递时造成误伤;各种注射、拔针时患者不配合造成误伤;双手回套针帽产生刺伤等。③整理用物时损伤:整理治疗盘、治疗室台面时被裸露的针头或碎玻璃扎伤;注射器、输液器毁形时刺伤;对使用后的锐器进行分离、浸泡和清洗时误伤;处理医疗污物时误伤等。

(2)防护措施:①在进行注射、抽血、输液、输血时,一定要保证足够的光线,严格按照操作规程进行操作。②改变危险行为:禁止用双手分离污染的针头和注射器;禁止用手接触用后的针头或刀片等锐器;禁止折弯或弄直针头;禁止用双手回套针头帽(一定要套回时,用单手套法);禁止直接传递锐器;禁止徒手携带裸露针头等锐器物;禁止用消毒液浸泡针头;禁止直接接触医疗垃圾;禁止锐器和针头与普通垃圾混放。③针头或锐器在使用完立即扔进耐刺的锐器收集箱中,用钳子夹住针头拔,不要用手将其折断毁坏。④收集箱有牢固的盖子和箱体锁定装置,有明显的危险品警告标志。⑤手持无针头帽的注射器时,行动要特别小心,以免刺伤他人或自己。⑥操作后立即处理周围环境,如切开包、拆线包、穿刺包的整理。

(3)损伤后处理原则:①立即用健侧手从近心端向远心端挤压,排出伤口部位的血液,避免在伤口局部来回挤压,避免产生虹吸现象,将污染血液回吸入血管,增加感染机会。②用肥皂水彻底清洗伤口并用流动净水冲洗伤口 5 min(如溅出,用清水冲洗鼻、眼、嘴和皮肤等直接接触部位)。③用 0.5% 碘伏,2% 碘酊、70%～80%(体积比)乙醇等皮肤消毒液涂擦伤口处理。④确定感染源患者并向主管部门汇报,填写锐器损伤登记表,同时进行可靠的 HIV、乙型肝炎、丙型肝炎等化验检查。⑤24 h 内注射乙型肝炎高效免疫球蛋白,接受医学观察 45 天。⑥必要时请有关专家评估指导,评估患者损伤的性质和程度,根据患者血液中含病毒的多少和伤口的深度、暴露时间、范围进行评估,做相应的处理。⑦加强暴露后的心理咨询,有效降低护理人员职业暴露引起的心理伤害。

3. 体液、排泄物等接触性传播防护措施 在为患者提供医疗服务时,无论患者还是医务人员的血液、体液,不论是阳性还是阴性,都应以其具有潜在的传染性而加以防护,称为普及性预防。假定所有患者的血液等体内物质都具有潜在的传染性,接触时均应采取防护措施,防止职业感染经血液传播疾病的策略,称为标准预防。

(1)常见职业损伤情境:①为经血液或体液传染患者进行输液,输血,采集血液、体液标本等操作时。②处理经血液或体液传染患者污染的用物时。

(2)防护措施:①当预料到要接触患者血液、体液或分泌物时,须戴手套进行操作,手套破损时应及时更换;皮肤或黏膜损伤时更应注意,接触血源性传染疾病患者或疑似血源性传染疾病患者时应戴双层手套;如血液、体液或排泄物可能溅到面部,还需戴口罩、眼防护镜。②接触患者血液、体液、分泌物污染的医疗用品、器械、各种废弃的培养基及标本以及使用后的一次性医疗用品后须严格洗手。在不方便洗手的情况下,用快速手消毒液消毒双手。③血液制品应有明显的标志。输液袋和注射器应设专人收集,集中后进行毁形处理,避免一次性废弃物外流造成环境污染及疾病传播。血渍应先用消毒剂浸润 15～30 min 后再行清理,不可直接用抹布或拖把擦拭。化验标本安全送检。④不戴首饰,不留长指甲。⑤灌肠时,应穿一次性隔离衣,戴手套。

知识链接 ----------------------------------

艾滋病病毒职业暴露分级

艾滋病病毒职业暴露分一、二、三级,暴露源的病毒载量水平分轻度、重度和暴露源不明三种类型。每级暴露的暴露源均为体液、血液或者含有体液、血液的医疗器械、物品。一级暴露为暴露源沾染了有损伤的皮肤或黏膜,暴露量小且暴露时间较短。二级暴露为暴露源沾染了有损伤的皮肤或黏膜,暴露量大且暴露时间较长;或暴露源刺伤或者割伤皮肤,但损伤程度较轻,为表皮擦伤或者针刺伤。三级暴露为暴露源刺伤或者割伤皮肤,但损伤程度较重,为深部伤口或者割伤物有明显可见的血液。医疗卫生机构应当根据暴露级别和暴露源病毒载量水平对发生艾滋病病毒职业暴露的医务人员实施预防性用药方案。

(二)化学危害的防护

1. 抗肿瘤药物的防护措施　广义的化学疗法是指病原微生物、寄生虫等所引起的感染性疾病及肿瘤采用化学治疗的方法,简称化疗。从狭义上讲,化疗多指对于恶性肿瘤的化学药物治疗。

1)常见职业损伤情境

①药物准备过程中可能发生的药物接触:如打开安瓿时,药物粉末、药液、玻璃碎片向外飞溅;从药瓶中拔出针头时导致药物飞溅等。②操作过程中可能发生的药物接触:如连接管、输液器、输液袋、输液瓶、药瓶的渗漏和破裂导致药物泄漏;玻璃瓶、安瓿使用中破裂,药物溢出;针头脱落,药液溢出;护士在注射过程中意外损伤自己;拔针时造成部分药物喷出等。③废弃物丢弃过程中可能发生的药物接触:如处理化疗患者体液或排泄物时的接触;丢弃或处置被化疗药物污染的物品时的接触;清除溅出或溢出药物时的接触等。

2)防护措施

(1)提供安全的配药环境:配药场所有抽风和排风设备。条件允许应设专门化疗配药间,配有空气净化装置,在专用层流柜内配药,以保持洁净的配置环境。操作台面应覆盖一次性防渗透性防护垫或吸水纸,以吸附飞溅药液,避免蒸发造成空气污染。

(2)配制药物前准备:配制前用流动水洗手、佩戴一次性防护口罩、圆筒帽、面罩、工作服外套、一次性防渗透隔离衣、聚氯乙烯手套。手套要合适,防止药物直接经皮肤吸收,如需戴双层手套时,外面再佩戴一副乳胶手套,口罩和手套要定时更换。

(3)溶解药液时操作要求:割锯安瓿前应轻弹其颈部,使附着的药粉降落至瓶底。掰开安瓿时应垫纱布,避免药粉、药液、玻璃碎片四处飞溅,并防止划破手套。掰开粉剂安瓿、溶解药物时,溶媒应沿瓶壁缓慢注入瓶底,待药粉浸透后再搅动,防止粉末溢出。瓶装药液稀释后立即抽出瓶内气体,以防瓶内压力过高药液从针眼处溢出。

(4)抽吸药液时操作要求:使用针腔较大的针头抽取药液,以防注射器内压力过大,药液外溢。从药瓶中吸取药液后,先用无菌棉球裹住瓶塞,再撤针头,防止拔出针头的瞬间药液外溢。抽取药液时以不超过注射器容量的 3/4 为宜,防止针栓从针筒中意外滑落。尽量使用输液泵和软袋液体以减少空气中有害物质的排出,用水剂代替粉剂以减少冲配时气溶和气雾的外逸。

(5)操作中溅出或溢出药液处理:不慎将药液溅到皮肤或眼睛里,立即使用生理盐水彻底冲洗,如果溢出到桌面,应用纱布吸附药液,再用清水冲洗被污染表面。操作完毕用清水擦拭操作柜内和台面。

(6)严格污物管理:凡与化疗药物接触过的针头、注射器、输液管、棉球、棉签等,必须收集在专用的密闭垃圾桶内,标明警示标志统一处理,不能与普通垃圾等同处理;处理污物时,护士要戴帽子、口罩及手套,处理完毕脱去手套后用肥皂及流水彻底洗手并沐浴,减轻药物毒性作用。处理患者化疗后的尿液、粪便、呕吐物时必须戴手套。

(7)输入或滴管内加药要求:输入化疗药物时,输液管要先用配制化疗药同一的溶剂预冲,以降低药液外溢和药液雾化的危险。若需从莫菲滴管加药,应先用无菌棉球或无菌纱布围在滴管开口处,然后加药,且速度不宜过快,以防药液从管口溢出,操作完毕应彻底洗手。

(8)化疗护士的健康管理:①执行化疗的护士应经过专业培训,增强职业危害的防护意识,主动实施各项防护措施;②化疗护士应注意锻炼身体,定期体检,每隔6个月检查肝功能、血常规及免疫功能;③怀孕护士应避免接触化疗药物,以免出现流产、胎儿畸形。

2. 化学消毒剂的防护措施

(1)常见职业损伤情境:配制和应用消毒剂进行消毒时。

(2)防护措施:①使用挥发性、刺激性大的消毒剂时做好与接触抗肿瘤药物同样的个人防护及良好的通风环境。②尽量选择对空气污染小的化学消毒剂。③科学地使用化学消毒剂。④遵守医院或部门的剧毒、有害物质的保管规定:集中存放,容器密闭,有显著标志。⑤使用中的化学消毒剂容器加盖。⑥使用消毒剂集中的特殊部门如手术室、供应室、内镜处理等须有良好的通风设施。⑦提倡使用一次性医疗用品。

(三)物理危害的防护

1. 运动功能性损伤的防护措施　　运动功能性损伤指由于经常需要搬动或移动重物,而使身体负重过度,或不合理用力等,导致肌肉、骨骼、关节的损伤。

(1)常见职业损伤情境:①搬运患者或物品时负重过大引起损伤:由于护理工作的性质,护士在工作中常常会搬动患者或较重的物品,使身体负重过大,而引起不同程度的身体急慢性损伤。其中较为常见的损伤是腰椎间盘突出症。②长期弯腰、扭转等引起的积累性损伤:临床护士执行相关护理操作,如加药、观测引流管时,弯腰、扭转动作较多,对腰部损伤较大。长期的损伤积累,导致腰部负荷加重,使其易患腰部疾病。③护士经常超时静立、走动,易引起静脉曲张等。

(2)防护措施:①确保所有体力操作在首次进行前,就有关工作的安全及健康风险,做初步评估。②正确利用人体力学原理,保持正确的劳动姿势:在站立或坐位时应尽可能保持腰椎伸直,使脊柱支撑力增大,避免因过度屈曲对腰部韧带的劳损。在半弯腰或弯腰时,应两足分开使重力落在髋关节和两足处,降低腰部负荷。在提取重物时要使物体紧靠身体,双脚适当分开,屈膝、躯干挺直,使椎间盘承受的压力小于弯腰姿势。拒绝做剧烈活动,防止拉伤腰部肌肉,损伤椎间盘。③改善护理工作环境,减少护士体力劳动强度:尽量正确使用各种设备进行搬、抬等工作;需要长时间弯腰进行操作时,考虑调节床体的高度;病床间隔距离达标;工作场所设计布局合理;护士行走路线合理。④避免长时间维持一种体位:站立时应避免长时间保持同一姿势,双腿轮流支撑身体重量,并可适当做踮脚动作;工作间歇可适当做下肢运动操,尽量抬高下肢,以促进血液回流,减少静脉曲张的发生。⑤加强体育锻炼,提高身体素质。⑥科学使用劳动保护用具:劳动时佩戴腰围(不能长期佩戴,否则可导致腰肌萎缩)等保护用具可以加强腰部的稳定性,保护腰肌和椎间盘不受损伤。对于已患腰椎间盘突出症者只能在急性期疼痛加重时佩戴,卧床休息时要解下。⑦养成良好的生活饮食习惯:提倡卧硬板床休息,并注意床垫的厚度适宜。从事家务劳动时,避免长时间弯腰和持重。合理调配饮食,多食富含钙、铁、锌、蛋白质、B族维生素、维生素 E 的食物。

2. 物理性刺激的防护措施 电磁波和射线损伤防护参照放射科防护要求,如床旁摄片时所有人员尽可能远离摄片机 10 m 以上或用铅板屏风阻挡放射线。

(四)心理社会危害的防护

1. 常见职业损伤情境

(1)工作环境缺乏安全感,如护患关系紧张,常需应对各种医疗纠纷等。

(2)工作时间长、工作负荷重,事务琐碎繁忙。

(3)对护理工作的满意度及价值认同感不够,工作缺乏积极性和激情。

2. 防护措施

(1)增强服务意识,建立良好的护患关系。

(2)加强法律意识的培养,规范护理行为。

(3)加强护士应对暴力的能力培训。

(4)医院环境及工作场所的设置中,护士站与医院保安部门之间有监控和报警系统。

(5)合理配置人力资源,减轻护理人员的工作强度。

(6)培养积极乐观的精神,培养业余爱好。

(7)当出现自我调节不足以解决心理问题或生理疾病时,及时寻求专业人员帮助。

能力检测

某护士遵医嘱给患者静脉注射葡萄糖酸钙,打开安瓿时时不慎被划破了手指,在给患者注射时错误进行了肌内注射,造成患者局部组织坏死,引起一起医疗纠纷。

1. 请分析此事故发生的原因。

2. 医院有哪些危害患者安全的因素? 如何防范?

3. 护士在工作中存在哪些职业危险因素? 护士在接触锐器、体液或血液、化学药品时如何做好自身的防护?

(周更苏)

任务三 医院内感染的预防与控制技术

任务引导

患者,男,46 岁,因咯血急诊入院,收治于呼吸内科。入院第二天检查发现患者处于结核活动期,作为呼吸内科护士,应做好消毒隔离工作,以防院内感染的发生。在工作中思考下列问题:①应对患者做哪些隔离措施? ②护士如何做好自身防护? ③患者的物品应如何消毒? ④在给患者进行各项无菌操作时,应注意哪些无菌原则?

医院由于病原微生物种类繁多和易感者集中,加上各种新的医疗技术的开展,免疫抑制剂和大量抗生素的广泛应用,使得医院内感染不断发生。世界卫生组织(WHO)指出有效控制医院内感染的关键措施为清洁、消毒、灭菌、采用无菌技术、监测和通过监测进行效果评价等。这些措施与护理措施密切相关,贯穿于护理工作的全过程。护理人员在医院内感染的预防与控制中扮演着十分重要的角色,护理人员必须掌握有关医院内感染的知识,严格履行医院内感染的管理规范和消毒技术规范,以此来预防和控制医院内感染。

第一节　医院内感染

一、医院内感染的概念与分类

(一)医院内感染的概念

医院内感染(nosocomial infection),又称医院获得性感染,是指任何人员在医院活动期间,遭受病原体侵袭而引起的任何诊断明确的感染或疾病。涉及对象包括住院患者、门急诊患者、陪护人员、探视人员及医院工作人员。广义的概念包括所有发生于医院内的感染,狭义的概念仅指住院患者在住院期间遭受病原体侵袭而引起的任何诊断明确的感染或疾病。

(二)医院内感染的分类

1. 外源性感染(交叉感染)　外源性感染是指来自于患者体外的病原体,通过直接或间接的途径,传播给患者而引起的感染。病原体可以来自其他患者、外环境(空气、水、物品)或工作人员等。

2. 内源性感染(自身感染)　内源性感染是指来自于患者自身的病原体引起的感染。在通常情况下,在患者体内或体表定植的正常菌群或条件致病菌是不致病的,但当人的免疫功能受损、健康状况不佳、正常菌群移位及抗生素不合理应用等情况下可引起感染。如肝硬化患者易发生原发性腹膜炎,人体肠道内的正常菌群大肠埃希菌发生移位进入泌尿道中可引起感染。

二、医院内感染的形成

医院内感染的发生必须具备三个基本条件:感染源、传播途径和易感宿主。三者同时存在并且相互联系时构成感染链引起感染。如果将感染链切断,感染的传播即可停止。

(一)感染源

感染源即感染的来源,指病原微生物自然生存、繁殖及排出的场所或宿主(人或动物)。

1. 已感染的患者及病原携带者　已感染的患者是最重要的感染源,病原体数量多、毒力强,易具耐药性,容易在其他患者体内定植。病原携带者由于症状、体征不明显,不易被发现和隔离,而病原微生物又不断生长繁殖并经常排出体外,因此也是主要传染源。

2. 患者自身正常菌群　患者上呼吸道、口腔黏膜、胃肠道、皮肤及泌尿生殖道等寄居有人体的正常菌群或来自环境并定植在这些部位的微生物,在人的免疫功能抑制、抵抗力低下时可引起自身感染。

3. **动物感染源**　可能携带病原微生物或受到感染而成为传染源,如鼠类不仅是沙门氏菌的宿主,而且是鼠疫、流行性出血热等传染病的感染源。

4. **医院环境**　医院的环境、设施、器械、物品和垃圾等均可成为某些微生物存活并繁殖的场所,其中铜绿假单胞菌、沙门氏菌等兼有腐生特性的革兰氏阴性杆菌可在医院潮湿的环境或液体中存活达数月以上。

(二)传播途径

传播途径(mode transmission)是指病原微生物从感染源传到易感宿主的途径和方式。在医院环境中,内源性感染是通过病原微生物在患者体内转移而发生的自身感染;外源性感染可通过接触传播,空气传播,生物媒介传播和注射、输液、输血、饮水、饮食等途径传播。

1. **接触传播**　接触传播是外源性感染的主要传播途径。

(1)直接接触传播:感染源直接(不经媒介)将病原体传给易感宿主。如母婴间的沙眼衣原体、柯萨奇病毒、疱疹病毒等传播感染。

(2)间接接触传播:病原体通过媒介传递给易感宿主。最常见的传播媒介是医护人员的手,公用的医疗器械和用具。

2. **空气传播**　空气传播是指病原微生物的微粒悬浮于空气中,以空气为媒介,随气流流动而造成的感染传播,也称为微生物气溶胶传播,有以下3种形式。

(1)飞沫传播:在咳嗽、打喷嚏、谈笑时从感染源排出的许多小液滴或液体微粒,若液滴较大,则在空气中悬浮时间较短,只在近距离接触时传播。其本质是一种特殊性的接触传播。

(2)飞沫核传播:从感染源传出的飞沫,在降落前其表层水分蒸发,形成含有病原体的飞沫核,能够长时间浮游,长距离传播。

(3)菌尘传播:物体表面上的传染性物质干燥后形成带菌的尘埃,通过吸入或菌尘降落于伤口而引起直接感染;或菌尘降落于室内物品表面而引起间接传播。

3. **生物媒介传播**　生物媒介传播是指动物或昆虫携带病原微生物作为人与人之间传播的中间宿主。如蚊子传播流行性乙型脑炎、疟疾等。

4. **注射、输液、输血传播**　注射、输液、输血传播是指通过污染的药液、血制品传播感染,如输液中的发热反应,输血引起的乙型或丙型肝炎、艾滋病的传播等。

5. **消化道传播**　消化道传播是指因各种原因导致病原微生物污染了医院的水和食物,通过饮水和饮食而引起的传播。

(三)易感宿主

易感宿主(susceptible host)是指对感染性疾病缺乏免疫力而易感染的人,若将易感者作为一个总体,则称之为易感人群。医院是易感人群相对集中的场所,易发生感染和感染的流行。

三、医院内感染的主要原因

造成医院内感染的原因有很多,其主要原因有以下几种。

(1)医院管理机构和管理制度不健全,缺乏对消毒灭菌效果的监控;医务人员对医院内感染的严重性认识不足,不能严格地执行无菌技术和消毒隔离制度。

（2）医院布局不妥和隔离措施不健全。

（3）易感者增加。医疗护理技术的进步，使住院患者中慢性病、恶性病、老年患者所占比例增加，而化疗、放疗、使用激素或免疫抑制剂等降低患者对感染的防御能力。

（4）不合理地使用抗生素。抗生素的滥用以及大量新型抗生素的开发和应用不当，导致人体正常菌群失调，耐药菌株增加。

（5）各种侵入性操作增加。如各种导管、内镜、穿刺针的使用，损伤机体防御屏障，如果操作时不严格按无菌操作进行，容易使病原体侵入机体造成感染。

四、医院内感染的预防和控制

（一）建立和完善医院内感染管理体系

医院管理机构应具备独立完整的体系，设置三级管理组织：医院管理委员会、医院内感染管理科、各科室医院内感染管理小组。医院内感染委员会的成员应包括下列科室的主要负责人：医院内感染管理部门、医务部门、护理部门、消毒供应室、手术室、临床科室、微生物检验部门、设备管理部门、药事管理部门、后勤管理部门及其他相关部门，主任委员应有医院院长或主管医疗工作的副院长担任。

在医院内感染管理委员会的领导下，建立由护士为主体的医院内层次分明的三级护理管理体系（一级管理——病区护士长和兼职监控护士；二级管理——专科护士长；三级管理——护理部副主任，作为院内感染委员会副主任），负责医院内感染管理，做到以预防为主，及时发现并处理。

（二）健全各项规章制度，依法管理医院内感染

1. 监测制度 监测制度包括对消毒剂使用效果、灭菌效果、一次性医疗器械及门急诊常用器械的监测；对感染高发科室，如分娩室、手术室、血透室、监护室（ICU）、供应室、换药室等消毒卫生标准的检测。

2. 管理制度 如消毒隔离制度、清洁卫生制度以及感染管理报告制度等的健全与落实。

3. 消毒质控标准 卫生部颁布的《医院消毒卫生标准》规定了各类从事医疗活动的空气环境、物体表面、医护人员手、医疗用品、消毒剂、污水、污物处理的卫生标准。

（三）落实医院内感染管理措施

切实做到控制感染源、切断传播途径、保护易感人群。

1. 改善医院结构和布局 医院建筑布局应合理，设施有利于消毒隔离。

2. 进行清洁、消毒、灭菌效果检测 严格执行无菌技术和消毒隔离技术。

3. 合理使用抗生素 不宜预防性使用抗生素。使用过程中应严格掌握使用指征，根据药敏试验选择敏感抗生素，采用适当剂量、适当疗程和适当给药途径。

4. 处理好污物、废水 做好医院污物、污水处理。

5. 人员控制 主要是控制感染源和易感人群。各类医务人员也应定期进行健康检查。

（四）加强医院内感染知识的教育

加强对医院全体人员理论水平的教育，督促各级人员自觉预防与控制医院内感染，在

各环节上把好关。

第二节　清洁　消毒　灭菌

一、清洁技术

清洁(cleaning)是去除物体表面有机物、无机物和可见污染物的过程。其目的是去除和减少有机物,但不能杀灭微生物。清洁是进行医疗物品处理过程中的一个必要环节,清洁是消毒灭菌的前提。最常用的方法是水洗、机械去污和去污剂去污。适用于医院地面、家具、墙壁、医疗护理用品等物体表面的处理及物品消毒、灭菌前的处理。

二、物理消毒灭菌技术

消毒(disinfection)是指用物理、化学方法清除或杀灭除芽孢外的所有病原微生物,使其数量减少达到无害化的处理。

灭菌(sterilization)是指用物理或化学方法杀灭所有微生物,包括致病的、非致病的微生物以及细菌芽孢的处理。

物理消毒灭菌法是利用热力或光照等物理因素作用,使病原微生物的蛋白质凝固变性,酶失去活性,达到消毒灭菌的作用。常用的物理消毒灭菌法有热力消毒灭菌法、光照消毒法、电离辐射灭菌法、微波消毒灭菌法、过滤除菌等。

(一)热力消毒灭菌法

热力消毒灭菌法(heat disinfection sterilization)是利用热力破坏微生物的蛋白质、核酸、细胞壁和细胞膜,从而导致其死亡的一种消毒灭菌方法。热力消毒灭菌法是一种简单、可靠、使用较广泛的消毒方法。热力消毒灭菌法分干热法和湿热法两类,前者由空气导热,传热慢;后者由水蒸气和空气导热,传热快,穿透力较强。

1. 燃烧灭菌法(burning sterilization)　燃烧灭菌法是一种彻底、迅速、简单的灭菌法。

(1)分类。①焚烧法:少量可直接焚烧,大量应在焚烧炉内焚烧。常用于无保留价值的污染物品和特殊感染敷料的处理。如铜绿假单胞菌、破伤风、气性坏疽等感染患者的敷料,污染的病理标本、废弃物、垃圾和纸张的处理。②火焰烧灼法:培养用的器皿开启和闭合瓶口处的消毒可用火焰加热。某些金属器械可在火焰上烧灼 20 s。③乙醇燃烧法:搪瓷类物品可倒入少量 95% 乙醇溶液,转动容器,使乙醇分布均匀,点火燃烧直至熄灭。在燃烧时要远离易燃易爆物品,中途不可添加乙醇。

(2)注意事项:①在燃烧过程中不得添加乙醇,以免引起火灾或烧伤;②远离氧气、乙醇、乙醚、汽油等易燃易爆物品;③贵重器械及锐利刀剪禁用燃烧法灭菌,以免刀刃变钝或器械被破坏。

2. 干烤灭菌法(dry heat sterilization)　干烤灭菌法是利用特制的烤箱,热力通过空气对流和介质传导进行灭菌的方法。灭菌效果可靠。

(1)方法:将高温下不易损坏、不易变质、不蒸发的物品,如金属制品、陶瓷制品、玻璃制品、油剂、粉剂等放入烤箱内进行灭菌。不适用于纤维织物、塑料制品等灭菌。医院常用的方法如下:消毒:箱温 120～140 ℃,时间 10～20 min。灭菌:箱温 150 ℃、时间 150 min,

箱温 160 ℃、时间 120 min,箱温 170 ℃、时间 60 min 或箱温 180 ℃、时间 30 min。

（2）注意事项：①灭菌时灭菌物品不应与灭菌器内腔底部及四壁接触,灭菌后温度降到 40 ℃以下再开启灭菌器柜门。②灭菌物品包体积不应超过 10 cm×10 cm×20 cm,油剂、粉剂的厚度不应超过 0.6 cm,凡士林纱布条的厚度不应超过 1.3 cm,装载高度不应超过灭菌器内腔高度的 2/3,物品间应留有空隙。③设置灭菌温度应充分考虑灭菌物品对温度的耐受力;灭菌有机物品或用纸质包装的物品时,温度应不高于 170 ℃。④灭菌温度达到要求时,应打开柜体的排风装置。

3. 煮沸消毒法（boiling infection）   煮沸消毒法是应用最早和家庭常用的消毒方法之一。适用于金属、玻璃制品、餐饮具、织物或其他耐热、耐湿物品的消毒。

（1）方法:将物品洗净,全部浸没在水中,水沸后开始计时,维持 15 min 以上达到消毒效果,15 min 可将多数细菌芽孢杀灭,热抗力极强的需更长时间（如破伤风杆菌芽孢需煮沸 60 min 才可杀灭）。煮沸过程中如需添加物品,应从再次水沸后重新计时。将碳酸氢钠加入水中,配成浓度为 1%～2%的溶液时,沸点可达 105 ℃,既可增强杀菌作用,又可去污防锈。

（2）注意事项:①煮沸消毒前,应将物品洗净,所消毒的物品应全部浸没于水中,可拆卸物品应拆开。有轴节的器械或带盖的容器应将轴节或盖打开,空腔导管应先在腔内灌水,大小相同的容器不能重叠,水量应始终淹没所有物品。②物品不宜放置过多,一般不超过消毒容器的 3/4。③根据物品的性质决定放入水的时间:橡胶类物品用纱布包好,水沸后放入,消毒后立即取出,以防橡胶老化;玻璃类物品应用纱布包裹,在冷水或温水中放入,以防突然遇热炸裂。④在海拔高的地区,气压低、沸点也低,应该延长消毒时间,海拔每增加 300 m,需延长消毒时间 2 min。⑤煮沸消毒用水宜使用软水。

4. 流动蒸汽消毒法   流动蒸汽消毒法适用于医疗器械、器具和物品手工清洗后的初步消毒,餐饮具和部分卫生用品等耐热、耐湿物品的消毒。

（1）方法:通过流动蒸汽发生器、蒸锅等,当水沸腾后产生水蒸气,蒸汽为 100 ℃,相对湿度为 80%～100%时,作用时间 15～30 min。

（2）注意事项:消毒作用时间,应从水沸腾后有蒸汽冒出时算起;消毒物品应清洁、干燥、垂直放置,物品之间留有一定空隙;高海拔地区,应适当延长消毒时间。

5. 压力蒸汽灭菌法   压力蒸汽灭菌法是临床上应用最广、效果最为可靠的首选灭菌方法。

（1）作用原理:利用高压下的高温饱和蒸汽杀灭微生物。

（2）适用范围:主要用于耐高压、耐高温、耐潮湿物品的灭菌,如各类器械、搪瓷、橡胶、敷料、玻璃制品、溶液、细菌培养基等。

（3）方法:常用的有下排气压力蒸汽灭菌器（包括手提式压力蒸汽灭菌器、卧式压力蒸汽灭菌器）和预真空压力蒸汽灭菌器。

①下排气压力蒸汽灭菌器:它是利用重力置换原理,使热蒸汽在灭菌器中自上向下,将冷空气由下排气孔排出,饱和蒸汽取代了排出的冷空气,蒸汽释放的潜热可使物品达到灭菌效果。灭菌的温度、压力和时间根据物品性质、包装大小及有关情况决定。常用的灭菌条件是:温度 121～126 ℃,压力 103～137 kPa,时间 20～30 min。

手提式压力蒸汽灭菌器便于携带、使用方便、效果可靠,适宜基层医疗单位。结构为一金属圆筒,分内、外两层,盖上有排气阀、安全阀和压力表(图 1-3-1)。方法是隔层加适量水,在消毒桶内放入需灭菌的物品,加盖旋紧,直接加热或通电,开启排气阀排尽锅内冷空气后(在水沸后 10～15 min)关闭排气阀,当压力和温度达到标准后,维持 20～30 min,关闭热源,打开排气阀,待压力降至"0"时,慢慢打开盖子,取出物品。切忌突然打开盖子,以防冷空气大量进入,使蒸汽凝成水滴,导致物品受潮、玻璃类物品因骤然降温而发生爆裂。

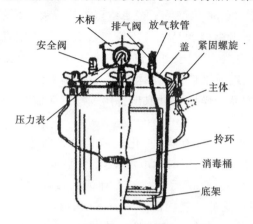

图 1-3-1　手提式压力蒸汽灭菌器

卧式压力蒸汽灭菌器是利用向灭菌器内输入蒸汽供给热源,空间较大,可一次灭菌大量物品。操作人员要求经过专业培训,持证上岗(图 1-3-2)。

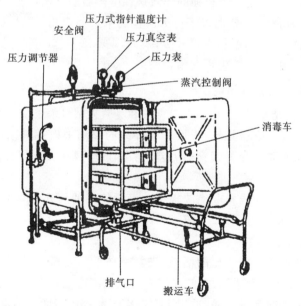

图 1-3-2　卧式压力蒸汽灭菌器

②预真空压力蒸汽灭菌器:用配备的抽气机,将灭菌柜室内抽成真空,形成负压,以利蒸汽穿透。常用的灭菌温度为 132 ℃或以上,压力为 205.8 kPa,时间为 4～5 min。其优点为灭菌效果好、灭菌时间短、灭菌后物品较干燥;缺点为价格昂贵。

(4) 注意事项:①灭菌之前应将物品彻底洗净、干燥后及时包装。不宜捆扎过紧,外用化学指示带贴封,内放化学指示卡。②包装的材料应允许空气排出和蒸汽穿透,常用的包装材料有全棉布(至少 2 层)、一次性无纺布、一次性复合材料、有孔玻璃或金属容器等,以利于蒸汽流通。消毒灭菌完毕,立即关闭容器的盖子或通气孔,以保持物品处于无菌状态。密闭瓶装液体灭菌,瓶塞应插入针头,以防止压力过高,造成爆炸,灭菌完毕,立即拔出针头,以保持液体处于无菌状态。③灭菌包包装不宜过大:下排气压力蒸汽灭菌器的灭菌包包装体积不得超过 30 cm×30 cm×25 cm;预真空压力蒸汽灭菌器的灭菌包体积不得超过 30 cm×30 cm×50 cm。灭菌器内物品总量不应超过灭菌器柜室容积的 80%。④灭菌包放置合理。各包之间要有空隙,以利于蒸汽流通与物品的干燥;布类物品应放在金属、搪瓷物品之上,以免蒸汽遇冷凝结成水使布类潮湿而影响灭菌效果。⑤安全操作,随时观察温度计的压力情况,被灭菌物品干燥后方可取出备用。⑥定期监测灭菌效果,灭菌设备每日检查一次。

(5) 压力蒸汽灭菌效果监测:有物理、化学和生物 3 种监测法。①物理监测法:用 150 ℃或 200 ℃的留点温度计。使用前先甩温度计,使温度计水银柱指示的温度在 50 ℃以下,再放入待灭菌的包裹内。灭菌后检查温度计读数是否达到灭菌温度。②化学监测法:方法简便,是目前使用广泛的常规检测方法。常用的有化学指示卡、化学指示胶带法。化学指示卡法是将化学指示卡放在标准试验包的中部,经过 121 ℃、20 min 或 135 ℃、4 min 处理后,根据指示卡性状或颜色的改变与标准色块比较来判断灭菌效果。化学指示胶带法是使用时将化学指示胶带粘贴在所需灭菌物品的包装外面。③生物监测法:最可靠的监测法。该方法是利用对热耐受力较强的非致病性嗜热脂肪杆菌芽孢作为检测菌株,制成菌纸片;使用时将 10 片菌纸片分别置于待灭菌包的中央和四角,灭菌完毕,用无菌持物钳取出后放入培养基,放入 56 ℃温箱中培养 2~7 天,观察培养基的颜色变化,如全部菌片保持原色泽不变,则为无细菌生长,表示灭菌合格。

(二) 光照消毒法(辐射消毒)

光照消毒法分为日光暴晒法、紫外线消毒法和臭氧灭菌灯消毒法。

1. 日光暴晒法 日光依靠其热、干燥和紫外线的作用来发挥其杀菌功能。常用于衣服、书籍、床垫、毛毯等消毒。紫外线穿透力差,消毒时应将物品放在阳光下直射,暴晒 6 h,每 2 h 翻动 1 次。

2. 紫外线消毒法 紫外线属电磁波辐射。消毒使用的紫外线是 C 波紫外线,杀菌最强的波段为 250~270 nm,一般以 253.7 nm 作为杀菌紫外线的代表。我国常用紫外线消毒灯管和紫外线消毒器。

(1) 作用原理:降低菌体内氧化酶活性;破坏菌体的氨基酸,使菌体蛋白光解变性;使微生物的 DNA 失去转化能力而死亡;使空气中的氧电离产生具有极强杀菌作用的臭氧。

(2) 适用范围:紫外线穿透力弱,适用于室内空气和物体表面的消毒。

(3) 紫外线消毒灯要求:①紫外线消毒灯在电压为 220V、相对湿度为 60%、温度为 20 ℃时,辐射的 253.7 nm 紫外线强度(使用中的强度)应不低于 70 $\mu W/cm^2$。②应定期监测消毒紫外线的辐照强度,当辐照强度低到要求值以下时,应及时更换。③紫外线消毒灯的使用寿命,即由新灯的强度降低到 70 $\mu W/cm^2$ 的时间(功率≥30 W),或降低到原来新灯强度的 70%（功率<30 W）的时间，应不低于 1000 h。紫外线灯生产单位应提供实际使用寿命。

（4）使用方法：紫外线消毒灯在电压为 220 V、相对湿度为 60%、温度为 20 ℃时，辐射的 253.7 nm 紫外线强度（使用中的强度）应不低于 70 $\mu W/cm^2$。对物品表面进行消毒时，有效距离为 25～60 cm；将物品摊开或挂起，消毒时间为 20～30 min，小件物品置于紫外线消毒箱内照射消毒。对室内空气进行消毒时，若室内无人，应清扫尘埃，关闭门窗，每 10 m^2 安装 30 W 紫外线灯一支进行照射，有效距离为 2 m 以内，消毒时间为 30～60 min；若室内有人，选用高强度紫外线空气消毒器，开机消毒 30 min 便可达到消毒合格水平。

（5）注意事项：①消毒时间应从灯亮 5～7 min 后开始计时。②关灯后若需重新再起，应间歇 3～4 min；照射后应开窗通风。③紫外线对人的皮肤和眼睛有刺激作用，直接照射 30 s 可引起皮炎和眼炎，故照射时人应穿防护服、戴防护镜，必要时离开房间。④应保持紫外线灯表面清洁，每周用乙醇布巾擦拭一次，发现灯管表面有灰尘、油污等时，应随时擦拭。⑤消毒室内空气时，房间内应保持清洁、干燥；消毒物体表面时，应使消毒物品表面充分暴露在紫外线中。⑥当温度低于 20 ℃或高于 40 ℃，相对湿度大于 60%时，应适当延长照射时间；采用紫外线杀灭被有机物保护的微生物及空气中悬浮粒子多时，应加大照射剂量；消毒纸张、织物等粗糙表面时，应适当延长照射时间，且两面均应受到照射。⑦不应在易燃、易爆的场所使用。⑧紫外线强度计每年至少标定一次。

3. 臭氧灭菌灯消毒法 灭菌灯内装有臭氧发生管，在电场作用下，将空气中的氧气转换成高纯臭氧，臭氧以其强大的氧化作用杀菌。

（1）适用范围：适用于无人状态下病房、口腔科等场所的空气消毒和物体表面的消毒。

（2）使用方法：①空气消毒，在封闭空间内、无人状态下，采用 20 mg/m^3 的臭氧，作用 30 min，对自然菌的杀灭率达到 90%以上。消毒后应开窗通风 30 min 以上，人员方可进入室内。②物体表面消毒，在密闭空间内，相对湿度在 70%以上，采用 60 mg/m^3 的臭氧，作用 60～120 min。

（3）注意事项：有人情况下室内空气中允许臭氧浓度为 0.16 mg/m^3；臭氧为强氧化剂，使用时对多种物品有损坏，包括使铜片出现绿色锈斑，使橡胶老化、变色、弹性降低，使织物漂白褪色等；臭氧的杀菌作用受多种因素包括温度、相对湿度和有机物等的影响。

（三）电离辐射灭菌法

电离辐射灭菌是利用放射性核素 ^{60}Co 发射的 γ 射线或电子加速器产生的高能电子束穿透物品来杀灭微生物的方法。因其在常温下灭菌，又称为"冷灭菌"。它是通过干扰微生物 DNA 合成，破坏细胞膜，引起酶系统紊乱来杀灭微生物的。适用于不耐高热的物品，如金属、橡胶、塑料、高分子聚合物（如注射器、输血器、输液器、聚乙烯心瓣膜、血液透析膜等）、精密医疗器械、生物制品及节育用具等。

（四）微波消毒灭菌法

微波是一种频率高（300～300000 MHz）、波长短（0.001～1 m）的电磁波，一般使用的频率为 2450 MHz。可杀灭包括芽孢在内的所有微生物。微波可用于医疗机构低度危险性物品和中度危险性物品的消毒如餐具的消毒。微波消毒的物品应浸入水中或用湿布包裹。

（1）作用原理：在电磁波的高频交流电场作用下，物品中的极性分子发生极化，进行高速运动,相互摩擦、碰撞,使温度迅速上升而达到消毒灭菌的效果。

(2)适用范围:食品及餐具、化验单据、票证、医疗药品、耐热非金属材料及器械的消毒灭菌。优点为被消毒物品内外同时加热,消毒时间短。

(3)注意事项:①微波不能穿透金属面,不能用于金属消毒或金属容器盛放消毒物品。②微波对人体有一定伤害,避免长期照射。③被消毒的物品应为小件或不太厚。④因水是微波的强吸收介质,微波消毒的物品应浸入水中或用湿布包裹。

(五)过滤除菌

过滤除菌是将待消毒的介质,通过规定孔径的过滤材料,以物理阻留等原理,去除气体或液体中的微生物,但不能将微生物杀灭。过滤除菌主要用于空气净化,以及不适用于压力蒸汽灭菌的液体过滤除菌。如通过三级空气过滤器,采用合理的气流方式可除掉空气中$0.5\sim5~\mu m$的尘埃,达到洁净空气的目的。过滤除菌可用于手术室、器官移植病房、烧伤病房等消毒。

三、化学消毒灭菌技术

化学消毒灭菌法是利用气体或液体的化学药物渗透到微生物体内,使菌体蛋白凝固变性,酶失去活性、抑制细菌的代谢和生长,或破坏细菌的细胞膜结构,改变其通透性,使细菌破裂或溶解,从而达到消毒、灭菌的目的。凡不适用热力消毒灭菌的物品都可采用此法,如患者皮肤、黏膜、排泄物、周围环境、光学仪器、金属锐器和某些塑料制品等。

(一)化学消毒灭菌剂的使用原则

(1)根据不同的微生物的特性及物品的特性,选择适宜的消毒剂。

(2)严格掌握消毒剂的使用方法、有效浓度及消毒时间。

(3)若为浸泡消毒时,浸泡前应先将消毒物品洗净擦干,完全浸没在消毒液内,管腔内注满消毒液,轴节或套管要打开。

(4)消毒液中一般不放置棉花、纱布等,以免因吸附消毒剂而降低消毒效力。

(5)易挥发的消毒剂要加盖,定期检测、调整浓度、定期更换。

(6)消毒后的无菌物品在使用前应先用0.9%无菌氯化钠溶液冲净,气体消毒后的物品应待气体散发后再使用,以避免刺激人体组织。

(二)化学消毒剂的使用方法

1. 浸泡法(immersion) 物品洗净擦干后完全浸没在消毒液内,在标准浓度和有效时间内达到消毒作用的方法。常用于耐湿、不耐热的物品,如锐利器械、精密器材等消毒。

2. 擦拭法(rubbing) 用标准浓度的消毒剂擦拭物品表面或进行皮肤消毒的方法。

3. 喷雾法(nebulization) 用喷雾器将标准浓度的消毒剂均匀地喷洒在空间或物体表面,在有效时间内达到消毒效果的方法。常用于环境、墙壁、地面等消毒。

4. 熏蒸法(fumigation) 将消毒剂加热或加入氧化剂使之汽化,在标准浓度和有效时间内达到消毒的目的。常用于空气和不耐湿、不耐高温物品的消毒。空气消毒常用2%过氧乙酸 $8~mL/m^3$,时间为 $30\sim120~min$;纯乳酸 $0.12~mL/m^3$,加等量水,时间为 $30\sim120~min$;食醋 $5\sim10~mL/m^3$,加热水 $1\sim2$ 倍,时间为 $30\sim120~min$。物品消毒常用甲醛箱进行。

（三）化学消毒灭菌剂的分类

化学消毒灭菌剂种类繁多，各种化学消毒灭菌剂依其效力不同分为四类。根据被消毒物品的性质、要达到的消毒水平及可能影响消毒效果的因素，选择最适宜、最有效的消毒剂。

1. 灭菌剂 灭菌剂指可以杀灭一切微生物，包括细菌芽孢，使其达到灭菌效果的制剂。包括采用环氧乙烷、过氧化氢(10 h)、甲醛、戊二醛(10 h)、过氧乙酸(60 min)等化学灭菌剂在规定条件下，以合适的浓度和有效的作用时间进行灭菌的方法。主要应用于受到结核杆菌、真菌、病毒、细菌芽孢等各类微生物严重污染的物品的消毒处理或接触、进入人体后对人体健康可能构成严重危害的物品的处理，如胃镜。

2. 高效消毒剂 高效消毒剂指可以杀灭一切细菌繁殖体(包括分枝杆菌)、病毒、真菌及其孢子，并对细菌芽孢有显著杀灭作用的制剂。包括采用含氯制剂、二氧化氯、邻苯二甲醛、过氧乙酸、过氧化氢、碘酊等以及能达到灭菌效果的化学消毒剂在规定的条件下，以合适的浓度和有效的作用时间进行消毒的方法。

3. 中效消毒剂 能杀灭除细菌芽孢以外的细菌繁殖体、真菌，大部分病毒及其他微生物的制剂。包括采用碘类消毒剂(碘伏、氯己定碘等)、醇类和氯己定的复方、醇类和季铵盐类化合物的复方、酚类等消毒剂，在规定条件下，以合适的浓度和有效的作用时间进行消毒的方法。主要应用于受到细菌、真菌、病毒等非细菌芽孢污染的各类物品的消毒处理，人体体表消毒及接触人体后对人体健康可能构成危害的物品的消毒，如体温计的消毒。

4. 低效消毒剂 只能杀灭细菌繁殖体(分枝杆菌除外)、亲脂病毒和某些真菌的制剂，如氯己定(洗必泰)、苯扎溴铵(新洁尔灭)等。主要用于受到细菌繁殖体、亲脂病毒污染的物品的消毒及体表清洁卫生处理等。

（四）常用化学消毒灭菌剂

常用化学消毒灭菌剂见表 1-3-1。

表 1-3-1 常用化学消毒灭菌剂

名称	效力	作用原理	使用范围及方法	注意事项
戊二醛	灭菌剂	通过与蛋白质的氨基结合，形成无生物活性的物质，具有强大的杀菌作用	常用浸泡法，2%的碱性戊二醛，浸泡不耐热的医疗器械、精密仪器，如内镜等。温度为 20～25 ℃，消毒时间为 20～45 min，灭菌时间为 10 h	对人有毒性，应在通风良好的环境中使用；对皮肤和黏膜有刺激性，防止溅入眼内或吸入人体内，接触戊二醛溶液时应戴手套；不应用于物体表面擦拭或喷雾消毒、室内空气消毒、手和皮肤黏膜的消毒；使用过程加强浓度监测，每周过滤 1 次，每 2 周更换 1 次消毒液；戊二醛对手术刀片等碳钢制品有腐蚀性，加入 0.5%亚硝酸钠防锈；应密封、避光，置于阴凉、干燥、通风处保存

续表

名称	效力	作用原理	使用范围及方法	注意事项
环氧乙烷	灭菌剂	可与微生物蛋白质表面基团结合,发生非特异性烷基化反应及死亡	环氧乙烷沸点为 10 ℃,在常温下为无色气体,易燃易爆,且对人体有毒,操作须密闭进行。少量物品可放入丁基橡胶袋中消毒,大量物品需使用环氧乙烷灭菌柜 6 h 灭菌	易燃易爆,对人有毒性,工作人员需经过培训后严格按操作程序执行;存放于阴凉通风远离火源处,储存温度低于 40 ℃;经常检查是否有漏气现象;灭菌后的物品需放入解析器内清除残留;环氧乙烷遇水后形成有毒的乙二醇,不可用于食品的灭菌
过氧乙酸	灭菌剂	具有强氧化性,可将菌体蛋白质氧化而使微生物死亡	①浸泡法:一般物体表面,0.1%～0.2%,作用 30 min;对耐腐蚀医疗器械的高水平消毒,0.5%,冲洗作用 10 min ②擦拭法:用于大件物品或其他不能用浸泡法消毒的物品,消毒使用的浓度和作用时间同浸泡法 ③喷洒法:用于环境消毒时,0.2%～0.4%,作用 30～60 min ④喷雾法:采用电动超低容量喷雾器,用 0.5%,按 20～30 mL/m³ 的用量喷雾,作用 60 min ⑤熏蒸法:使用 15% fp 氧乙酸(7 mL/m³)加热蒸发,相对湿度为 60%～80%、室温熏蒸 2 h	过氧乙酸不稳定,高温易爆炸,放于通风阴凉处,远离可燃物质;用前应测定有效含量,原液浓度低于 12%时不应使用;应用无菌蒸馏水配制;稀释液应现用现配,使用时限不超过 24 h;使用浓溶液时,谨防溅入眼内或皮肤上,配制时需戴口罩及橡胶手套(一旦溅上,应立即用清水冲净);对织物有漂白作用,对金属有腐蚀性,消毒后应及时冲净;消毒被血液、脓液等污染的物品时,需适当延长作用时间;空气熏蒸消毒时,室内不应有人
低温甲醛蒸气	灭菌剂	与菌体蛋白的氨基结合而使蛋白质失去活性,导致细菌死亡	采用 2%复方甲醛溶液或福尔马林溶液(35%～40%甲醛)进行灭菌,每个循环的 2%复方甲醛溶液或福尔马林溶液用量根据装载量不同而异。灭菌参数为:温度 55～80 ℃,灭菌维持时间 30～60 min	采用低温甲醛蒸气灭菌器,并使用专用灭菌溶液进行灭菌,不应采用自然挥发或熏蒸法;操作者应培训上岗,具有相应职业防护知识和技能;甲醛蒸气穿透力弱,应将物品摊开或挂起,暴露污染面,物品中间留有空隙;消毒后应除去残留,可用抽气通风或氨水中和法;在灭菌器内经过甲醛残留处理的灭菌物品,可直接使用
过氧化氢	高效消毒	具有强氧化性,可将菌体蛋白氧化而使其死亡	①伤口、皮肤黏膜消毒,3%,冲洗、擦拭,作用 3～5 min。②室内空气消毒,用气溶胶喷雾器,采用 3%,按 20～30 mL/m³ 用量,作用 60 min	避光、避热,室温下储存;对金属有腐蚀性,对织物有漂白作用;喷雾时应采取防护措施;谨防溅入眼内或皮肤黏膜上,一旦溅上及时用清水冲洗

名称	效力	作用原理	使用范围及方法	注 意 事 项
含氯消毒剂	高效消毒	在水溶液中放出有效氯,破坏细菌酶的活性而致死亡	①浸泡法:对细菌繁殖体污染物品,用含0.05%有效氯溶液浸泡10 min以上;对经血传播病原体、分枝杆菌和细菌芽孢污染物品的消毒,用含0.2%~0.5%有效氯溶液浸泡30 min以上。②擦拭法:用于大件物品或其他不能用浸泡消毒的物品,消毒所用的浓度和作用时间同浸泡法。③喷洒法:对一般污染物品表面,用含0.04%~0.07%有效氯溶液均匀喷洒,作用10~30 min;对经血传播病原体、结核杆菌等污染表面的消毒,用含0.2%有效氯溶液均匀喷洒,作用60 min以上。喷洒后有强烈的刺激性气味,人员应离开现场。④干粉消毒法:对分泌物、排泄物消毒,用含氯消毒剂干粉加入分泌物、排泄物中,使有效氯含量达到1%,搅拌后作用2 h以上;对医院污水的消毒,用干粉按有效氯50 mg/L用量加入污水中,搅拌均匀,作用2 h后排放	粉剂应于阴凉处避光、防潮、密封保存;水剂应于阴凉处避光、密闭保存;使用液应现配现用,使用时限少于24 h;配制漂白粉等粉剂溶液时,应戴口罩、手套;未加防锈剂的含氯消毒剂对金属有腐蚀性,不应做金属器械的消毒;加防锈剂的含氯消毒剂对金属器械消毒后,应用无菌蒸馏水冲洗干净,干燥后使用;对织物有腐蚀和漂白作用,不应用于有色织物的消毒
碘酊	高效消毒	与菌体蛋白的氨基结合,导致其变性死亡。能杀灭大部分细菌、真菌、芽孢和原虫	使用碘酊原液直接涂擦注射及手术部位皮肤2遍以上,作用时间1~3 min,待稍干后再用70%~80%(体积比)乙醇脱碘	置于阴凉处避光、防潮、密封保存;对碘过敏者禁用,过敏体质者慎用;不可用于破损皮肤消毒;不可用于黏膜消毒;不能与汞溴红同用,防止产生碘化汞腐蚀皮肤;对金属有腐蚀性,不可用于金属器械消毒
乙醇	中效消毒	使细菌蛋白质脱水、凝固变性而使细菌死亡	①手消毒:按要求使用。②皮肤、物体表面消毒:使用70%~80%(体积比)乙醇溶液擦拭皮肤2遍,作用3 min。③诊疗器具的消毒:70%~80%(体积比)的乙醇溶液浸泡消毒30 min以上,加盖;或进行表面擦拭消毒	醇类易燃,不应有明火;不应用于被血、脓、粪便等有机物严重污染表面的消毒;用后应盖紧,密闭,置于阴凉处保存;醇类过敏者慎用

续表

名称	效力	作用原理	使用范围及方法	注意事项
碘伏	中效消毒	碘与表面活性剂结合为不定型结合物,碘在水中持续释放,保持长时间的杀菌作用	常用浸泡法、擦拭法和冲洗法。①擦拭法:皮肤、黏膜擦拭消毒。外科手消毒用原液擦拭揉搓作用至少3 min;手术部位皮肤消毒,用原液局部擦拭2~3遍,作用至少2 min;注射部位皮肤消毒,用原液局部擦拭2遍,作用时间按说明;口腔黏膜及创面消毒,用含0.1%~0.2%有效碘擦拭,作用3~5 min。②冲洗法:对阴道黏膜创面的消毒,用含0.05%有效碘冲洗,作用3~5 min	置于阴凉处避光、防潮、密封保存;含乙醇的碘制剂消毒液不应用于黏膜和伤口的消毒;碘伏对二价金属制品有腐蚀性,不应做相应金属制品的消毒;碘过敏者慎用
氯己定(洗必泰)	低效消毒	破坏细胞膜、抑制酶活性。能杀灭细菌繁殖体,不能杀死芽孢、病毒和分枝杆菌	①擦拭法:手术部位及注射部位皮肤和伤口创面消毒,用有效含量在0.2%及以上的氯己定-乙醇(70%,体积比)溶液局部擦拭2~3遍,作用时间遵循产品的使用说明;外科手消毒用有效含量在0.2%以上的氯己定-乙醇(70%,体积比)溶液,使用方法及作用时间应遵循产品使用说明。②冲洗法:对口腔、阴道或伤口创面的消毒,用有效含量在0.2%以上的氯己定水溶液冲洗,作用时间按产品说明	不应与肥皂、洗衣粉等阴性离子表面活性剂混合使用或前后使用
季铵盐类	低效消毒	阳离子表面活性剂,改变细胞膜通透性,菌体物质外渗而死亡	①环境、物体表面消毒:一般用0.1%~0.2%消毒液,浸泡或擦拭消毒,作用时间15~30 min。②皮肤消毒:复方季铵盐消毒剂原液皮肤擦拭消毒,作用时间3~5 min。③黏膜消毒:用0.1%~0.2%消毒液,作用时间按产品说明	不宜与阴离子表面活性剂如肥皂、洗衣粉等合用

四、医院清洁、消毒、灭菌工作

(一) 医院环境分类

1. Ⅰ类环境 Ⅰ类环境包括层流洁净病房和层流洁净手术室。这类环境要求空气中的细菌总数不多于 10 cfu/cm³。

2. Ⅱ类环境 Ⅱ类环境包括供应室无菌区、普通手术室、产房、婴儿室、早产儿室、烧伤病房、普通保护性隔离室、重症监护室。

3. Ⅲ类环境 Ⅲ类环境包括注射室、换药室、治疗室、儿科病房、妇产科检查室、急诊室、供应室清洁区、化验室、各类普通病房和诊室。这类环境要求空气中的细菌总数不多于 500 cfu/cm³。

(二)医用物品对人体的危险性分类

医用物品对人体的危险性是指物品被污染后造成危害的程度。按其危害程度分为三类。

1. 高度危险性物品 高度危险性物品是指穿过皮肤或黏膜而进入无菌组织或器官内部的器材,或与破损的皮肤、组织、黏膜密切接触的器材和用品。如手术器械和用品、穿刺针、输液器材、输血器材、注射用的液体和药物、血液和血液制品、透析器、脏器移植物、腹腔镜、活体组织检查钳、心脏导管、植入物、膀胱镜和导尿管等。

2. 中度危险性物品 与完整黏膜相接触,而不进入人体无菌组织、器官和血流,也不接触破损皮肤、破损黏膜的物品,如胃肠道内镜、气管镜、喉镜、肛表、口表、呼吸机管道、麻醉机管道、压舌板、肛门直肠压力测量导管等。

3. 低度危险性物品 与完整皮肤接触而不与黏膜接触的器材,如听诊器、血压计袖带等;病床围栏、床面以及床头柜、被褥;墙面、地面;痰盂(杯)和便器等。

(三)消毒、灭菌的基本要求

(1)重复作用的诊疗器械、器具和物品,使用后应先清洁,再进行消毒或灭菌。

(2)被朊病毒、气性坏疽及突发不明原因的传染病病原体污染的诊疗器械、器具和物品,宜选用一次性使用诊疗器械、器具和物品,使用后应进行双层密闭封装焚烧处理,如为重复使用的被污染的物品应按规定严格消毒。

(3)耐热、耐湿的手术器械,应首选压力蒸汽灭菌,不应采用化学消毒剂浸泡灭菌。

(4)环境与物体表面,一般情况下先清洁,再消毒;当受到患者的血液、体液等污染时,先去除污染物,再清洁与消毒。

(5)医疗机构消毒工作中使用的消毒产品应经卫生行政部门批准或符合相应标准技术规范,并应遵循批准使用的范围、方法和注意事项。

(四)消毒、灭菌方法的选择原则

1. 根据物品污染后导致感染的风险高低选择相应的消毒或灭菌方法

①高度危险性物品,应采用灭菌方法处理。②中度危险性物品,应采用达到中水平消毒以上效果的消毒方法。③低度危险性物品,宜采用低水平消毒方法或做清洁处理。④遇有病原微生物污染时,针对所污染病原微生物的种类选择有效的消毒方法。

2. 根据物品上污染微生物的种类、数量选择消毒或灭菌方法

①对受到致病菌芽孢、真菌孢子、分枝杆菌和经血传播病原体(乙型肝炎病毒、丙型肝炎病毒、艾滋病病毒等)污染的物品,应采用高水平的方法消毒或灭菌。②对受到真菌、亲水病毒、螺旋体、支原体、衣原体等病原微生物污染的物品,应采用中水平以上的消毒方法。③对受到一般细菌和亲脂病毒等污染的物品,应采用达到中水平或低水平的消毒方法。④杀灭被有机物保护的微生物时,应加大消毒药剂的使用剂量和(或)延长消毒时间。⑤消毒物品上微生物污染特别严重时,应加大消毒药剂的使用剂量和(或)延长消毒时间。

3. 根据消毒物品的性质选择消毒或灭菌方法

①耐高热、耐湿的诊疗器械、器具和物品,应首选压力蒸汽灭菌;耐热的油剂类和干粉类等应采用干热灭菌。②不耐热、不耐湿的物品,宜采用低温灭菌方法如环氧乙烷灭菌、过氧化氢低温等离子体灭菌或低温甲醛蒸气灭菌等。③物体表面消毒,应考虑表面性质,光滑表面宜选择合适的消毒剂擦拭或紫外线消毒器近距离照射;多孔材料表面宜采用浸泡或喷雾消毒法。

(五)医院日常的清洁、消毒、灭菌

1. 医院环境的清洁消毒 患者、带菌者排出的病原微生物常可污染医院环境,医院的环境便构成感染的媒介。因此,医院环境的清洁与消毒是控制医院内感染的基础。保持医院环境的清洁,不但要做好环境的清洁卫生,定时通风并用消毒液湿扫或擦拭地面、门窗、家具,还要做好环境的空气消毒。

(1)Ⅰ类环境的空气消毒:采用层流通风,才能达到要求的标准。

(2)Ⅱ类环境的空气消毒:采用静电吸附式空气消毒器消毒或循环风紫外线空气消毒器。①静电吸附式空气消毒器:采用静电吸附原理,配加过滤系统,除可过滤和吸附空气中的带菌尘埃,还可吸附微生物,可以在有人的房间进行空气消毒。②循环风紫外线空气消毒器:采用低臭氧紫外线灯,其消毒环境中的臭氧浓度低于 $0.2\ mg/m^3$,开机 30 min 达到消毒要求,对人安全,可在有人的房间进行空气消毒。

(3)Ⅲ类环境的空气消毒:除可采用静电吸附式空气消毒器消毒或循环风紫外线空气消毒器外,还可采用臭氧消毒、紫外线消毒、过氧乙酸、含氯消毒剂熏蒸或喷雾消毒。

2. 高度危险性物品的灭菌

(1)手术器械、器具和物品的灭菌:按规定做好灭菌前准备。灭菌方法:耐热、耐湿手术器械应首选压力蒸汽灭菌;不耐热、不耐湿手术器械应采用低温灭菌方法;不耐热、耐湿手术器械应首选低温灭菌方法,无条件的医疗机构可采用灭菌剂浸泡灭菌;耐热、不耐湿手术器械可采用干热灭菌方法。

(2)手术敷料的灭菌:灭菌前应存放于温度为 18~22 ℃,相对湿度为 35%~70% 的环境中。灭菌方法:棉布类敷料和棉纱类敷料应首选压力蒸汽灭菌。其他应根据材质不同选择相应的灭菌方法。

(3)手术缝线的灭菌:手术缝线分为可吸收缝线和非吸收缝线两种。可吸收缝线包括普通肠线、铬肠线、人工合成可吸收缝线等。非吸收缝线包括医用丝线、聚丙烯缝线、聚酯缝线、尼龙线、金属线等。灭菌方法应根据不同材质选择相应的灭菌方法。所有缝线不应重复灭菌使用。

(4)其他高度危险性物品的灭菌:应根据被灭菌物品的材质,采用适宜的灭菌方法。

3. 中度危险性物品的消毒

(1)消毒方法:①中度危险性物品如口腔护理用具等耐热、耐湿物品,应首选压力蒸汽灭菌;不耐热的物品如体温计(肛表或口表)、氧气面罩、麻醉面罩应采用高水平的方法消毒或中水平的方法消毒。②通过管道间接与浅表体腔黏膜接触的器具如氧气湿化瓶、胃肠减压器、吸引器、引流瓶等的消毒方法:耐高温、耐湿的管道与引流瓶应首选湿热消毒;不耐高温的部分可采用中效或高效消毒剂如含氯消毒剂等以上的消毒剂浸泡消毒;呼吸机和麻醉机的螺纹管及配件宜采用清洗消毒机进行清洗与消毒;无条件的医院,呼吸机和麻醉机的螺纹管及配件可采用高效消毒剂如含氯消毒剂等以上的消毒剂浸泡消毒。

（2）注意事项：①待消毒物品在消毒灭菌前应充分清洗干净。②管道中有血迹等有机物污染时,应采用超声波和医用清洗剂浸泡清洗。清洗后的物品应及时进行消毒。③使用中的消毒剂应监测其浓度,在有效期内使用。

4. 低度危险性物品的消毒

（1）诊疗用品的清洁与消毒：诊疗用品如血压计袖带、听诊器等,保持清洁,遇有污染应及时清洁再采用中、低效的消毒剂进行消毒。

（2）患者生活卫生用品的清洁与消毒：患者生活卫生用品如毛巾、面盆、痰盂（杯）、便器、餐饮具等,保持清洁,个人专用,定期消毒;患者出院、转院或死亡进行终末消毒。消毒方法可采用中、低效的消毒剂消毒;便器可使用冲洗消毒器进行清洗消毒。

（3）患者床单元的清洁与消毒：①医疗机构应对床单元（含床栏、床头柜等）的表面进行定期清洁和（或）消毒,遇污染应及时清洁与消毒;患者出院时应进行终末消毒。消毒方法应采用合法、有效的消毒剂如复合季铵盐消毒液、含氯消毒剂擦拭消毒,或采用合法、有效的床单元消毒器进行清洗和（或）消毒,消毒剂或消毒器的使用方法与注意事项等应遵循产品的使用说明。②直接接触患者的床上用品如床单、被套、枕套等,应一人一更换;患者住院时间长时,应每周更换;遇污染应及时更换。更换后的用品应及时清洗与消毒。消毒方法应合法、有效。③间接接触患者的被芯、枕芯、褥子、病床隔帘、床垫等,应定期清洗与消毒;遇污染应及时更换、清洗与消毒。甲类及按甲类管理的乙类传染病患者、不明原因病原体感染患者等使用后的上述物品应进行终末消毒,消毒方法应合法、有效,其使用方法与注意事项等遵循产品的使用说明,或按医疗废物处置。

5. 皮肤与黏膜的消毒

1）穿刺部位的皮肤消毒

（1）消毒方法：①用浸有碘伏消毒液原液的无菌棉球或其他替代物品局部擦拭 2 遍,作用时间遵循产品的使用说明。②使用碘酊原液直接涂擦皮肤表面 2 遍以上,作用时间为 1～3 min,待稍干后再用 70%～80%（体积比）乙醇脱碘。③使用有效含量在 0.2% 及以上的氯己定-乙醇（70%,体积比）溶液局部擦拭 2～3 遍,作用时间遵循产品的使用说明。④使用 70%～80%（体积比）乙醇溶液擦拭消毒 2 遍,作用 3 min。⑤使用复方季铵盐消毒剂原液皮肤擦拭消毒,作用时间为 3～5 min。⑥其他合法、有效的皮肤消毒产品,按照产品的使用说明书操作。

（2）消毒范围：肌肉、皮下及静脉注射、针灸部位、各种诊疗性穿刺等消毒方法主要是涂擦,以注射或穿刺部位为中心,由内向外缓慢旋转,逐步涂擦,共 2 次,消毒皮肤面积应不少于 5 cm。中心静脉导管如短期中心静脉导管、PICC、植入式血管通路的消毒范围直径应大于 15 cm,至少应大于敷料面积。

2）手术切口部位的皮肤消毒

（1）清洁皮肤：手术部位的皮肤应先清洁;对于器官移植手术和处于重度免疫抑制状态的患者,术前可用抗菌或抑菌皂液或 2% 葡萄糖酸氯己定擦拭洗净全身皮肤。

（2）消毒方法：①使用浸有碘伏消毒液原液的无菌棉球或其他替代物品局部擦拭 2

遍,作用不少于 2 min。②使用碘酊原液直接涂擦皮肤表面,待稍干后再用 70%～80%(体积比)乙醇脱碘。③使用有效含量在 0.2%及以上的氯己定-乙醇(70%,体积比)溶液局部擦拭 2～3 遍,作用时间按产品使用说明。④其他合法、有效的手术切口皮肤消毒产品,按照产品使用说明书操作。

(3) 消毒范围:应在手术野及其外扩展 15 cm 以上部位由内向外擦拭。

3) 病原微生物污染皮肤的消毒 彻底冲洗。采用碘伏原液擦拭作用 3～5 min,或用乙醇、异丙醇与氯己定配制成的消毒液等擦拭消毒,作用 3～5 min。

4) 黏膜、伤口创面消毒

(1) 擦拭法:①使用含有效碘 0.1%～0.2%的碘伏擦拭,作用到规定时间。②使用有效含量在 0.2%及以上的氯己定-乙醇(70%,体积比)溶液局部擦拭 2～3 遍,作用时间遵循产品的使用说明。③采用 0.1%～0.2%季铵盐,作用到规定时间。

(2) 冲洗法:①使用有效含量在 0.2%及以上的氯己定水溶液冲洗或漱洗,至冲洗液或漱洗液变清为止。②采用 3%过氧化氢冲洗伤口、口腔含漱,作用到规定时间。③使用含有效碘 0.05%的消毒液冲洗,作用到规定时间。

(3) 注意事项:①其他合法、有效的黏膜、伤口创面消毒产品,按照产品使用说明书进行操作。②如消毒液注明不能用于孕妇,则不可用于怀孕妇女的会阴部及阴道手术部位的消毒。

6. 地面和物体表面的清洁与消毒 地面和物体表面应保持清洁,当遇到明显污染时,应及时进行消毒处理,所用消毒剂应符合国家相关要求。

(1) 地面的清洁与消毒:地面无明显污染时,采用湿式清洁。当地面受到患者血液、体液等明显污染时,先用吸湿材料去除可见的污染物,再清洁和消毒。

(2) 物体表面的清洁与消毒:室内用品如桌子、椅子、凳子、床头柜等的表面无明显污染时,采用湿式清洁。当受到明显污染时,先用吸湿材料去除可见的污染物,然后清洁和消毒。

(3) 感染高风险的部门其地面和物体表面的清洁与消毒:感染高风险的部门如手术部(室)、产房、导管室、洁净病房、骨髓移植病房、器官移植病房、重症监护病房、新生儿室、血液透析病房、烧伤病房、感染疾病科、口腔科、检验科、急诊等病房与部门的地面与物体表面,应保持清洁、干燥,每天进行消毒,遇明显污染随时去污、清洁与消毒。地面消毒采用 0.04%～0.07%有效氯的含氯消毒液擦拭,作用 30 min。物体表面消毒方法同地面或采用 0.1%～0.2%季铵盐类消毒液擦拭。

7. 清洁用品的消毒 布巾、地巾应分区使用。

(1) 手工清洗与消毒:①擦拭布巾,清洗干净,在 0.025%有效氯消毒剂(或其他有效消毒剂)中浸泡 30 min,冲净消毒液,干燥备用。②地巾,清洗干净,在 0.05%有效氯消毒剂中浸泡 30 min,冲净消毒液,干燥备用。

(2) 自动清洗与消毒:使用后的布巾、地巾等物品放入清洗机内,按照清洗器产品的使用说明进行清洗与消毒,一般程序包括水洗、洗涤剂洗、清洗、消毒、烘干,取出备用。

8. 医疗废物的消毒处理

(1) 医疗废物的分类:医院大部分废物是没有危害的普通垃圾,不需要特别处理。但是这些没有危害性的垃圾一旦与具有危害性的或传染性的污物混在一起，就需做特殊的处理和搬运。因此对医院污物进行分类是有效处理医院污物的前提。医疗废物分为6类。①生活垃圾：患者在日常生活中和医院在运营、建筑物的维修中产生的垃圾。②感染性废弃物：含有病原菌的具有引发感染性疾病传播危险的医疗废弃物，主要包括使用过的一次性注射器、输液器、输血器等废弃物；传染病房及传染患者的废弃物（排泄物、手术或感染伤口的敷料）。③病理性废弃物：在诊疗过程中产生的人体废物（器官、组织、死胎和血液、体液）和医学实验动物尸体。④锋利物（锐器）：能割伤或刺伤皮肤的物体，包括手术刀片、手术锯、针头、皮下注射针、输液器、钉子及碎玻璃等。⑤药物性废弃物：因被污染、过期或淘汰等而被废弃的药品。⑥放射性废弃物：被放射性核素污染了的气体、液体和固体，放置放射性物品容器内的诊断剂、残余物。

（2）医疗废物的收集处理：根据2002年卫生部《消毒技术规范》的要求，医院内需设置3种以上颜色的污物袋，用来对污物进行分类收集处理。①污物分类收集：黄色袋装医用垃圾（感染性废弃物），黑色袋装生活垃圾，有特殊标记的污物袋装放射性废弃物进行分类收集。使用的污物袋应不漏水，坚韧耐用，并首选可降解塑料制成的污物袋。②建立严格的污物分类收集制度：所有废弃物都应放入标有相应颜色的污物袋（桶）中，并由专人负责，及时分类、收集、封袋、运送，做好无害化处理。③锐器不应与其他废弃物混放：锐器用后必须安全稳妥地放入锐器容器中。高危区的医院污物使用双层污物袋，要及时密封。放射性废弃物放在适当的容器中防止扩散。④分散的污物要定时收集：污物袋每日运出科室或病房，并运往指定的收集地点。同时防止污物袋（箱）的泄漏。

（3）一次性使用输液器、输血器、注射器等使用后的处理。①使用过的一次性使用输液器、输血器和注射器等物品必须就地进行消毒毁形，并由当地卫生行政部门指定单位定点回收，集中处理。严禁随意丢弃或出售给其他非指定单位。②一次性使用输液器使用后先剪下针头部分，用0.1%有效氯或有效溴的消毒液浸泡60 min以上，放入专用的收集袋即可。③采血后的一次性使用注射器、一次性使用输血器（袋）可放入专用收集袋直接焚烧。不能采用焚烧方法的，必须用含有效氯0.2%的消毒液浸泡60 min（针筒要打开）后才可毁形处理。④使用后的一次性注射器建议使用毁形器进行毁形，然后用含0.1%有效氯的消毒液浸泡60 min以上便可回收。没有接触人体的一次性使用注射器毁形后便可回收。⑤明确没有污染的一次性使用医疗用品，如配制药物的针筒、输液袋（瓶）等，使用后不必浸泡消毒，只需毁形后即可回收。⑥医院必须建立定点回收制度，设专人负责定点回收工作。每个科室用后加强管理，严防人为流失。凡参与处理一次性医疗用品的人员必须经培训合格并加强个人防护。

第三节 无 菌 技 术

无菌技术是预防医院内感染基本而重要的技术，医护人员必须熟练掌握并严格遵守。

一、概念

1. 无菌物品（aseptic supplies） 无菌物品是指经过物理或化学方法灭菌后保持无菌状态的物品。

2. 无菌区(aseptic area)　无菌区是指经过灭菌处理后未被污染的区域。

3. 非无菌区(non-aseptic area)　非无菌区是指未经过灭菌处理或经灭菌处理后又被污染的区域。

4. 无菌技术(aseptic technique)　无菌技术是指在执行医疗护理操作过程中防止无菌物品、无菌区域被污染,防止一切微生物侵入机体或传播给他人的一系列操作技术和管理方法。

二、无菌技术操作原则

(一)操作前准备

1. 环境准备　操作环境应该宽敞、定期消毒;操作台面清洁、平坦、干燥、物品摆放合理;操作前 30 min 停止清扫工作及更换床单等,减少走动,避免尘埃飞扬。

2. 医护人员准备　着装符合无菌操作要求。操作前戴好帽子、口罩,修剪指甲、洗手,必要时穿无菌衣、戴无菌手套。

(二)操作中保持无菌

(1)进行无菌操作时,首先明确无菌区、非无菌区、无菌物品和非无菌物品。无菌物品若已有污染或怀疑污染应立即更换或重新灭菌。

(2)取用无菌物品时应用无菌持物钳或无菌镊子;无菌物品一经取出不可放回无菌容器内;取放无菌物品时,操作者应面向无菌区并与无菌区保持一定距离,手不可接触无菌物品,手臂应保持在腰部或治疗台面以上,不可跨域无菌区;操作时不可面向无菌区咳嗽、谈笑、打喷嚏。

(3)一套无菌物品只能供一位患者使用,以防止交叉感染。

(三)无菌物品管理

(1)无菌物品需存放于无菌包或无菌容器内,不得暴露于空气中。

(2)物品标志明显、摆放有序,无菌物品与非无菌物品应分开放置。

(3)无菌包或无菌容器外须注明物品的名称、消毒灭菌日期,存放于清洁、干燥、固定的地方,并按失效日期的先后顺序摆放。定期检查无菌物品保存情况,在未被污染的情况下,有效期为 7 天,过期或受潮应重新灭菌。

三、无菌技术基本操作

技能实训 3-1　无菌持物钳的使用技术

无菌持物钳是专门用于夹取或传递无菌物品的器械。临床常用的有卵圆钳,三叉钳和长、短镊子(图 1-3-3)。卵圆钳有直头和弯头两种,可用于夹取刀、剪、钳、镊、弯盘、治疗碗等无菌物品,由于两环平行紧贴,不能持重,故不能用于夹取较大物品;三叉钳用于夹取盆、盒、瓶、罐等较重物品;镊子用于夹取棉球、棉签、针头、注射器、敷料、缝针等较小的物品。

【目的】　用以取放和传递无菌物品。

【操作流程】　见表 1-3-2。

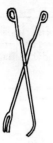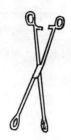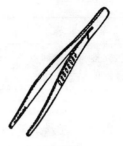

(a) 三叉钳　　　　(b) 卵圆钳　　　　(c) 长镊子　　　　(d) 短镊子

图 1-3-3　无菌持物钳的种类

表 1-3-2　无菌持物钳的使用技术操作流程

操作程序	操 作 步 骤	要 点 说 明
评估	*操作区域是否整洁、宽敞、安全；操作台是否清洁、干燥、平坦 *根据夹取物品种类选择合适的持物钳 *无菌物品及无菌持物钳放置是否合理	
计划 1.护士准备 2.用物准备 3.环境准备	*着装整洁,举止大方,剪指甲,洗手、戴口罩 *无菌持物钳及无菌存放容器 ①湿式保存法:无菌持物钳经高压灭菌后存放于盛有消毒液的广口有盖无菌容器内,容器的深度与持物钳的长度比例合适(图 1-3-4) ②干燥保存法:盛有无菌持物钳的无菌干燥容器保存于无菌包内 *所夹取或传递的无菌物品 *操作区域整洁、宽敞、安全；操作台清洁、平坦、干燥	• 消毒液应浸没无菌持物钳轴节上 2～3 cm 或镊子长的 1/2 • 每个容器只能放置 1 把无菌持物钳 • 集中治疗前开包 • 30 min 前停止打扫,减少人员走动,关好门窗
实施 1.查对 2.取持物钳 3.正确使用	*检查无菌持物钳的有效期 *打开浸泡容器盖,用右手拇指和无名指勾住持物钳两环,食指和中指固定轴节上端,手持上 1/3 部分,将钳移至容器中央,使钳端向下、垂直、闭合取出(图 1-3-5) *使用过程中钳端始终保持向下,不可倒转 *持物钳只能在持物者的胸、腹部水平移动,不可过高或过低	• 不可在盖闭合时从盖孔中取放无菌持物钳 • 钳端不可触及容器口边缘及液面以上的容器内壁 • 防止消毒液倒流而污染钳端 • 防止在视线以外造成污染

续表

操作程序	操作步骤	要点说明
4.及时放回	*用后闭合钳端,立即垂直放回容器,浸泡时将轴节打开,钳端分开	• 钳端、轴节充分与消毒液接触
评价	*操作者衣帽穿戴整齐,洗手,戴口罩 *取放持物钳时钳端向下,垂直、闭合,用后及时放回容器,并打开轴节 *使用时钳端保持向下,未触及非无菌区	

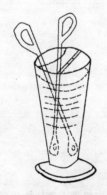

图 1-3-4　湿式保存无菌持物钳法

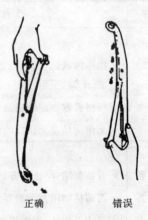

正确　　　　错误

图 1-3-5　使用无菌持物钳法

【注意事项】

(1)无菌持物钳只能用于夹取无菌物品,不能夹取油纱布或进行换药、消毒等操作。

(2)取放无菌持物钳时,手指不可触摸其浸泡部位。

(3)无菌持物钳使用后应立即放回容器内,不得在空气中暴露过久;到远处夹取无菌物品,应连同盛放容器一同搬移,就地使用,防止钳端在空气中暴露过久被污染。

(4)无菌持物钳一旦污染或疑被污染时,不得再使用或放回容器内,应重新灭菌。

(5)无菌持物钳及其容器应定期消毒。浸泡存放时,一般病房每周更换1次,使用频率较高的部门,如手术室、门诊换药室、注射室等使用频繁的科室,每日更换1次。干燥存放应每4~6 h更换1次。

技能实训 3-2　无菌容器的使用技术

无菌容器是指用于盛放无菌物品并使其保持无菌状态的容器。无菌容器包括有盖无菌容器和无盖无菌容器。有盖无菌容器如无菌储槽、无菌罐、无菌盒、无菌缸等;无盖无菌容器如无菌治疗碗、无菌盘等。

【目的】　用于盛放无菌的物品并保持无菌状态。

【操作流程】　见表1-3-3。

表 1-3-3　无菌容器的使用技术操作流程

操作程序	操作步骤	要点说明
评估	*操作区域是否整洁、宽敞、安全;操作台是否清洁、干燥、平坦 *根据盛放物品的种类选择适宜的无菌容器	·物品摆放是否合理
计划 1.护士准备 2.用物准备 3.环境准备	*着装整洁,举止大方,剪指甲,洗手、戴口罩 *无菌持物钳、盛放无菌物品的容器 *操作区域整洁、宽敞、安全;操作台清洁、平坦、干燥	·30 min 前停止打扫,减少人员走动,关好门窗
实施 1.查对 2.打开无菌容器盖 3.取无菌物品 4.关闭无菌容器 5.持无盖无菌容器	*检查无菌容器外的名称、灭菌日期、有效期、3M试纸是否变黑、密闭性 *打开容器盖,平移离开容器,内面向上置于稳妥处或拿在手中(图 1-3-6) *用无菌持物钳从无菌容器内夹取无菌物品 *用物取出后立即将盖翻转使内面向下,移至容器口上方盖严 *手持无菌治疗碗或无菌治疗盘时,应托住容器底部(图 1-3-7)	·超过有效期、密闭不严,不可使用 ·拿盖时手勿触及盖的内面和边缘,防止污染盖内面 ·钳不可触及容器边缘及外面 ·手不能触及容器边缘及内面
评价	*操作者衣帽穿戴整齐,洗手、戴口罩 *无菌物品、无菌容器、无菌持物钳未被污染	

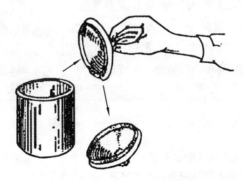

图 1-3-6　打开无菌容器法

【注意事项】

(1) 打开有盖的无菌容器时,不可在容器上方直接翻转盖子,以免跨越无菌区。

(2) 使用无菌容器时,不可污染容器及盖的内面和边缘;夹取无菌容器内物品时,无菌

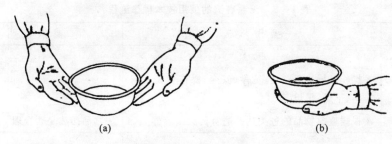

图 1-3-7 持无菌容器法

持物钳及无菌物品不可触及容器的边缘。

（3）无菌物品从无菌容器内一经取出，即使未被使用，也不得再放回无菌容器内。

（4）无菌容器应定期灭菌，一般每周 1 次。常用敷料罐应每天更换灭菌。无菌容器打开后，应记录日期、时间，有效使用时间为 24 h。

技能实训 3-3 无菌包的使用技术

无菌包是指用无菌包布包裹无菌物品，并使之保持无菌状态的包裹。无菌包的包布通常选择致密、质厚、未脱脂的棉布制成双层包布。

【目的】 供无菌操作用。

【操作流程】 见表 1-3-4。

表 1-3-4 无菌包的使用技术操作流程

操作程序	操作步骤	要点说明
评估	*操作区域是否整洁、宽敞、安全；操作台是否清洁、干燥、平坦	
	*根据操作目的选择适宜的无菌包	•物品摆放是否合理
计划		
1.护士准备	*着装整洁，举止大方，剪指甲，洗手、戴口罩	
2.用物准备	*无菌持物钳、无菌包、盛放无菌包内物品的容器或区域、签字笔、标签、治疗盘	•无菌包内放器械、敷料、治疗巾等
3.环境准备	*操作区域整洁、宽敞、安全；操作台清洁、平坦、干燥	•30 min 前停止打扫，减少人员走动，关好门窗
实施 ★包扎法		
1.放物	*将需消毒灭菌物品放在包布中央，化学指示卡置于其中，玻璃类物品需先用棉垫包裹	•防止玻璃类物品被碰撞损坏
2.包扎	*用包布近侧一角向上折叠盖住物品，再盖好左、右两角，并将角尖端向外翻折；盖上最后一角后，用带子以"十"字形扎紧或用化学指示胶带粘贴封包	•防止开包时污染包布的内面

续表

操作程序	操作步骤	要点说明
3.标记	*贴上标签,注明物品名称及灭菌日期,将其灭菌后备用(图1-3-8)	
★开包法		
1.查对	*检查无菌包外的名称、灭菌日期、有效期、3M试纸是否变黑、密闭性如何、有无潮湿或破损	• 若超过有效期、密闭不严、有潮湿或破损不可使用
2.打开无菌包	*将无菌包放在清洁、平坦、干燥的操作台上,解开系带,卷放在包布下,按原折顺序逐层打开。打开包布时手仅可触及包布四角外面,不可跨越无菌区	• 不可放在潮湿处,以防因毛细现象而污染 • 若是双层包裹的无菌包,内层包布需用无菌持物钳打开
	*用无菌持物钳夹取所需物品,放入备好的无菌区内;若包内物品未用完,按原折痕包好,注明开包时间	• 所剩物品24 h内可再使用;若包内物品被污染或包布受潮,则需重新灭菌处理
	*如需将包内物品全部取出,将包托在手上打开,另一只手抓住包布四角,稳妥地将包内物品放于无菌区内(图1-3-9)	• 投放时,手托包布使无菌面朝向无菌区
3.记录	*若为第一次打开应注明开包日期、时间	• 有效期为24 h
评价	*操作者衣帽穿戴整齐,洗手、戴口罩 *包扎无菌包方法正确,松紧适宜 *开关无菌包时手未触及包布内面及无菌物品 *准确注明开包日期、时间	

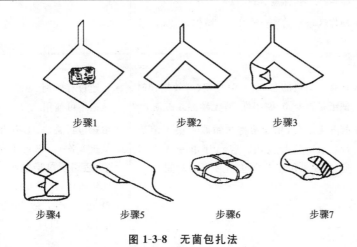

步骤1　　　　步骤2　　　　步骤3

步骤4　　　步骤5　　　步骤6　　　步骤7

图 1-3-8　无菌包扎法

【注意事项】

(1) 无菌物品一经取出,即使未被污染也不可放回无菌包内。

(2) 打开的无菌包应尽快包好,防止无菌物品因暴露过久而被污染。

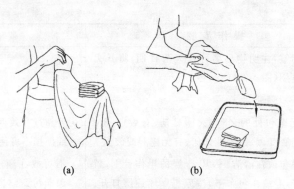

(a)   (b)

图1-3-9 包内物品一次取出法

技能实训3-4 铺无菌盘技术

【目的】 将无菌治疗巾铺在清洁、干燥的治疗盘内,形成一无菌区域,放置无菌物品,以备治疗、护理操作用。

【操作流程】 见表1-3-5。

表1-3-5 铺无菌盘的技术操作流程

操作程序	操作步骤	要点说明
评估	*操作环境、治疗盘是否清洁干燥 *无菌治疗巾是否在有效期内	
计划 1.护士准备 2.用物准备 3.环境准备	*着装整洁,举止大方,剪指甲,洗手、戴口罩 *无菌持物钳、盛放治疗巾的无菌包、无菌物品、签字笔、标签、治疗盘 *操作区域整洁、宽敞、安全;操作台清洁、平坦、干燥	·治疗盘应清洁、干燥
实施 1.查对 2.取治疗巾 3.铺盘 (1)单层铺盘	*检查无菌包的名称、灭菌日期、有效期、3M试纸是否变黑、密闭性、有无潮湿或破损 *打开无菌包,用无菌持物钳取一块无菌治疗巾放于治疗盘内。若治疗巾一次未用完,按要求包好无菌包,注明开包时间 *双手捏住无菌治疗巾一边的两角外面,轻轻抖开,双折铺在治疗盘上;上层折成扇形,边缘朝外	·若超过有效期、密闭不严、有潮湿或破损不可使用 ·治疗巾折叠法:①横折法,将治疗巾横折1次后,纵折1次,然后重复1遍,适用于单层铺盘法(图1-3-10);②纵折法,纵折2次,再横折2次,开口边向外,适用于双层铺盘法(图1-3-11) ·打开治疗巾时,与盘保持一定高度,防止治疗巾被污染 ·治疗巾内面构成无菌区域

操作程序	操作步骤	要点说明
（2）双层铺盘	＊放入无菌物品 ＊拉平扇形折叠层覆盖于物品上，上、下层边缘对齐；将开口处向上折叠两次，两侧边缘分别向下折叠一次（图1-3-12） ＊双手捏住无菌治疗巾一边的两角外面，轻轻抖开，由远至近，三折为双底层，上层折成扇形，边缘朝外 ＊放入无菌物品、覆盖、折叠（图1-3-13）	• 手不可跨越无菌区 • 保持物品的无菌状态 • 备好的无菌盘若未立即使用需注明铺盘时间 • 打开治疗巾时，与盘保持一定高度，防止治疗巾被污染 • 手不可触及无菌巾内面
评价	＊操作者衣帽穿戴整齐，洗手，戴口罩 ＊无菌物品及无菌区未被污染 ＊无菌巾内物品放置有序，使用方便 ＊准确记录铺盘时间	

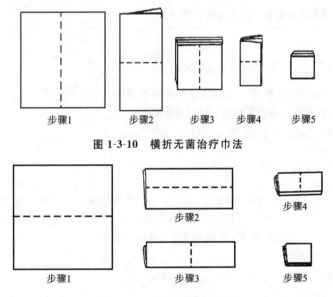

图 1-3-10　横折无菌治疗巾法

图 1-3-11　纵折无菌治疗巾法

【注意事项】

（1）铺无菌盘的区域应保持清洁干燥，避免无菌巾潮湿污染，覆盖无菌巾时，应边缘对齐。

（2）手、衣物等非无菌物品不可触及无菌巾的无菌面，不可跨越无菌区。

（3）铺好的无菌盘应尽快使用，有效期不得超过 4 h。

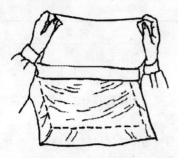

图 1-3-12 单层铺盘法

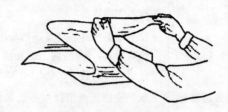

图 1-3-13 双层铺盘法

技能实训 3-5 无菌溶液的取用技术

【目的】 供护理操作用。

【操作流程】 见表 1-3-6。

表 1-3-6 无菌溶液的取用技术操作流程

操作程序	操 作 步 骤	要 点 说 明
评估	*操作环境是否清洁、宽敞 *无菌溶液的名称、量、有效期和用途	
计划 1.护士准备 2.用物准备 3.环境准备	*着装整洁,举止大方,剪指甲,洗手、戴口罩 *无菌溶液、启瓶器、弯盘,盛放无菌溶液的容器,治疗盘内备消毒溶液、棉签、签字笔 *操作区域整洁、宽敞、安全;操作台清洁、平坦、干燥	
实施 1.查对 2.打开无菌溶液 3.倒取溶液	*检查无菌溶液的名称、浓度、生产日期、有效期、开启日期;倒转瓶体,对光检查溶液质量:有无变色、混浊、沉淀;检查瓶盖有无松动,瓶体有无破裂 *取所需无菌溶液的密封瓶,擦净瓶外灰尘并用启瓶器撬开瓶盖 *用双手将瓶的橡胶塞边缘向上翻起,消毒瓶口及下部,一手食指及中指套住瓶塞将其旋转拉出(手不可接触瓶口及瓶塞的塞入部分) *另一手持溶液瓶,瓶上标签向掌心,先倒出少量溶液冲洗瓶口,再由原处倒出溶液至无菌容器中(图 1-3-14)	• 若超过有效期、密闭不严、溶液质量有改变时不可使用 • 如为非外翻胶塞,常规消毒瓶口及瓶塞并消毒手指。用已消毒的手指松动瓶塞,捏住瓶塞边缘取出(手不能触及瓶口及瓶塞内面) • 倒溶液时,瓶口距离污碗和无菌容器的高度为 5～6 cm,防止水珠回溅,污染瓶口;勿将瓶签沾湿

续表

操作程序	操作步骤	要点说明
4.盖瓶塞 5.记录	* 倒毕,塞紧瓶塞,消毒后盖好 * 若为第一次打开,在瓶签上注明开瓶日期、时间及用途	• 已打开但未用完的溶液有效期为24 h,静脉输液或注射用的溶液,当班有效
评价	* 操作者衣帽穿戴整齐,洗手、戴口罩 * 取出及剩余的溶液均未被污染;瓶签未浸湿,瓶口未被污染,液体未溅到操作台面	

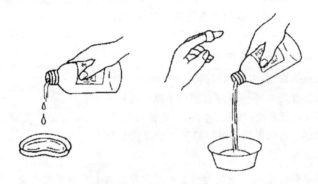

图 1-3-14　取用无菌溶液法

【注意事项】

(1)倒溶液时,溶液瓶应与无菌溶液保持一定距离,不可触及无菌容器;也不可将无菌或非无菌物品伸入无菌溶液瓶内蘸取,已倒出的溶液不可倒回瓶中。

(2)翻转有盖的瓶塞时,手不可触及瓶塞盖住瓶口的部分。

技能实训 3-6　无菌手套的使用技术

【目的】　在进行严格的医疗护理操作(如手术、穿刺、导尿)时保证无菌效果。

【操作流程】　见表 1-3-7。

表 1-3-7　无菌手套的使用技术操作流程

操作程序	操作步骤	要点说明
评估	* 操作的目的、操作环境 * 无菌手套的型号和有效期	
计划 1.护士准备	* 着装整洁,举止大方,剪指甲,洗手、戴口罩,取下手表	
2.用物准备	* 无菌手套、弯盘	

操作程序	操作步骤	要点说明
3.环境准备	*操作区域整洁、宽敞、安全;操作台清洁、平坦、干燥	
实施		
1.查对	*检查无菌手套袋外的号码、灭菌日期、有效期、3M试纸是否变黑、密闭性如何、有无潮湿或破损	• 若超过有效期、密闭不严、有潮湿或破损不可使用
2.打开手套袋	*将手套袋平放在清洁、平坦、干燥的操作台上打开;取出滑石粉包,转身涂擦双手	• 不可面向无菌区涂滑石粉,以防粉末溅于无菌面上
3.戴无菌手套法(图1-3-15)	*分次提取法:一手揭开手套袋开口处,另一手捏住一只手套的反折部(手套内面)取出,对准五指戴上;未戴手套的手揭开另一只袋口,用戴好手套的手指插入另一只手套的反折内面(手套外面),取出手套戴好	• 戴手套时,防止手套的无菌面(外面)触及任何非无菌物品及区域
	*一次性提取法:双手同时揭开手套袋开口处,检查手套方向,若一致则分别用手捏住两只手套的反折部取出;双手五指对齐,先戴一只手,用戴好手套的手插入另一只手套的反折部分同法戴好	
4.调整	*调整手套位置,将手套的翻边套在工作服衣袖外面;手套外面的滑石粉用0.9%无菌氯化钠溶液冲净擦干	• 双手对合交叉调整手套位置,推擦手指与手套贴合
5.保持等待姿势	*双手交叉相握于胸前,保持一定的距离,以保证手套的无菌	• 手臂应保持在腰以上、肩以下范围内活动
6.冲洗	*冲净手套上的污迹	
7.脱手套	*一手捏住另一只手套腕部外面翻转脱下;用脱下手套的手插入另一只手套内,将其向下翻转脱下	• 勿使手套外面接触到皮肤 • 避免强力拉扯手套
8.处理	*将手套浸泡在消毒液内进行消毒	• 手套内要灌满消毒液
9.洗手	*洗净双手	
评价		
	*操作者衣帽穿戴整齐,洗手、戴口罩	
	*操作始终在腰部或操作台面以上水平进行,手套没有污染;戴、脱手套时未强行拉扯手套	
	*滑石粉未撒落于手套和无菌区内	

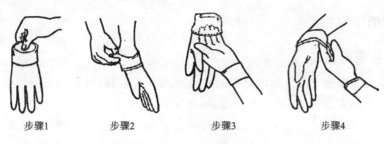

步骤1　　　　步骤2　　　　步骤3　　　　步骤4

图 1-3-15　戴无菌手套法

【注意事项】

（1）手套外面为无菌区,应保持无菌。未戴手套的手不可触及手套的外面,已戴手套的手不可触及未戴手套的手及手套的内面。

（2）戴手套后如发现手套破损或不慎污染,应立即更换。

（3）不可强力拉手套边缘或手指部分,以免损坏。

第四节　隔 离 技 术

隔离(isolation)是将传染病患者、高度易感人群安置在指定的地点和特殊环境中,暂时避免和周围人接触,对前者采取传染源隔离,控制传染源,切断传播途径,防止病原体向外传播,对后者执行保护性隔离,保护高度易感人群免受感染。

一、隔离的基本知识

（一）隔离的目的

控制传染源、切断传播途径、保护易感人群。

（二）隔离区域的设置和划分

1. 隔离区域的设置　传染病区与普通病区分开,并远离食堂、水源和其他公共场所;相邻病区楼房相隔大约 30 m,侧面防护距离为 10 m,以防空气对流传播;病区设多个出入口,以便工作人员与患者分门进出。

2. 隔离区域的划分

（1）清洁区:凡未被病原微生物污染的区域称为清洁区,如更衣室、值班室、配膳室及库房等。

（2）污染区:被患者直接或间接接触的区域称为污染区,如患者的病室、浴室、洗手间等。

（3）半污染区:凡有可能被病原微生物污染的区域称为半污染区,如化验室、医护办公室、病区内走廊等。

3. 隔离单位的划分

（1）以患者为单位划分:每个患者有独立的环境与用具,与其他患者进行隔离,称之为床边隔离。

（2）以病种为单位划分:同病种患者可同住一室;病原体不同者,分室收治。

（3）未被确诊、发生混合感染、有烈性传染性及危重患者,应住单间隔离。

二、隔离消毒原则

(一)一般消毒隔离

1. 隔离环境的要求 病房和病室门前悬挂隔离标志,门口放用消毒液浸湿的脚垫,门外设隔离衣悬挂架,备消毒液、清水各一盆,另备手刷、毛巾及避污纸。

2. 对工作人员的要求 ①工作人员进入隔离室前应戴帽子、口罩、穿隔离衣。②穿隔离衣前,备齐所需物品,各种治疗护理操作应有计划地集中进行。③穿隔离衣后只可在规定范围内活动,接触不同患者或污染物品后必须消毒双手。④离开隔离室时要脱隔离衣、鞋,消毒双手。⑤做好患者的心理护理,减轻患者的恐惧感或因被隔离而产生的孤独、自卑、悲观心理,同时教育患者食品、物品等不能混用,不互相串病房。

3. 对患者及污染物的要求 ①感染患者与非感染患者分开,同类感染患者集中安置,特殊感染患者单独安置。②患者接触过或落地的物品均视为污染,消毒后方可给他人使用;患者的分泌物、排泄物、呕吐物须经消毒处理后方可排放;患者的钱币、稿件、衣物等需经熏蒸消毒后才能带出病区;需送出病区处理的物品,置于污物袋内,袋外有明显标记。③传染性分泌物三次培养结果均为阴性或已度过隔离期,在医生开出医嘱后,方可解除隔离。

4. 病室管理要求 ①病室每日应用紫外线照射或消毒液喷雾消毒空气,晨间护理后用消毒液擦拭床、床旁桌椅。地面应采用湿式清扫,遇有污染时即刻消毒。②严格执行陪住探视制度,做好患者及探视者的宣教和解释工作。

(二)终末消毒处理

终末消毒处理是指对出院、转科、解除隔离或死亡的患者及其用物、所住病室、医疗器械等进行的消毒处理。

1. 患者的终末消毒处理 患者解除隔离后、转科、出院前沐浴、换上清洁衣服,个人用物消毒后一并带出。若患者死亡,用消毒液进行尸体料理,用消毒液浸透的棉球填塞口、鼻、耳、肛门、阴道等孔道,再用一次性尸单包裹尸体,运至传染科太平间。

2. 病室及用物的终末消毒处理 关闭门窗、摊开棉被、竖起床垫、打开床旁桌,用消毒液熏蒸消毒,消毒后打开门窗通风;用消毒液擦拭家具、地面。用消毒液浸泡体温计,熏蒸箱内消毒血压计及听诊器;被服类消毒处理后再清洗,床垫、棉胎、枕芯可用紫外线照射或用日光暴晒法消毒(表 1-3-8)。

表 1-3-8 传染病污染物品的消毒法

类 别	消 毒 方 法
病室房间	2%过氧乙酸溶液熏蒸 30～120 min,20 mg/m³ 臭氧消毒 30 min
病室地面、墙壁、家具	0.2%～0.5%过氧乙酸溶液、0.1%～0.2%有效氯溶液擦拭
医用金属、橡胶、玻璃、搪瓷	消毒剂浸泡、煮沸及高压蒸汽灭菌等
血压计、听诊器等	环氧乙烷、甲醛熏蒸,0.2%～0.5%过氧乙酸溶液擦拭消毒
体温计	1%过氧乙酸溶液浸泡 30 min 连续两次或 0.01%有效氯溶液浸泡 30 min

类　　别	消毒方法
餐具、茶具、药杯	0.05%有效氯溶液浸泡 30 min,0.2%～0.5%过氧乙酸溶液浸泡、煮沸 30 min,环氧乙烷熏蒸、微波消毒法或高压蒸汽灭菌
信件、书报、票证	甲醛或环氧乙烷熏蒸消毒
衣物、布类	0.05%有效氯溶液浸泡 30 min、日光暴晒、紫外线照射、煮沸消毒、高压蒸汽灭菌
枕芯、被褥、毛纺织品	日光暴晒、紫外线照射、环氧乙烷熏蒸消毒
排泄物、分泌物、呕吐物	排泄物、呕吐物用漂白粉干粉搅拌,放置 2 h 后倒掉;痰置于蜡纸盒内焚烧
剩余食物	煮沸 30 min 后倒掉
垃圾	焚烧,不能燃烧垃圾用 0.2%有效氯溶液浸泡 30 min 掩埋
污水	用高效氯和漂白粉进行消毒
痰盂、便器	消毒液浸泡

三、隔离种类与措施

传染病应按传播途径的不同采取不同的隔离措施,主要以切断传播途径作为制订措施的依据。可分为下列几种隔离方式。

(一) 严密隔离

严密隔离适用于经飞沫、排泄物与分泌物直接或间接传染的烈性传染病,如 SARS、重度流感、鼠疫和霍乱等。主要隔离措施如下。

(1)患者住单间病室,禁止探视、禁止患者出病室,病室通向走廊的门窗必须关闭。

(2)病室内的用具力求简单、耐消毒,室外挂有严密的隔离标志。

(3)患者的分泌物、呕吐物与排泄物及所用物品均应严格消毒处理;污染敷料装袋,标记后焚烧处理。

(4)接触患者时需戴好帽子、口罩,穿隔离衣、隔离鞋,必要时戴手套。

(5)室内空气和地面每天用紫外线照射或消毒液喷洒消毒。

(二) 呼吸道隔离

呼吸道隔离主要用于防止通过空气中的粉末传播的传染病,如流行性感冒、肺结核、肺炎、流脑等。主要隔离措施如下。

(1)为同一病原菌感染的患者可同住一室,条件允许时应使隔离病室远离其他病室。

(2)接触患者时要戴口罩,需保持口罩干燥,必要时穿隔离衣。患者离开病室也需戴口罩,通向走廊的门窗必须关闭。

(3)为患者备专用痰杯,口、鼻分泌物应经消毒处理后方可倒掉。

(4)室内空气每天用紫外线照射或消毒液喷洒消毒一次。

（三）消化道隔离

消化道隔离适用于被患者的排泄物直接或间接污染了的食物或水源而引起传播的疾病，如细菌性痢疾、伤寒、甲型肝炎等。主要的隔离措施如下。

（1）不同病种的患者最好能分室居住，若同室而居，则需做好床边隔离，患者不得互换物品。

（2）患者各自专用食具、便器，剩余的食物和排泄物应先消毒处理再倒掉。被粪便污染的物品要及时装袋，做标记后消毒或焚烧处理。

（3）接触不同病种的患者应分别穿隔离衣，戴手套后才能接触污染物。

（4）室内应有防蝇设备，做到无蝇、无鼠、无蟑螂。

（四）接触隔离

接触隔离适用于经体表或伤口直接或间接接触皮肤或黏膜破损处而引起传染的疾病，如气性坏疽、破伤风、炭疽等。主要的隔离措施如下。

（1）患者必须住单间病室，不许接触他人。

（2）接触患者时需穿隔离衣，戴口罩、帽子，若工作人员皮肤或手有破损时应避免接触患者，必要时要戴手套。

（3）凡患者接触过的一切污染物如衣物、被单、换药器械等均应严格灭菌后，再进行清洁、消毒、灭菌处理。

（4）被患者污染的敷料应装袋标记后焚烧处理。

（五）昆虫隔离

昆虫隔离适用于由昆虫进行传播的疾病，如斑疹伤寒、疟疾、流行性乙型脑炎、流行性脑炎等。根据昆虫的类型确定隔离措施，如斑疹伤寒患者入院时要灭虱；流行性乙型脑炎、疟疾患者的隔离要灭蚊，病室内要有防蚊设备如纱门、纱窗、蚊帐等。

（六）血液-体液隔离

血液-体液隔离主要用于预防由于直接或间接接触传染性血液或体液传染的疾病，如乙型肝炎、艾滋病、梅毒等。主要的隔离措施如下。

（1）被同种病原体感染的患者可同室居住，必要时单人隔离。

（2）接触患者的血液或体液时应戴口罩、手套。严防被注射针头等利器刺破手套，若手可能被血液、体液污染，应立即用消毒液洗手。

（3）患者用过的针头应放入防水、防刺破并有标记的容器内，直接送焚烧处理；被血液和体液污染的其他物品，应装袋标记后送焚烧处理。

（七）保护性隔离

保护性隔离又称反向隔离，应用于抵抗力低或极易感染的患者，如严重烧伤、白血病、器官移植、早产儿及免疫缺陷患者。主要隔离措施如下。

（1）患者应住单间病室。病室内地面、家具应严格消毒，空气应用循环风紫外线消毒器进行消毒。

（2）进入病室内应穿灭菌后的隔离衣、拖鞋，戴口罩、帽子。呼吸道疾病者或咽部带菌者，避免接触患者。

四、隔离技术操作法

技能实训 3-7 帽子、口罩使用技术

【目的】 保护工作人员及患者,避免飞沫污染清洁物品或无菌物品;帽子可防止工作人员的头屑落下、头发散乱或者被污染。

【操作流程】 见表 1-3-9。

表 1-3-9 帽子、口罩的使用技术操作流程

操作程序	操作步骤	要点说明
评估	* 患者患病种类、手的污染程度 * 患者及家属对隔离要求的理解程度	
计划 1.护士准备 2.用物准备 3.环境准备	* 着装整洁,举止大方,剪指甲,洗手 * 口罩、帽子和污物袋 * 操作区域清洁、宽敞	
实施 1.戴帽子 2.戴口罩 3.取下口罩 4.处理	* 将全部头发均塞入帽内 * 将口罩戴上,遮住口鼻 * 口罩用后应及时取下,向内折叠污染面,将口罩放入胸前小口袋或小塑料袋内 * 离开污染区之前将口罩、帽子放入特定的污物袋内,以便集中处理	• 帽子应大小合适 • 戴上口罩后,不可用污染的手触摸口罩 • 口罩不可挂于胸前,手不可接触口罩污染面 • 帽子口罩要勤换洗,以保持清洁 • 使用一次性口罩不应超过 4 h,纱布口罩使用 2~4 h 应更换
评价	* 戴脱帽子和口罩的方法正确 * 保持帽子和口罩的清洁、干燥,并及时更换 * 口罩不戴时未悬挂于胸前	

【注意事项】

(1)帽子使用时应遮住全部头发,口罩应遮住口鼻,不可用污染的手接触口罩。

(2)戴上口罩后避免咳嗽和不必要的谈话。

(3)每次接触严密隔离患者立即更换口罩;使用中口罩如有污染或潮湿立即更换。

(4)一次性口罩使用不超过 4 h;纱布口罩使用 2~4 h 应更换。

技能实训 3-8 手的清洁和消毒技术

【目的】 保护工作人员及患者,避免污染清洁的物品,防止交叉感染。

【操作流程】 见表 1-3-10。

表 1-3-10 手的清洁和消毒技术操作流程

操作程序	操作步骤	要点说明
评估	*患者病情种类、手的污染程度、隔离种类 *患者及家属对隔离要求的理解程度	
计划		
1.护士准备	*着装整洁,举止大方,剪指甲,取下手表及手上饰物,卷袖过肘	
2.用物准备	*洗手池设备、消毒液、清水或无菌水、消毒刷、洗手液、纸巾或毛巾等	
3.环境准备	*操作环境清洁、宽敞	
实施		
★卫生洗手法		•适用于各种操作前后清洁双手
1.调节水流	*打开水龙头(最好是感应式或用肘、膝、脚踏控制开关),调节合适水流,调节水温	•水流过大易污湿工作服 •水太冷或太热会使皮肤干燥
2.洗手	*湿润双手,取洗手液涂抹,关闭水龙头	•洗手液要求刺激小、质量好并保持干燥
	*按"七步洗手法"充分搓洗掌心、手背、指缝、手指关节、拇指、指尖、手腕上 10 cm(图 1-3-16),每个部位至少揉搓 10 次	•注意指尖、指缝、指关节、拇指等处清洗干净 •持续时间不少于 15 s
	*打开水龙头,用流水冲净双手	•用流水可避免污水污染双手
3.擦干	*关闭水龙头,用干手器或消毒纸巾将手擦干	•若为小毛巾则一次一换
★刷手法		•适用于有洗手池的设备
1.湿润	*打开水龙头,调节合适水流及水温,用流水浸湿双手,关闭水龙头	
2.刷洗	*用手刷蘸洗手液或肥皂液,按前臂、腕部、手背、手掌、手指、指缝、指甲顺序刷洗,范围应超过被污染部位,每只手刷 30 s,用流动水冲净,用同法刷另一只手。按上述顺序再刷一遍,共刷 2 min	•刷洗范围应超过被污染范围 •用流动水冲洗时,让流水自前臂向指尖冲洗
3.关水	*用手刷或避污纸将水龙头关闭;如为脚踏或感应开关,则冲水后立即关闭水龙头	•避免双手再接触水龙头
4.擦手	*用干手器或消毒纸巾将手擦干,若为小毛巾则一次一换	
★涂擦消毒法		
1.消毒手	*用消毒液涂擦双手,方法为:手掌对手掌、手背对手掌、指尖对手掌、两手指缝相互对搓,每一步骤来回 3 次,涂擦 2 min	•消毒剂要求无刺激性,作用速度快,不引起过敏反应 •注意将指尖、指缝、指关节、拇指等处清洗干净

续表

操作程序	操作步骤	要点说明
2.待干	* 双手自然晾干	
★浸泡消毒法		
1.浸泡	* 将双手完全浸泡在消毒液面以下,用手刷刷洗 2 min	· 消毒液要完全浸没肘部以下
2.冲净	* 根据需要用清水或无菌水冲洗干净	
3.待干	* 自然晾干、用纸巾或无菌擦手巾擦干	

1. 掌心相对手指 并拢相互揉搓　　2. 手心对手背沿指缝相 互搓擦,交互进行　　3. 掌心相对,双手交叉 沿指缝相互搓擦

   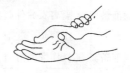

4.双手相扣、互搓　5.一手握另一手大拇指 旋转搓擦,交互进行　6.将五个手指尖并拢在另 一手掌心,旋转搓擦, 交互进行　　7.螺旋式擦洗手腕, 交替进行

图 1-3-16　七步洗手法

【注意事项】

（1）操作程序要正确,手的各部位均被洗到、冲净。

（2）保持工作服和周围环境不被污湿。

（3）进行某项操作前,实施手消毒时,应先洗净手并保持干燥;接触传染病患者及其污染物、分泌物、排泄物等后应立即进行手的消毒。

技能实训 3-9　避污纸的使用

避污纸是在进行简单的隔离操作时,为省略消毒手续并且可保持双手或物品不被污染而准备的清洁纸片。用避污纸时应从页面抓取,不可掀页撕取（图 1-3-17）,以保持一面为清洁面的同时防止污染下一张避污纸。避污纸用后应弃至污物桶内,集中焚烧处理。

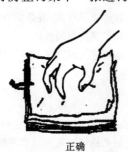 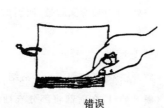

正确　　　　　　　　　　　　错误

图 1-3-17　取用避污纸

技能实训 3-10　穿脱隔离衣技术

【目的】　保护医护人员和患者,避免交叉感染。

【操作流程】　见表1-3-11。

表 1-3-11　穿脱隔离衣技术操作流程

操作程序	操作步骤	要点说明
评估	＊患者的病情、治疗和护理情况 ＊采取的隔离种类、隔离措施 ＊患者和家属对所患疾病有关的防治知识、消毒隔离知识的了解程度	
计划		
1.护士准备	＊着装整洁,举止大方,剪指甲,取下手表,洗手,戴口罩,卷袖过肘	• 七步洗手法 • 冬季卷至前臂中部
2.用物准备	＊隔离衣一件、挂衣架、刷手及泡手设备、操作物品	
3.环境准备	＊操作区域清洁、宽敞	
实施		
★穿隔离衣	见图1-3-18	
(1)取衣	＊手持隔离衣领,将其从衣架上取下	• 取隔离衣时确定衣领、内面、工作人员的手为清洁面,隔离衣外面为污染面
	＊将隔离衣污染面向外,衣领两端向外折齐;对齐肩峰,露出肩袖内口	• 使清洁面向着护士
(2)穿衣袖	＊一手持衣领,另一手伸入袖内,举起手臂,将衣袖穿上;同法穿好另一只衣袖	• 手不能接触隔离衣的污染面
(3)系衣领	＊双手持衣领,沿衣领理至颈后,系好领口	
(4)系袖口	＊系好两袖扣或袖带	• 此时手已被污染,不可触及衣领、口罩、面部和帽子
(5)系腰带	＊从腰部自一侧衣缝将隔离衣的一边向前拉,见到衣边就捏住,同法捏住另一侧	
	＊两手在背后将边缘对齐,向一侧折叠并用手按住;另一只手将腰带拉至背后压住折叠处,在背后交叉腰带,回到前面打一活结系好	• 后侧缘要对齐,折叠处不可松散 • 双臂保持在腰部以上,视线范围内 • 不可进入清洁区,不可接触清洁物品
★脱隔离衣	见图1-3-19	
(1)解腰带	＊解开腰带,在前面打一个活结	
(2)解袖口	＊解开袖口,在肘部将部分衣袖套塞入工作衣袖之内	• 避免袖口污染隔离衣的清洁面

续表

操作程序	操作步骤	要点说明
(3)消毒手	*浸泡消毒双手,擦干	•洗手时不可沾湿隔离衣,隔离衣也不可污染水池
(4)解领口	*用消毒过的两手解开并拉松领口	
(5)脱衣袖	*一手伸入另一侧袖内,拉下袖子过手;再用衣袖遮住的手在外面拉下另一衣袖过手	•衣袖不可污染手及手臂
(6)对肩缝	*双手在袖内对齐肩缝,纵折隔离衣	
(7)挂衣钩	*一手持衣领,另一手对齐隔离衣,将隔离衣挂在衣架上	•若挂在污染区则污染面向外,若挂在清洁区则清洁面向外
(8)处理	*不再穿的隔离衣,脱下后清洁面向外,卷好后放入污物袋中	•应每日更换隔离衣,若有潮湿或污染,应立即更换
评价	*穿脱隔离衣方法正确,符合要求	
	*隔离衣清洁面及清洁物品未被污染	
	*隔离衣保持干燥、无破损	

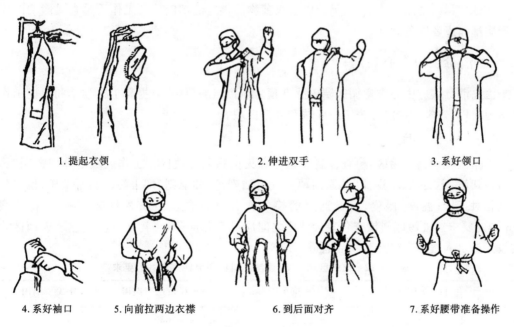

1.提起衣领 2.伸进双手 3.系好领口

4.系好袖口 5.向前拉两边衣襟 6.到后面对齐 7.系好腰带准备操作

图 1-3-18 穿隔离衣

【注意事项】

(1)穿隔离衣前应准备好操作中所需物品,以减少穿脱隔离衣的次数。

(2)穿隔离衣前应检查隔离衣,以保证无潮湿、无破损,且长短合适,能完全遮盖工作服。

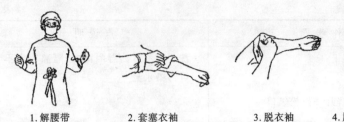
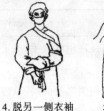

1.解腰带   2.套塞衣袖   3.脱衣袖   4.脱另一侧衣袖   5.挂衣钩

图 1-3-19 脱隔离衣

（3）必须分清隔离衣的清洁面和污染面，穿脱时保持衣领及清洁面不被污染，清洁的手不可触及污染面，污染的手不可触及清洁面。

（4）穿隔离衣后，只限在规定区域内活动，不得进入清洁区。

（5）洗手时，隔离衣不得污染洗手设备。

（6）隔离衣应每日更换，如有潮湿或被污染，应立即更换。

（7）挂隔离衣时，若在污染区，污染面朝外，不得露出清洁面；若在半污染区，隔离衣清洁面朝外，不得露出污染面；隔离衣不能挂在清洁区。

第五节 消毒供应中心

消毒供应中心（central sterile supply department，CSSD）是医院内承担所有重复使用诊疗器械、器具、物品清洗消毒、灭菌以及灭菌物品供应的部门。其工作质量直接影响医疗护理质量和患者安危。

一、消毒供应中心布局

医院消毒供应中心应遵循医院内感染预防与控制的原则，以提高工作效率和保证工作质量为前提，建筑布局应分为工作区域和办公区域。

（一）工作区域

工作区域包括去污区、检查包装灭菌区和灭菌物品存放区。工作区域划分应遵循"物品由污到洁，不交叉、不逆流"的原则；"空气由洁到污"的原则，即去污区相对负压，检查包装区相对正压；温度、湿度、机械通风的换气次数宜符合表 1-3-12 要求；照明宜符合表 1-3-13 的要求。去污区与检查包装灭菌区之间应设实际屏障；去污区和检查包装灭菌区均应设人员出入缓冲间（带）和物品通道。

表 1-3-12 工作区域温度、湿度及机械通风换气次数的要求

工 作 区 域	温 度	湿 度	每小时换气次数
去污区	16~18 ℃	30%~70%	10 次
检查包装灭菌区	20~23 ℃	30%~70%	10 次
灭菌物品存放区	低于 24 ℃	低于 70%	4~10 次

表 1-3-13　工作区域照明的要求

工作区域/功能	最低照明度/lx	平均照明度/lx	最高照明度/lx
普通检查	500	750	1000
精细检查	1000	1500	2000
水槽区域	500	750	1000
普通工作区域	200	300	500
灭菌物品储存区域	200	300	500

1. 去污区　消毒供应中心内对重复使用的诊疗器械、器具与物品,进行回收、分类、清洗、消毒的区域,包括运送器具的冲洗消毒等为污染区域。

2. 检查包装灭菌区　消毒供应中心内对去污后的诊疗器械、器具与物品,进行检查、装配、包装、灭菌的区域,包括敷料制作等为清洁区域。

3. 灭菌物品存放区　消毒供应中心内存放、保管、发放灭菌物品的区域,为清洁区域。

（二）办公区域

办公区域包括工作人员更衣室、值班室、办公室、休息室、卫生间等。

二、消毒供应中心的工作流程

消毒供应中心的任务是对医疗器材进行回收、分类、清洗、消毒、干燥、器械检查与保养、包装、灭菌、储存及发放等。

1. 回收　使用者应将重复使用的诊疗器械、器具和物品与一次性使用物品分开放置;重复使用的诊疗器械、器具和物品直接置于封闭的容器中,由消毒供应中心集中回收处理,被突发原因不明的传染病病原体污染的诊疗器械、器具和物品,使用者应采用双层封闭包装并标明感染性疾病的名称,由消毒供应中心单独回收处理。

2. 分类　应在消毒供应中心的去污区进行诊疗器械、器具和物品的清点、核查。根据器械物品材质、精密程度等进行分类处理。

3. 清洗　清洗方法包括机械清洗、手工清洗。机器清洗适用于大部分常规器械的清洗。手工清洗适用于精密、复杂器械的清洗和有机物污染较重器械的初步处理。

4. 消毒　清洗后的器械、器具和物品应进行消毒处理。方法首选机械热力消毒,也可采用75%（体积比）乙醇、酸性氧化电位水或取得国务院卫生行政部门卫生许可批件的消毒药械进行消毒。

5. 干燥　宜首选干燥设备进行干燥处理。根据器械的材质选择适宜的干燥温度,金属类干燥温度为70～90 ℃,塑胶类干燥温度为65～75 ℃。无干燥设备的及不耐热器械、器具和物品使用消毒的低纤维絮擦布进行干燥处理。穿刺针、手术吸引头等管腔类器械应使用压力气枪或95%乙醇进行干燥处理。不应使用自然干燥方法进行干燥。

6. 器械检查与保养　应采用目测或使用带光源的放大镜对干燥后的每件器械、器具和物品进行检查。器械表面及其关节、齿牙处应光洁,无血渍、污渍、水垢等残留物质和锈斑;功能完好,无损毁。清洗质量不合格的,应重新处理;有锈迹的,应除锈;器械功能损毁或锈蚀严重的,应及时维修或报废。带电源的器械应进行绝缘性能等安全性检查。应使用润滑剂进行器械保养。不应使用液状石蜡等非水溶性的产品作为润滑剂。

7. 包装 器械与敷料应分室包装。灭菌物品包装的标识应注明物品名称、包装者等内容。灭菌前注明灭菌器编号、灭菌批次、灭菌日期和失效日期。标识应具有追溯性。

8. 灭菌 由专人负责将包装好的物品进行灭菌处理。灭菌是消毒供应中心的重要工作。消毒员应严格遵守操作规程,各类物品灭菌合格率应达100%。

9. 储存 存放架或柜应距地面20～25 cm,离墙5～10 cm,距天花板50 cm。灭菌后物品应分类、分架存放。一次性使用无菌品应去除外包装。消毒后直接使用的物品应干燥、包装后存放于专柜中。

10. 发放 应遵循先进先出的原则(最好贴上放、取标签);发放时应确认无菌物品的有效性;记录方法应具有可追溯性,应记录一次性使用无菌物品的出库日期、名称、规格、数量、生产厂家、生产批号、灭菌日期、失效日期等。

三、消毒供应中心不同区域人员防护着装要求

消毒供应中心不同区域人员防护着装要求见表1-3-14。

表1-3-14　消毒供应中心不同区域人员防护着装要求

区域	操作	防护着装					
病房	污染物品回收	圆帽	口罩	隔离衣/防水围裙	专用鞋	手套	防护镜/面罩
去污区	污染器械分类核对、机械清洗装载	√	△			√	
	手工清洗器械和用具	√	√	√	√	√	△
检查包装及灭菌区	器械检查、包装	√	√	√	√	√	√
	灭菌物品装载	√	△		√	△	
	无菌物品卸载	√				△#	
无菌物品存放区	无菌物品发放	√			√		

注:√表示应使用;△表示可使用;△#表示具有防烫功能的手套。

情境训练　按"任务引导"的案例模拟为患者实施各项隔离措施

【目的】 通过模拟工作,感受防止医院内感染的各项工作措施。

【材料】 可安排患者与其他肺结核患者同住一室或其单住一室,有条件时尽量使隔离病室远离其他病室。通向走廊的门窗需关闭,患者离开病室需戴口罩。护士进入病室时需戴口罩,并保持口罩干燥,必要时穿隔离衣。需为患者准备专用的痰杯,口鼻分泌物需经含氯消毒剂浸泡作用消毒处理30 min后方可弃去。室内空气需用紫外线照射或喷洒,每天一次。

为患者执行各项注射、静脉输液等无菌操作时应注意遵循无菌原则:操作前做好环境准备,停止打扫30 min,关闭门窗,减少人员走动;做好护理人员自身准备,洗手、戴口罩、戴帽子;操作过程中注意避免使用过期的物品,不要跨越消毒过的无菌区,不能污染无菌的针头、针梗、液体等。

患者若转科或出院,应沐浴、换上清洁的衣物,个人的物品应放在环氧乙烷灭菌柜内或甲醛熏蒸箱内消毒灭菌。注意消毒时应将物品摊开放置。关闭病室门窗,打开床旁桌、摊

开棉被、竖起床垫,用紫外线照射或用消毒液熏蒸消毒,消毒后开窗通风;用含氯消毒液擦拭家具、地面。体温计可用1‰过氧乙酸或新洁尔灭消毒液浸泡消毒,血压计和听诊器可放入环氧乙烷灭菌柜内熏蒸消毒。

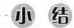

能力检测

患者,男,37岁,因肝硬化、消化道出血急诊入院,收治于肝病科。

1. 请肝病科护士做好消毒隔离工作。

2. 针对此患者的消毒隔离工作,常用的消毒液有哪些? 如何进行患者物品的消毒处理?

3. 在给传染病患者进行无菌操作时,如何既做好无菌操作又兼顾隔离技术?

4. 针对不同途径传播的患者各自的隔离要点是什么?

(罗　琼　翟颖莉)

小　结

医院是具有防病、治病及健康保健功能的医疗事业机构,当前综合性医院主要由诊疗部门、辅助诊疗部门和行政后勤部门三大系统组成。医护人员在其中承担着各种重要的诊疗、护理、保健等工作。医院内的各种因素可影响患者和医护人员的安全,为做到安全防范,需建立健全各项措施,合理配备医护人员。其中医院内的感染因素直接威胁患者甚至医务人员的健康与安危,必须培训护士做好各项消毒隔离工作,遵循无菌操作原则以减少院内感染的发生。

综合实训项目一　门急诊护理技术

王某,男,58岁,因间歇上腹痛发作20年,近1个月加重来院就诊。今晨解黑便一次,约200 g,不伴呕血,无头晕、口干、冷汗。昨晚饮食如常,仅感上腹饱胀。未饮酒,未服乙酰水杨酸、吲哚美辛(消炎痛)等可损伤胃黏膜的药物。去年11月曾经做X线钡餐及胃镜检查,诊断"十二指肠球部溃疡,慢性胃炎"。以往无呕血、黑便及慢性肝病史。体检:神志清楚,发育正常,营养中等,BP128/86 mmHg,P80次/分,皮肤未见蜘蛛痣,无肝掌,两锁骨上窝淋巴结未触及,巩膜不黄,颈软,心脏各瓣音区无杂音,心律齐,心率80次/分,双肺反响增强,未闻及干、湿啰音。腹部平坦,无腹壁静脉曲张及蠕动波,全腹软,无压痛,肝在右肋缘下1.5 cm,剑突下3 cm,边缘钝,质中,表面平滑,无压痛。脾未触及。无移动性浊音,肠鸣音正常,两下肢不肿。初步诊断:①十二指肠球部溃疡,并发上消化道出血;②慢性肝病,性质待定;③肺气肿,老年性。处理:①观察室留观;②测血压、脉搏,q4 h;③5%葡萄糖盐水500 mL×2,静脉滴注;④10%葡萄糖液500 mL×2,加入雷尼替丁注射液0.15 g,静脉滴注;⑤安络血注射液10 mg肌内注射,bid;⑥待床入院。

分析上述病例,思考下列问题:

1. 门诊护士应如何指导该患者就诊?

2. 为患者进行注射和输液时,应如何做到无菌操作和自我防护?

3. 如何做好该患者的消毒隔离工作?

项目二
入院护理技术

 护士执业资格考试导航

1. 病区的设置和布局、病区的环境管理、病床单位的设备。

2. 住院处的护理、患者入病区后的初步护理、分级护理。

3. 铺备用床、暂空床、麻醉床技术,轮椅、平车运送技术。

4. 卧位的性质、常用卧位,协助患者更换卧位的方法,保护具的应用。

5. 正常生命体征及生理性变化、异常生命体征的评估及护理、生命体征的测量技术。

6. 病案记录的意义及原则、病案管理的要求、病案排列顺序,体温单、医嘱单、护理记录单、病室报告、护理病案的书写。

7. 标本采集的原则,静脉血标本、尿标本、粪便标本、痰标本、咽拭子技术。

8. 入院护理评估。

任务四　入院接待护理技术

任务引导

　　患者刘某,男,教师,56 岁,主诉患有支气管炎,病史十余年,前几日因感冒诱发呼吸困难,浑身无力、头晕。医生检查后,诊断为支气管哮喘急性发作,要求患者住院治疗,并开具入院证。作为呼吸内科责任护士,请为该患者做好入院接待工作,并思考下列问题:①接待的程序包括哪些? ②采用什么方式护送患者入病区? ③为该患者做哪些初步的护理工作?

第一节 病区概况

病区是医院布局主要的部分,它是为患者提供诊断、治疗和休息的地方,同时也是医护工作者开展治疗、护理、教学及科研的重要基地。

一、病区的设置和布局

每个病区设有病室、危重病室、抢救室、治疗室、护士办公室、医生办公室、配膳室、盥洗室、浴室、洗涤间、厕所、库房、医护休息室、示教室等。有条件的可设置患者娱乐室、健身室、会客室等。每个病区设 30～40 张病床,每间病室设 1～6 张床,两床之间距离应大于1 m,床与床之间还应设有围帘,以便保护患者的隐私。

二、病区的环境管理

(一)病区的物理环境

医院的物理环境在很大程度上影响患者的心理状态,进而影响到治疗效果及疾病的转归。因此,医护人员适当地调节医院的物理环境,使其保持安静、整洁、舒适、安全、美观,以满足患者的身心需要。

1. 安静 病区应避免噪声,保持安静。凡是与环境不协调、令人心理上或生理上不愉悦的声音都视为噪声。噪声不仅使人不愉快,还影响健康。噪声的危害程度与音量大小、频率高低、持续暴露时间和个人耐受性有关。世界卫生组织(WHO)规定,白天病区较为理想的声音强度应控制在 35～40 dB。达 50～60 dB,患者感到疲倦不安,影响休息和睡眠。长时间处于 90 dB 以上环境中,能导致耳鸣、血压升高、肌肉紧张、精神烦躁、易怒、头痛、失眠等症状。当噪声高达 120 dB 以上时,可造成听力丧失甚至永久性失聪。

为控制噪声,工作人员要做到"四轻":说话轻、走路轻、操作轻、开关门轻;护士穿软底鞋;病室的桌、椅脚应钉上橡皮垫;推车的轮轴应注润滑油并定期检查;向患者及家属宣传保持病室安静的重要性,共同创造良好的休养环境。

在减少噪声的同时,应避免绝对寂静,悦耳动听的音乐对人脑是良好的刺激,有条件的可在床头增设耳机装置,医院广播室可定时向病区播放节目;根据患者喜好选择收听适当的音乐、曲艺节目;利用电视、录像等活跃患者的疗养生活。

2. 整洁 整洁主要指病室、工作人员及患者的整洁。保持医院整洁的措施如下。

(1)病室的陈设齐全、规格统一,物品摆放整齐、方便取用。

(2)工作人员应仪表端庄,着装整洁大方。

(3)患者的皮肤、口腔、头发及衣服等要保持清洁,病床的被套、床单等要及时更换。

(4)治疗后的用物及时撤去,患者的排泄物、污染物等及时清理。

(5)若非患者的生活用物不得带入病室。

3. 舒适 舒适主要是指通过对温湿度、通风、光线、色彩等调控,增强患者的舒适感。

(1)温度:适宜的温度使人感到舒适,有利于患者休息和疾病的治疗。一般病室的适宜温度为 18～22 ℃。婴儿室、产房、手术室、老年人病室和治疗室等的温度为 22～24 ℃。室温过高影响机体散热,不利于体力恢复,患者感到烦躁,呼吸消化功能受影响。室温过低,使人肌肉紧张,易受凉。病室应备有温度计以便随时调整室内温度。

(2)湿度:空气中含有水分的程度。病室湿度一般指相对湿度,即在一定温度条件下,单位体积的空气中所含有水蒸气的量与其达到饱和时含量的百分比。人体对湿度的需要随温度的变化而变化,温度越高,需要的湿度越低。病室的湿度以50%～60%为宜。湿度过高,潮湿的空气有利于细菌繁殖,增加医院内感染的发病率;同时,人体蒸发作用减弱,抑制出汗,患者感觉潮湿,气闷,排尿量增加,加重肾脏负担,对心肾功能不良的患者尤为不利。湿度过低,空气干燥,人体蒸发大量水分,易引起口干舌燥,咽痛,烦渴等表现,对气管切开、呼吸道感染、急性喉炎等呼吸系统疾病患者不利。病室应备有湿度计,根据情况调节病室湿度。通常南方地区较为湿润,梅雨季节湿度过高时可打开门窗通风,也可使用空气调节器;北方地区较为干燥,湿度过低可在地面洒水或使用加湿器等增加湿度。

(3)通风:通风换气可促进室内外空气交换,降低室内空气中微生物的密度,降低二氧化碳浓度,提高氧含量,保持空气清新;通风可调节室内温、湿度,刺激皮肤血液循环,使人精神振奋、心情愉快,增加舒适感。病室应每天定时通风换气。通风效果与通风面积、室内外温差、通风时间及室外气流速度有关。一般每次30 min左右。通风时注意保护、遮挡患者,避免患者直接吹风,冬季注意保暖,以免受凉。

(4)光线:病室的采光分为自然光源和人工光源两种。自然光源即日光,是维持人类健康的要素之一。适量的日光照射可使局部皮肤温度上升,血管扩张,血液循环增加,改善皮肤营养状况,增加食欲。日光中的紫外线有强大的杀菌作用,还可促进人体内生成维生素D。病室内应经常开门窗,让日光射入或协助患者到户外接受日光照射。但照射时应避免阳光直射患者面部。人工光源是为了夜间照明和保证病情观察和诊疗护理工作的需要。病室备有吊灯供照明使用;地灯供晚间熄灯后,护士巡视病房使用;床头灯设置在患者易于接触的地方。此外病室还应设有一定数量的立式鹅颈灯,为特殊诊疗提供方便。

(5)装饰:病室装饰应简洁美观,优美的环境能使人产生愉快的感觉。色彩能影响人的情绪、行为及健康,如白色使人产生冷漠、单调的感觉,同时因白色反光强,易刺激眼睛产生疲劳;红色使人兴奋、烦躁;绿色使人安静、舒适;浅蓝色使人心胸开阔、情绪稳定;黄色有兴奋刺激的作用;奶油色给人柔和、悦目、宁静的感觉。医院装饰应根据需求选用不同色彩。如儿科病室可用暖色系及卡通图片装饰,减少儿童恐惧感,增加温馨感;手术室可选用绿色或蓝色装饰,使患者产生安静、信任感。墙壁尽量不选择全白色。病室、走廊可适当摆放绿色植物、花卉盆景等以美化病室环境,增添生机(过敏性疾病除外)。

4. 安全 安全是指安定、无危险及伤害的环境。避免机械性、温度性、生物性因素等导致的躯体损伤;建立院内感染监控系统,避免发生院内感染;同时避免由于医务人员言语及行为不慎,对患者造成心理、生理上的医源性损伤。

(二)病区的社会环境

医院是一个特殊的社会环境,护士有责任帮助患者尽快转变角色,适应新环境,建立并维持良好的人际关系,促进疾病康复。

人际关系是指人与人通过交往而产生的心理上的关系。心理因素对健康和疾病产生重要影响。在医院环境中,和谐的人际关系是保持患者良好心理状态的重要条件。

1. 护患关系 在护理服务过程中护患之间自然地形成一种帮助与被帮助的人际关

系。作为帮助者的护士处于主导地位,在工作中要做到不分民族、信仰、性别、职位高低、远近亲疏而一视同仁,一切以患者为中心,满足患者的身心需要,尊重患者的权利与人格。作为患者则应尊重医护人员的职业和劳动,在治疗护理中与医护人员积极配合,促进早日康复。在护患之间护士要特别注意其言语、行为举止、情绪、工作态度等对护患关系的影响。

2. 病友关系 除医务人员外,患者接触最多的是同室病友,他们在共同的治疗康复过程中相互影响,如病友间通过交谈,了解一些疾病疗养常识和医院的规章制度等;病友间的相互帮助与照顾,有利于消除新患者的陌生感和不安情绪,增进病友间的友谊与团结;老病友对疾病的态度、感受等将会对新患者产生一些影响。护士应协助病友间建立良好的情感交流,对出现的消极情绪要进行耐心解释,正确引导。

3. 医院的规章制度 每个医院要根据各自的具体情况制定规章制度,保证诊疗护理工作的正常进行。这些规章制度的制定有利于为患者提供良好的休息环境,便于预防和控制医院内感染的发生;同时也使患者的住院生活丰富充实,从而达到尽快康复的目的。医院的制度在一定程度上对患者是一种约束,如患者必须遵从医生和护士的指导,不能完全按照自己的意愿进行,易产生压抑感;患者与外界接触减少,不能时刻见到亲人,易产生孤寂感;需他人照顾的患者,由于缺少家人的陪伴,生活不便而增加心理负担等。护理人员应根据患者的不同情况和适应能力,给予主动热情的帮助,如对新入院患者要帮助其熟悉医院规章制度,尽快适应环境,建立良好的人际关系;对自理能力缺陷、需要他人照顾的患者,护理人员要多巡视多问询,为其及时解决实际困难。只有得到患者的理解和配合,才能使患者尽快适应医院的规章制度而维持较好的身心状态,促进早日康复。

三、病床单位及设备

病床单位及设备是医院提供给患者的家具与设备。它是患者住院时用以休息、睡眠、饮食、排泄、活动和治疗的基本生活单位。患者的床单位以舒适、安全为主。患者床单位的固有设备有床、床垫、床褥、枕芯、棉胎或毛毯、大单、被套、枕套、橡胶单和中单(需要时准备),床旁桌、椅及床上桌、墙壁上有照明灯,中心供氧装置、中心负压装置及呼叫器等设施(图2-4-1)。这些设施有一定的标准和要求。

1. 床 病床应符合实用、耐用、舒适、安全的原则。一般采用的是不锈钢床,高0.5 m、长2 m、宽0.9 m。目前有手摇式摇床和电动控制的多功能床,在床脚有脚轮便于移动患者。

2. 床垫 长宽与床垫相同,厚10 cm,由于患者在床上躺卧时间较长,因此床垫宜坚硬,包布宜牢固。

3. 床褥 长宽与床垫相同,主要材料是棉花,吸水性强,透气性好。

4. 枕芯 长0.6 m,宽0.4 m。

5. 棉胎 长2.3 m,宽1.6 m。

6. 大单、被套、枕套、中单 大单长2.5 m,宽1.8 m;被套长2.5 m,宽1.7 m;枕套长0.65 m,宽0.45 m;中单长1.7 m,宽0.85 m。此类物品均选用棉布制作。

7. 橡胶单 长0.85 m,宽0.65 m,两端与棉布缝制在一起,棉布长0.4 m。

8. 其他 此外还备有床旁桌椅及过床小桌。

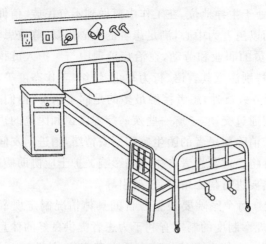

图 2-4-1　病床单位的设施

第二节　入院接待程序

入院护理是指患者在入院过程中护理人员为其进行的一系列治疗护理活动。护士应掌握住院的一般程序,给予患者针对性的护理,满足患者的整体需求。

一、住院处的护理

1. 办理住院手续　当患者在门诊或急诊经医师初步诊断确定需住院检查或治疗时,由医师开具住院通知单。患者或家属凭住院通知单到住院处办理相关手续,如填写病案首页和住院卡,填写有关登记表格,缴纳住院保证金等。住院处办理入院手续后,应电话通知病房值班护士,做好迎接新患者的准备。对于急危重症患者,可先抢救,再办理入院手续。

2. 卫生处置　患者在住院处办理好入院手续后,接诊室护士根据其病情及身体状况对其进行卫生处置,如理发、沐浴、更换患者服、修剪指甲等。对有虱虮者,应先行灭虱再做卫生处置。急、危、重患者或即将分娩者,可酌情免浴。传染病或疑似传染病者,应送隔离室处置。患者换下的衣服和暂时不用的物品及贵重物品由家属带回或由住院处按手续存放。

3. 护送患者入病区　住院处护理人员携病案护送患者入病区。能步行者由家属陪伴或由护理人员护送至病区,不能步行者根据病情用平车或轮椅护送入病区。如系重症患者在护送途中应注意保暖,不中断输液或给氧。护送外伤者应注意安置合适卧位,以保证安全。送入病区后应与病区护士就患者病情、治疗、护理措施、个人卫生及物品进行交接。

二、患者入病区后的初步护理工作

病区护士在接到住院处通知后,立即根据患者病情需要准备床单位。在患者到来后先为患者进行一系列的评估。

1. 一般患者的入院护理

(1)准备床单位:接到住院处通知后,护士按病情需要安排床位。将备用床改为暂空床,备齐患者所需用物,如面盆、痰杯、热水瓶、拖鞋等。

（2）迎接新患者：以热情的态度迎接新患者到指定的病室床位,妥善安置。向患者做自我介绍,说明自己将为患者提供的服务及职责,为患者介绍邻床病友,以自己的行动和语言消除患者的不安情绪,使患者有宾至如归的感觉。

（3）通知主管医师诊治患者,必要时协助体检、治疗。

（4）测量体温、脉搏、呼吸、血压和体重,需要时测身高。

（5）介绍与指导：向患者及家属介绍病区环境、设备、规章制度、床单位及设备的使用方法,主管的医护人员情况;指导常规标本的留取方法、时间、注意事项。

（6）填写有关表格,建立住院病案。①住院病案按下列顺序排列：体温单、医嘱单、入院记录、病史及体格检查单、病程记录、会诊记录、各种检验和检查报告单、护理记录单、住院病案首页、门诊或急诊病案;②用蓝黑墨水或碳素墨水笔逐页填写住院病案眉栏及有关护理表格;③用红钢笔在体温单 40～42 ℃之间的相应时间栏内竖写入院时间;④填写入院登记本、诊断卡（插于住院患者一览表上）、床头（尾）卡（置于病床床头或尾牌夹内）。

（7）根据医嘱,通知配膳室准备配膳,并执行各项治疗措施。

（8）按护理程序进行入院护理评估,填写入院护理评估单。

2. 急诊患者的入院护理

（1）准备床单位：危重患者置于抢救室或监护室,并在床上加铺橡胶单和中单。急诊手术患者应铺好麻醉床。

（2）通知有关医生,备好急救药品及器材,如氧气、吸引器、输液设备、急救车等。

（3）患者入病室后,密切观察病情变化,积极配合医生进行抢救,并做好护理记录。

（4）对意识不清的患者或婴幼儿,需暂留陪护人员,以询问病史。

情境训练　患者入院护理

【目的】　通过角色扮演,感受护士为患者提供的入院护理的工作内容。

【材料】

家属：在这里办住院手续吗?

护士：是的。您好！请把住院通知单给我,我来给您办理入院手续。

护士：喂！您好！请问是呼吸内科吗?……我是住院处张×,现有一位患者,男性,56岁,急性支气管哮喘,需住院治疗,请做好准备。……好,再见!

护士：（面带微笑）您好,床位已经为您联系好。现在我护送您去病区。（在路途中,护士不断询问患者的感受）

患者：好的,谢谢!

护士：刘老师,您感觉怎么样?需要休息吗?

患者：谢谢！不用。

护士：刘老师,这里就是您住院的病区。您好！我是住院处护士张×,刘老师到您病区住院治疗,这是门诊病历和住院病历首页,这位是刘老师。

责任护士：您好,我姓刘,我带您去病房。（亲切地搀扶患者）这是护士办公室,这是医生办公室,这是卫生间,这是您的房间,请进！您住 2 床,我给您介绍一下,这是 1 床的张先生,希望你们互相照应。

责任护士:(将患者扶上床,盖好被子)刘老师您先休息一下,随后我来给您测体温。

(护士回到办公室,建立病历,填写各种卡片)。

责任护士:刘老师,我给您测体温、脉搏、呼吸和血压。(用手背摸了摸患者的额头,又触其腕部,测了脉搏、体温和血压)。

责任护士:刘老师,我是您的责任护士,有什么事您尽可找我,我会尽力帮助您的,您的主管医生姓张,他马上就会来为您诊治(向患者介绍医院各项规章制度)。

患者:好的,谢谢!

三、分级护理

分级护理是根据对患者病情及自理能力的评估,给予不同级别的护理(表 2-4-1)。

表 2-4-1　分级护理

护理级别	适用对象	护理内容
特别护理	①病情危重随时可能发生病情变化需要进行抢救的患者;②重症监护患者;③各种复杂或者大手术后的患者;④严重创伤或大面积烧伤的患者;⑤使用呼吸机辅助呼吸,并需要严密监护病情的患者;⑥实施连续性肾脏替代治疗(CRRT),并需要严密监护生命体征的患者;⑦其他有生命危险,需要严密监护生命体征的患者	①严密观察患者病情变化,监测生命体征;②根据医嘱,正确实施治疗、给药措施;③根据医嘱,准确测量出入量;④根据患者病情,正确实施基础护理和专科护理,如口腔护理、压疮护理、气道护理及管路护理等,实施安全措施;⑤保持患者的舒适和功能体位;⑥实施床旁交接班
一级护理	①病情趋向稳定的重症患者;②手术后或者治疗期间需要严格卧床的患者;③生活完全不能自理且病情不稳定的患者;④生活部分自理,病情随时可能发生变化的患者	①qh 巡视患者,观察患者病情变化;②根据患者病情,测量生命体征;③根据医嘱,正确实施治疗、给药措施;④根据患者病情,正确实施基础护理和专科护理,如口腔护理、压疮护理、气道护理及管路护理等,实施安全措施;⑤提供护理相关的健康指导
二级护理	①病情稳定,仍需卧床的患者;②生活部分自理的患者	①q2 h 巡视患者,观察患者病情变化;②根据患者病情,测量生命体征;③根据医嘱,正确实施治疗、给药措施;④根据患者病情,正确实施护理措施和安全措施;⑤提供护理相关的健康指导
三级护理	①生活完全自理且病情稳定的患者;②生活完全自理且处于康复期的患者	①q3 h 巡视患者,观察患者病情变化;②根据患者病情,测量生命体征;③根据医嘱,正确实施治疗、给药措施;④提供护理相关的健康指导

知识链接 ·-·-·-·-·-·-·-·-·-·-·-·-·-·-·-·-·-·→

护理级别的颜色标志

临床工作中,在护理站患者一览表上的诊断卡和患者床头(尾)卡上,采用不同颜色的标志来表示患者的护理级别。特级和一级护理采用红色标志,二级护理采用黄色标志,三级护理采用绿色标志。

第三节 床单位准备

病床不仅是患者生活的基本单位,同时也是患者接受治疗、护理的场所。为了更好地为患者提供治疗和护理,为患者准备的床单位应符合实用、耐用、舒适的原则。常用的铺床法有铺备用床法、铺暂空床法、铺麻醉床法、卧床患者更换床单法。

技能实训 4-1 铺备用床技术

【目的】 保持病室整洁,准备迎接新患者(图 2-4-2)。

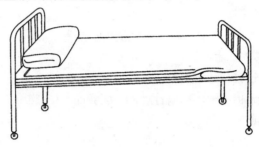

图 2-4-2 备用床

【操作流程】 见表 2-4-2。

表 2-4-2 铺备用床技术操作流程

操作程序	操作步骤	要点说明
评估	﹡床单位设备完好无损,床上用品符合要求,适应季节需要 ﹡病室内无患者进行治疗、护理或进餐	
计划		
1.护士准备	﹡着装整洁,洗手,戴口罩	
2.用物准备	﹡床、床垫、床褥、棉胎或毛毯、枕芯、大单、被套、枕套(按使用顺序放置在护理车上)	
3.环境准备	﹡病室内无患者进行治疗或进餐,清洁、通风	
实施		
1.移桌椅	﹡备齐用物,按铺床先后顺序置护理车上,推至床旁 ﹡移开床旁桌离床约 20 cm,移床旁椅至床尾正中,距床尾约 15 cm ﹡按顺序放用物于床旁椅上	• 留有空间,便于操作
2.翻床垫	﹡翻转床垫(纵翻或横翻),上缘紧靠床头	• 保持床垫松软,避免床垫长期受压而局部凹陷

续表

操作程序	操作步骤	要点说明
3.铺大单	* 铺床褥,上缘齐床头 * 大单正面向上,中缝对齐床中线,分别向床头、尾散开 * 铺近侧床头,一手将床头的床垫托起,一手伸过床头中线,将大单塞入床垫下 * 在距床头约 30 cm 处,向上提起大单边缘,使其同床边垂直,呈等边三角形,以床沿为界将三角形分为两半,上半三角形覆盖于床上,下半三角形平整地塞入床垫下(图 2-4-3) * 同法铺近侧床尾大单 * 沿床边拉紧大单中部边缘,双手掌心向上,呈扇形将大单塞入床垫下 * 从床尾转至对侧同法铺对侧大单	• 正确运用节力原理
4.套被套(S形)	* 被套正面向外,中线对齐,封口端齐床头,开口端朝向床尾 * 被套开口端向上打开约 1/3,将折好的"S"形棉胎放于开口处,拉棉胎上端至封口处对齐,再将竖折的棉胎两边打开和被套平齐,对好两上角 * 盖被上缘与床头平齐,至床尾逐层拉平,系带(图 2-4-4) * 边缘向内折和床沿平齐,铺成被筒,尾端内折齐床尾或床垫下	• 便于放入棉胎
5.套枕套	* 套好枕套,四角充实轻拍枕芯,系带,平放于床头,开口处背门	
6.还原桌椅	* 将床旁桌、椅放回原处,整理用物,洗手	• 统一放置,使病室整齐
评价	* 手法正确,动作轻巧,操作敏捷 * 利用人体力学:两下肢随身体动作的方向前后左右分开,屈膝屈髋,上肢直立减少弯曲。无多余无效动作,减少走动次数 * 中线与床中线对齐,大单四角整齐,紧扎,被头充实 * 物品准备齐全,操作计划周密,操作动作协调、连贯,省时、节力 * 病床符合平整、美观、舒适、安全、实用、耐用的原则。病室及床单位环境整洁、美观	

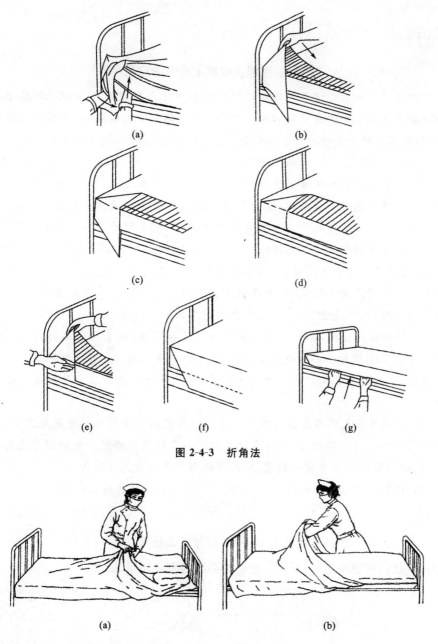

图 2-4-3 折角法

图 2-4-4 "S"形套被套法

【注意事项】

（1）患者进食或做治疗时应暂停铺床。操作中动作轻稳，以免尘土飞扬。

（2）应用节力原则。操作前备齐物品按顺序放置；铺床前对能升降的床应升至便于铺床的高度，防止过度弯腰；铺床时身体尽量靠近床边，保持上身直立，两膝稍弯曲以降低重心，两脚根据活动需要左右或前后分开，操作时尽量使用肘部力量，动作连贯平稳，避免多余无效动作，减少走动次数。

知识链接

力学原理在护理工作中的应用

人体力学是运用力学原理研究维持和掌握身体平衡以及人体由一种姿势转换为另一种姿势时身体如何有效协调的一门科学。在临床护理实践中,适当地应用人体力学原理,既可以增进患者的安全与舒适,减少肌紧张及损伤;也可以帮助护理人员减少体力消耗,避免肌肉拉伤,提高工作效率。

(1)平衡与稳定物体的重量与稳定度成正比,支撑面的大小与稳定度成正比,物体中心的高度与稳定度成反比,重力线必须落在支撑面内物体才能保持稳定。据此,护士在操作时根据需要两脚前后或左右分开,以扩大支撑面。如进行低平面操作(铺床)或取物(捡拾掉落地上的物品)时,两脚前后或左右分开,扩大支撑面;屈髋屈膝,降低中心,并使重力线在支撑面内,以保持身体的稳定;尽量保持上身直立,减少腰背等小肌肉过度疲劳。为了稳定,护士在提拿重物时应尽量将物体靠近身体,如抬起或抱起患者移动时,应将患者靠近自己,使重力线落在支撑面内。

(2)根据杠杆原理,护士在操作中尽量靠近操作物,双手持物品时,上臂下垂,前臂与上臂呈90°,所持物品靠近身体,因阻力臂缩短而较省力。提重物时最好把重物分成两等份,分别由两手拿。若重物由一只手拿时,另一只手臂应向外伸展以保持身体平衡。

(3)尽量使用大肌肉或多肌群。操作时能用整只手操作的尽量避免用手指操作,能使用躯干和下肢肌肉力量的,尽量避免只使用上肢肌肉力量。如端治疗盘时应五指分开,托住治疗盘并与手臂一起用力,因多肌群共同用力不宜疲劳。

(4)用最小的力做最大的功,移重物时尽量用推或拉代替拿和提。

技能实训4-2 铺暂空床技术

【目的】 保持病室整洁,供新入院或暂时离床的患者使用(图2-4-5)。

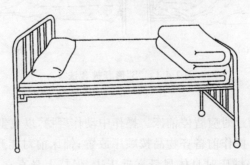

图2-4-5 暂空床

【操作流程】 见表2-4-3。

表 2-4-3 铺暂空床技术操作流程

操作程序	操 作 步 骤	要 点 说 明
评估	*床单位设备是否完好无损 *病室内有无患者进行治疗、护理或进餐 *新入院患者的病情及诊断 *住院患者的病情及是否暂时离床	
计划 1.护士准备 2.用物准备 3.环境准备	*着装整洁,洗手,戴口罩 *床、床垫、床褥、棉胎或毛毯、枕芯、大单、被套、枕套,必要时备橡胶单、中单(按使用顺序放置在护理车上) *病室内无患者进行治疗或进餐,清洁、通风	
实施 1.整理盖被 2.酌情铺单 3.还原桌椅	*将备用床盖被上端向内折叠 1/4,再扇形三折叠于床尾,使之与床尾平齐 *根据病情需要,铺橡胶单、中单,中线和床中线对齐,上缘距床头 45~50 cm;两侧下垂部分一起平整地塞入床垫下,转至对侧,同法铺好 *将床旁桌、椅放回原处,整理用物,洗手	•方便患者使用,保持病室整洁 •保护床褥,以免因患者大小便失禁,致使床褥潮湿 •统一放置,使病室整齐
评价	*患者上、下床方便,躺卧时感觉舒适 *橡胶单、中单所放位置合适,中线对齐,平整 *其余同备用床	

【注意事项】

同备用床。

技能实训 4-3 铺麻醉床技术

【目的】

(1) 便于接收和护理麻醉手术后尚未清醒的患者(图 2-4-6)。

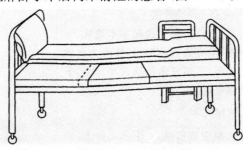

图 2-4-6 麻醉床

(2) 使患者安全、舒适,预防并发症。

(3) 避免床上用物被污染,保持床铺清洁。

【操作流程】 见表 2-4-4。

表 2-4-4　铺麻醉床技术操作流程

操作程序	操 作 步 骤	要 点 说 明
评估		
	* 患者的病情、手术情况、麻醉方式,术后需要的抢救和治疗物品等	
计划		
1. 护士准备	* 着装整洁,洗手,戴口罩	
2. 用物准备	* 床、床垫、床褥、棉胎或毛毯、枕芯、大单、被套、枕套、橡胶单和中单各 2 块(按铺床先后顺序放置在护理车上)。全身麻醉护理盘:①无菌盘内放:开口器、舌钳、通气导管、牙垫、治疗碗、输氧导管、吸痰导管、棉签、压舌板、镊子、纱布;②无菌盘外放:血压计、听诊器、手电筒、治疗巾、弯盘、胶布、护理记录单、笔	• 其他:输液架,必要时备吸痰器、氧气筒和胃肠减压器,按需要备毛毯、热水袋及布套等
3. 环境准备	* 病室内无患者进行治疗或进餐,清洁、通风	
实施		
1. 准备	* 备齐用物,按使用顺序置于护理车上,推至床旁	
	* 拆除原有枕套、被套、大单等,洗手	
	* 移开床旁桌离床约 20 cm,移床旁椅至床尾正中,距床尾约 15 cm	• 留有空间,便于操作
	* 按顺序放用物于床旁椅上	
2. 翻床垫	* 翻转床垫(纵翻或横翻),上缘紧靠床头	• 保持床垫松软,避免床垫长期受压而局部凹陷
3. 铺大单	* 大单正面向上,中缝对齐床中线,分别向床头、尾散开	• 护士身体靠近床边,使用肘部力量操作、双脚分开,保持上身直立,两膝稍弯曲,以使身体平稳及正确运用节力原理
	* 铺近侧床头,一手将床头的床垫托起,一手伸过床头中线,将大单塞入床垫下	
	* 在距床头约 30 cm 处,向上提起大单边缘,使其同床边垂直,呈等边三角形,以床沿为界将三角形分为两半,上半三角形覆盖于床上,下半三角形平整地塞入床垫下	
	* 同法铺近侧床尾大单	
	* 沿床边拉紧大单中部边缘,双手掌心向上,呈扇形将大单塞入床垫下	

续表

操作程序	操作步骤	要点说明
4. 铺橡胶单及中单	* 根据病情和手术部位的不同,将橡胶单铺在床头、床尾或床中部,将橡胶单及中单距床头45～50 cm铺好,如再铺床头的橡胶单和中单,则将另一橡胶单和中单上端与床头平齐,下端压在中段橡胶单和中单上,边缘平整地塞于床垫下 * 转至对侧,同法依次铺好大单、橡胶单和中单	
5. 套被套（卷筒式）	* 被套内面向外,中线对齐,封口端齐床头,开口端朝向床尾 * 将棉胎铺在被套上,上缘和被套封口齐平,将棉胎同被套上端的两角向内折叠后一起从床头卷至床尾,自开口端翻转,拉平,系带(图2-4-7) * 边缘向内折和床沿平齐,铺成被筒,尾端向内折叠齐床尾 * 将盖被三折叠于床的一侧(通常在门的对侧)	• 便于术后患者由平车移向床 • 麻醉术后的患者需去枕仰卧,头偏向一侧
6. 套枕套	* 套好枕套,四角充实轻拍枕芯,系带,立于床头,开口处背门	
7. 放好桌椅	* 将床旁桌放回原处,床旁椅放在折叠盖被的同侧,麻醉护理盘放在床旁桌上,整理用物,洗手	
评价	* 患者躺卧舒适、安全 * 病床设施及性能完好,用物齐全,便于抢救、治疗和护理 * 其余同备用床	

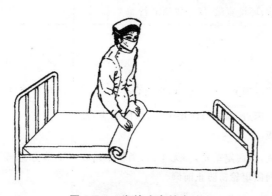

图 2-4-7 卷筒式套被套法

【注意事项】

（1）铺麻醉床时应全部换为清洁被单。

（2）护理术后患者的用物按需准备，保证齐全，使患者能得到及时的抢救和护理。

（3）中单应全部遮住橡胶单，防止橡胶单与患者直接接触，保证其舒适。

第四节　运送患者的护理技术

患者入院、治疗、出院时，凡不能自行移动者均需护理人员根据病情选用不同的运送工具进行运送。常选用的工具有平车、轮椅、担架。

技能实训 4-4　轮椅运送技术

【目的】　运送不能行走但能坐起的患者进行检查、治疗、手术、出入院、外出活动等。

【操作流程】　见表 2-4-5。

表 2-4-5　轮椅运送技术操作流程

操作程序	操作步骤	要点说明
评估	＊患者的病情、意识状态、体重及肢体活动受限状况 ＊患者的心理反应，是否有坐轮椅的体验及合作程度 ＊轮椅各部件的性能是否良好 ＊室外温度情况	
计划 1.护士准备 2.用物准备 3.患者准备 4.环境准备	＊着装整洁，举止大方，剪指甲，洗手、戴口罩 ＊轮椅，根据对室外温度情况的评估是否需备外衣或毛毯，必要时备软枕、别针 ＊理解操作目的、过程、注意事项及配合方法 ＊地面整洁，环境宽敞，便于轮椅通行	
实施 ★上轮椅 1. 核对、解释 2. 安置轮椅 3. 扶助坐起	＊将用物携至床旁，核对、解释，取得合作 ＊推轮椅至床边，椅背与床尾平齐，面向床头，翻起脚踏板 ＊拉起车闸，以固定车轮，如无车闸，则护士站在轮椅后面固定轮椅防止前倾 ＊摇高床头，放下床挡，盖被扇形折叠置于床尾	・核对腕带，查对床号、姓名 ・节力、安全，便于患者入座

续表

操作程序	操 作 步 骤	要 点 说 明
	* 护士一手伸入患者颈肩下,另一手伸入患者膝下,移患者坐于床边,嘱患者以手掌撑住床面维持坐姿	• 观察和询问患者有无不适
4. 协助坐椅	* 护士协助患者穿衣、袜和鞋,面对患者,双脚分开站立,环抱患者的腰部,患者双手放于护士的肩膀上,以协助患者站立(图 2-4-8)	• 增大支持面,增高稳定性,保证患者安全
	* 嘱患者用近轮椅侧之手扶住轮椅外侧之把手,支持患者一起转身使之坐于轮椅上,翻下踏脚板,脚踏于踏脚板上	• 如患者下肢浮肿、溃疡或关节痛疼,应在脚踏板上垫软枕
5. 加用毛毯	* 嘱患者手扶轮椅扶手,尽量靠后坐	
	* 如需要毛毯,在患者未上轮椅前,将毛毯铺于轮椅上,使上端高于患者颈部 15 cm 左右,两侧对等	
	* 患者坐于轮椅后,上端向下翻折 10 cm,围住患者颈部,两侧围住患者肩、两臂、两下肢及脚,露出双手,用别针固定颈部和腕部(图 2-4-9)	
6. 整理	* 整理床单位,铺成暂空床	
7. 运送患者	* 松开车闸,推轮椅送患者至目的地,嘱患者勿向前倾身或自行下车	• 下坡时要减慢速度 • 注意观察病情
★下轮椅		
1. 固定轮椅	* 将轮椅推至床尾,椅背与床尾平齐,固定车闸,翻起脚踏板	
2. 扶助回床	* 患者能自行下轮椅者,护士可固定轮椅,协助患者坐于床边	
	* 患者不能自行下轮椅者,可将患者搬运至床上,与上面的方法逆行	
3. 整理	* 协助患者盖好被子,取舒适卧位,观察病情	
评价	* 操作时动作轻稳、节力、协调,搬运患者顺利;患者感觉舒适、安全,无疲劳及病情改变	

【注意事项】

(1) 使用前,检查轮椅性能,保持其完好。

(2) 推轮椅时,速度要慢,随时观察患者的反应。

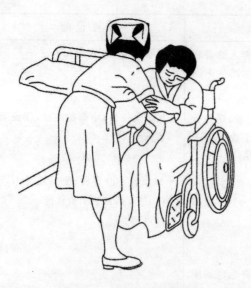

图 2-4-8 扶助患者上轮椅

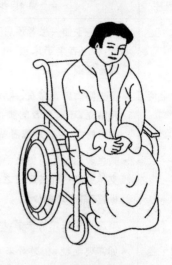

图 2-4-9 轮椅运送法

技能实训 4-5 平车运送技术

【目的】 用于运送不能起床的患者进行检查、治疗、手术、出入院或转运患者。

【操作流程】 见表 2-4-6。

表 2-4-6 平车运送技术操作流程

操作程序	操作步骤	要点说明
评估	*患者病情、体重、意识及肢体活动能力;有无约束、各种治疗管路情况;合作程度 *平车各部件的性能是否良好 *室外温度情况	
计划		
1.护士准备	*着装整洁,举止大方,剪指甲,洗手、戴口罩	
2.用物准备	*平车上铺好垫子、枕头,带套的毛毯或棉被,必要时备中单、大单或木板等	
3.患者准备	*理解操作目的、过程、注意事项及配合方法	
4.环境准备	*地面整洁、平坦、通畅	
实施		
1.核对、解释,安置导管	*推平车至床旁,核对、解释,取得合作;按需给予便器;安置好各种导管	• 避免导管脱落、受压或液体逆流
2.搬运患者	*评估患者病情和体重	• 选择合适的搬运法
★挪动法		• 适用于病情允许,能在床上配合者

操作程序	操作步骤	要点说明
固定平车	＊移开床旁桌椅,松开盖被,帮助患者移到床边,升高病床使之与平车同高,推平车至紧靠床边,头端靠床头,将带套毛毯或棉被平铺于平车上,固定车轮及床轮	• 如平车一端为大轮,一端为小轮,则大轮端为头端
	＊护士抵住平车,帮助患者按照上身、臀部、下肢的顺序依次向平车移动(图2-4-10)	• 回床时应先移下肢,再移上肢
	＊患者头部卧于平车头端,使其躺好后用盖被包裹患者,先包脚,然后包两侧,头部盖被折成45°角	
★一人搬运法		• 适用于上肢能活动,体重较轻者
固定平车	＊推平车至床尾,使平车头端与床尾呈钝角,将车闸制动	• 使搬运距离最短,省力
	＊将盖被三折于床尾,协助患者穿好衣服	
搬运患者	＊搬运者一手自患者近侧腋下伸至对侧肩部,另一手伸至臀下;患者双手交叉在搬运者颈后;搬运者抱起患者,稳步移动将患者放在平车中央,盖好盖被(图2-4-11)	
★二人搬运法		• 适用于不能活动,体重适宜者
	＊固定平车(同一人搬运法),协助患者将上肢交叉放于胸腹部	
搬运患者	＊两名搬运者,甲一手托住患者头、颈、肩,另一手托住腰部;乙一手托住臀部,另一手托住腘窝,两人同时抬起患者至近侧床缘,再抬至平车中央,盖好盖被(图2-4-12)	• 搬运者按身高顺序排列,高者在头部,以减轻患者不适 • 抬起患者时,应尽量使患者靠近搬运者身体,节力
★三人搬运法		• 适用于不能活动,体重超重者
	＊固定平车(同一人搬运法),协助患者将上肢交叉放于胸腹部	
搬运患者	＊三名搬运者,甲托住患者头、颈、肩及背部,乙托住腰和臀部,丙托住腘窝和小腿,三人同时抬起患者至近侧床边,再抬至平车中央,盖好盖被(图2-4-13)	• 搬运者按身高顺序排列,高者在头部,以减轻患者不适
★四人搬运法		• 适于颈、腰椎骨折或病情较重者
固定平车	＊移开床旁桌椅,松开盖被,帮助患者移到床边,升高病床使之与平车同高,推平车紧靠床边,头端靠床头,将带套毛毯或棉被平铺于平车上,固定车轮及床轮	

续表

操作程序	操作步骤	要点说明
	*将患者的双手交叉于胸前,在患者腰、臀下铺中单或大单(布需牢固)	
	*甲站于床头,托住患者头及颈肩部;乙站于床尾,托住双小腿;丙站于平车侧,紧握中单两角;丁站于床另一边或跪立于床上膝盖前后略分开,紧握中单另两角	
	*由一人喊口令,四人同时抬起患者,轻稳放置于平车中央,盖好盖被(图 2-4-14)	
3.整理床铺	*将床铺成暂空床	
4.推车行进	*松开车闸,推患者至目的地	
评价	*操作熟练平稳、节力、协调	
	*患者舒适、安全,病情无变化,无损伤等并发症,持续治疗不受影响	

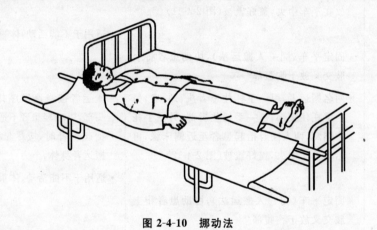

图 2-4-10 挪动法

【注意事项】

(1) 搬运前检查平车,确保患者安全。

(2) 搬运时注意节力。动作轻稳、准确,确保患者安全、舒适。

(3) 搬运过程中,注意观察患者的病情变化,避免造成损伤或并发症;保证患者的持续性治疗不中断。

(4) 推平车行进过程中无论上坡还是下坡,患者的头部始终处于较高的位置,保证患者舒适。

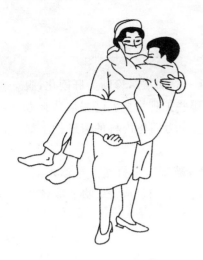

图 2-4-11　一人搬运法

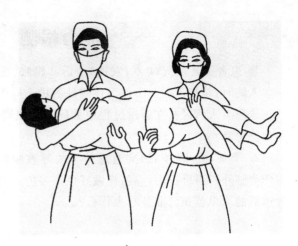

图 2-4-12　二人搬运法

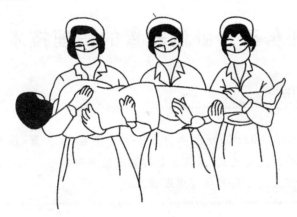

图 2-4-13　三人搬运法

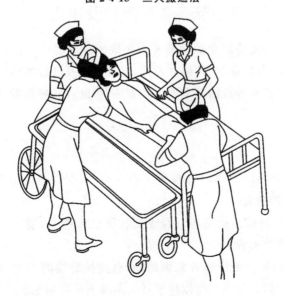

图 2-4-14　四人搬运法

1. 患者王某,女,34 岁,农民,主诉:"腹胀、乏力半年,近一周加重",诊断为肝硬化,腹水。入院时,精神不振。①作为住院处的护士应该给予患者哪些护理措施? ②采取什么方式护送患者入病区? 在运送过程中如何保证患者的安全? ③作为消化内科的值班护士如何接待患者?

2. 李某,男,65 岁,因交通意外事故导致颅脑损伤,昏迷,被肇事司机送达急诊入院。①作为脑外科当班护士,应怎样做好该患者的入院护理? ②对肇事司机应怎么办? ③该患者术后的床单位如何准备? 为什么?

(赵妤聪)

任务五 卧位安置的护理技术

任务引导

患者,女,28 岁,怀孕 32 周,经医生检查为胎位异常,臀先露,医生嘱咐患者用膝胸卧位来纠正胎位不正。请问:①膝胸卧位的适用范围有哪些? ②你应如何指导该患者采取膝胸卧位? ③临床上有哪些常用卧位?

第一节 各种卧位及应用

卧位是指患者休息和适应医疗护理需要所采取的卧床姿势。正确的卧位对于减少疲劳、增进舒适、治疗疾病、减轻症状、预防并发症、保证安全及进行各种检查等均能起到良好的作用。护士应当熟悉各种卧位的基本要求及方法,协助或指导患者采取舒适、正确、安全的卧位。

一、卧位的性质

1. 主动卧位 主动卧位是指患者身体活动自如,根据自己的意愿随意改变的体位。见于轻症、术前及恢复期患者。

2. 被动卧位 被动卧位是指患者自身无变换卧位的能力,躺在被安置的卧位。常见于昏迷、极度衰弱、瘫痪等患者。

3. 被迫卧位 被迫卧位是指患者意识清晰,有变换卧位的能力,由于疾病、治疗等原因而被迫采取的卧位。如心肺疾患所致极度呼吸困难而采取端坐位。

二、常用卧位

技能实训 5-1　安置各种卧位技术

【目的】

(1) 协助患者安置正确卧位,使其舒适、安全。

(2) 预防并发症。

(3) 配合临床检查、治疗及护理操作。

【评估】

(1) 患者的诊断、病情、意识状态、心理反应。

(2) 患者的皮肤完整性、肢体活动度、有无手术伤口等。

(3) 患者或家属对卧位的了解程度,配合程度。

【计划】

1. 护士准备　着装整洁,洗手,剪指甲。

2. 用物准备　软枕、跨床小桌、木墩、支架。

3. 患者准备　了解为其安置卧位的方法和目的,能够主动配合操作。

4. 环境准备　安静、安全、室温适宜。

【实施】

(一) 仰卧位

1. 去枕仰卧位

(1) 姿势:患者去枕仰卧,枕横立于床头,头偏向一侧,两臂放于身体两侧,两腿自然放平(图 2-5-1)。

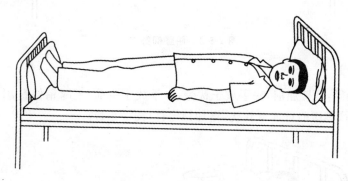

图 2-5-1　去枕仰卧位

(2) 适用范围:①昏迷或全麻未清醒患者。可防止呕吐物流入气管而引起窒息或吸入性肺炎等并发症。②椎管麻醉或脊髓腔穿刺术后 6～8 h 的患者。可预防脑压减低而引起的头痛。因为穿刺后,脑脊液可自穿刺点漏出至脊膜腔外,造成颅内压降低,牵张颅内静脉窦和脑膜等组织,引起牵张性头痛。

2. 中凹卧位(休克卧位)

(1) 姿势:抬高头胸部 10°～20°,抬高下肢 20°～30°(图 2-5-2)。

(2) 适用范围:适用于休克患者。抬高头胸部,保持呼吸道通畅,以利于呼吸,改善缺

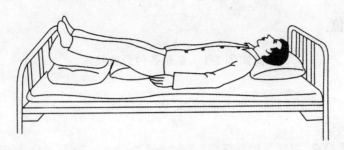

图 2-5-2　中凹卧位

氧症状;抬高下肢,以利于静脉血回流,增加心输出量,缓解休克症状。

3. 屈膝仰卧位

(1) 姿势:自然仰卧,头下垫一枕头,两臂放在身体两侧,双腿屈曲,稍向外分开(图 2-5-3)。检查时注意保暖及保护患者隐私。

(2) 适用范围:①腹部检查时,可使腹肌放松,便于检查。②女患者导尿或会阴冲洗时,便于暴露操作部位。

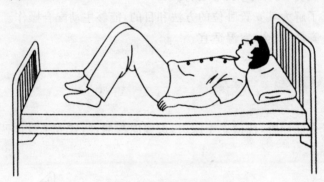

图 2-5-3　屈膝仰卧位

(二) 侧卧位

1. 姿势　侧卧,两臂屈肘,一手放于枕旁,一手放于胸前,下腿稍伸直,上腿弯曲;必要时两膝之间、背后、胸腹前可放置软枕,增加稳定性(图 2-5-4)。

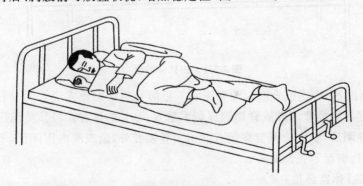

图 2-5-4　侧卧位

2. 适用范围

（1）灌肠、肛门检查及配合胃镜检查。

（2）臀部肌内注射时（姿势略有改变，下腿弯曲，上腿伸直）。

（3）预防压疮。侧卧与平卧交替使用，可避免局部长期受压，预防压疮。

（三）半坐卧位

1. 姿势

（1）摇床法：患者卧床上，先摇起床头支架成30°～50°，再稍微摇起床尾支架，防止身体下滑。必要时在床尾置一软枕，垫于足底（图2-5-5）。放平时，先摇平床尾支架，再摇平床头支架。

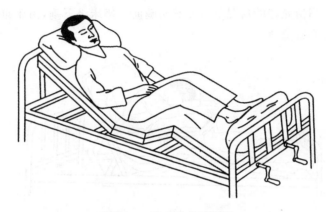

图 2-5-5　半坐卧位（摇床）

（2）靠背法：若无摇床，可先将患者上半身抬高，靠背架置于床头垫褥下，下肢屈膝，膝下垫一中单包裹膝枕，中单两端固定于床缘，以防患者下滑，其他同摇床法（图2-5-6）。

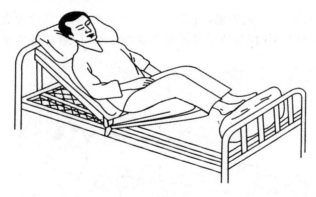

图 2-5-6　半坐卧位（靠背架）

2. 适用范围

（1）心肺疾患引起呼吸困难的患者。原因：①由于重力作用，部分血液滞留在下肢和盆腔脏器内，回心血量减少，减轻肺部淤血和心脏负担。②膈肌位置下降，胸腔容量扩大，减轻腹腔脏器对心肺的压力，肺活量增加，改善呼吸困难。

（2）胸、腹、盆腔手术后或有炎症的患者。原因：①使腹腔渗出物流入盆腔，使感染局限化,减少中毒反应(因盆腔腹膜抗感染性能较强而吸收性能较差)。②防止感染向上蔓延引起膈下脓肿。

（3）腹部手术后患者。原因:减轻腹部伤口缝合处的张力,缓解疼痛,利于伤口愈合。

（4）某些面部及颈部手术后患者。原因:减少局部出血。

（5）疾病恢复期体质虚弱的患者。原因:使患者逐渐适应体位变化,向站立过渡。

（四）端坐位

1. 姿势 患者坐在床上,身体稍向前倾,床上放一小桌,桌上垫软枕,患者可伏桌休息,并用床头支架或靠背架抬高床头 70°～80°,使患者的背部也能向后靠,同时膝部稍抬高或膝下支架呈 15°～20°,防止身体下滑(图 2-5-7)。必要时加床挡,保证患者安全。如用于急性肺水肿患者时,病情允许的情况下可使其两腿向一侧床缘下垂,由于重力作用,以减少下肢静脉回流,减轻心脏负荷。

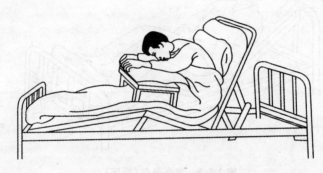

图 2-5-7 端坐位

2. 适用范围 急性肺水肿、心包积液及支气管哮喘发作引起极度呼吸困难的患者。

（五）俯卧位

1. 姿势 患者俯卧,头转向一侧,两臂屈曲,放于头的两侧,两腿伸直,胸下、髋部及踝部各放一软枕(图 2-5-8)。如果为俯卧患者臀部肌内注射时,患者足尖相对,足跟分开,肌肉放松。

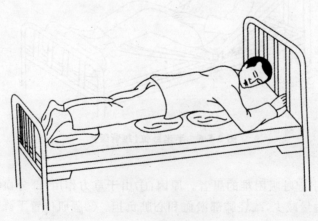

图 2-5-8 俯卧位

2. 适用范围

(1) 腰背部检查或配合胰、胆管造影检查等。

(2) 腰、背、臀部有伤口或脊椎手术后,不能平卧或侧卧的患者。

(3) 胃肠胀气所致的腹痛患者。原因:可使腹腔容积增大,缓解胃肠胀气。

(六) 头低足高位

1. 姿势 患者仰卧,枕横立于床头,以防碰伤头部,床尾用支托物垫高 15～30 cm。此体位易使患者感觉不适,不宜长时间使用,颅内高压者禁用(图 2-5-9)。

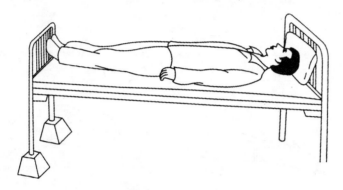

图 2-5-9 头低足高位

2. 适用范围

(1) 肺部分泌物引流,便于痰液咳出。

(2) 十二指肠引流术,有利于胆汁引流(配合右侧卧位)。

(3) 妊娠时胎膜早破,防止脐带脱垂。

(4) 跟骨、胫骨结节骨牵引时,利用人体重力作为反牵引力。

(七) 头高足低位

1. 姿势 患者仰卧,床头用支托物垫高 15～30 cm 或根据病情而定,枕横立于床尾,以防足部触及床栏(图 2-5-10)。如使用电动床可调节整个床面,使其向床尾倾斜。

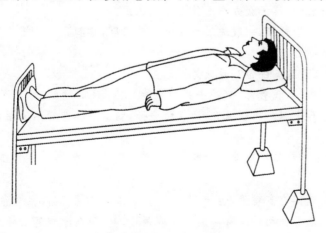

图 2-5-10 头高足低位

2. 适用范围

（1）颈椎骨折患者进行颅骨牵引时，利用人体重力作为反牵引力。

（2）减轻颅内压，预防脑水肿。

（3）颅脑手术后患者。

（八）膝胸卧位

1. 姿势 患者跪卧，小腿平放床上，大腿与床面垂直，稍分开，头偏向一侧，胸贴床面，腹部悬空，臀部抬起，两臂屈肘于头部两侧（图 2-5-11）。如果孕妇采取此卧位矫正胎位时，每次不应超过 15 min。

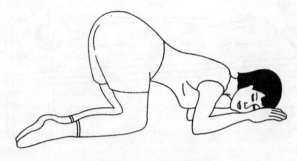

图 2-5-11　膝胸卧位

2. 适用范围

（1）肛门、直肠、乙状结肠的检查及治疗。

（2）矫正胎位不正、子宫后倾及促进产后子宫复原。

情境训练　按"任务引导"的案例模拟安置卧位情境

【目的】　通过角色扮演，感受护士为患者提供的卧位安置指导。

【材料】

护士：××，您好，由于您的胎儿现在是臀位，娩出时可能会有一些困难，所以现在需要采取措施纠正。

患者：（紧张地）啊?! 那怎么办? 用什么办法纠正?

护士：（和蔼地）不用紧张，一般通过改变卧位就可以，膝胸卧位就是纠正胎儿臀位的一种很好的办法。

患者：哦，那什么是膝胸卧位? 我该怎么躺?

护士：（面带微笑）来，我教你。（护士指导患者）首先采取跪姿，然后两小腿平放床上，嗯，对，就是这样，然后大腿与床面垂直，两腿稍分开，胸部及膝部紧贴床面，腹部悬空，臀部抬起……

患者：护士，这个姿势怎么这么难受啊，我都没法呼吸了，胳膊也不知道朝哪放，我撑不了多久啊。

护士：这个姿势确实有点难受，但为了顺利分娩，您一定要坚持住。为方便呼吸，现在请您把头转向一边，然后把两手臂弯曲放在头的两边，对，现在感觉怎么样?

患者：还行，反正还是不舒服，为了孩子，我就忍一会儿吧。（患者脸上流下了汗珠）。

护士乙：（轻柔地用毛巾为其擦汗并不断地鼓励她）对，为了您宝贝的健康，您就忍一会儿,用不了多久,一次大概就 15 min,每天两次,一周后会再给您复查,您的坚持一定会有效果。

患者:谢谢!

(九)截石位

1. 姿势 患者仰卧于检查台上,两腿分开放在支腿架上,支腿架垫软枕,臀部齐台边,双手置于胸前或身体两侧(图 2-5-12)。注意保暖和保护患者隐私,尽量减少暴露。

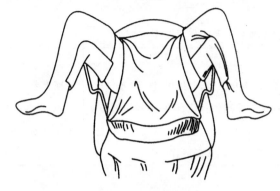

图 2-5-12 截石位

2. 适用范围

(1) 会阴、肛门部位的检查、治疗或手术。如膀胱镜检查、阴道灌洗、妇科检查等。

(2) 产妇分娩时。

【评价】

(1) 取位正确,适合患者病情检查和治疗的需要。

(2) 最大限度维持患者身体各部位良好的功能位置。

(3) 患者或家属主动配合和理解。

(4) 定时协助患者更换卧位,无压疮或其他与卧位有关的并发症发生。

第二节 协助患者更换卧位

患者由于疾病影响或治疗的限制,需要长期卧床,易出现精神萎靡、消化不良、便秘、肌肉萎缩等;由于局部皮肤长期受压,血液循环障碍,易发生压疮;呼吸道分泌物不易咳出,易出现坠积性肺炎。因此,护士应定时协助患者更换卧位,以预防并发症,使患者舒适、安全。

技能实训 5-2 协助患者翻身侧卧法

【目的】

(1) 协助不能自行翻身的患者变换卧位,使其舒适、安全。

(2) 预防并发症,如压疮、坠积性肺炎、肌肉挛缩等。

(3) 满足临床检查、治疗、护理的需要。

【操作流程】 见表 2-5-1。

表 2-5-1 协助患者翻身侧卧法操作流程

操作程序	操作步骤	要点说明
评估	*患者的年龄、病情、需变换卧位的原因 *患者的意识状况、生命体征、体重、肢体活动能力、局部受压情况、手术部位、伤口及引流情况等 *患者的心理状况及合作程度	
计划 1.护士准备 2.用物准备 3.患者准备 4.环境准备	*着装整洁,举止大方,剪指甲,洗手、戴口罩 *根据病情需要准备软枕、伤口换药用物等 *理解操作目的、过程、注意事项及配合方法 *整洁、明亮、安静、室温适宜	• 视患者情况决定护士人数 • 建立安全感,取得合作
实施 1.核对、解释 2.固定装置 3.患者姿势 4.翻身 ★一人协助法 (1)移至床缘 (2)安置体位 ★二人协助法 (1)移至床缘 (2)安置体位 5.软枕支撑 6.观察	*将用物携至床旁,核对、解释,取得合作 *固定病床,安置各种导管及输液装置 *患者仰卧,双手交叉于腹部,两腿屈曲 *先将患者肩、臀部移向护士近侧床缘,再将双下肢移近护士并屈膝(图 2-5-13(a)) *护士一手托肩,一手扶膝(图 2-5-13(b)),轻轻将患者转向对侧,使其背向护士(图 2-5-13(c)) *两名护士站在床的同一侧,一人托住患者颈、肩和腰部,另一人托住臀部和腘窝部,二人同时将患者稍抬起移向近侧(图 2-5-14) *两名护士分别扶住患者的肩、腰、臀及膝部,轻轻将患者转向对侧 *按侧卧位要求,在患者背部、胸前及两膝间垫上软枕 *检查导管有无扭曲、挤压、脱出等现象;观察局部受压情况;观察患者病情变化	• 核对腕带,查对床号、姓名 • 依病情、体重等选择翻身方法 • 适用于体重较轻者 • 护士双脚前后分开,运用节力原则;患者尽量靠近护士以省力;不可拖、拉,以免损伤皮肤 • 适用于病情较重或体重较重者 • 护士双脚前后分开;两人的动作应协调轻稳 • 增进舒适,确保卧位安全、稳定 • 确保导管通畅、伤口未受压 • 病情出现变化时,及时报告医生、及时处理

续表

操作程序	操作步骤	要点说明
7.整理与记录	*整理床单位,询问并满足患者需求,嘱其休息 *记录翻身时间、卧位及皮肤状况,做好交接班	·翻身间隔时间视病情及局部受压情况而定
评价	*患者舒适、安全,皮肤受压等症状改善;卧位安置合理,治疗未受影响,无操作性损伤 *护士动作轻稳、协调、节力	

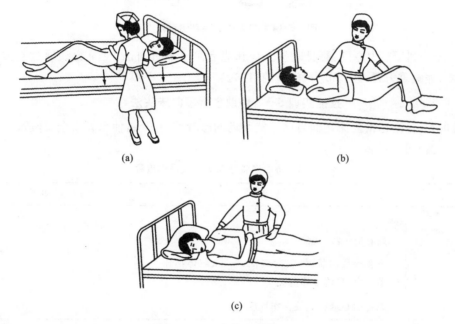

(a)　　　　　　(b)

(c)

图 2-5-13　一人协助翻身侧卧法

【注意事项】

(1)根据病情及皮肤受压情况,确定翻身间隔时间。如发现皮肤红肿或破损,应及时处理。

(2)协助患者翻身时,不可拖拉,避免皮肤擦伤。两人翻身时,动作要协调一致,用力要平稳。

(3)患者留置各种导管时,翻身前应安置妥当,翻身后检查,保持导管通畅。严重烧伤者可采用翻身床。

(4)特殊患者:①为术后患者翻身时,应先检查伤口敷料情况,按需更换敷料后再翻身。②颅脑手术后患者一般只能卧于健侧或平卧,翻身时注意头部不能翻转过剧,以防引起脑疝,压迫脑干,导致突然死亡。③进行骨牵引者,翻身时不可放松牵引。④石膏固定或伤口较大的患者,翻身后注意局部肢体血运情况并将患处处于适当位置,以防受压。

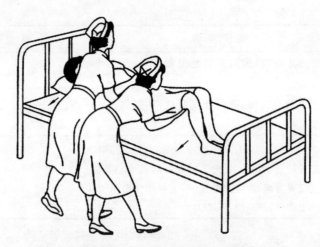

图 2-5-14　二人协助翻身侧卧法

（5）充分利用节力原则：翻身时护士应让患者尽量靠近自己，使重力线通过支撑面以保持平衡，缩短重力臂，达到节力、安全的目的。

技能实训 5-3　协助患者移向床头法

【目的】　帮助已滑向床尾而自己不能移动的患者移向床头，使患者安全、舒适。

【操作流程】　见表 2-5-2。

表 2-5-2　协助患者移向床头法操作流程

操作程序	操 作 步 骤	要 点 说 明
评估	* 患者的年龄、病情 * 患者的意识状况、生命体征、体重、肢体活动能力、身体下移情况 * 患者的心理状况及合作程度	
计划 1.护士准备 2.患者准备 3.环境准备	* 着装整洁，举止大方，剪指甲，洗手，戴口罩 * 理解操作目的、过程、注意事项及配合方法 * 整洁、明亮、安静、室温适宜	· 视患者情况决定护士人数 · 建立安全感，取得合作
实施 1.核对、解释 2.放平床头 3.固定装置 4.移动患者	* 将用物携至床旁，核对、解释，取得合作 * 根据病情，摇平床头或放平靠背架，枕横立于床头 * 固定病床，安置各种导管及输液装置	· 核对腕带，查对床号、姓名 · 避免撞伤头部 · 根据病情、合作程度等选择移动方法

续表

操作程序	操作步骤	要点说明
★一人协助法		• 适用于体重较轻或部分能自理的患者
(1)患者姿势	* 患者屈膝仰卧,双手抓住床头栏杆	
(2)护士姿势	* 护士靠近床侧,两腿自然分开,一手托肩,一手托臀	
(3)移向床头	* 护士抬起患者的同时,指导患者脚蹬床面,挺身上移(图 2-5-15)	• 减少患者与床之间的摩擦,防止擦伤皮肤
★二人协助法		• 适用于体重较重或不能自理的患者
(1)两侧法	* 患者屈膝仰卧,护士两人分站于两侧,交叉托住患者颈肩部和臀部,同时托起患者移向床头	• 不可在床上拖拉,以免皮肤受损
(2)同侧法	* 患者屈膝仰卧,护士两人站于同侧,一人托住颈肩部和腰部,另一人托住臀部和腘窝,同时托起患者移向床头	
5.整理	* 放回枕头,根据病情取舒适卧位	
	* 整理床单位,询问并满足患者需要,嘱其休息	
评价		
	* 卧位安置合理,患者舒适、安全,无操作性损伤	
	* 护士动作轻稳、协调、节力、安全	

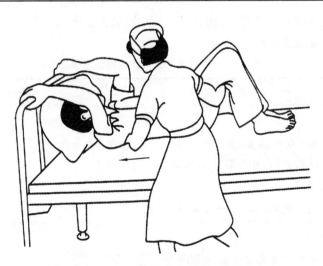

图 2-5-15 一人协助患者移向床头法

【注意事项】 协助患者移向床头时,患者头部应予以托持。

知识链接

轴式翻身法

1. 两人协助轴式翻身法 适用于脊椎受损或脊椎术后患者。方法:①患者去枕仰卧,护士将大单铺于患者身体下。②两名护士站于床同侧,分别抓紧靠近患者头、肩、腰、髋及双下肢等处的大单,将患者拉至近侧,拉起床栏。③护士绕至对侧,将患者近侧手臂置于头侧,远侧手臂置于胸前,两膝间置一软枕。④两人分别抓紧患者近侧头、肩、胸、腰、背、臀及双下肢等处的远侧大单,一名护士发口令,同时将患者整个身体以圆滚轴式翻转至近侧,使患者面向护士,移枕于患者头下。

2. 三人协助轴式翻身法 适用于颈椎损伤患者。方法:①患者去枕仰卧,护士将大单铺于患者身体下。②三名护士站于床同侧,一名护士固定患者头部,其余两名护士分别抓紧靠近患者头、肩、腰、髋及双下肢等处的大单,将患者拉至近侧,拉起床栏。③保持患者脊椎平直,翻转至侧卧位,角度不超过60°。

注意:翻身时勿让患者身体扭曲,以免脊柱错位。

第三节 保护具的应用

保护具是用于限制患者身体或身体某部位活动,以达到维护患者安全与治疗效果的器具。临床上可用于防止年幼、高热、谵妄、昏迷、躁动及危重患者因意识不清而发生坠床、撞伤及抓伤等意外,确保诊疗护理工作顺利进行。

技能实训 5-4 保护具的使用技术

【目的】 防止患者发生坠床、撞伤、抓伤等意外,确保患者的安全。

【操作流程】 见表2-5-3。

表 2-5-3 保护具的使用技术操作流程

操作程序	操作步骤	要点说明
评估	*患者病情、年龄、意识状态、生命体征、肢体活动度、皮肤完整性及局部血运情况等影响 *患者及其家属的心理反应和合作程度	
计划		
1.护士准备	*着装整洁,举止大方,剪指甲,洗手,戴口罩	
2.用物准备	*床挡、约束带、支被架、棉垫	

操作程序	操作步骤	要点说明
3.患者准备	* 理解操作目的、安全性、过程、注意事项及配合方法	
4.环境准备	* 环境安静、舒适、安全,注意保暖	
实施		
1.核对、解释	* 将用物携至床旁,核对、解释,取得合作	• 核对腕带,查对床号、姓名
2.应用	* 根据病情选择合适的保护具	
★床挡的使用		• 预防患者坠床
1)移桌椅	* 移开床旁桌椅,放于适当位置	• 以免阻碍操作
2)安置床挡		
(1)木制床挡	* 将床挡稳妥固定于床两侧(图 2-5-16)	• 操作时,将床挡中间的活动门打开,操作完毕将门关闭
(2)多功能床挡	* 平时插于床尾,使用时插于两侧床缘(图 2-5-17)	• 抢救时取下垫于患者背部,可做胸外心脏按压垫板
(3)半自动床挡	* 平时插于两侧床缘,根据需要升降床挡(图 2-5-18)	
★约束带的应用		• 防止患者自伤或伤害他人
1)放衬垫	* 在需约束的部位放置衬垫	• 防止皮肤受损
2)固定		
(1)宽绷带约束	* 用宽绷带打成双套结(图 2-5-19(a)),套在衬垫外,稍拉紧,以不影响血液循环为宜(图 2-5-19(b)),然后将两端固定在床缘上	• 用于固定手腕及踝部
(2)肩部约束带(约束带法)	* 患者肩部套入肩部约束带(图 2-5-20)袖筒,两袖筒上的细带在胸前打结固定,两条长带固定于床头(图 2-5-21),必要时将枕头横立于床头	• 用于固定患者肩部,限制患者坐起 • 肩部约束带宽 8 cm,长 120 cm
(大单法)	* 大单斜折成长条,垫于患者肩背部,将两端由腋下经肩前绕至肩后,自肩下带子穿出,再将两端系于床头	
(3)膝部约束带(约束带法)	* 将约束带(图 2-5-22)横放于两膝上,宽带下的两头带各固定一侧膝关节,然后将宽带两端系于床缘上(图 2-5-23)	• 用于固定患者膝部,限制患者的下肢活动 • 膝部约束带 10 cm,长 250 cm
(大单法)	* 大单斜折成长条,横放于膝下,将两端向内侧盖于膝上,两端穿过膝下横带拉向外侧,末端固定于两侧床缘	

续表

操作程序	操作步骤	要点说明
3)观察	* 观察受约束肢体的末梢血液循环,如皮肤的温度、颜色等;并注意倾听患者的主诉	• 若发现肢体苍白、麻木、冰冷时,应立即放松约束带 • 必要时进行局部按摩,促进血液循环
3.整理记录	* 整理用物,记录有关内容	• 嘱患者休息,交代注意事项
评价	* 患者安全、舒适,无坠床、自伤等意外发生 * 保护具选择合理、应用准确,无操作损伤 * 患者和家属了解使用保护具目的,并能配合	

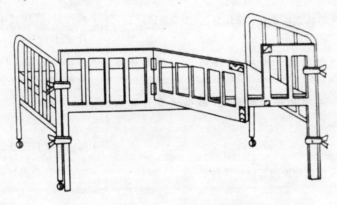

图 2-5-16　带活动门的木制床挡

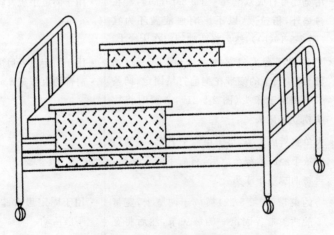

图 2-5-17　多功能床挡

【注意事项】

(1)严格掌握保护局的应用指征,向患者及家属解释,以取得理解,保护患者自尊。

(2)保护性制动措施只宜短期应用,同时须注意患者的卧位舒适,要经常更换体位。

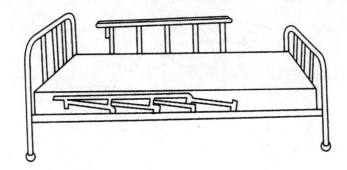

图 2-5-18　半自动床挡

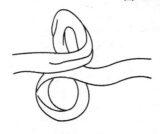

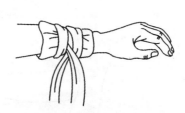

(a) 双套结　　　　　　　　(b) 约束带加棉垫作腕部固定

图 2-5-19　宽绷带约束法

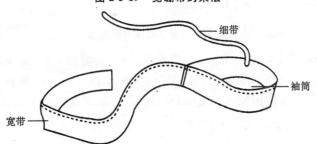

图 2-5-20　肩部约束带

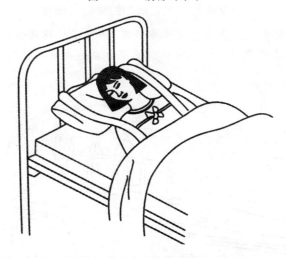

图 2-5-21　肩部约束带固定法

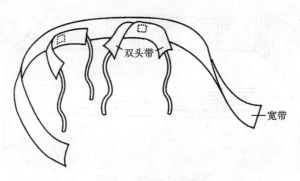

图 2-5-22　膝部约束带

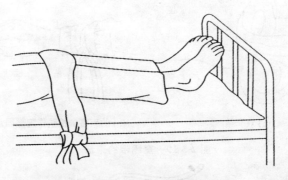

图 2-5-23　膝部约束带固定法

（3）被约束部位，应放衬垫，约束带松紧要适宜，并定时放松（一般 q2 h 松解 1 次），同时使肢体处于功能位。经常观察局部皮肤颜色（一般每 15～30 min 观察 1 次）。

（4）做好记录。记录使用原因、起止时间、观察结果、采取的护理措施。

知识链接

支被架和尼龙搭扣约束带的使用

1. 支被架的使用　主要用于肢体瘫痪者，防止盖被压迫肢体造成不适和足下垂等，也用于烧伤患者暴露疗法需保暖时。使用时在防止受压部位罩支被架，盖好盖被（图 2-5-24）。

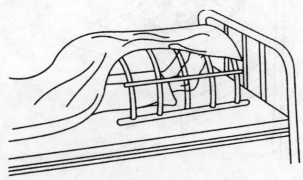

图 2-5-24　支被架的使用

2. 尼龙搭扣约束带　由宽布和尼龙搭扣构成,操作简便、安全。用于固定手腕、上臂、踝部、膝部。使用时在被约束部位垫上棉垫,将约束带置于关节处,对合尼龙搭扣后将带子系于床缘(图 2-5-25)。

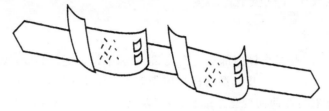

图 2-5-25　尼龙搭扣约束带

能力检测

患者,女,56 岁,因哮喘发作住院治疗。患者因极度呼吸困难不能平卧休息,表现出烦躁不安。

1. 为值班护士,如何为患者安置合适的卧位以减轻患者的症状? 有何临床意义?

2. 所安置的卧位能够减轻患者症状的原因是什么? 还有哪些情况需要安置此卧位?

(李沛霖)

任务六　生命体征的评估与护理技术

任务引导

患者李某,男,工程师,56 岁,有"高血压"史 10 年。近日因感冒发热 3 天伴咳嗽、流涕 2 天,3 天前因受凉出现发热,体温高达 39.1 ℃,并伴有寒战,次日出现咳嗽、流涕,有痰,偶有喷嚏,伴全身乏力及肌肉酸痛。护理体检:T39.2 ℃,24 h 内体温波动在 1 ℃以内,P106 次/分,R25 次/分,Bp150/100 mmHg。意识清楚,面色潮红,口唇干裂,食欲不振。根据以上情况,请回答下面问题:①请遵医嘱为该患者测量生命体征。②判断患者的发热程度,发热属于何种热型,针对发热情况护士应采取哪些护理措施?③判断患者的血压情况。④测量体温、脉搏、呼吸、血压时应注意哪些问题?

生命体征(vital signs)是体温、脉搏、呼吸和血压的总称。生命体征受大脑皮质控制,是机体内在活动的客观反映,是衡量人身心状况的可靠指标。正常人生命体征在一定范围内相对稳定,变动较小。在病理情况下,其变化极其敏感。护理人员通过认真观察生命体征,可了解疾病的发生、发展及转归,为预防、诊断、治疗、护理提供依据。

第一节 体温的评估与护理技术

一、正常体温及生理性变化

(一) 体温的产生

体温(temperature)是指身体内部——胸腔、腹腔和中枢神经的温度,较高且稳定,称为体核温度(core temperature)。皮肤温度称为体壳温度(shell temperature),它低于体核温度,可随环境温度和衣着厚薄而变化。细胞、组织及器官通常在 $36\sim38$ ℃环境中进行正常活动,体温过高或过低都会影响各系统的正常机能。各器官因代谢水平不同,温度略有差异,其中肝脏代谢旺盛,温度最高(38 ℃左右),其次是脑。

体温是由糖、脂肪、蛋白质三大营养物质氧化分解而产生的。三大营养物质在体内氧化时所释放的能量,其总量的 50% 以上迅速转化为热能,以维持体温,并不断地散发到体外;其余不足 50% 的能量储存于三磷酸腺苷(ATP)内,供机体利用,而利用后的大部分仍转化为热能散发到体外。

(二) 机体的产热与散热

1. 产热方式 机体的产热过程是细胞的新陈代谢过程。人体以生物化学方式产热。产生热量的主要因素有基础代谢、食物的特殊动力作用、骨骼肌运动、交感神经兴奋、甲状腺素分泌增多、体温升高使代谢率提高而增加产热等。

2. 散热方式 人体通过物理方式进行散热。人体最主要的散热器官是皮肤。当外界温度低于人体皮肤温度时,机体大部分热量可通过皮肤的辐射、传导、对流、部分蒸发等方式散发,还有一小部分随着呼吸、尿、粪等而散发于体外。当外界温度等于或高于人体皮肤温度时,蒸发就成为人体唯一的散热形式。

(1) 辐射(radiation):热由一个物体表面通过电磁波传到每一个与它不接触的物体表面的散热方法。辐射散热量占总散热量的 $60\%\sim65\%$。在低温环境中,它是主要的散热方式。

(2) 传导(conduction):机体的热量直接传给它所接触的较冷物体的一种散热方式。传导散热量取决于所接触物体的导热性能。由于水的导热性能好,临床上采用冰袋、冰帽、冰(凉)水湿敷为高热患者降温,就是利用传导散热的原理。

(3) 对流(convection):传导散热的一种特殊形式,是指通过气体或液体的流动来交换热量的一种散热方式。

(4) 蒸发(evaporation):由液态变为气态,同时带走大量热量的一种散热方式。蒸发散热占总散热量的 $20\%\sim30\%$。由肺脏和皮肤排出蒸汽,人体每日约有 300 mL 水分由皮肤蒸发,约 500 mL 水分由肺蒸发,无感蒸发占一定比例。

(三) 体温调节

体温调节包括自主性(生理性)体温调节和行为性体温调节两种方式。

自主性体温调节是在下丘脑体温调节中枢控制下,随机体内、外环境温度刺激,通过一系列生理反应,调节机体的产热和散热,使体温保持相对恒定的体温调节方式。行为性体温调节是人类有意识的行为活动,通过机体在不同环境中的姿势和行为改变而达到目的。

通常意义上的体温调节是指自主性体温调节,其方式如下。

1. 温度感受器 外周温度感受器分布于皮肤、黏膜、腹腔内脏,包括温觉感受器和冷觉感受器,它们分别可将热或冷的信息传向中枢。中枢温度感受器分布于下丘脑、脑干网状结构、脊髓等部位,包括热敏神经元和冷敏神经元,可将热或冷的刺激传入中枢。

2. 体温调节中枢 体温调节中枢位于下丘脑。下丘脑前部和后部的功能各有不同。

(1)下丘脑前部:为散热中枢。散热中枢兴奋加速体热的散发。生理作用:①促使皮肤血管扩张,增加皮肤表面的血流量,使热量经辐射方式散失;②增加出汗和加速呼吸,通过水分子蒸发增加散热;③降低细胞代谢,减少产热;④减少肌肉活动,防止产热过多。

(2)下丘脑后部:为产热中枢。产热中枢兴奋加速产热。生理作用:①促使血管收缩,减少辐射散热;②通过交感神经抑制汗腺活动,减少出汗;③提高组织代谢率,通过交感神经系统刺激肾上腺髓质,使肾上腺素分泌增加,增加组织氧化率;④寒战,增加产热。

(四)正常体温及生理变化

1. 正常体温 正常体温是一个温度范围,而不是一个温度固定值。临床上通常以测量口腔、腋下和直肠的温度为标准。其中直肠温度最接近人体深部温度,但在日常工作中,以测量口腔、腋下温度更为常见、方便。正常体温范围如表 2-6-1 所示。

表 2-6-1 成人体温平均值及正常范围

部 位	平均温度	正常范围
腋下	36.5 ℃	36.0~37.0 ℃
口腔	37.0 ℃	36.3~37.2 ℃
直肠	37.5 ℃	36.5~37.7 ℃

温度可用摄氏温度(t,℃)和华氏温度(t_F,℉)来表示。摄氏温度和华氏温度的换算公式为

$$\frac{t_\mathrm{F}}{℉}=\frac{9}{5}\frac{t}{℃}+32$$

$$\frac{t}{℃}=\left(\frac{t_\mathrm{F}}{℉}-32\right)\times\frac{5}{9}$$

2. 生理变化 体温受以下诸多因素的影响,但存在个体差异。

(1)时间:人的体温 24 h 内的变动在 0.5~1 ℃之间,一般清晨 2~6 时体温最低,下午 2~8 时最高。这种昼夜的节律波动,可能与人体活动、代谢的相应周期性变化有关。但长期从事夜间工作的人员则相反。

(2)年龄:不同年龄的人基础代谢水平不同,体温也不同。新生儿尤其是早产儿因体温调节中枢尚未发育完善,调节体温能力差,体温易受环境温度影响而变化;儿童代谢率高,体温可略高于成人;老年人代谢率较低,血液循环变慢,活动量减少,体温略低于成人。

(3)性别:一般来说,女性相对于男性有较厚的皮下脂肪层,维持体热能力强,故女性体温较男性稍高约 0.3 ℃。并且女性的基础体温随月经周期出现规律性变化,即月经来潮后体温逐渐下降,至排卵后体温又逐渐上升。这种体温的规律性变化与血中孕激素及其代谢产物的变化相吻合。在月经前期和妊娠早期,由于黄体酮的影响,体温可轻度增高。

(4)饮食:饥饿、禁食时,体温会下降;进食后体温可升高。

（5）运动：剧烈运动时，骨骼肌紧张并强烈收缩，致使产热量增加，体温升高。

（6）情绪：激动、精神紧张都可使交感神经兴奋，促使肾上腺素和甲状腺素释放增多，加快代谢速度，增加产热量，从而使体温升高。

二、异常体温的评估及护理

（一）体温过高

体温过高（hyperthermia）又称发热（fever，pyrexia），是指机体在致热原作用下，体温调节中枢的调定点上移而引起的调节性体温升高，当体温上升至超过正常值的 0.5 ℃时称为发热。引起体温过高的原因很多，根据致热原的性质和来源不同，可分为感染性发热和非感染性发热两大类。感染性发热较多见，主要由病原体引起；非感染性发热由病原体以外的各种物质引起，目前越来越引起人们重视。

1. 发热的程度 以口腔温度为例，发热可分为以下几种。①低热：37.3～38.0 ℃；②中等热：38.1～39.0 ℃；③高热：39.1～41 ℃；④超高热：41 ℃以上。

2. 发热过程 发热过程一般包括三期。

（1）体温上升期：此期特点是产热大于散热。体温上升可有两种方式：骤升和渐升。骤升是体温突然升高，在数小时内升至高峰，见于肺炎球菌肺炎、疟疾等。渐升是指体温逐渐上升，见于伤寒等。此期主要表现有皮肤苍白、畏寒、寒战、皮肤干燥。

（2）高热持续期：此期特点是产热和散热趋于平衡。体温维持在较高水平。主要表现有皮肤潮红、灼热，口唇、皮肤干燥，呼吸深而快，心率加快，头痛、头晕、食欲不振、全身不适、软弱无力。

（3）退热期：此期特点是散热大于产热，体温恢复至正常水平。退热方式可有骤退和渐退两种。骤退时患者由于大量出汗，体液大量丧失，易出现血压下降、脉搏细速、四肢厥冷等虚脱或休克现象。护理中应加强观察。退热期主要表现有皮肤潮湿、大量出汗。

3. 热型（fever type） 各种体温曲线的形态称为热型。某些发热性疾病具有独特的热型，加强观察有助于对疾病的诊断。常见热型有以下几种（图 2-6-1）。

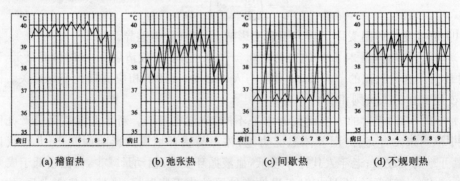

| (a) 稽留热 | (b) 弛张热 | (c) 间歇热 | (d) 不规则热 |

图 2-6-1 常见热型

（1）稽留热（constant fever）：体温持续在 39～40 ℃，达数天或数周，24 h 波动范围不超过 1 ℃。见于肺炎球菌肺炎、伤寒等。

（2）弛张热（remittent fever）：体温在 39 ℃以上，24 h 内温差达 1 ℃以上，体温最低时仍高于正常水平。见于败血症、风湿热、化脓性疾病等。

（3）间歇热（intermittent fever）：体温骤然升高至 39 ℃以上，持续数小时或更长，然后降至正常或以下，经过一个间歇，又反复发作，即高热期和无热期交替出现。见于疟疾等。

（4）不规则热（irregular fever）：发热无一定规律，且持续时间不定。见于流行性感冒、癌性发热等。

4. 高热患者的护理

（1）降温：发热是机体的一种防御机制，低于 39 ℃ 的发热常不会对身体造成伤害，通常提供舒适的环境如加强通风、调整盖被、限制活动等。体温超过 39 ℃时可用冰袋冷敷头部；体温超过 39.5 ℃时，可用乙醇拭浴、温水拭浴或大动脉冷敷。必要时可给予药物降温，但必须注意对年老体弱及心血管疾病者防止退热时出现虚脱或休克现象。采用降温措施 30 min 后应测体温 1 次，并做好记录与交班。

（2）观察病情：高热患者应 q4 h 测体温，体温降至正常 3 天后，改为 2 次/天。同时观察面色、脉搏、呼吸及出汗等体征。小儿易出现高热惊厥，应密切观察，如有异常立即报告医生；对高热伴躁动不安、谵妄者，应注意安全。

（3）补充营养和水分：少量多餐，给予易消化的高热量、高蛋白、高维生素的流质或半流质食物，以提高机体抵抗力。鼓励多饮水，以每日 2500～3000 mL 为宜，以补充高热消耗的大量水分，并促进毒素和代谢产物的排出。

（4）增进舒适、预防并发症：①休息。高热患者应绝对卧床休息，低热者可酌情减少活动适当休息。注意环境安静、室温适宜、空气清新。②口腔护理：发热时由于唾液分泌减少，口腔黏膜干燥，抵抗力下降，有利于病原体的生长、繁殖，易出现口腔感染，因此要加强口腔护理，保证口腔卫生，并观察舌苔、舌质等情况。③皮肤护理：退热期，往往大量出汗，应及时擦干汗液，更换衣服及床单，保持皮肤清洁干燥，防止受凉感冒。对长期持续高热者，应定时协助翻身，防止压疮、肺炎等并发症。④安全护理：高热患者有时会出现躁动不安、谵妄，应注意防止坠床、舌咬伤，必要时加床挡、用约束带固定。

（5）加强心理护理：护士应经常巡视，观察发热各阶段患者的心理状态，对体温变化及伴随症状予以耐心解释，以缓解患者焦虑、紧张情绪。

（6）健康教育：与患者共同讨论和分析发热原因及防护措施；教育患者加强营养、锻炼，以增强身体素质、提高防病能力，教会患者测量体温、物理降温等方法。

（二）体温过低

体温低于 35 ℃，称为体温过低（hypothermia）。

1. 原因

（1）产热减少：重度营养不良、极度衰竭，使机体产热减少。

（2）散热过多：长时间暴露在低温环境中，使机体散热过多、过快；在寒冷的环境中大量饮酒，使血管过度扩张，导致热量散失。

（3）常见于新生儿尤其是早产儿、某些休克、极度衰弱、下丘脑受伤、重度营养不良、全身衰竭等。患者表现为皮肤苍白、口唇耳垂呈紫色、四肢冰冷、呼吸减慢、血压降低、脉搏细弱、心律不齐、感觉和反应迟钝甚至昏迷。

2. 临床分期 体温过低可分为以下几种。①轻度：32～35 ℃。②中度：30～32 ℃。

③重度：<30 ℃，瞳孔散大，对光反射消失。④致死温度：23～25 ℃。

3. 体温过低患者的护理

（1）保暖：提供合适的环境温度，调节室温至 24～26 ℃为宜；新生儿置于温箱中。给予衣物、毛毯、棉被、电热毯、热水袋等，但要注意避免烫伤。给予温热饮料。

（2）加强监测：监测生命体征变化，至少每小时 1 次，直到体温恢复至正常且稳定，并注意呼吸、脉搏、血压的变化。如是治疗性体温过低，要防止冻伤。

（3）病因护理：根据体温过低原因进行护理，使体温恢复正常。

（4）积极指导：教会患者避免导致体温过低的因素，如营养不良、衣服穿着过少、供暖设施不足等。

三、体温测量技术

（一）测量工具

测量体温的工具有水银体温计、电子体温计、可弃式体温计和红外线体温监测仪等。我国多用水银体温计。

（1）水银体温计（mercury thermometer）：又称玻璃体温计（glass thermometer），是由装有水银的真空毛细玻璃管制成，玻璃管壁上有刻度，利用水银遇热膨胀的原理在刻度上反映体温。它分口表、肛表、腋表 3 种（图 2-6-2）。口表和肛表的玻璃管似三棱柱状，水银端呈圆柱状，肛表水银端较粗短；腋表则呈扁平状。口表可代替腋表使用。体温表的毛细管下端和水银端之间有一狭窄部，使水银遇热膨胀后不能自动回缩，从而保证其正确性。水银体温计的优点是准确，可反复使用，缺点是易破损。

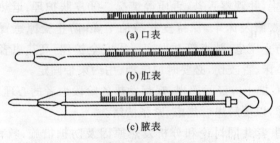

(a) 口表

(b) 肛表

(c) 腋表

图 2-6-2　水银体温计

（2）电子体温计（electronic thermometer）：采用电子感温探头测量体温，测得的温度直接由数字显示，直观、准确、灵敏度高。有医院用电子体温计和个人用电子体温计两种（图 2-6-3）。医院用电子体温计只需将探头放入外套内，外套使用后按一次性用物处理，以防止交叉感染。个人用电子体温计，其形状如钢笔，方便易携带，测量时插入测量位置约 30 s，信号一响，即可读取所显示的体温值。

（3）可弃式体温计（disposable thermometer）：它为单次使用的体温计，其构造为一特制的纸板条，其上标有一定范围的体温坐标点，每个点上都制有相对应的化学感温试剂（图 2-6-4）。当体温计受热之后，化学点的颜色由白色变为绿色或蓝色，最后的色点，即为测得的体温值。这种体温计为一次性用物，适用于测量口腔温度，放在口内测量 1 min，即可测得体温。这种体温计可预防交叉感染，但成本较高（图 2-6-4）。

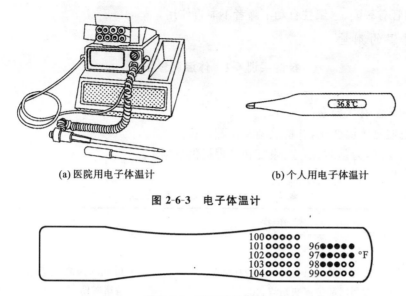

(a) 医院用电子体温计　　　　　　(b) 个人用电子体温计

图 2-6-3　电子体温计

```
100 ○○○○○        96 ●●●●●
101 ○○○○○        97 ●●●●●  °F
102 ○○○○○        98 ●●●●●
103 ○○○○○        99 ○○○○○
104 ○○○○○
```

图 2-6-4　可弃式体温计

（4）红外线体温监测仪：通过专门设计的红外光学系统及高灵敏度的红外探测器，监测人体某一部位的表面的热辐射。由于其有快速、非接触性和高精确性的优势，特别是由于其能够避免外界环境气温影响，因此适合应用于各种环境下人体的体温测量（图 2-6-5）。

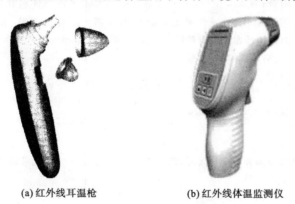

(a) 红外线耳温枪　　　　　　　(b) 红外线体温监测仪

图 2-6-5　红外线体温监测仪

（二）体温计的消毒与检查

1. 体温计的消毒　①水银体温计消毒法：将使用后的体温计放入盛有消毒液的容器中浸泡，5 min 后取出，清水冲洗；用离心机甩下水银（35 ℃以下）；再放入另一消毒液容器内 30 min 取出；用冷开水冲洗；再用消毒纱布擦干，存放在清洁盒内备用。常用消毒液有 1%过氧乙酸、70%～80%（体积比）乙醇、1%消毒灵等。消毒液每日更换 1 次，容器每周消毒 1 次。②电子体温计消毒法：仅消毒电子感温探头部分，应根据制作材料的性质选用不同的消毒方法，如浸泡、熏蒸等。

2. 体温计的检查　体温计应定期检查其准确性。方法是将全部体温计的水银柱甩至 35 ℃以下；于同一时间放入已测好的 40 ℃以下的水中，3 min 后取出检视。凡误差在 0.2

℃以上、玻璃管有裂痕、水银柱自动下降者不能再使用。

（三）体温的测量

技能实训 6-1　体温测量技术

【目的】

（1）判断体温有无异常。

（2）动态监测体温变化，分析热型及伴随症状。

（3）协助诊断，为预防、治疗、康复和护理提供依据。

【操作流程】　见表 2-6-2。

表 2-6-2　体温测量技术操作流程

操作程序	操作步骤	要点说明
评估	＊患者的年龄、意识、病情及治疗情况 ＊患者测温部位皮肤黏膜状况 ＊患者的心理状态及合作程度	• 30 min 内有无活动、进食、洗澡、情绪激动、冷热疗、灌肠等影响体温的因素存在
计划 1.护士准备 2.用物准备 3.患者准备 4.环境准备	＊着装整洁，举止大方，剪指甲，洗手、戴口罩 ＊治疗盘内备：容器 2 个（一个为清洁容器盛放已消毒的体温计，另一个盛放测温后的体温计)、含消毒液纱布、表(有秒针)、记录本、笔 ＊若测肛温，另备润滑油、棉签、卫生纸 ＊理解操作目的、过程、注意事项及配合方法 ＊室温适宜、光线充足、环境安静	• 清点体温计的数量，检查体温计有无破损，水银柱是否都在35.0℃以下 • 体位舒适
实施 1.核对、解释 2.选择测量 　方法 ★测口温 ★测腋温 ★测肛温 3.取表	＊将用物携至床旁，核对、解释，取得合作 ＊将口表水银端置于患者舌下热窝(图 2-6-6)，嘱患者闭口，用鼻呼吸，勿用牙咬体温表 ＊测量时间 3 min ＊擦干腋窝的汗液，将体温计水银端放在腋窝处(图 2-6-7)，体温计紧贴皮肤，屈臂过胸夹紧 ＊测量时间 10 min ＊患者取侧卧、俯卧位或屈膝仰卧位，暴露臀部，润滑肛表水银端，插入肛门 3～4 cm(图 2-6-8) ＊测量时间 3 min ＊测毕，取出体温计并用消毒纱布擦净	• 核对腕带，查对床号、姓名 • 舌下热窝位于舌系带两旁，是口腔中温度最高的部位 • 避免咬碎体温计，造成损伤 • 形成人工体腔，保证测量结果准确；腋下有汗，导致散热增加，影响测温的准确性 • 用于婴幼儿、昏迷、精神异常者 • 插入动作要轻，避免损伤黏膜 • 若测肛温，用卫生纸擦净肛门

续表

操作程序	操作步骤	要点说明
4. 读数、记录		• 合理解释测温结果
5. 整理归位	* 协助患者穿衣、裤,取舒适体位	• 感谢患者的合作
	* 整理床单位,清理用物	
6. 消毒、洗手	* 消毒体温计、洗手	
评价	* 患者了解体温的相关知识,理解测量体温的目的,愿意配合;患者安全、舒适	
	* 测量方法正确、结果准确	

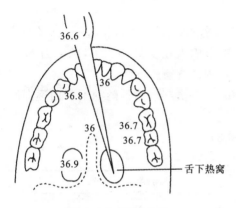

图 2-6-6 舌下热窝

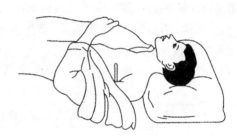

图 2-6-7 腋温测量法

【注意事项】

(1) 测量体温前,应清点体温计的数量,检查体温计是否完好,水银柱是否在 35 ℃以下。

(2) 根据病情选择合适的测温方法:婴幼儿、昏迷、精神异常、口鼻腔手术、呼吸困难及不能合作者,不宜测口温;直肠或肛门疾患及手术、腹泻、心肌梗死患者不宜测肛温;腋下有创伤、手术或炎症,腋下出汗较多,肩关节受伤或消瘦夹不紧体温计者不宜测腋温。

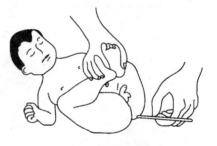

图 2-6-8 肛温测量法

(3) 患者进食、饮水或吸入蒸汽、面颊冷热敷等,须间隔 30 min 再测量口腔温度;腋窝局部冷热敷应间隔 30 min 再测量腋温;灌肠、坐浴后须间隔 30 min,方可测量直肠温度。

(4) 若患者不慎咬破体温计,应及时清除玻璃碎屑,以免损伤唇、舌、口腔、食道及胃肠道黏膜;口服蛋清或牛奶,以延缓汞的吸收;若病情允许,可服粗纤维食物,加速汞的排出。

(5) 为婴幼儿、昏迷、危重及精神异常者测温时,应设专人守护,防止发生意外。

(6) 发现体温与病情不符时,应守在患者身旁重新测量,必要时可同时测口温和肛温对照。

第二节　脉搏的评估与护理技术

在每个心动周期中,由于心脏的收缩和舒张,动脉管壁也产生有节律的搏动,称为动脉脉搏(arterial pulse),简称为脉搏(pulse)。

一、正常脉搏及生理性变化

(一)脉搏的产生

脉搏的产生主要是由于心脏的舒缩及动脉管壁的弹性这两个因素。当心脏收缩时,左心室将血泵入主动脉,主动脉内压力骤然升高,动脉管壁随之扩张;当心脏舒张时,无血液泵出,动脉管壁弹性回缩。

(二)正常脉搏及生理变化

1. 脉率(pulse rate)　脉率是每分钟脉搏搏动的次数(频率)。正常情况下,脉率和心率是一致的。当脉率微弱难以测定时,应测心率。正常成人在安静状态下,脉率为 60～100 次/分。脉率受许多生理因素的影响而发生一定范围的波动。

(1)年龄:年龄愈小,脉搏愈快,新生儿可达 130～140 次/分,随年龄的增长而逐渐减慢,老年时稍微加快(表 2-6-3)。

(2)性别:女性比男性稍快,约快 5 次/分(表 2-6-3)。

表 2-6-3　脉率的正常范围及平均脉率

年　　龄	正常范围/(次/分)		正常脉率/(次/分)	
出生～1 个月	70～170		120	
1～12 个月	80～160		120	
1～3 岁	80～120		100	
3～6 岁	75～115		100	
6～12 岁	70～110		90	
	男	女	男	女
12～14 岁	65～105	70～110	85	90
14～16 岁	60～100	65～105	80	85
16～18 岁	55～95	60～100	75	80
18～65 岁	60～100		72	
65 岁以上	70～100		75	

(3)体型:身材瘦高者比同龄身材矮胖者为低。

(4)活动:进食、运动时脉搏可暂时增快,休息、睡眠时较慢。

(5)情绪:情绪变动可影响脉率。兴奋、恐惧、发怒可使脉率增快;忧郁、镇静可使脉率减慢。

(6)药物:许多药物会导致脉率发生变化。兴奋剂可使脉率加快;镇静剂、洋地黄类药物可使脉率减慢。

2. 脉律(pulse rhythm) 脉律是指脉搏的节律性。它反映了左心室的收缩情况。正常脉律是搏动均匀,间隔时间、跳动的力量相等。但在正常小儿、青少年或自主神经功能紊乱者,可见到吸气时脉搏增快,呼气时减慢,称为窦性心律不齐,无临床意义。

3. 脉搏强度 脉搏强度即血流冲击血管壁的力量大小。正常情况下每搏强弱相同,它取决于心搏出量、脉压、外周阻力和动脉壁的弹性。

4. 动脉壁的情况 触诊时可感觉到的动脉壁性质。正常动脉壁光滑、柔软,具有弹性。

二、异常脉搏的评估及护理

(一)脉率异常

1. 心动过速(tachycardia) 正常成人在安静状态下脉率超过 100 次/分,称为心动过速(速脉),常见于发热、大出血、甲状腺功能亢进、心力衰竭、休克等患者。一般体温每升高 1 ℃,成人脉率约增加 10 次/分,儿童则增加 15 次/分。

2. 心动过缓(bradycardia) 正常成人在安静状态下脉率低于 60 次/分,称为心动过缓(缓脉),常见于颅内压增高、房室传导阻滞、甲状腺功能减退、阻塞性黄疸等。正常人如运动员也可有生理性窦性心动过缓。

(二)节律异常

1. 间歇脉(intermittent pulse) 在一系列正常规则的脉搏中,出现一次提前而较弱的脉搏,其后有一较正常延长的间歇(代偿间歇),称为间歇脉(过早搏动)。如每隔一个或两个正常搏动后出现一次期前收缩,则前者称为二联律,后者称为三联律。常见于各种心脏病或洋地黄中毒患者。发生机制是心脏异位起搏点过早地发出冲动而引起心脏搏动提早出现。但正常人在过度疲劳、精神兴奋、体位改变时偶尔出现间歇脉。如果早搏次数≥30 次/分或≥6 次/分,应与医生联系并及时处理。

2. 脉搏短绌(pulse deficit) 在同一单位时间内脉率少于心率称为脉搏短绌。其特点是心律完全不规则,心率快慢不一,心音强弱不等。常见于心房纤颤患者。发生机制是由于心肌收缩力强弱不等,有些心输出量少的搏动可产生心音,但不能引起周围血管的搏动,而致脉率低于心率。

(三)强弱异常

1. 洪脉(full pulse) 当心输出量增加,脉搏充盈度和脉压较大时,脉搏强大有力,称为洪脉。见于高热、甲状腺功能亢进症、主动脉瓣关闭不全等患者。

2. 丝脉(thready pulse)或细脉(small pulse) 当心输出量减少,动脉充盈度降低时,脉搏细弱无力,扪之如细丝,称为丝脉(细脉)。见于大出血、主动脉瓣狭窄、休克、全身衰竭患者,是一种危险脉象。

3. 水冲脉(water hammer pulse) 脉搏骤起骤落,有如洪水冲涌,急促有力,故名水冲脉。主要见于主动脉瓣关闭不全、动脉导管未闭、甲状腺功能亢进等。检查方法是将患者前臂抬高过头,检查者用手紧握患者手腕掌面,可明显感到急促有力的冲击。

4. 交替脉(alternating pulse) 交替脉指节律正常而强弱交替出现的脉搏。交替脉常是左心衰竭的重要体征。常见于高血压性心脏病、急性心肌梗死、主动脉瓣关闭不全等患者。

5. 奇脉(paradoxical pulse) 当平静吸气时,脉搏明显减弱甚至消失的现象称为奇脉。可见于心包积液、缩窄性心包炎、心包填塞患者。其发生主要与在吸气时由于病理原因使心脏受束缚,引起左心室搏出量减少有关。

(四)动脉壁的异常

正常动脉用手指压迫时,其远端动脉管不能触及,若能触到者,提示动脉硬化。早期硬化仅可触知动脉壁弹性消失,呈条索状;严重时动脉壁硬且有迂曲和呈结节状,诊脉时犹如按在琴弦上。

(五)脉搏异常的护理

1. 观察病情 观察患者脉搏的脉率、节律、强弱、动脉壁情况及相关症状。

2. 做好各种治疗 遵医嘱给药并观察药物疗效及不良反应,做好用药指导;根据病情实施氧疗、备好急救物品及药物。

3. 休息与活动 指导患者增加卧床休息时间,减少心肌氧耗。

4. 心理护理 做好心理护理,消除顾虑。

5. 健康教育 指导患者稳定情绪;戒烟限酒,饮食清淡,排便通畅;学会自我观察药物反应;教会患者或家属学会检测脉搏和自救技能。

三、脉搏测量技术

技能实训 6-2 脉搏测量技术

【目的】

(1)判断脉搏有无异常。

(2)动态监测脉搏变化,间接了解心脏状况。

(3)协助诊断,为预防、治疗、康复、护理提供依据。

【操作流程】 见表 2-6-4。

表 2-6-4 脉搏测量技术操作流程

操作程序	操作步骤	要点说明
评估	*患者的年龄、意识、病情及治疗情况 *患者测脉搏部位的肢体活动度及皮肤完整性 *患者的心理状态及合作程度	• 30 min 内有无剧烈活动、情绪波动;有无偏瘫、功能障碍等影响脉搏的因素
计划		
1.护士准备	*着装整洁,举止大方,剪指甲,洗手、戴口罩	
2.用物准备	*有秒针的表、记录本、笔,必要时备听诊器	
3.患者准备	*理解操作目的、过程、注意事项及配合方法	• 体位舒适,情绪稳定
4.环境准备	*室温适宜、光线充足、环境安静	

续表

操作程序	操作步骤	要点说明
实施		
1.核对、解释	*将用物携至床旁,核对、解释,取得合作	• 核对腕带,查对床号、姓名
2.体位	*调整舒适体位,使患者安坐或躺卧,手臂放松自然地平于舒适、有扶托的位置上	• 患者舒适,护士便于测量
3.测量	*护士将食指、中指、无名指的指端触按于患者的桡动脉上(临床首选桡动脉,常用的诊脉部位见图 2-6-9),能清楚地触及脉搏为宜	• 压力适宜,太大会阻断动脉搏动,压力太小感觉不到动脉搏动
4.计数	*正常脉搏测 30 s,乘以 2,即为脉率。异常脉搏、病重患者应测 1 min;脉搏细弱难以触诊时应测心尖搏动即心率 1 min	• 测量时还需注意脉律、脉搏强弱情况
	*如发现绌脉者,应由两名护士同时测量,一人听心率,另一人测脉率,由听心率者发出"起"、"停"口令,计时 1 min(图 2-6-10)	• 心脏听诊部位可选择左锁骨中线内侧第 5 肋间处
5.记录	*次/分。如为绌脉以分数式心率/脉率记录	• 如绌脉:160/60(次/分)
6.整理洗手	*协助其取舒适体位,整理床单位,洗手	
评价		
	*患者了解脉搏的相关知识,理解测量脉搏的目的,愿意配合	
	*测量方法正确、结果准确	

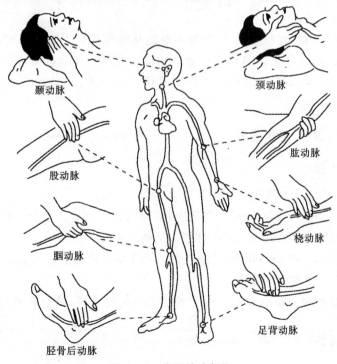

图 2-6-9 常用诊脉部位

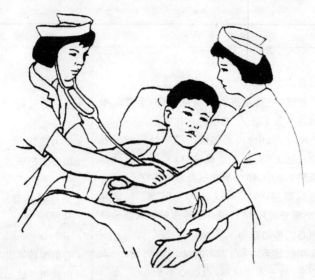

图 2-6-10　脉搏短绌测量法

【注意事项】

(1) 诊脉前患者有剧烈活动或情绪激动时,应休息 20～30 min 后再测。

(2) 勿用拇指诊脉,因拇指小动脉的搏动较强,易与患者的脉搏相混淆。

(3) 为偏瘫患者测脉搏时,应选择健侧肢体。

(4) 测脉率时,应同时注意脉搏节律、强弱等情况。

第三节　呼吸的评估与护理技术

生命活动的机体因进行新陈代谢,需要不断地从外界环境中摄取氧气,并把自身产生的二氧化碳排出体外,这种机体与外界环境之间进行气体交换的过程,称为呼吸(respiration)。呼吸是维持机体新陈代谢和内环境相对稳定的基础,一旦呼吸停止,生命就岌岌可危。

一、正常呼吸及生理性变化

(一) 呼吸过程

呼吸的全过程由 3 个相互关联的环节组成(图 2-6-11)。

1. 外呼吸(external respiration)　外呼吸包括肺通气(外界空气与肺之间的气体交换过程)和肺换气(肺泡与肺毛细血管之间的气体交换过程)。

2. 气体运输(gas transportation)　通过血液循环将氧由肺运送到组织细胞,同时将二氧化碳由组织细胞运送到肺的过程。

3. 内呼吸(internal respiration)　内呼吸也称为组织换气,是指血液与组织细胞之间的气体交换过程。

(二) 呼吸调节

1. 呼吸中枢　呼吸中枢是指中枢神经系统内产生和调节呼吸运动的神经细胞群,分

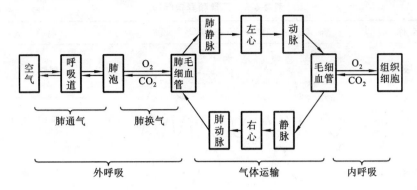

图 2-6-11 呼吸过程三环节

布于大脑皮层、间脑、脑桥、延髓和脊髓等部位。各部位在调节呼吸中的作用不同。延髓和脑桥是产生基本节律性呼吸的部位,大脑皮层可随意控制呼吸,在一定限度内可以随意屏气或加强加快呼吸。

2. 呼吸的反射性调节

(1)肺牵张反射:由肺的扩张和缩小所引起的反射性呼吸变化,又称为黑-伯反射。其生理意义是能使吸气不致过长、过深,促使吸气转为呼气。它与脑桥呼吸调节中枢共同调节着呼吸的频率和深度。

(2)呼吸肌本体感受性反射:指呼吸肌本体感受器传入冲动引起的反射性呼吸变化。其生理意义是随着呼吸肌负荷的增加,呼吸运动也相应地增强。

(3)防御性呼吸反射:包括咳嗽反射(cough reflex)和喷嚏反射(sneeze reflex),是对机体有保护作用的呼吸反射。

3. 呼吸的化学性调节 动脉血氧分压(PaO_2)、二氧化碳分压($PaCO_2$)和氢离子浓度[H^+]的改变对呼吸运动的影响,称为化学性调节。当血液中 $PaCO_2$ 升高,[H^+]升高,PaO_2 降低时,刺激化学感受器,从而作用于呼吸中枢,引起呼吸的加深加快,维持 PaO_2、$PaCO_2$ 和[H^+]的相对稳定。其中 $PaCO_2$ 在呼吸调节过程中有很大作用。

(三)正常呼吸及生理性变化

1. 正常呼吸 正常成人安静状态下呼吸频率为 16～20 次/分,节律规则,呼吸运动均匀无声且不费力(表 2-6-5)。呼吸与脉搏的比例为 1:(4～5)。

2. 生理变化

(1)年龄:年龄愈小,呼吸频率愈快,新生儿可达 40 次/分左右。

(2)性别:同年龄女性呼吸频率稍高于男性。

(3)体温:发热时,呼吸频率加快;退热时,呼吸变深变慢。

(4)疾病:甲状腺功能亢进、胸腔积液、出血、急性感染等可使呼吸频率加快。颅内压增高可使呼吸减慢;尿毒症和糖尿病酮症酸中毒时,呼吸可变得深大。

(5)其他:情绪激动、运动、疼痛、环境温度升高等因素也可使呼吸增快。

表 2-6-5　正常和异常呼吸

呼 吸 名 称	呼 吸 形 态	特　点
正常呼吸		规则、平稳
呼吸增快		规则、快速
呼吸减慢		规则、缓慢
深度呼吸		深而大
潮式呼吸		潮水般起伏
间断呼吸		呼吸和呼吸暂停交替出现

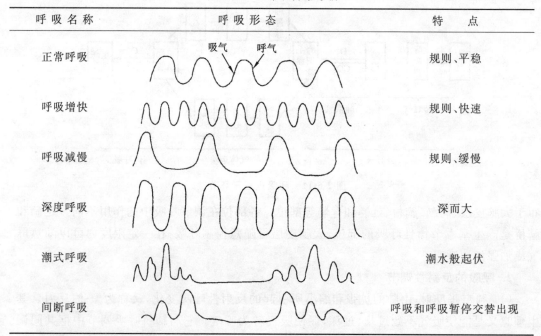

二、异常呼吸的评估及护理

(一)呼吸异常的观察

1. 频率异常

(1)呼吸增快(tachypnea):指成人呼吸频率超过 24 次/分,见于发热、疼痛、缺氧、甲状腺功能亢进等患者。发热时体温每升高 1 ℃,呼吸频率增加约 4 次/分。

(2)呼吸减慢(bradypnea):指成人呼吸频率低于 10 次/分,见于颅内压增高、巴比妥类药物中毒等患者。

2. 节律异常

(1)潮式呼吸:又称陈-施呼吸(Cheyne-Stoke's respiration),是一种呼吸由浅慢逐渐变为深快,然后由深快转为浅慢,再经一段呼吸暂停(5～20 s)后,又开始重复以上的周期变化,其形态如潮水涨落故称为潮式呼吸(表 2-6-5)。其周期可长达 0.5～2 min。常见于中枢神经系统疾病,如脑炎、脑膜炎、颅内压增高、酸中毒、巴比妥中毒和濒死患者。产生机制是由于呼吸中枢兴奋性减弱或高度缺氧时,血中正常浓度 CO_2 不能通过化学感觉器引起呼吸中枢兴奋,故呼吸逐渐减弱以至暂停,当呼吸暂停时,CO_2 停止呼出,体内 CO_2 积聚,血中 $PaCO_2$ 可暂时增高,当增至一定浓度后,通过颈动脉体和主动脉体的化学感受器,反射性地刺激呼吸中枢再次引起呼吸。随着呼吸进行,CO_2 的排出,使 $PaCO_2$ 降低,呼吸再次变慢以至暂停,从而形成周期性呼吸异常。

(2)间断呼吸:又称比奥呼吸(Biot respiration),表现为呼吸与呼吸暂停交替出现(表 2-6-5)。特点是有规律呼吸几次后突然停止呼吸,间隔 10～60 s 又开始呼吸,为呼吸中枢兴奋性显著降低的表现,产生机制同潮式呼吸,但比潮式呼吸更严重,多在临终前出现。

3. 深度异常

（1）深度呼吸：又称库斯莫尔呼吸（Kussmaul respiration），是一种深而规则的大呼吸（表 2-6-5），见于糖尿病酮症酸中毒和尿毒症酸中毒等。

（2）浅快呼吸：是一种浅表而不规则的呼吸，有时呈叹息样，见于呼吸肌麻痹、某些肺与胸膜疾病，如肺炎、胸膜炎、肋骨骨折等，也可见于濒死患者。

4. 呼吸音响的异常

（1）蝉鸣样呼吸（strident respiration）：表现为吸气时有一种高音调似蝉鸣样的音响，多见于喉头水肿、痉挛、喉头异物等。

（2）鼾声呼吸（stertorous respiration）：表现为呼气时发出粗糙的鼾声，由于气管或支气管内有较多的分泌物蓄积所致，多见于昏迷患者。

5. 呼吸困难（dyspnea） 呼吸困难是指患者自感空气不足，呼吸费力，可出现发绀、鼻翼翕动、端坐呼吸，辅助呼吸肌参与呼吸活动，造成呼吸频率、深度、节律的异常。

（1）吸气性呼吸困难：其特点是吸气显著困难、吸气时间延长，出现三凹征（吸气时胸骨上窝、锁骨上窝、肋间隙或腹上角出现凹陷）。由于上呼吸道部分梗阻，气流不能顺利进入肺，吸气时呼吸肌收缩，肺内负压极度增高所致。常见于气管阻塞、气管异物、喉头水肿。

（2）呼气性呼吸困难：其特点是呼气费力，呼气时间延长。由于下呼吸道部分梗阻、气流呼出不畅所致。常见于支气管哮喘、阻塞性肺气肿。

（3）混合性呼吸困难：其特点是吸气和呼气均感费力，呼吸浅而快。由于广泛性肺部病变使呼吸面积减少，影响换气功能所致。常见于肺部感染，大量胸腔积液和气胸。

（二）呼吸异常的护理

1. 观察 密切观察呼吸及相关症状、体征的变化。

2. 环境适宜，保证休息 调节好室内的温湿度，环境安静、空气清新，禁止吸烟；取合适的体位，卧床休息，以减少耗氧量。

3. 保持呼吸道通畅 及时清除呼吸道分泌物，根据医嘱给予吸氧或使用人工呼吸机，必要时吸痰。

4. 给药治疗 根据医嘱给予药物治疗，观察疗效及不良反应。

5. 心理护理 合理解释及安慰患者，使之情绪稳定，产生安全感，主动配合治疗护理。

6. 健康教育 讲解有效咳嗽和正确呼吸的方法，指导患者戒烟。

知识链接

清理呼吸道分泌物 保持呼吸道通畅

清理呼吸道分泌物，保持呼吸道通畅的方法有叩击与震颤、体位引流、有效咳嗽、湿化和雾化吸入、吸痰等。叩击时患者取坐位或侧卧位，操作者将手固定成背隆掌空状态，有节奏地自下而上，由背外侧向脊柱侧轻轻叩打。边叩边鼓励患者咳嗽。注意不可在裸露的皮肤、肋骨上下、脊柱、乳房等部位叩打。协助患者进行有效咳嗽时，指导患者取坐位或半卧位，屈膝，上身前倾，双手抱膝或在胸部和膝关节上置一枕头用两肋夹紧，深吸气后屏气 3 s（有伤口者，护理人员应将双手压在切口的两侧），然后患者腹肌用力及两手抓紧支持物(脚和枕),用力做爆破性咳嗽,将痰咳出。进行体位引流时,置患者于患侧肺处于高位、其引流的支气管开口向下的体位,借助重力作用使肺与支气管的分泌物流入大气管并咳出体外。为充分排出分泌物可多种方法综合运用:当痰液黏稠不易咳出或不宜引流时,可给予蒸汽或超声雾化吸入、祛痰药,有利排出痰液。为提高体位引流的效果,可嘱患者间歇深呼吸并尽力咳痰,护理人员轻叩相应部位。必要时用吸痰法吸出分泌物。

三、呼吸测量技术

技能实训 6-3　呼吸测量技术

【目的】

(1) 判断呼吸有无异常。

(2) 动态监测呼吸变化,了解患者呼吸功能情况。

(3) 协助诊断,为预防、治疗、康复、护理提供依据。

【操作流程】　见表 2-6-6。

表 2-6-6　呼吸测量技术操作流程

操作程序	操 作 步 骤	要 点 说 明
评估	*患者的年龄、意识、病情及治疗情况 *影响呼吸测量的因素 *患者的心理状态及合作程度	• 在 30 min 内有无活动、情绪激动等影响呼吸的因素存在
计划		
1.护士准备	*着装整洁,举止大方,剪指甲,洗手、戴口罩	
2.用物准备	*有秒针的表、记录本、笔,必要时备棉花	
3.患者准备	*体位舒适,情绪稳定,保持自然呼吸状态	
4.环境准备	*室温适宜、光线充足、环境安静	
实施		
1.核对	*将用物携至床旁,核对但不解释	• 核对腕带,查对床号、姓名
2.体位	*协助患者取舒适体位	• 精神放松
3.测量	*护士于测量脉搏之后,手指仍保持在诊脉部位似诊脉状,观察患者胸、腹的起伏	• 避免引起患者的紧张 • 女性以胸式呼吸为主;男性和儿童以腹式呼吸为主
4.计数	*正常呼吸测量 30 s,乘以 2,即为呼吸频率 *异常呼吸或婴儿应测 1 min *危重患者呼吸微弱,可用少许棉丝置于患者鼻孔前,观察棉丝被吹动的次数,计时 1 min	• 同时观察呼吸的深浅度、节律、音响、形态及有无呼吸困难
5.记录	*次/分	

续表

操作程序	操作步骤	要点说明
评价	* 患者了解呼吸的相关知识,理解测量呼吸的目的,愿意配合 * 测量方法正确、结果准确	

【注意事项】

(1) 测呼吸应在安静状态下,如患者情绪激动或有剧烈运动,应休息 30 min 再测量。

(2) 测量呼吸频率时,应同时注意观察呼吸的节律、深浅度、音响及气味等变化。

(3) 因呼吸可受意识控制,所以测量呼吸时应注意不要让患者察觉。

第四节　血压的评估与护理技术

血压(blood pressure,BP)是血液在血管内流动时对血管壁的侧压力,通常指的是动脉血压。在一个心动周期中,动脉血压随着心室的收缩和舒张而发生规律性的波动。当心室收缩时,动脉血压上升达到的最高值称为收缩压(systolic pressure)。当心室舒张时,动脉血压下降达到的最低值称为舒张压(diastolic pressure)。收缩压与舒张压之差为脉压(pulse pressure)。在一个心动周期中,动脉血压的平均值称为平均动脉压(mean arterial pressure),约等于舒张压加 1/3 脉压或 1/3 收缩压加 2/3 舒张压。

一、正常血压及其生理性变化

(一) 血压的形成

在循环系统中,足够的血容量是形成血压的前提,心脏射血和外周阻力是形成血压的基本因素。大动脉的弹性对血压的形成也起着重要作用。

在心动周期中,心室收缩所释放的能量分为两部分:一部分是动能(推动血液在血管中流动),另一部分是势能(形成对血管壁的侧压,并使主动脉和大动脉管壁扩张)。如果不存在外周阻力,心室收缩释放的能量将全部表现为动能,迅速向外周流失,动脉血压不能形成,只有在存在外周阻力的情况下,左心室射出的血量(每次 60~80 mL)仅 1/3 流向外周,其余 2/3 暂时储存于主动脉和大动脉内,形成较高的收缩压。心室舒张,主动脉和大动脉管壁弹性回缩,将储存的势能转化为动能,推动血液继续流动,维持一定的舒张压高度。

(二) 影响血压形成的因素

1. 每搏输出量　在心率和外周阻力不变时,如果每搏输出量增大,心缩期射入主动脉的血量增多,收缩压明显升高。因此,收缩压的大小主要反映每搏输出量的大小。

2. 心率　在每搏输出量和外周阻力不变时,心率增快,心舒期缩短,心舒末期主动脉内存留的血量增多,舒张压明显升高。因此,心率主要影响舒张压。

3. 外周阻力　在心输出量不变而外周阻力增大时,心舒期中血液向外周流动的速度减慢,心舒末期存留在主动脉中的血量增多,舒张压明显升高。因此,舒张压的高低主要反映外周阻力的大小。而外周阻力的大小受小动脉和微动脉的口径和血液黏度的影响,阻力血管口径变小,血液黏度增加,外周阻力则增大。

4. 主动脉和大动脉管壁的弹性 大动脉管壁弹性对血压起缓冲作用。动脉管壁硬化时,大动脉的弹性作用减弱,故收缩压升高,舒张压降低,脉压增大。

5. 循环血量和血管容积 正常情况下,循环血量和血管容积相适应,才能保持一定水平的体循环充盈压。如果循环血量减少或血管容积扩大,血压便会下降。

(三)正常血压及生理变化

1. 正常血压 正常成人安静状态下血压范围为:收缩压 90～139 mmHg(12.0～18.5 kPa),舒张压为 60～89 mmHg(8.0～11.8 kPa),脉压为 30～40 mmHg(4.0～5.3 kPa)(1 kPa＝7.5 mmHg;1 mmHg＝0.133 kPa)。

2. 生理变化

(1) 年龄:随着年龄的增长,收缩压和舒张压均有逐渐增高的趋势,但收缩压的升高比舒张压的升高更为显著(表 2-6-7)。

表 2-6-7 各年龄组的血压平均值

年　龄	血压/mmHg	年　龄	血压/mmHg
1 个月	84/54	14～17 岁	120/70
1 岁	95/65	成年人	120/80
6 岁	105/65	老年人	140～160/80～90
10～13 岁	110/65		

(2) 性别:女性在更年期前,血压低于男性,更年期后,血压升高,差别较小。

(3) 昼夜和睡眠:清晨起床前的血压最低,饭后略有升高,晚餐后的血压值最高,睡觉时又会降低。睡眠不佳时,血压稍增高。

(4) 体型:高大、肥胖者血压较高。

(5) 体位:站位血压＞坐位血压＞卧位血压。

(6) 环境:寒冷环境血压可升高,高温环境血压可下降。

(7) 部位:一般右上肢高于左上肢 5～10 mmHg,下肢高于上肢 20～40 mmHg。

(8) 其他因素:情绪激动、剧烈运动、兴奋、疼痛、吸烟等均可使血压升高。

二、异常血压的观察与护理

(一)异常血压的观察

1. 高血压(hypertension) 成年人收缩压≥140 mmHg(18.7 kPa)和/或舒张压≥90 mmHg(12.0 kPa)称为高血压。

临床上,以原因不明的原发性高血压为多见;少数(5%左右)为继发性高血压,如肾小球肾炎、嗜铬细胞瘤、颅内压增高等可致血压升高。

目前我国采用1999 年世界卫生组织与国际高血压联盟(WHO/ISH)制定的高血压分类标准(表 2-6-8)。

表 2-6-8　血压水平的定义和分类(WHO/ISH)

类　别	收缩压/mmHg	舒张压/mmHg
理想血压	<120	<80
正常血压	<130	<85
正常高值	<120	85～89
临界高血压	140～149	90～94
高血压 1 级(轻度)	140～159	90～99
高血压 2 级(中度)	160～179	100～109
高血压 3 级(重度)	≥180	≥110
单纯收缩期高血压	≥140	<90
临界收缩期高血压	140～149	<90

注:收缩压和舒张压不在同一级别的按较高的级别分类。

2. 低血压(hypotension)　收缩压低于 90 mmHg(12.0 kPa),舒张压低于 60～50 mmHg(8.0～6.65 kPa)称为低血压,常见于休克、大量失血、心肌梗死。

3. 脉压的变化

(1)脉压增大常见于主动脉瓣关闭不全、动脉硬化、甲状腺功能亢进等。

(2)脉压减小常见于主动脉瓣狭窄、心包积液、末梢循环衰竭等。

(二)血压异常患者的护理

(1)护士保持冷静,与基础血压对照,给予解释、安慰,并寻找原因,密切观察。

(2)血压较高者卧床休息,保持情绪稳定,监测血压。

(3)血压过低者取平卧位,及时报告医生,做相应处理,同时密切观察血压变化。

三、血压测量技术

(一)血压计的种类与构造

1. 血压计的种类　血压计主要有水银血压计(立式和台式两种,立式可随意调节高度)(图 2-6-12)、无液血压计(图 2-6-13)、电子血压计(图 2-6-14)3 种。

2. 血压计的构造　血压计由三部分组成。

(1)输气球和压力阀门。

(2)袖带:袖带为长方形扁平的橡胶袋,长 24 cm,宽 12 cm;外层布套长 50 cm。橡胶袋上有两根橡胶管,其中一根连输气球,另一根与压力表相接。袖带的宽度和长度一定要合适,原则上,宽度要比被测肢体的直径宽 1/5,长度应能完全包绕肢体。袖带太窄,须加大力量才能阻断动脉血流,测得数值偏高;袖带太宽,大段血管受阻,测得数值偏低。

(3)测压计:①水银血压计(mercury manometer):又称汞柱血压计,由玻璃管、标尺、

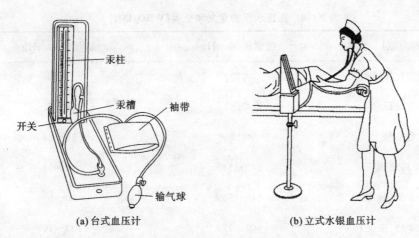

(a) 台式血压计   (b) 立式水银血压计

图 2-6-12   水银血压计

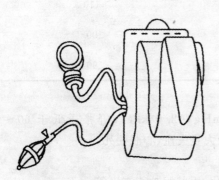

图 2-6-13   无液血压计

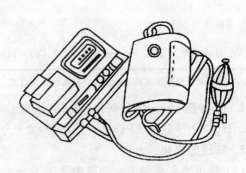

图 2-6-14   电子血压计

水银槽三部分组成。在血压计盒盖内固定一根玻璃管,管面上标有刻度。玻璃上端盖以金属帽与大气相通,玻璃管下端和水银槽(贮有水银 60 g)相通。水银血压计的优点是测得的数值准确可靠,但较笨重且玻璃管部分易破裂。②无液血压计(aneroid manometer):又称弹簧式血压计。外形呈圆盘状,正面盘上标有刻度,盘中央有一指针提示血压数值。其优点是携带方便,但可信度差。③电子血压计(electronic manometer):袖袋内有一换能器,由自动采样电脑控制数字运算,有自动放气程序。数秒钟内可得到血压值(mmHg、kPa)及脉搏数值。其优点是操作方便,不用听诊器,省略放气系统,排除听觉不灵敏、噪声干扰等造成的误差,但准确性较差。

(二)血压的测量

技能实训 6-4   血压测量技术

【目的】

(1)判断血压有无异常。

(2)动态监测血压变化,间接了解循环系统的功能和状况。

(3)协助诊断,为预防、治疗、康复、护理提供依据。

【操作流程】 见表 2-6-9。

表 2-6-9 血压测量技术操作流程

操作程序	操 作 步 骤	要 点 说 明
评估	* 患者的年龄、意识、病情及治疗情况 * 影响血压测量的因素 * 患者的心理状态及合作程度	• 30 min 内有无吸烟、活动、情绪波动;有无偏瘫、功能障碍等影响血压变化的因素
计划		
1.护士准备	* 着装整洁,举止大方,剪指甲,洗手、戴口罩	
2.用物准备	* 血压计、听诊器、记录本、笔	
3.患者准备	* 理解操作目的、过程、注意事项及配合方法	• 体位舒适,情绪稳定
4.环境准备	* 室温适宜、光线充足、环境整洁安静	
实施		
1.核对、解释	* 将用物携至床旁,核对、解释,取得合作	• 核对腕带,查对床号、姓名
2.选择测量部位	* 携用物携至床旁,核对并解释	
★上肢肱动脉测量		
(1)体位	* 患者取坐位或仰卧位,被测肢体(肱动脉)应和心脏处于同一水平线,坐位时平第四肋软骨,仰卧位时平腋中线	• 如肱动脉位置高于心脏水平,测得血压值偏低,反之,测得血压值偏高
(2)缠袖带	* 卷袖露臂,手掌向上,肘部伸直。放妥血压计,开启汞槽开关,驱尽袖带内空气,平整地缠于上臂中部,袖带下缘距肘窝 2～3 cm,松紧以能放入一指为宜	• 必要时脱袖,以免衣袖过紧影响血流,测量不准。袖带过松,有效测量面积变窄,使血压测量值偏高;袖带过紧,使血压测量值偏低
(3)置听诊器	* 戴听诊器,将胸件贴于肱动脉搏动最明显处(图 2-6-15)	• 避免胸件塞于袖带下,以免局部受压较大和听诊时有干扰声
★下肢腘动脉测量		
(1)体位	* 患者取仰卧位、俯卧位或侧卧位,协助卷裤或脱去一侧裤子,露出大腿部	• 一般不采用屈膝仰卧位
(2)缠袖带	* 将袖带缠于大腿下部	• 袖带下缘距腘窝 3～5 cm
(3)置听诊器	* 将听诊器胸件置于腘动脉搏动处	• 避免胸件塞于袖带下
3.充气	* 关闭气门,充气至动脉搏动音消失(表示袖带内压力大于心脏收缩压,使血流阻断),再升高 20～30 mmHg	• 打气不可过猛、过快,以免水银溢出和患者不适

续表

操作程序	操作步骤	要点说明
4.放气测量	* 缓慢放气,以 4 mmHg/s 左右速度下降,注意动脉搏动变化时汞柱所指刻度。当听诊器中出现第一声搏动声,此时水银柱所指的刻度,即为收缩压;随后搏动声继续存在并增大,直到声音突然变弱或消失,此时水银柱所指的刻度即为舒张压	• 放气太慢,静脉充血,舒张压值偏高;放气太快,未注意到听诊间隔,影响测量准确性 • 眼睛视线保持与水银柱弯月面在同一水平线。视线偏低则读数偏高,反之,读数偏低
5.整理	* 测量后排尽袖带内余气,整理袖带放入盒内,将血压计的盒盖右倾 45°,关闭水银槽开关,协助患者穿衣,取舒适体位,洗手	• 妥善整理,防止盒盖上玻璃管碎裂,以防汞槽内汞液溢出
6.记录	* 收缩压/舒张压;当变音与消失音之间有差异时,两读数都应记录,方式是收缩压/变音/消失音	• 如变音与消失音之间有差异:120/80/60 mmHg
评价	* 患者了解血压的相关知识,理解测量血压的目的,愿意配合,测量过程中患者安全、舒适 * 测量方法正确、结果准确	

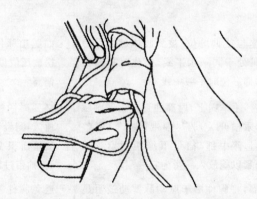

图 2-6-15　听诊器放置部位(肱动脉搏动最明显处)

【注意事项】

(1)测量前应检查血压计及听诊器是否符合要求;袖带的宽窄是否合适,水银是否充足,玻璃管有无裂缝,玻璃管上端是否和大气相通,橡胶管和加压气球有无老化、漏气,听诊器是否完好等。

(2)为保护血压计,打气不可过猛、过高,如水银柱里出现气泡,应调节或检修,不可带气泡测量,用毕应及时关闭水银柱下面的开关。

(3)需要密切观察血压时应做到四定,即定时间、定部位、定体位、定血压计,以确保所测血压的准确性和可比性。

(4)偏瘫患者应选择健侧肢体,一侧肢体正在输液或施行过手术,应选择对侧肢体测量。

（5）发现血压听不清或有异常时应重测，注意使水银柱降至"0"点，休息片刻后再测，必要时双侧对照。

（6）防止产生误差。①设备方面：袖带过窄，可使测得的血压值偏高；袖带过宽、橡胶管过长、水银量不足等可使测得的血压值偏低。②患者方面：手臂位置低于心脏，吸烟、进食、运动、膀胱充盈等，可使测得的血压值偏高；手臂位置高于心脏，可使测得的血压值偏低。③操作过程：袖带缠得过松，测量者的眼睛视线低于水银柱弯月面，可使测得的血压值偏高；反之，测得的血压值偏低。放气速度太慢，可使测得的舒张压偏高；放气速度太快，听不清声音的变化。

能力检测

患者，男，70岁，原有风湿性心脏病32年。此次主因无明显诱因发热、胸闷3天入院，体温持续在39.0～40.0 ℃。主诉：心悸、头晕、胸闷、四肢乏力。入院时查体：体温40 ℃；诊脉时发现脉搏细速，不规则，测心率120次/分，脉率90次/分，听诊心率快慢不一，心律完全不规则，心音强弱不等；呼吸28次/分；血压150/100 mmHg。神志清楚，面色潮红，口唇干裂，食欲不振。请问：

1. 该患者发热为何种热型，入院时的发热程度如何？
2. 如何为患者测脉搏并记录？
3. 患者的血压是否正常？
4. 测量生命体征有哪些注意事项？
5. 请根据患者情况提出护理措施。

（陈雪霞）

任务七　病案管理与护理文件记录

任务引导

患者，男，工人，30岁，因受凉后咳嗽、咳痰三天来医院就诊，门诊治疗两天后病情无好转，发热、咳铁锈色痰伴头痛、全身无力，T38.3 ℃，P116次/分，R23次/分，Bp100/70 mmHg。门诊医生以"大叶性肺炎"收住呼吸内科住院治疗，作为呼吸内科责任护士，请为该患者建立好病案及做好护理文件记录，并思考下列问题：①病案记录有何意义、原则？②病案记录有哪些要求？排列顺序如何？③试述医嘱的种类及含义，如何处理各类医嘱并防止差错发生？④在病房中，哪些患者需要交班，怎样在病室报告中反映患者的病情变化？⑤在患者的住院病历中，体温单应放在什么位置？两人一组，互测生命体征一周，绘制于体温单上，并叙述其异常时应怎样绘制。

第一节 病案管理

病案是患者在就医期间全部医疗、护理记录的重要档案资料。病案是患者诊疗过程的各种检查、治疗与护理情况的真实记录。病案由具有法定资格的各级医务人员书写,主要包括医疗记录、护理记录、检验记录、各种证明文件等。其中一部分由护士负责书写。护理记录是护理人员对患者的病情观察和实施护理措施的原始文字记载,在临床医疗、护理、护理科研、护理教育、护理管理以及法律上均有特殊价值。病案书写是临床护理工作的重要组成部分,为保证医疗文件的原始性、正确性和完整性,书写必须及时、准确、完整、规范,并应加强管理。

一、病案记录的意义

1. 提供患者的信息资料 医疗与护理文件记录了患者的病情变化、诊断治疗及护理的全过程,是最原始的文件记录。便于医务人员及时、动态地全面了解患者的情况,是诊断、治疗、护理的重要参考依据;当患者病情突然出现变化或再次入院治疗时,需要根据既往的病案资料综合分析,保证诊疗、护理工作的完整性、连续性;医护共同完成,需加强医护间的合作及协调。

2. 提供教学和科研的重要资料 完整的病案资料是医学教学的最好素材,也是开展科研工作的重要资料。可根据对患者的医疗与护理记录,进行个案或统计分析,其资料对回顾性研究具有参考价值。

3. 提供评价依据 医疗与护理记录可反映医院的医疗护理质量,是衡量医疗护理管理水平的重要标志之一,也是医务人员服务质量和技术水平的体现。

4. 提供法律依据 医疗与护理记录属合法文件,是法律认可的证据。在医疗纠纷、进行伤残处理等情况时,在调查处理过程中,要依据病案记录加以判断,以明确伤情、医院及医护人员有无法律责任。

5. 提供制定政策的依据 完整的医疗与护理文件记录为疾病调查、流行病学研究、传染病管理及疾病防治提供医学统计学资料,是卫生行政机构制定和实施政策的重要依据。

二、病案记录的原则

1. 及时 医疗与护理文件记录必须及时,不得拖延或提早,更不可漏记,以保证记录的时效性。如患者入院记录、出院记录、死亡记录应于 24 h 内完成,首次病程记录应在患者入院 8 h 内完成。因抢救急危重症患者未及时记录时,应在抢救结束后 6 h 内据实补记,并加以注明。

2. 准确、真实 医疗与护理文件记录的内容必须客观、准确、翔实,不可主观臆断。

3. 完整 医疗与护理文件记录的眉栏、页码、各项记录必须逐项填写完整,避免遗漏,每个项目栏后不留空白,以防添加。记录者要签全名,以明确职责。医疗与护理文件不得随意拆散、损坏或外借,以免丢失。如果患者出现病危、拒绝接受治疗护理、自杀倾向、意外、请假外出等特殊情况,应详细记录并及时汇报和交接班。

4. 简明扼要 医疗与护理文件记录的内容应简明扼要,语句通顺,重点突出,使用医学术语应确切,使用公认的缩写,避免笼统、含糊不清或过多修饰。

5. 清晰 书写医疗与护理文件按要求使用红、蓝墨水钢笔或签字笔;字迹清晰、工整,不出格,不跨行;不得涂改、剪贴或滥用简化字;如书写有错误时,应在错误处画双横线,就近书写正确并签全名。

三、病案管理的要求

医疗机构应当建立医疗与护理文件的管理制度,设置专门部门或专(兼)职人员,具体负责本机构病案的保存与管理工作,严禁任何人涂改、伪造、隐匿、销毁、抢夺、窃取病案。各级医务人员均需按照管理要求严格执行。

(一)住院期间病案的保管

(1)病案应按规定放置,记录或使用后必须放回原处。

(2)保持其完整、清洁和整齐,不得修改、撕毁、污染、破损、拆散,更不能丢失。收到化验单等检验报告单应及时进行粘贴。

(3)按规定,患者及家属有权复印体温单、医嘱单、护理记录单。需要借阅或复印医疗与护理文件者,应按规定办理相关手续,并保持其完整性,用后及时归还。

(4)除对患者实施医疗活动的医务人员及医疗服务质量监控人员外,其他任何机构和个人不得随意翻阅病案记录资料,不得擅自将医疗与护理文件带出病区。

(二)出院或死亡后病案的保管

(1)出院或死亡患者的病案按出院顺序排列整理后交病案室统一保管。

(2)如需借阅应办理借阅手续,用后立即归还。

(3)按卫生行政部门规定的保存期限保管病案。门诊病案交还患者或家属保管。

四、病案排列顺序

病案按规定的顺序排列,使其规格化、标准化,便于管理和查阅。

1. 住院患者病案排列顺序

(1)体温单。

(2)医嘱单(包括长期医嘱单、临时医嘱单)。

(3)入院记录。

(4)病史及体格检查单。

(5)病程记录(包括查房记录、病情记录、术前记录、麻醉记录、手术记录、术后记录等)。

(6)会诊记录。

(7)各种检验和检查报告单(包括镜检报告、病理报告、影像报告)。

(8)护理记录单。

(9)住院病案首页。

(10)住院证。

(11)门诊或急诊病案。

2. 出院(转科、死亡)患者病案排列顺序

(1)住院病案首页。

(2)住院证。

（3）出院或死亡记录。

（4）入院记录。

（5）病史及体格检查。

（6）病程记录。

（7）会诊记录。

（8）各种检验和检查报告单。

（9）护理记录单。

（10）医嘱单。

（11）体温单。

第二节 护理相关文件的书写

一、体温单

技能实训 7-1 体温单的绘制与填写

体温单记录的内容除体温外，还包括患者的脉搏、呼吸、血压、体重、大便次数及出入量等大量的病情资料。因此，体温单记录的内容十分重要，通过它可以了解患者的基本概况。为便于查阅，患者在住院期间，将体温单（附表 A）排列在住院病案的首页。

【目的】

（1）记录体温、脉搏、呼吸曲线。

（2）记录患者出入院、手术、分娩、转科或死亡等时间；另外还要记录体重、血压、24 h 的出入量等资料。

（3）了解病情，协助诊断和制订治疗方案。

【操作流程】 见表 2-7-1。

表 2-7-1 体温单的绘制与填写操作流程

操作程序	操作步骤	要点说明
评估	＊所要绘制的数据资料是否清楚 ＊绘制用物是否准备齐全、适用	・T、P、R、Bp、体重、24 h 的出入量等数据
计划 1.护士准备	＊着装整洁，洗手 ＊了解患者临床诊断、病情变化	
2.用物准备	＊体温单，红、蓝铅笔，蓝色、蓝黑色或黑色水笔，记录本，尺子，削笔刀	
3.环境准备	＊环境清洁、安静、光线明亮	
实施 1.楣栏	＊包括姓名、年龄、性别、科别、床号、入院日期、住院病历号 ＊用蓝色、蓝黑或黑色水笔正楷字体书写	・体温单中数字除特殊说明外，均使用阿拉伯数字表述，不书写计量单位

操作程序	操作步骤	要点说明
2.一般项目栏	*包括日期、住院天数、手术后天数等	•用蓝色、蓝黑色或黑色水笔
(1)日期	*住院日期首页第1日及跨年度第1日需填写年-月-日(如2012-12-06)。每页体温单的第1日及跨月的第1日需填写月-日(如03-26),其余只填写日期	•如在6天中遇到新的年度或月份开始,则应写年月日或月日
(2)住院天数	*自入院日起连续写至出院日	
(3)手术后天数	*自手术次日开始计数,连续书写14天	•若在14天内进行第2次手术,则将第1次手术天数作为分母,第2次手术天数作为分子填写,依次填写到14日为止
3.体温脉搏描记栏	*包括体温、脉搏描记及呼吸记录区	
(1)体温40~42℃之间	*用红色笔在40~42℃之间纵向填写患者入院、转入、手术、分娩、出院、死亡等。转入时间由转入科室填写,死亡时间应当以"死亡于×时×分"的方式表述	•除手术不写具体时间外,其余均按24 h制,精确到分钟 •如时间不在整点时,填写在靠近的时间栏内
(2)绘制体温曲线	*用蓝铅笔绘制体温:口温以蓝"●"表示,腋温以蓝"×"表示,肛温以蓝"○"表示。每小格为0.2℃,按实际测量度数,用蓝色笔绘制于体温单35~42℃之间,相邻温度用蓝线相连 *高热者物理降温30 min后测量的体温以红圈"○"表示,划在物理降温前温度的同一纵格内,以红虚线与降温前温度相连	•患者因某种原因未查体温(脉搏)而出现体温(脉搏)符号中断时,相邻的两点之间可不连线(未测原因应记录在护理记录单上,患者回病房后补测,并请其签名) •如患者体温不升时,可将"不升"二字写在35℃线以下
(3)绘制脉搏曲线	*用红铅笔绘制脉搏:以红点"●"表示,每小格为4次/分,相邻的脉搏以红直线相连。心率用红"○"表示,两次心率之间也用红直线相连 *绌脉时,相邻的脉率、心率用红直线相连,在脉率与心率两曲线之间用红铅笔沿纵格划直线填充;首次和末次心率分别与相邻的前和后一次的脉搏用红直线相连	•脉搏与体温重叠时,先划体温符号,再用红色笔在体温符号外划"○"
(4)呼吸记录	*用红色笔以阿拉伯数字记录在相应的呼吸(每分钟呼吸次数)栏内,如每日记录呼吸2次以上,应当在相应的栏目内上下交错记录,第1次呼吸应当记录在上方	•使用呼吸机时,患者的呼吸以®表示,在体温单相应时间内呼吸30次横线下顶格用黑笔画®

续表

操作程序	操作步骤	要点说明
4.特殊项目栏	* 包括血压(mmHg)、出入量(mL)、大便(次/日)、体重(kg)、身高(cm)等	• 用蓝色、蓝黑色或黑色水笔以阿拉伯数字记录,不写计量单位
(1)血压	* 记录频次:新入院患者当日应当测量并记录血压,根据患者病情及医嘱测量并记录 * 记录方式:以分数式记录,收缩压/舒张压,如 130/80	• 如为下肢血压应注明。如每日测量次数大于2次,填写在护理记录单上
(2)入量	* 记录频次:应当将前1日24 h总入量记录在相应日期栏内,每隔24 h填写1次	
(3)出量	* 记录频次:应当将前1日24 h总出量记录在相应日期栏内,每隔24 h填写1次	
(4)记录大便	* 记录频次:应当将前1日24 h大便次数记录在相应日期栏内,每隔24 h填写1次,如未排大便用"0"表示;大便失禁用"※"表示,"☆"表示人工肛门	• 灌肠后大便以"E"表示,分子记录大便次数,如 1/E 表示灌肠后大便1次;0/E 表示灌肠后无排便;1^1/E 表示自行排便1次,灌肠后又排便1次
(5)体重	* 记录频次:新入院患者当日应当测量体重并记录,根据患者病情及医嘱测量并记录	• 如因病情重或特殊原因不能测量者,在体重内可填上"卧床"
(6)身高	* 记录频次:新入院患者当日应当测量身高并记录	
(7)空格栏	* 可作为需观察的增加内容和项目,如记录管路情况等	• 使用医院信息系统(hospital information system,HIS)等医院,可在系统中建立可供选择项,在相应空格栏中予以体现
(8)页码	* 用蓝色、蓝黑色或黑色水笔填写 * 整理用物,洗手	• 以阿拉伯数字记录
评价	* 物品准备齐全,计划周密 * 描绘清晰、准确,符号正确	• 点圆线直,点线分明,大小适中,整齐美观

【注意事项】
(1)填写及时、准确、字迹清晰。
(2)记录真实、完善,无涂改、剪贴等现象。
(3)绘制曲线时,符号正确,点要圆,线要直,点线分明,大小适中,整齐美观。

二、医嘱单

医嘱是指医生在医疗活动中下达的医学指令,是医生根据患者病情的需要,为患者制定的各种治疗、护理、检查等书面嘱咐,由医生书写,医护人员共同执行。目前有的医院直接将医嘱写在医嘱单上,有的医院直接将医嘱输入计算机,各有不同。但医嘱单是护士执行医嘱的重要依据。

（一）医嘱的内容

医嘱内容包括医嘱日期、时间、床号、姓名,护理常规,护理级别,饮食,卧位,隔离种类,药物治疗及其他治疗（药物治疗应写明药名、浓度、剂量、用法、时间;手术治疗应写明手术时间,麻醉种类、手术名称、术前用药等）,特殊检查与化验,医生签名、执行护士签名等。医嘱内容应当准确、清楚,不得涂改。

（二）医嘱的种类

1. 长期医嘱 长期医嘱有效期在 24 h 以上,当医生注明停止时间后失效。

2. 临时医嘱 临时医嘱有效期在 24 h 以内,只执行一次。应在短时间内执行,有的须立即执行。

3. 备用医嘱 备用医嘱分长期备用医嘱（prn）和临时备用医嘱（sos）。

（1）长期备用医嘱有效期在 24 h 以上,无停止医嘱一直有效;需要时使用。如氧气吸入 prn。有的长期备用医嘱必须说明每次用药的间隔时间,如哌替啶 50 mg im q6 h prn。

（2）临时备用医嘱必要时用,仅在 12 h 内有效,过期尚未执行即失效。

（三）医嘱的处理原则

医生开出医嘱后,由主班护士进行处理。

先急后缓,先临时后长期,先执行后抄写。即先执行临时医嘱,再执行长期医嘱,最后转抄到医嘱单上,执行者签全名。

技能实训 7-2 医嘱单的处理

【目的】

（1）能够正确、及时地对患者实施各种治疗、护理措施,促进患者康复。

（2）能够及时地对患者实施各种检查以协助诊断。

【操作流程】 见表 2-7-2。

表 2-7-2 医嘱单的处理操作流程

操作程序	操 作 步 骤	要 点 说 明
评估	*患者的病情、意识状态,临床诊断 *书写用物是否准备齐全、适用	
计划		
1.护士准备	*着装整洁,洗手 *了解患者临床诊断、病情变化	
2.用物准备	*红蓝钢笔、医嘱本、医嘱单 *各种治疗单（卡） *各种通知单	
3.环境准备	*环境清洁、安静、光线明亮	

续表

操作程序	操作步骤	要点说明
实施		
★临时医嘱处理 1.转抄医嘱单 2.查对 3.执行	*医生直接将医嘱写在临时医嘱单（附表 B）上。护士先将其临时医嘱转抄到各种临时治疗单或治疗卡上，需立即执行的临时医嘱应安排护士马上执行，注明执行时间并签全名	•确认患者，建立其安全感，并取得合作，需下一班执行的临时医嘱应交班
★长期医嘱处理 1.转抄医嘱单 2.查对 3.执行	*执行医嘱：医生直接将医嘱写在长期医嘱单（附表 C）上。护士将长期医嘱的内容分别转抄到各种长期治疗单或治疗卡上，如服药单（卡片）、注射单（卡）、治疗单（卡）、饮食单（卡）等，核对后签全名 *停止医嘱：医生直接在长期医嘱单相应医嘱的停止栏内注明日期、时间、签名。护士在各有关治疗单或治疗卡上注销该医嘱，写明停止日期、时间并签名	•医嘱处理前后，应由两人查对医嘱本、治疗单和卡、医嘱单，严格执行查对制度，查对者签全名，发现差错及时纠正
★临时备用医嘱（sos）处理	*可暂时不处理，根据患者病情需要时执行，护士执行后注明执行时间并签全名。过期未执行自动失效，用红笔在该项医嘱栏注明"未用"二字	•sos 当班有效，执行后在医嘱单临时医嘱栏内记录 1 次，注明执行的时间，并签全名
★长期备用医嘱（prn）处理 1.转抄医嘱单 2.查对 3.执行	*prn 转抄在长期医嘱单上，需要时，护士每次执行后在临时医嘱单上记录，注明执行时间并签名	
★重整医嘱	*在最后一行医嘱下面画一红色横线，以示以前的医嘱一律作废。在红线下正中用蓝笔写上"重整医嘱"，将红线以上有效的长期医嘱，按原日期、时间排列顺序转抄在红线下的长期医嘱栏内。转抄结束后由两人核对无误后，填写重整者姓名 *手术、分娩或转科后，亦需重整医嘱：在原医嘱最后一行下面画一红线，表示以前的医嘱一律作废，红线以下写新医嘱	•患者住院时间较长或医嘱调整项目较多时需重整医嘱 •红线上下均不得有空行，如有空行，用红笔从左到右顶格画一斜线 •同时将各治疗单上原有的医嘱用红笔注销
★医嘱微机化管理	*目前，我国较大的综合医院对于医嘱的处理实行微机化管理，医生把医嘱输入计算机，护士直接进行处理，并以表格形式打印出来存入病案，为医生、护士执行医嘱提供依据	

续表

操作程序	操作步骤	要点说明
评价	＊严格执行查对制度,正确无误执行医嘱,字迹清晰,无涂改痕迹,无差错发生,患者感觉安全、舒适	

【注意事项】

(1) 护士在处理医嘱的过程中,应认真、细致、及时、准确,字迹整齐、清楚,不得进行涂改。

(2) 所有医嘱必须有医生签名方为有效。一般情况下不执行口头医嘱,在手术过程中或抢救时,医生提出口头医嘱,护士必须复诵一遍,双方确认无误,方可执行。抢救结束后由医生及时补写医嘱。

(3) 护士应严格执行医嘱,但不能机械地处理和执行,如有疑问,应核对清楚,无误方可执行。

(4) 严格执行查对制度。医嘱须每班查对,每日查对,每周应进行总查对,查对者在登记本上注明查对时间,并签全名。

(5) 对需下一班执行的临时医嘱,应进行交接班,并在交班记录上注明。要求字迹整齐、清楚,不得进行涂改。

三、手术清点记录单

手术清点记录(附表 D)是指巡回护士对手术患者术中护理情况及所用器械、敷料的记录,手术清点记录应当在手术结束后即时完成,由手术器械护士和巡回护士签名。

(一)内容

手术清点记录内容包括患者科别、姓名、性别、年龄、住院病历号(或病案号)、手术日期、手术名称、输血情况、术中所用各种器械和辅料数量的清点核对、手术器械护士和巡回护士签名等。

(二)手术清点记录单填写要求

(1) 敷料、器械的清点应由巡回护士和器械护士在手术开始前,关闭腹腔、胸腔及深部切口前(关前)和切口皮肤缝合前(关后)三次仔细清点,术中追加敷料、器械及时记录在加数栏内。术前清点、术中加数、关前清点及关后清点,均应写明具体数量,巡回护士和器械护士签名。

(2) 手术清点记录应当在手术结束后即时完成,由手术器械护士和巡回护士签全名。

(3) 表格内的清点数必须用数字说明,不得用"√"表示。表格内的清点数目必须清晰,数字书写错误时应由当事人即时重新书写,不得采用刮、粘、涂等方法涂改。

(4) 当器械护士和巡回护士在手术结束前对手术器械和敷料进行清点时,发现器械、敷料种类或数量与手术前不相符时,应要求手术医师不得缝合,如手术医师拒绝,护士应注明并由手术医师签名。

(5) 空格处可以填写其他手术物品。

(6) 无菌包包外灭菌指示卡、植入体内医疗器具的相关标识、条形码粘贴于手术清点记录单背面指定处。

四、病重(病危)患者护理记录单

病重(病危)患者的护理记录(附表 E)适用于所有病重、病危患者,以及病情发生变化、需要监护的患者。病重(病危)患者护理记录是指护士根据医嘱和病情对病重(病危)患者住院期间护理过程的客观记录。护理记录应当根据相应专科的护理特点设计并书写,以简化、实用为原则。凡危重、大手术后或特殊治疗须严密观察病情的患者,应做好详细的护理记录,以便及时了解病情变化,观察治疗或抢救后的效果。

(一)记录内容

护理记录以护理记录单的形式记录,内容包括患者科别、姓名、年龄、性别、床号、住院病历号(或病案号)、入院日期、诊断、记录日期和时间,根据专科特点确定需要观察、监测的项目以及采取的治疗和护理措施、护士签名、页码等。

(二)记录方法与说明

1. 记录方法

(1) 眉栏各项目用蓝墨水笔填写,包括患者科室、床号、姓名、年龄、性别、住院病历号、入院日期、诊断情况。

(2) 上午 7 时至下午 7 时用蓝墨水笔记录,下午 7 时至次晨 7 时用红色水笔记录。

(3) 每天 7:00 将 24 h 出、入量汇总于护理记录单上,不足 24 h 按实际时间书写,用红笔上、下划线标识,签全名,然后记录在体温单上。

(4) 按医嘱或专科要求及时观察病情变化、准确测量各项数值并记录。

2. 说明

(1) 出、入量,单位为毫升(mL)。入量项目包括:使用静脉输注的各种药物、口服的各种食物(折算成含水量 mL)和饮料以及经鼻胃管、肠管输注的营养液等。出量项目包括:尿、便、呕吐物、引流物等,需要时,写明颜色、性状。按医嘱要求及时、准确、详细记录,注明出、入量的具体时间,每班小结一次,记录在病情观察栏内。出量下的空格栏可填写需要增加的观察项目和内容。

(2) 意识。根据患者实际意识状态选择填写:清醒、嗜睡、意识模糊、昏睡、浅昏迷、深昏迷、谵妄状态。

(3) 体温(T),单位为 ℃。直接在"体温"栏内填入测得数值,不需要填写数据单位。

(4) 脉搏(P)/心率(HR),单位为次/分。直接在"脉搏/心率"栏内填入测得数值,不需要填写数据单位,脉搏短绌者同时记录脉率和心率。

(5) 呼吸(R),单位为次/分。直接在"呼吸"栏内填入测得数值,不需要填写数据单位。

(6) 血压(BP),单位为毫米汞柱(mmHg)。直接在"血压"栏内填入测得数值,不需要填写数据单位。

(7) 血氧饱和度,单位为%。根据实际填写数值,不需要填写数据单位。

(8) 吸氧,单位为升/分(L/min)。可根据实际情况在相应栏内填入数值,不需要填写数据单位,并记录吸氧方式,如鼻导管、面罩等。

(9) 皮肤情况。根据患者皮肤出现的异常情况选择填写,如压疮、出血点、破损、水肿等。

(10) 管路护理。根据患者置管情况填写,如静脉置管、导尿管、引流管等。

(11) 病情观察及措施。简要记录患者病情以及根据医嘱或者患者病情变化采取的措施。

(三) 记录注意事项

(1) 必须在密切观察患者病情的基础上真实记录,不得伪造或随意涂改。

(2) 凡是病情变化较快的危重患者,或使用特殊药物需要密切观察的患者,应每隔 15～30 min 记录一次,以便及时发现病情变化,及时处理。抢救患者应在班内或抢救结束后 6 h 内据实补记抢救护理记录,内容包括病情变化、抢救时间及护理措施。病重(病危)患者出院、转入、转出科室应记录。门急诊留观危重患者按危重护理记录要求书写。

(3) 记录要准确、具体,避免使用含糊不清的字词(如"患者血压较高")。

(4) 发现病情变化,要及时通知医生,并做好抢救准备,给予紧急处理。

五、病室报告

病室报告是值班护士的重要工作记录。值班护士对值班期间内病区的情况、患者的病情动态变化以及下一班护士的工作重点进行书面交班记录。接班护士通过阅读病室报告可以了解到病区的全天工作动态(工作情况、重点),做到心中有数,以便于开展工作。病室报告(附表F)由主班护士负责填写。

(一) 病室报告书写要求

(1) 应在随时巡视病房观察、了解患者病情的基础上做好记录。应于各班交班前书写完成。

(2) 各班均用蓝墨水笔书写,要求字迹清楚,不得涂改,写完签全名。

(3) 病室报告书写栏目包括三部分。

① 患者总报告栏:填写包括每班的起止时间、患者总人数,入院、出院、转出、转入、手术、分娩、病危及死亡数,应准确记录。

② 床号、姓名、诊断栏:逐项填写,对新入院、转入、手术、分娩等患者,在诊断的下方分别用红笔注明"新"、"转入"、"手术"、"分娩",危重患者用红色"※"标记或用红笔注明"危"。

③ 病情栏:首先填写报告患者的体温、脉搏、呼吸、血压并注明测量时间;再报告患者的病情、治疗及护理情况;然后交待下一班应特别注意的事项和需执行的临时医嘱。

(4) "特殊交班"应书写各班需要交代的相关事项,文字应简明扼要。患者动态内容的书写要求各班之间应空一行。

(二) 病室报告交班顺序

1. 填写眉栏各项 用蓝墨水笔填写,包括病室、日期、原有患者数、出院、转出、死亡、新入院、转入、现有患者数、手术、分娩、病危、病重、外出、特护人数、一级护理人数等。

2. 书写交班报告的顺序 按出院、转出、死亡、新入院、转入、手术、分娩、病危、病重等顺序逐项书写，每项依床号顺序排列。

（三）病室报告书写内容

1. 出院、转出、死亡患者 书写患者出院时间，转出患者转往何院、何科；死亡患者记录抢救过程及死亡时间。

2. 入院或转入的患者 报告入院或转入时间及活动状况（步行、平车或轮椅），患者的既往史、过敏史、发病经过、主诉、症状、体征，存在的健康问题，入院或转入后采取的治疗和护理措施及注意事项。

3. 危重患者 报告患者的生命体征、意识、病情动态变化及主诉，采取的治疗、护理措施、效果以及注意事项。

4. 手术患者

（1）术前患者：报告术前准备情况，如皮肤准备、胃肠道准备；术前用药、药物试验；术前注意事项等。

（2）术后患者：报告施行何种麻醉方法，采取何种手术方式，手术经过情况，回病室及清醒时间，回病房后患者病情变化，包括生命体征、伤口情况（疼痛程度、有无渗血或渗液）、引流情况（引流是否通畅、引流液的性质和量），治疗、护理措施等。

5. 产妇 报告胎次、产式、产程、分娩时间、会阴切口及恶露情况。

6. 生活不能自理的卧床患者 报告病情动态变化和生活护理情况（包括口腔护理、饮食护理、皮肤清洁及压疮护理、大小便护理等）。

另外，还应报告上述患者的心理状态、夜间患者的睡眠情况和需要下一班护士重点观察的内容及要执行的医嘱、护理措施。同时应根据不同的患者有所侧重报告具体内容。

六、护理病案

护理病案是护士运用整体护理模式对患者实施整体护理过程的动态记录，其核心是以现代护理观为指导，以护理程序为框架，以患者为中心，根据患者身、心、社会、文化需要提供优质护理。护理病案是记录患者病情变化、发展及全部护理过程的记录，包括收集的患者资料、护理诊断、制订的护理措施和评价。其记录主要以整体护理表格形式，这样使临床护理程序的实施不仅得以简化且得以优化，反映了护士运用护理程序为患者解决健康问题、实施整体护理的全过程，书写一份完整的护理病案是每个护士应掌握的一项基本技能。因此，护士在书写时一定要按照规定要求且在内容上如实地反映病情的基础上认真完成。护理病案的格式和内容见《护理学导论》中"护理程序"部分。

（一）护理表格的设计和使用原则

（1）及时、准确地反映患者的病情等情况。

（2）体现护理评估、护理诊断、护理计划、护理实施，护理效果评价等内容。

（3）操作简便、省时、省力。

（4）有法律依据作用，有保存和研究、评价价值。

（二）护理病案的内容（详见《护理学导论》）

护理病案的内容如下。

1. 患者入院护理评估单 用于指导对新入院患者的护理评估并通过评估找出患者的健康问题,确立护理诊断。内容包括四部分:①一般资料;②生活状况及自理程度;③心理社会方面;④体格检查。填写方法为选项打钩"√"。

2. 护理计划单 护理计划是根据护理问题或护理诊断而设计的使患者尽快、尽好地恢复健康的计划,是临床进行护理活动的依据。护理计划的要求和内容如下。

(1) 一级护理重症患者或护士长指定的患者应书写护理计划单。

(2) 确定护理目标:根据护理问题或护理诊断,由责任护士订出护理目标,即最理想的护理结果。护理目标可分为近期目标和远期目标。

(3) 制订护理措施:按护理问题或护理诊断订出详细的护理措施,护理措施要明确、具体、适应患者的基本需要,不能千篇一律。同时要求严格、认真、准确地执行医嘱。

(4) 责任护士的临床护理活动应按护理措施进行,下班后交由值班护士继续进行。

(5) 责任护士应经常注意实施过程中患者及家属对效果的反馈,及时做出评价,并停止实施已完成的项目;对效果不好的护理措施应予修订。

(6) 病程中出现的新护理问题或诊断,应及时采取相应措施,以满足患者护理上的需求。

(7) 总责任护士(护师以上人员)、护士长应定期进行阶段评价。

3. 护理记录单 与护理诊断/问题联系,表现出解决问题的程序,即患者何时出现了什么问题、采取了哪些措施、得到的结果如何,用 PIO 形式记录。

P:患者的健康问题。I:针对健康问题采取的护理措施。O:护理效果。

4. 住院患者护理评估单 引导对住院患者的护理评估以确定其住院期间存在或潜在的健康问题。

5. 患者出院护理评估单 患者出院护理评估单包括两大内容。

(1) 健康教育:①针对所患疾病制定宣教计划。②与患者讨论有益的卫生习惯。③指导患者寻找现存的和潜在的健康问题。④针对患者现状,在生活习惯、休息、功能锻炼、药物治疗、复查等方面进行出院指导。

(2) 护理小结:护理活动的概括记录,包括护理达标程度、护理措施落实情况、护理效果等。

能力检测

患者,女,35 岁,下午 6 时左右骑自行车时被汽车撞伤,伤后感左季肋部疼痛,被汽车司机急送到医院。T36.60 ℃,P115 次/分,R24 次/分,BP80/50 mmHg,痛苦面容,面色苍白,表情淡漠。经门诊医生诊断为"脾破裂",需住院治疗。假若你是该患者的责任护士,请为该患者建立病案,并思考如何完成下列护理文件:体温单、医嘱单、护理记录单、手术清点记录单、病室报告、护理病案。

(孟发芬 闫开华)

任务八　标本采集技术

任务引导

患者，男，60岁，近3个月来，无明显原因体重下降6 kg，出现刺激性咳嗽，持续痰中带血。既往有吸烟史20余年，怀疑支气管肺癌。需取痰找癌细胞确定诊断。护士为患者采集标本时应遵循哪些原则？采集各种标本时应注意什么？

标本采集是指采取患者小部分的血液、体液、排泄物、分泌物、呕吐物和脱落细胞等样品，运用物理学、化学和生物学等实验室技术和方法对患者的这些标本进行检验，检验结果可反映机体正常的生理现象和病理改变。对协助疾病诊断、病情观察、制订防治方案起着重要作用。同时也为护理计划的制订和实施提供了重要的客观依据。因此，护理人员必须掌握正确的标本采集技术，保证取得准确、可靠的检验结果。

第一节　标本检查的意义和标本采集的原则

一、标本检查的意义

标本检查的结果对于协助诊断疾病，制订治疗措施，推测病程进展，观察病情变化有重要意义，标本检查结果正确与否直接影响到对疾病的诊断和治疗，而结果的正确与否又与标本采集的质量密切相关。所以，作为护理人员掌握该项基本知识和基本技能极为重要。

二、标本采集的原则

采集各种检验标本时，应遵循以下基本原则。

（一）遵医嘱采集标本

采集各种标本均应遵照医嘱来执行。由医生填写检验申请单，填写时要求字迹清楚，目的明确，并签全名。如对检验申请单有疑问时，应核实无误后再执行。

（二）做好采集前准备

（1）采集标本前应明确检验项目、检验目的、选择采集方法、采集标本量及注意事项。

（2）根据检验目的准备用物，物品要齐全，符合要求。护士根据检验目的选择合适的容器，贴标签，注明科别、床号、姓名、性别、检验目的和时间。

（3）向患者及家属做好解释，以取得理解与配合。

（4）护士操作前做好自身准备，如衣帽整洁，洗手，戴口罩，剪指甲，必要时戴手套。

（三）严格执行查对制度

查对是保证标本采集无误的关键。采集前应认真查对医嘱，核对申请项目、患者姓名、床号、科室、住院号等。采集完毕及送检前应再次查对。

（四）正确采集标本

标本采集方法、采集时间、采集量要正确，这样才能保证送检标本的质量。凡细菌培养标本，应在使用抗生素前采集，如已经使用抗生素，在血药浓度最低时采集，并在检验单上加以注明；细菌培养标本应放入无菌容器内，且容器无裂缝，瓶塞干燥，不可混入防腐剂、消毒剂或药物，培养液应足量，无混浊、变质，采集时严格执行无菌操作。

（五）及时送检

标本采集后应按时送检，不应放置过久，避免影响检验结果。特殊标本还应注明采集时间。

第二节 各种标本的采集

一、血标本采集技术

技能实训 8-1 血标本采集技术

【目的】

（一）静脉血标本

1. 全血标本 测定血液中某些物质的含量如血糖、血氨、血肌酐、尿素氮、肌酸、尿酸等。

2. 血清标本 测定血清酶、脂类、电解质、肝功能等。

3. 血培养标本 查找血液中的病原体。

（二）动脉血标本

做血液气体分析，判断患者氧合情况。

（三）毛细血管采血法

用于血常规和部分生化检查。目前均由专业检验人员执行，此法从略。

【操作流程】 见表 2-8-1。

表 2-8-1 血液标本采集技术操作流程

操作程序	操作步骤	要点说明
评估	* 患者的一般情况、病情、意识状态、治疗情况，采集部位皮肤、血管情况，采血前是否有特殊准备等 * 患者的认知情况、心理状态、合作程度 * 检查项目、目的、采血量、采集方法	• 了解患者采血前准备情况，保证检查结果准确
计划 1. 护士准备	* 着装整洁，举止大方，剪指甲，洗手、戴口罩	• 注意无菌操作

续表

操作程序	操作步骤	要点说明
2.用物准备	*注射盘、止血带、5～10 mL 一次性注射器或一次性采血针(动脉血标本可使用一次性动脉血气针)、标本容器(抗凝管、干燥试管或血培养瓶或真空标本容器)、检验单,采集血培养标本需另备火柴、酒精灯,采集动脉血标本需另备无菌纱布、无菌软木塞或橡胶塞、肝素,必要时备无菌手套	• 用物准备齐全,放置合理
3.患者准备	*理解操作目的、过程、注意事项及配合方法	
4.环境准备	*病室整洁、宽敞、明亮,符合操作要求	
实施		
1.备物	*查对医嘱,备齐用物,贴化验单附联于标本容器上,注明科别、姓名、床号、检验目的和送检日期	• 防止发生差错事故
2.核对、解释	*将用物携至床旁,核对、解释,取得合作	• 核对腕带,查对床号、姓名
3.采集血标本		
★静脉血标本		
1)注射器采血法		
(1)穿刺采血	*选择合适静脉,在穿刺点上方约 6 cm 处扎止血带,常规消毒皮肤,嘱患者握拳	• 常选肘正中静脉、头静脉或贵要静脉;扎好的止血带尾端应远离穿刺点,避免污染穿刺点
	*戴手套,按静脉穿刺法行静脉穿刺,见回血后抽取所需血量	
(2)按压止血	*松止血带,迅速拔出针头,用干棉签按压穿刺点 1～2 min	• 注意按压部位和时间,避免出现皮下血肿
(3)留取标本	*血培养标本:培养瓶为密封瓶,除去铝盖中心部分,常规消毒瓶盖,更换针头将抽出的血液注入瓶内,轻轻摇匀;如为三角烧瓶,先松开瓶口纱布,取出瓶塞,迅速在酒精灯火焰上消毒瓶口,取下针头,将血液注入瓶内,轻轻摇匀,再将瓶口在酒精灯火焰上消毒后塞好,用纱布扎紧	• 采集血标本后,应将注射器活塞略向后抽动,以免血液凝固使注射器粘连或针头阻塞 • 一般血培养标本采血 5 mL。亚急性感染性心内膜炎采血量可增至10～15 mL
	*全血标本:取下针头,将血液沿管壁缓慢注入盛有抗凝剂的试管内,轻轻摇动,使血液与抗凝剂充分混匀	• 勿将泡沫注入 • 防止血液凝固
	*血清标本:取下针头,将血液沿管壁缓慢注入干燥试管	• 勿注入泡沫,避免振荡,防止红细胞破裂溶血

续表

操作程序	操作步骤	要点说明
2)真空采血器采血法		
(1)穿刺采血	*按静脉穿刺法选择部位、体位	• 选择正确的采血时间、体位及部位。一般选择清晨空腹时卧位采血,避免食物、烟、酒和药物的影响
	*将采血针取出,打开针帽。结扎止血带,消毒穿刺部位,进行穿刺	
(2)留取标本	*见回血后,用穿刺针末端从真空采血管胶塞中心垂直刺入,血液自动流入试管	• 如需多管血样,将穿刺针拔出刺入另一采血管即可,并妥善固定,以免针头脱出致机械牵拉伤
		• 胶塞穿刺针上的乳胶套能防止滴血,采血时不能取下
(3)按压止血	*采血完毕后,先拔出头皮针,待血停止后再拔出真空采血管端穿刺针	• 所有采血管采完血后都要轻微颠倒6~7次,不能振摇,动作须轻缓
★动脉血标本		
(1)穿刺采血	*选择合适动脉,暴露穿刺部位,常规消毒皮肤(直径>5 cm)	• 桡动脉穿刺点位于前臂掌侧腕关节上2 cm;股动脉穿刺点在腹股沟,取仰卧位,下肢伸直略外展
	*先抽吸少量(0.5 mL)肝素,湿润注射器后排尽(或使用专用动脉血气针)	
	*戴无菌手套在欲穿刺动脉搏动最明显处固定动脉于左手食指和中指间,右手持注射器垂直或与动脉走向呈40°迅速刺入动脉	
(2)留取标本	*见有鲜红色血液涌进注射器,左手抽取所需血量(动脉血可自动顶入血气针内)	
(3)按压止血	*迅速拔出针头,用无菌纱布加压止血5~10 min	• 防止发生血肿
(4)隔绝空气	*立即将针尖斜面刺入软木塞或橡胶塞(或盖好血气针帽),同时轻轻转动注射器	• 隔绝空气 • 使血液与肝素充分混匀
4.操作后处理	*协助取舒适卧位,整理床单位,再次核对,清理用物,脱手套,洗手,记录,将标本及检验单及时送检	• 用物按消毒、隔离原则处理;特殊标本须注明采集时间
评价	*严格按照无菌操作采集标本	
	*采集的血标本符合检查项目要求	• 采集方法正确,送检及时
	*能与患者有效沟通,取得合作	• 无不良反应发生

【注意事项】

(1) 采集血生化标本应在清晨空腹时进行,以保证检验结果的准确性,故应事先通知患者及家属做好准备。

(2) 采集各类血标本时,要根据检验目的及采血量准备合适的标本容器。全血标本用加抗凝剂的试管,血清标本用干燥、清洁的试管,血培养标本用无菌密封培养瓶或三角烧瓶。

(3) 采集血培养标本时,应严格执行无菌操作,防止污染;培养液的种类及量应符合要求,瓶塞保持干燥。

(4) 做二氧化碳结合率测定者,抽血后,立即注入有液状石蜡的抗凝试管。注入时用长针头且应插至液状石蜡液面以下,以隔绝空气。

(5) 严禁在输液、输血的肢体或针头处抽取血标本,必须另换肢体采集。

(6) 同时抽取几个项目的静脉血标本,注入容器的顺序为:血培养瓶→抗凝管→干燥试管,动作需迅速、准确。

知识链接

真空采血系统

真空采血系统(图 2-8-1)是利用真空管中预先设置的真空负压,自动吸血进入试管。可根据所需血量选择不同真空度的真空管。真空管内有各种添加剂(抗凝剂或促凝剂等),能满足检验时对血标本的要求。

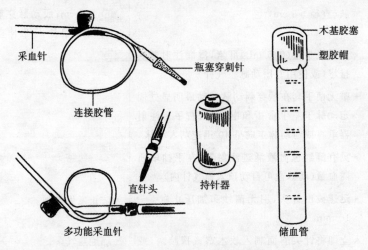

采血针　瓶塞穿刺针　木基胶塞　塑胶帽

连接胶管　直针头　持针器　储血管

多功能采血针

图 2-8-1　真空采血系统示意图

按国际通用的标准确定真空管头盖颜色和标签颜色来区分采血管的用途,例如:普通血清管:红色头盖,采血管内不含添加剂,用于常规血清生化、血库和血清学相关检验。快速血清管:橘红色头盖,采血管内有促凝剂,可在 5 min 内使采集的血液凝固,适用于急诊血清生化试验。惰性分离胶促凝管:金黄头盖,采血管内添加有惰性分离胶和促凝剂,适用于急诊血清生化试验。肝素抗凝管:绿色头盖,采血管内添加有肝素,适用于红细胞脆性试验、血气分析、红细胞压积试验、血沉及普通生化测定。血浆分离管:浅绿色头盖,在惰性分离胶管内加入肝素锂抗凝剂,可达到快速分离血浆的目的,常用于电解质检测、常规血浆生化测定和ICU等急诊血浆生化检测。EDTA抗凝管:紫色头盖,适用于一般血液学检验;枸橼酸钠凝血试验管:浅蓝色头盖,适用于凝血实验,抗凝剂与血液的比例是1:9。枸橼酸钠血沉试验管:黑色头盖,抗凝剂与血液的比例为1:4。

真空采血系统是一个全封闭系统,在很大程度上保护了操作人员的安全,避免工作中的感染,减少外环境相互污染的机会,减少体外溶血的发生。

二、尿液标本采集技术

技能实训8-2 尿液标本采集技术

【目的】

1. 尿常规标本 用于检查尿液的颜色、透明度,测定尿比重,有无细胞及管型,并做尿蛋白、尿糖定性检测等。

2. 尿培养标本 用于尿液的细菌学检查,以了解病情,协助临床诊断和治疗。

3. 12 h 或 24 h 标本 用于尿的各种生化检查或尿浓缩查结核杆菌等。

【操作流程】 见表2-8-2。

表2-8-2 尿液标本采集技术操作流程

操作程序	操作步骤	要点说明
评估	＊患者病情、诊断和治疗情况 ＊患者心理状态、自理能力及合作程度 ＊检查项目、目的	
计划 1. 护士准备 2. 用物准备	＊着装整洁,举止大方,剪指甲,洗手、戴口罩 ＊检验单,根据检验目的准备: (1)尿常规标本:一次性尿常规标本容器,必要时备便盆或尿壶 (2)尿培养标本:无菌标本试管,无菌手套,无菌棉签,消毒液,长柄试管夹,便盆,火柴,酒精灯,屏风,必要时备导尿包 ＊12 h 或 24 h 标本:集尿瓶(容量3000～5000 mL),防腐剂	
3. 患者准备 4. 环境准备	＊理解操作目的、过程、注意事项及配合方法 ＊宽敞、安静、整洁、安全、隐蔽	
实施 1. 核对、解释	＊查对医嘱,在检验单附联上注明科别、病室、床号、姓名,根据检验目的将其贴于容器上	•12 h 或 24 h 尿标本,需注明留取起止时间

操作程序	操作步骤	要点说明
	* 将用物携至床旁,核对、解释,取得合作	• 核对腕带,查对床号、姓名
2.留取尿标本		
★尿常规标本	* 根据患者病情和自理能力采用不同的留取方法:能自理的患者,嘱其将晨起第一次尿留于标本容器内,除测定尿比重者留尿100 mL,其余检验留取 50 mL 即可;行动不便者,协助其在床上用便盆或尿壶收集尿液于标本容器中;婴儿或尿失禁者可用尿袋或尿套协助收集;昏迷或尿潴留者可通过导尿术采集标本;留置导尿者,于集尿袋下方引流孔处收集尿液	• 晨尿浓度较高,未受饮食、药物、运动等影响,所得检验结果较准确 • 注意用屏风遮挡,保护患者隐私
★尿培养标本	* 可采用以下两种方法。①中段尿留取法:屏风遮挡,协助患者取适宜的卧位,放好便器;按导尿术清洁、消毒外阴;嘱患者排尿,弃去前段尿,用试管夹夹住试管于酒精灯上消毒试管口后,接取中段尿约 5 mL;再次消毒试管口和盖子,立即盖紧试管,熄灭酒精灯;清洁外阴,协助患者穿好裤子,整理用物。②导尿术留取法:按导尿术插入导尿管引流尿液,留取尿标本	• 消毒从上至下,每次用 1 个棉球 • 应在膀胱充盈时留取,前段尿起到冲洗尿道的作用 • 留取标本时勿触及容器口
★12 h 或 24 h 尿标本	* 嘱患者于 7pm 或 7am 排空膀胱后,开始留取尿液,至次晨 7am 留取最后一次尿液,将12 h 或 24 h 的全部尿液盛于集尿瓶内	• 必须按规定时间留取 • 不得混入粪便、分泌物
3.操作后处理	* 协助患者卧于舒适卧位,整理床单位,再次核对,整理用物,洗手、记录	
4.标本及时送检		• 用物按消毒、隔离原则处理
评价	* 根据检查项目,正确采集尿液标本 * 与患者进行良好的交流,取得合作	

【注意事项】

(1) 女患者月经期不宜留取尿标本。

(2) 会阴部分泌物过多时,应先清洁或冲洗,再收集。

(3) 做早孕诊断试验应留晨尿。

(4) 留取尿培养标本时,应注意执行无菌操作,防止标本污染,影响检验结果。

(5) 留取 12 h 或 24 h 尿标本,集尿瓶应放在阴凉处,根据检验要求在瓶内加防腐剂(表2-8-3),以免尿液变质。

表 2-8-3　常用防腐剂的作用及用法

名　称	作　用	用　法	适 用 范 围
甲醛	固定尿中有机成分,防腐	每 30 mL 尿液中加 40％甲醛 1 滴	尿爱迪计数(12 h 尿细胞数)
浓盐酸	使尿液保持在酸性环境中,防止尿中激素被氧化,防腐	24 h 尿液中加 5~10 mL	17α-羟类固醇、17α-酮类固醇等内分泌系统检验
甲苯	可形成一薄膜覆盖于尿液表面,防止细菌污染,保持尿液中化学成分不变	第一次尿液倒入后再加,每 100 mL 尿液加 0.5％~1％甲苯 10 mL	尿蛋白、尿糖定量及钾、钠、氯、肌酐、肌酸定量检查

三、粪便标本采集技术

正常粪便是由已消化和未消化的食物残渣、消化道分泌物、大量细菌和水分组成的。粪便标本的检验结果有助于评估患者的消化系统功能,协助诊断、治疗疾病。根据不同的检验目的,其标本的留取方法不同,且与检验结果密切相关。粪便标本包括常规标本、细菌培养标本、隐血标本和寄生虫或虫卵标本。

技能实训 8-3　粪便标本采集技术

【目的】

1. 常规标本　用于检查粪便的性状、颜色、细胞、寄生虫等。

2. 培养标本　用于检查粪便中的致病菌。

3. 隐血标本　用于检查粪便内肉眼不能查见的微量血液(每日出血量＜5 mL)。

4. 寄生虫或虫卵标本　用于检查粪便中的寄生虫、幼虫以及虫卵计数检查。

【操作流程】　见表 2-8-4。

表 2-8-4　粪便标本采集技术操作流程

操作程序	操作步骤	要点说明
评估	＊患者病情、诊断和治疗情况 ＊患者意识、心理状态、自理能力及合作程度 ＊检查目的、种类及注意事项	
计划 1.护士准备 2.用物准备	＊着装整洁,举止大方,剪指甲,洗手、戴口罩 ＊检验单,手套 ＊常规标本:检验盒(内附棉签或检便匙)、清洁便盒 ＊培养标本:无菌培养瓶、无菌棉签、消毒便器 ＊隐血标本:检便盒(内附棉签或检便匙)、清洁便器 ＊寄生虫或虫卵标本:检便盒(内附棉签或检便匙)、透明胶带及载玻片(查找蛲虫)、清洁便器	

续表

操作程序	操作步骤	要点说明
3.患者准备	*理解操作目的、过程、注意事项及配合方法	• 做好准备
4.环境准备	*安静、整洁、安全、隐蔽	
实施		
1.核对、解释	*查对医嘱,贴检验单附联于检便盒(培养瓶)上,注明科别、病室、床号、姓名	• 防止差错事故
	*将用物携至床旁,核对、解释,取得合作	• 核对腕带,查对床号、姓名
2.准备	*用屏风遮挡,嘱患者排空膀胱	• 避免大小便混合,影响检验结果
3.收集粪便标本		
★常规标本	*嘱患者排便于清洁便盆内,用检便匙取中央部分或黏液脓血部分约 5 g(蚕豆大小),置于检便盒内送检	• 水样便应盛于容器中送检
★培养标本	*嘱患者排便于消毒便盆内,用无菌棉签取中央部分类便或黏液脓血部分 2~5 g 置于培养瓶内,塞紧瓶塞送检	
★隐血标本	*同常规标本留取	
★寄生虫及虫卵标本	*检查寄生虫卵:嘱患者排便于便盆内,用检便匙取不同部位带血或黏液粪便 5~10 g 送检;服驱虫药或做血吸虫孵化检查,应留取全部粪便	
	*检查蛲虫:嘱患者睡觉前或清晨未起床前,将透明胶带贴在肛门周围处。取下并将已粘有虫卵的透明胶带面贴在载玻片上或将透明胶带对合,立即送检验室做显微镜检查	• 蛲虫常在午夜或清晨爬到肛门处产卵 • 有时需连续数天采集 • 防止低温下失去活力或死亡
	*检查阿米巴原虫:将便盆加热至接近体温排便后标本连同便盆立即送检	
4.操作后处理	*协助患者取舒适卧位,整理床单位,再次核对,整理用物。记录粪便的形状、颜色、气味等	• 用物按消毒、隔离原则处理
5.及时送检		
评价		
	*根据检查的项目,正确采集粪便标本	
	*与患者进行良好的交流,取得合作	

【注意事项】

(1)采集培养标本如患者无便意时,用无菌长棉签蘸 0.9%氯化钠溶液,由肛门插入 6~7 cm,顺一个方向轻轻旋转后退出,将棉签置于培养瓶内,塞紧瓶塞送检。

(2)采集隐血标本时,嘱患者检查前 3 天禁食肉类、动物肝、血和含铁丰富的药物、食物、绿叶蔬菜,以免造成假阳性,3 天后留取粪便标本。

（3）检查阿米巴原虫,在采集标本前几天,不应给患者服用钡剂、油质或含金属的泻剂,以免金属制剂影响阿米巴虫卵或胞囊的显露。

四、痰标本采集技术

临床上为了协助诊断呼吸系统的某些疾病,如肺部感染、肺结核、肺癌、卫氏并殖吸虫病、支气管哮喘、支气管扩张等,常采集痰标本作细胞、细菌、寄生虫等检查,并观察其颜色、性质、气味和量,协助诊断。临床上常用的痰标本包括常规痰标本、痰培养标本和 24 h 痰标本。

技能实训 8-4　痰标本采集技术

【目的】

1. 常规痰标本　检查痰的一般性状,涂片查细胞、细菌、虫卵等。

2. 痰培养标本　检查痰液中的致病菌。

3. 24 h 痰标本　检查 1 天的痰量并观察其性状,协助诊断疾病。

【操作流程】　见表 2-8-5。

表 2-8-5　痰标本采集技术操作流程

操作程序	操 作 步 骤	要 点 说 明
评估	＊患者病情、诊断及治疗情况 ＊患者心理状态、自理能力、合作程度 ＊检查项目目的、标本种类	
计划 1.护士准备 2.用物准备	＊着装整洁,举止大方,剪指甲,洗手、戴口罩 ＊1)患者能自行留痰者　(1)常规痰标本:痰盒。(2)痰培养标本:备无菌容器、漱口溶液。(3)24 h 痰标本:容积约 500 mL 的清洁广口集痰容器 2)患者无法咳痰或不合作者　集痰器、吸痰用物(吸引器、吸痰管)、0.9％氯化钠溶液、手套。痰培养标本需备无菌用物 3)检验单　按常规填写、准备	• 检查标本容器有无破损,是否符合检验的目的和要求
3.患者准备	＊理解操作目的、过程、注意事项及配合方法	
4.环境准备	＊宽敞、安静、整洁、安全	
实施 1.核对、解释	＊查对医嘱,根据检验目的,选择适当容器,贴检验单附联于标本容器上,注明科别、病室、床号、姓名 ＊将用物携至床旁,核对、解释,取得合作	• 防止差错事故的发生 • 核对腕带,查对床号、姓名

续表

操作程序	操作步骤	要点说明
2.收集痰标本		
★常规痰标本	* 能自行留痰者:晨起漱口,去除口腔中杂质,深呼吸数次后,用力咳出气管深处痰液置于痰盒,盖好盒盖	• 有效深呼吸可帮助患者咳痰
	* 无力咳痰或不合作者:协助患者取合适体位,叩背,使痰松脱;护士戴手套,将集痰器(图2-8-2)分别连接吸引器和吸痰管。按吸痰法吸入 2～5 mL 痰液于集痰器内	• 集痰器开口高的一端接吸引器,低的一端接吸痰管
★痰培养标本	* 能自行留痰者:晨起,用漱口液漱口,深呼吸数次后,用力咳出气管深处的痰液置于无菌痰盒,盖好盒盖	• 避免污染
	* 无力咳痰或不合作者:同常规标本收集	
★24 h痰标本	* 在痰瓶内加少量清水,从晨起未进食前漱口后7am 开始至次晨 7am 未进食前漱口后为止,24 h痰液全部收集在集痰瓶内	• 避免痰液粘于容器壁 • 正常人痰液量很少,每日约25 mL或无痰液 • 不可将唾液、漱口液、鼻涕等混入
3.清洁口腔	* 根据患者需要给予漱口或口腔护理	
4.洗手记录	* 按消毒、隔离要求处理用物、洗手;记录痰的外观和性状。24 h痰标本记总量	• 计算 24 h 痰液量时,应扣除加入的水量
5.及时送检		
评价	* 根据检查的项目,正确采集痰标本 * 痰培养标本严格执行无菌操作 * 与患者进行良好的交流,取得合作	

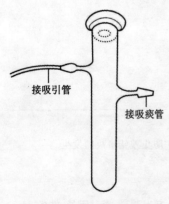

接吸引管

接吸痰管

图 2-8-2 集痰器示意图

【注意事项】

(1)采集标本前要了解检验目的、患者病情及合作程度。

(2)采集标本操作规范,采集方法、采集量和采集时间要准确。嘱患者不可将漱口液、唾液、鼻涕等混入标本;如为痰培养标本,应严格执行无菌操作,避免影响检验结果;如查癌细胞,应用10％甲醛溶液或95％乙醇固定痰液后立即送验。

(3)收集痰液宜选择在清晨,因此时痰量较多,痰内细菌也较多,以提高阳性率。

(4)如患者伤口疼痛无法咳嗽,可用软枕或手掌压迫伤口,减轻伤口张力,减少咳嗽时引起的疼痛。

（5）记录 24 h 痰标本的量时,应减去所加入清水的量。

五、咽拭子标本采集技术

技能实训 8-5　咽拭子标本采集技术

【目的】　取咽部及扁桃体分泌物做细菌培养或病毒分离,以协助诊断、治疗和护理。

【操作流程】　见表 2-8-6。

表 2-8-6　咽拭子标本采集技术操作流程

操作程序	操 作 步 骤	要 点 说 明
评估	＊患者病情、诊断及治疗情况 ＊患者一般心理状态、自理能力及合作程度 ＊咽拭子培养的目的	
计划 1.护士准备 2.用物准备 3.患者准备 4.环境准备	＊着装整洁,举止大方,剪指甲,洗手、戴口罩 ＊无菌咽拭子培养管、酒精灯、火柴、压舌板、手电筒、手套、检验单 ＊理解操作目的、过程、注意事项及配合方法 ＊宽敞、整洁、光线充足	
实施 1.核对、解释 2.采集咽拭子标本 3.洗手记录 4.及时送检	＊查对医嘱,在化验单附联上注明科别、病室、床号、姓名,贴于咽拭子培养管上 ＊将用物携至床旁,核对、解释,取得合作。戴手套 ＊点燃酒精灯 ＊嘱患者张口发"啊"音,暴露咽喉部 ＊用培养管内的无菌长棉签擦拭腭弓两侧和咽、扁桃体上的分泌物 ＊在酒精灯火焰上消毒试管口 ＊将棉签插入试管,塞紧 ＊脱手套,洗手、记录	·防止发生差错 ·核对腕带,查对床号、姓名 ·必要时使用压舌板 ·棉签不要触及其他部位,保证所取标本的准确性 ·防止污染标本
评价	＊采集方法正确,患者无恶心、呕吐等不适	

【注意事项】

（1）避免在进食后 2 h 内留取标本,以防呕吐。动作要轻稳、敏捷,防止引起不适。

（2）做真菌培养时,须在口腔溃疡面采集分泌物。

（3）标本采集后及时送检,防止标本污染,影响检验结果。

六、呕吐物标本采集技术

技能实训 8-6　呕吐物标本采集技术

【目的】　检查呕吐物有无病理改变。

【操作流程】　见表 2-8-7。

表 2-8-7　呕吐物标本采集技术操作流程

操作程序	操作步骤	要点说明
评估	*患者呕吐情况、意识、认知、心理状况及合作程度	
计划		
1.护士准备	*着装整洁,举止大方,剪指甲,洗手、戴口罩	
2.用物准备	*一次性塑料杯或弯盘、痰杯	
3.患者准备	*理解操作目的、过程、注意事项及配合方法	
4.环境准备	*宽敞、明亮、整洁、安静	
实施		
1.核对并填写检验单	*查对医嘱,在化验单附联上注明科别、病室、床号、姓名,贴于一次性塑料杯上	• 防止发生错误
2.核对患者	*将用物携至床旁,核对、解释,取得合作。戴手套	• 核对腕带,查对床号、姓名
3.接取呕吐物	*患者呕吐时,用一次性塑料杯或弯盘、痰杯接取呕吐物并盖好	• 防止标本污染
4.整理、记录、送检	*帮助患者漱口,擦拭口角,整理床单位,整理用物,脱手套,洗手、记录,及时送检	• 帮助患者清理干净
评价	*采集标本方法正确,患者无不适	

【注意事项】

(1) 采集后要及时送检,防止污染标本,影响检验结果。

(2) 中毒患者洗胃,第一次抽取的胃内容物留标本送检。

·········· 能力检测

患者,男,55 岁,因尿路感染,出现发热,T39.5 ℃,P120 次/分,R24 次/分,BP130/80 mmHg,医嘱:尿培养和药物过敏试验,患者神志清楚,一般情况良好。护士如何为患者留取尿标本?

（任素芬）

任务九　入院护理评估

任务引导

患者,女,50岁,教师,大学毕业。三天来高烧,咳嗽,咳白色黏液,伴有胸痛,门诊用青霉素治疗无效,诊断为"肺炎"住院治疗。对于此患者如何收集资料,完成入院护理评估?

入院护理评估是护理对象入院时护理人员对其进行的系统、全面、完整的综合评估。它是了解、沟通、建立良好护患关系的第一步。通过入院评估时护士良好的语言、动作神态、交流技能等,既可以全面收集资料,又能建立起融洽的护患关系,为以后做好护理工作、进一步缩短护患之间的距离打下良好的基础。

对新入院的患者,护士要运用沟通技巧与其交谈,进行护理查体,依照入院护理评估单依次收集资料,并整理,找出护理问题,进行下一步护理诊断的确定。入院评估通常要求在入院8 h内完成。

入院护理评估内容包括四部分:收集一般资料;生活状况及自理程度评估;体格检查;心理社会方面评估。根据评估内容填写入院护理评估单。

知识链接

护 理 评 估

护理评估(nursing assessment)是指有目的、有计划、系统动态地收集、分析整理、核实有关键康资料的过程。它是护理程序的第一步,是整个护理程序的基础,也是护理程序最基本的步骤。评估是一个连续的过程,自与护理对象第一次见面开始,直至其出院或护理照顾结束为止。除护理对象入院时需进行较为全面、完整的综合评估以外,每次与护理对象接触都是一次评估的机会,护士应随时收集有关护理对象反应和病情变化的资料,以便对护理计划进行修改和补充。评估贯穿于护理程序全过程,包括两方面的工作:收集资料、分析与整理资料。护理人员通过运用视、触、叩、听、嗅等方法对患者的躯体、精神、容貌、举止、言谈等情况进行细致观察;通过与医护联系、阅读病案及交接班报告、询问患者及家属等方法,对患者的发病经过、病史、症状、诊断、治疗原则和护理措施等进行全面、系统地评估,对病情、治疗、护理效果做出综合判断,为诊断、治疗和护理提供可靠依据。

第一节 收集一般资料

一、基本资料

基本资料包括姓名、性别、年龄、职业、民族、籍贯、婚姻、文化程度、宗教信仰、个人爱好、家庭住址、联系方式等。

二、现在健康情况

现在健康情况包括入院原因、入院方式、初步医疗诊断等。

三、既往健康情况

既往健康情况包括既往史、家族史、过敏史等。

第二节 生活状况及自理程度评估

一、饮食与营养评估

饮食在疾病治疗中占有重要的地位,对疾病诊断也起一定作用。应注意观察护理对象的饮食、食量、饮食习惯、营养状况等情况。

1. 饮食评估 评估护理对象的饮食类别、食欲情况及近期体重变化情况。饮食种类、食量、饮食习惯、食欲、进食后反应、体重变化、对饮食和营养的认知程度、有无特殊嗜好或偏食等情况。

2. 营养评估 根据皮肤、毛发、皮下脂肪、肌肉的发育情况综合判断。营养良好者体重适宜、精神饱满、黏膜红润、皮肤光泽有弹性、皮下脂肪丰富、肌肉结实、指甲毛发润泽。营养不良者体重降低、表情淡漠、皮肤黏膜干燥、弹性降低、皮下脂肪菲薄、肌肉松弛无力、指甲无光泽、毛发干燥稀疏(详见任务十二)。

二、睡眠与休息评估

睡眠的评估主要观察睡眠的深度、时间、有无失眠、是否需用辅助睡眠方法等;休息的评估主要观察患者能否得到良好的休息、休息后体力是否容易恢复及原因(详见任务十)。

三、排泄评估

排便评估包括排便的次数、性状、量,有无腹泻、失禁、造瘘口等。排尿评估包括排尿次数,尿液的颜色、性状、量,有无失禁、造瘘等(详见任务十三)。

四、烟酒嗜好评估

烟酒嗜好评估包括评估有无吸烟、饮酒嗜好,程度,年限或戒除烟酒情况等。

五、活动评估

活动评估包括评估活动能力、活动耐力、有无医疗、疾病的限制、是否借助轮椅或义肢等辅助器具,能否自理、自理程度、步态、体位、姿势,引起活动障碍的原因等。将进食、个人卫生、行走、如厕、上下床等日常生活的自理程度分为完全依赖、协助、自理三个等级。

六、认知和感受评估

认知和感受评估包括评估患者有无疼痛、疼痛的部位、性质等;评估患者的视力情况;评估患者有无触觉异常、异常的部位、性质等;评估患者的嗅觉是否异常、异常的程度;评估患者的思维过程有无异常、异常的性质、程度等;评估患者的其他认知和感受状况。

第三节 体格检查

护理体检是护士运用视、触、叩、听、嗅等方法,对护理对象生命体征及身体各系统进行检查。护士进行评估的目的是收集与确定护理诊断、护理计划有关患者身体状况方面的资料,因此护理体检有别于医生所做的体格检查。

一、全身状况检查

(一)生命体征

生命体征是机体内在活动的一种客观反映,是衡量机体身心状况的可靠指标。正常人的生命体征相对稳定,当机体患病时,生命体征可发生不同程度的变化。

评估体温应从热型、体温升高与下降方式及伴随症状等方面进行。评估脉搏可在短时间内了解患者的循环状态和全身情况,从而判断有无心血管系统异常,应注意频率、节律、强弱的变化。评估呼吸时应注意呼吸类型、频率、节律、深浅度、音响等方面。评估血压可以了解心脏的机能,外周阻力,动脉管壁的弹性及循环血量、血液黏度等情况。血压过高或过低都是严重的病理情况。血压过高可增加心脏负担,同时容易发生小血管破裂;血压过低,直接影响全身组织器官的血液供应,造成组织缺氧及重要脏器功能障碍。(详见任务六)

(二)发育与体型

根据身高、胸围、体型、体重、身体概况来判断其发育情况,根据骨骼、肌肉与脂肪分布这些情况来判断其发育状况。成人发育正常的判断指标一般为:胸围等于身高的一半,坐高等于下肢的长度,两上肢展开的长度约等于身高。临床上将正常人体型分为三型。均称型/正力型:身体各部分匀称适中。瘦长型/无力型:身体瘦长,颈长肩窄,胸廓扁平。矮胖型/超力型:身短粗壮,颈粗肩宽,胸廓宽厚。

(三)面容与表情

健康人表情自然,神态安怡。疾病可影响患者的面部表情,使人的面容与表情出现痛苦、忧虑、疲惫等变化。某些疾病或其某些阶段可出现特征的面容与表情,对诊断有一定价值。如急性病容表现为面色潮红、呼吸急促、兴奋不安、口唇干裂、表情痛苦等,见于急性传染病或高热患者,如麻疹、大叶性肺炎、疟疾等;慢性病容表现为面容憔悴、面色苍白或灰暗、精神萎靡、双目无神等,见于恶性肿瘤、肺结核等慢性消耗性疾病患者;病危面容表现为面肌消瘦、面色苍白或铅灰、表情淡漠、双目无神、眼眶凹陷,见于大出血、严重休克、脱水、急性腹膜炎等;贫血面容表现为面色苍白,唇舌及结膜色淡,表情疲惫,虚弱无力;甲状腺功能亢进患者面容表现为面肌消瘦、眼球突出、眨动较少、呈恐惧表情;伤寒面容表现为表情淡漠,反应迟钝,舌红少苔,气短懒言,甚至有意识障碍,多见于伤寒、脑脊髓膜炎、脑炎等疾病;破伤风面容呈特殊的"苦笑"面容,牙关紧闭,表情如苦笑;肾炎面容表现为浮肿的脸,颜面部水肿明显,晨起时较重;二尖瓣面容表现为双颊紫红,口唇发绀,见于风湿性心瓣膜病二尖瓣狭窄的患者。

(四)皮肤与黏膜

皮肤及黏膜的颜色、温度、湿度、弹性、出血、皮疹、水肿等情况常是全身性疾病的一种表现,应注意观察。如贫血皮肤苍白;热性疾病皮肤发红;出血性疾病、重症感染皮肤黏膜可出现淤点、紫癜、淤斑、血肿;胆道梗阻及溶血性疾病巩膜、软腭黏膜、皮肤黄染;缺氧口唇、耳廓、面颊、指端皮肤湿冷;长期消耗性疾病、严重脱水、皮肤弹性减弱;心性水肿则表现为下肢水肿;肾性水肿多有晨起眼睑、颜面水肿。

二、各系统检查

(一)神经系统和瞳孔

神经系统评估包括脑神经、运动神经、感觉功能、神经反射及自主神经评估等(详见《健康评估》)。通过神经系统评估观察患者的意识状态、语言表达能力、定向能力等。

1. 意识状态　意识是大脑高级神经中枢功能活动的综合表现,即对环境的知觉状态。正常人意识清楚,反应敏锐而精确、思维合理、情感正常、定向力(对时间、地点、人物的判断力)正常。意识障碍是指个体对外界环境的刺激缺乏正常反应的精神状态。根据其轻重程度分为嗜睡、意识模糊、昏睡、昏迷,也可出现谵妄。

(1)嗜睡:最轻度的意识障碍。患者持续地处于睡眠状态,但可被轻度刺激或语言唤醒,醒后能正常、简单而缓慢地回答问题,但反应迟钝,停止刺激后又可入睡。

(2)意识模糊:程度较嗜睡深,表现为定向障碍,思维和语言不连贯,可有错觉、幻觉、躁动不安、谵语或精神错乱。

(3)昏睡:接近于人事不省的意识状态,处于熟睡状态,不易唤醒。虽在压迫眶上神经、摇动身体等强烈刺激下可被唤醒,但醒后答话含糊或答非所问,且很快又再入睡。

(4)昏迷:最严重的一种意识障碍,也是病情危重的信号。按其程度可分为浅昏迷和深昏迷两种。①浅昏迷是指意识大部丧失,无自主活动,对光、声刺激无反应,对疼痛刺激可有痛苦表情或肢体退缩等防御反应。角膜反射、瞳孔对光反射、吞咽反射、眼球运动等可存在。呼吸、心跳、血压无明显改变,可有大小便潴留或失禁。②深昏迷是指意识完全丧失,对各种刺激甚至是强刺激均无反应。全身肌肉松弛,深、浅反射均消失,偶有深反射亢进与病理反射出现。呼吸不规则,血压可有下降,大小便失禁或潴留。机体仅能维持呼吸与循环的最基本功能。

2. 语言表达能力　语言表达的清晰程度,如语言表达清晰、含糊、表达困难或失语等。

3. 定向能力　对自我、时间、地点、人物等定向是否准确。

4. 瞳孔变化　瞳孔变化是颅脑疾病、药物中毒、昏迷等许多疾病病情变化的重要指征。应注意观察两侧瞳孔的形状、大小、边缘、对称性及对光反应等方面。

(1) 瞳孔的大小及形状。①正常瞳孔：呈圆形，两侧等大等圆，边缘整齐，在自然光线下，直径为 2.5～5 mm，平均为 3～4 mm。生理情况下婴幼儿、老年人瞳孔较小，青少年瞳孔较大；光亮处瞳孔收缩，昏暗处瞳孔扩大。②异常瞳孔：瞳孔直径小于 2 mm 为瞳孔缩小，小于 1 mm 为针尖样瞳孔，瞳孔缩小见于虹膜炎症、有机磷农药、氯丙嗪、吗啡等中毒；瞳孔直径大于 5 mm 为瞳孔散大，见于颅内压增高、颅脑损伤、颠茄类药物中毒及濒死状态等；两侧瞳孔大小不等，见于脑外伤、脑肿瘤、脑疝等；两侧瞳孔不等大、对光反应减弱或消失、神志不清，提示脑病变。

(2) 瞳孔对光反应：正常情况下，双侧瞳孔经光照射立即缩小，移去光源后迅速复原，称为对光反应灵敏。如瞳孔经光照射后，其大小不随光线的刺激而变化，称为对光反应消失，常见于深昏迷或危重患者。

(二) 呼吸系统

评估患者的呼吸方式、节律、有无呼吸困难、咳嗽、咳痰情况及性质、程度等。

(三) 循环系统

评估患者的心律、心率，有无异常情况，有无心性水肿、部位、程度、性质等。

(四) 消化系统

评估有无恶心、呕吐、嗳气、反酸、腹胀、腹痛、腹泻、腹水等胃肠道症状和体征。

呕吐可将有害物质吐出，对身体起到保护作用，但剧烈而频繁的呕吐可引起水、电解质紊乱，酸碱平衡失调，营养障碍等。应注意观察呕吐方式及呕吐物的性状、色、量、味等。颅内压增高者的呕吐呈喷射状；呕吐物一般为消化液和食物；急性大出血者的呕吐物呈鲜红色、陈旧性出血呈咖啡色、胆汁反流呈黄绿色、滞留在胃内时间较长呈暗灰色；成人胃容量一般为 300 mL，如呕吐物超过胃容量应考虑有无幽门梗阻等情况；普通呕吐物呈酸味、胃内出血可呈碱味、食物在胃内停留时间较长呈腐臭味、含有大量胆汁呈苦味、肠梗阻时呈粪臭味。

对腹痛者要注意观察腹痛的部位、性质等；注意对腹部进行触诊，检查腹部的柔软程度、有无肌紧张、压痛、反跳痛，有无腹部包块、部位、性质等。对腹水患者要测量腹围。

(五) 生殖系统

女性月经情况，有无月经紊乱、痛经、月经量过多、绝经等。男性前列腺、外生殖器等。

第四节　心理社会方面评估

一、心理状态评估

心理状态评估包括护理对象的语言与非语言行为、思维过程、认知能力、情绪状态、感知情况、对疾病的认识、价值观和信念等。

二、社会文化状态评估

社会文化状态评估包括职业及工作情况,目前享受的医疗保健待遇,经济状况,护理对象在家庭中的地位、家庭成员的态度、社会支持系统状况等。

知识链接

住 院 评 估

住院期间的持续评估是对入院评估的进一步补充,护理程序是一个综合的、动态的、具有决策和反馈功能的过程。入院评估只是这个程序中的一个基本环节,为了实施良好的护理,护理人员应对患者的整个住院过程都进行持续的评估,以弥补入院评估时可能存在的不足,并及时发现新的问题,采取有效的护理措施,让患者的身心始终处于接受治疗和康复的最佳状态。

入院护理评估单见表 2-9-1。

表 2-9-1　入院护理评估单

姓名　李某　　床号　1　　科别　内　　病室　10　　住院号　20123680

(一)一般资料

姓名　李某　　性别　女　　年龄　50 岁　　职业　教师　　民族　汉

籍贯　河北　　婚姻　已婚　　文化程度　大学毕业　　宗教信仰　无

联系地址　河北省邢台市桥西区中兴街 1 号　　联系人　王××　　电话　8227659

主管医师　孙×　　护士　胡×　　收集资料时间　2012.12.1

入院时间　2012.12.1　　入院方式:步行　扶行√　轮椅　平车

入院医疗诊断　肺炎　(性质待查)

入院原因(主诉和简要病史)三天来高烧,最高达 40 ℃,服退烧药后,体温下降,但不久又烧,有咳嗽,痰为白色黏液,咳时伴胸痛。在门诊静脉滴注青霉素 2 天无效,胸片双肺下侧有浸润阴影,伴胸腔积液住院。

既往史:做过阑尾切除术,无心脏病与糖尿病史。

过敏史:无√　　　有　(药物_____　食物_____　其他_____)

家族史:高血压病√、冠心病√、糖尿病√、肿瘤_____　癫痫、精神病、传染病_____

遗传病_____　其他_____无_____

(二)生活状况及自理程度

1. 饮食

基本饮食:普食　软饭　　半流质　　流质　√　　禁食

食欲:正常　增加　　亢进____天/周/月　　下降/厌食　3　天/周/月

近期体重变化:无√　　增加/下降_____kg/_____月(原因_____)

其他:_____

2. 睡眠/休息

休息后体力是否容易恢复:是　√　否(原因_____)

睡眠:正常　入睡困难√　　易醒　多梦　噩梦　失眠

辅助睡眠：无 √ 药物 其他方法

其他：__偶尔有安定助眠__

3. 排泄

排便：__4__ 次/天 性状__稀__ 正常/便秘/腹泻√/失禁 造瘘

排尿：__5__ 次/天 颜色__浅黄__ 性状__透明__ 尿量__700__ mL/d 尿失禁

4. 烟酒嗜好

吸烟：无√ 偶尔吸烟 经常吸烟___年___支/天 已戒___年

饮酒/酗酒：无√ 偶尔饮酒 经常饮酒___年___mL/d 已戒___年

5. 活动

自理：全部 障碍(进食 沐浴/卫生 穿着/修饰 如厕√)；自理程度(完全依赖、协助√、自理)

活动能力：下床活动√ 卧床(自行翻身/不能自行翻身)

步态：稳√ 不稳(原因_____)

医疗/疾病限制：医嘱卧床 持续静滴 石膏 牵引 瘫痪

6. 认知/感受

疼痛：无 有 √ 部位/性质__咳时胸痛__

视力：正常√ 远/近视 失明(左/右/双侧)

触觉：正常 √ 障碍(部位_____)

嗅觉：正常√ 减弱 缺失

思维过程：正常√ 注意力分散 远/近期记忆力下降 思维混乱

其他：_____

7. 其他：_____

（三）体格检查

T __39.1__ ℃ P __100__次 /分 R __24__次 /分 BP __120/80__ mmHg

身高__160__ cm 体重__55__ kg

1. 神经系统

意识状态：清醒√ 意识模糊 嗜睡 谵妄 昏迷

语言表达：清醒√ 含糊 语言困难 失语

定向能力：准确√ 障碍(自我 时间 地点 人物)

2. 皮肤黏膜

皮肤颜色：正常 潮红√ 苍白 发绀 黄染

皮肤温度：温 凉 热√

皮肤湿度：正常 干燥 潮湿√ 多汗

完整性：完整√ 皮疹 出血点 其他_____

压疮 (Ⅰ/Ⅱ/Ⅲ度)(部位/范围_____)

口腔黏膜：正常√ 充血 出血点 糜烂溃疡 疱疹 白斑

其他：_____

3. 呼吸系统

呼吸方式：自主呼吸 √ 机械呼吸

节律：规则 √ 异常 频率__24__次/分 深浅度：正常 深 浅

呼吸困难：无 √ 轻度 中度 重度

咳嗽： 无 有√

痰：无 容易咳出√ 不易咳出 痰(色___量___黏稠度___)

其他：_____

4. 循环系统

心律： 规则 √ 心律不齐 心率__100__次/分

水肿： 无 √ 有(部位/程度_____)

其他： 轻度脱水_____

5. 消化系统

胃肠道症状:恶心 呕吐(颜色____性质____次数____总量____)

嗳气 反酸 烧灼感 腹胀 腹痛(部位/性质____)

腹部:软√ 肌紧张 压痛/反跳痛 可触及包块(部位/性质____)

腹水(腹围____cm)

其他：_____

6. 生殖系统

月经： 正常 紊乱 痛经 月经量过多 绝经√

其他：_____

(四)心理社会方面

1. 情绪状态:镇静 √ 易激动 焦虑 恐惧 悲哀 无反应

2. 就业状态:固定职业 √ 丧失劳动力 失业 待业 其他

3. 沟通:希望与更多的人交往 √ 语言交流障碍 不愿与人交往

4. 医疗费用来源:自费 劳保公费 医疗保险 √ 其他

5. 与亲友关系:和睦 √ 冷淡 紧张

6. 遇到困难最愿向谁倾诉:父母 子女√

知识链接

出 院 评 估

出院是患者从医疗环境回归到家庭及社区的过程。为了保持整体护理的系统性和连续性,护士除须按医嘱要求进行必要的解释外,还要在患者出院前对其身心健康状况进行全面评估,根据患者现有和潜在的身心健康问题的反应,结合患者的病情、家庭及生活环境以及就医的条件等,为患者提供一个切实可行的自我护理计划,并对有关的护理知识和技能进行必要的指导。出院护理评估单包括健康教育、护理小结及评价三个部分。

能力检测

1. 根据所学知识到医院对新入院患者进行入院护理评估,并完成一份入院护理评估单。

2. 患者,女,65岁,农民,半文盲。主诉:近两个月来感到乏力以致不能干农活,食量增加但日见消瘦,饮水及小便量亦增多,偶有头痛和手指麻木。门诊检查:尿糖＋＋＋,空腹血糖200 mg/dL,问诊时患者偶感视物模糊,右腿疼痛。查体:T36.5℃;P72次/分;R20

次/分;BP160/100 mmHg。身高1.7 m,体重55 kg,皮肤干燥,足部有甲癣。家族史:父死于中风,母死于肿瘤;已婚,妻子及儿女均体健。膳食:以粮食、青菜为主,不常吃肉类。嗜好:吸烟(40 年),偶饮少量酒。居住地区经济不够发达,与子女分居,家庭收入主要靠患者劳动所得,既往很少患病,对此次患病感到意外,希望尽快控制病情,早日出院,以减少经济负担。医疗诊断:糖尿病Ⅱ型。目前治疗:糖尿病饮食,口服降糖药,但晚间患者常感到饥饿,有时偷偷吃点心、饼干等食品。请就该患者情况进一步完善资料,并完成入院护理评估单。

（闫　涛）

小　结

　　患者通过门诊或急诊经医师初步诊断确定需住院进一步检查或治疗时,由医师开具住院通知单,到住院处办理入院手续。住院处安排床位后,应电话通知病区做好接待准备,病区护士为患者准备安全、舒适的床单位;将备用床改为暂空床,为手术患者准备麻醉床。住院处护士根据患者情况采用步行、轮椅运送、平车运送患者入病区。病区护士热情接待患者,协助患者采取合适体位到床上休息,向患者介绍主管医生、护士,介绍病区的物理和社会环境,以便其尽快适应。建立住院病案,填写入院登记本、诊断卡、床尾卡等,并通知医师接诊。常规为患者测量生命体征和体重,做好入院指导,遵照医嘱为患者准备营养和膳食,留取标本,按分级护理进行护理,在8 h内完成入院护理评估。如为急诊、危重患者安置在危重病室或抢救室,并备好抢救物品,通知并配合医师进行抢救。

综合实训项目二　入院护理技术

　　患者,男,60 岁,高血压病史十余年,近期由于搬家过度劳累,主诉:"出现眩晕、恶心、失眠、身体虚弱等症状",医生查体后发现脉速、血压波动较大,安排患者住院治疗。请完成下列任务:

　　1. 住院处护士应该给予患者哪些护理措施,采取何种方式运送患者入病区?

　　2. 作为病区的值班护士,应该如何接待新入院的患者?

　　3. 作为该患者的责任护士,如何测量患者的生命体征? 怎样为患者做入院评估? 评估内容应包括些什么? 应该为该患者做哪些方面的入院宣教? 另外,需要完成的入院护理记录有哪些? 如何正确地进行病案的书写管理?

　　4. 请根据医嘱为该患者留取血、尿、便常规检查标本。

　　5. 对患者进行入院护理评估,并完成入院护理评估单。

项目三
生活护理技术

护士执业资格考试导航

1. 口腔护理、床上梳发、床上洗发、灭头虱虮法、淋浴、盆浴、床上擦浴。
2. 压疮的概念、发生原因、好发部位、分期及临床表现、预防和护理。
3. 晨晚间护理的目的、内容、卧床患者更换床单法。
4. 医院的基本饮食、治疗饮食和试验饮食、饮食护理、鼻饲技术、出入液量的记录。
5. 排尿的评估、尿潴留、尿失禁患者的护理、导尿术、留置导尿术。
6. 排便的评估、便秘、腹泻、大便失禁、肠胀气患者的护理、灌肠法、肛管排气法。

任务十　休息与活动

任务引导

患者,男,74岁,三天前因晨起突然发现语言不清,右侧肢体活动不便,持续约20 min自行缓解。入院当日晨起再发,半日未缓解,同时出现尿失禁,急诊入院。体检:T36.2 ℃、P90 次/分、R16 次/分、BP190/105 mmHg,嗜睡。诊断:脑血栓形成。作为责任护士,请思考以下问题:①如何判断该患者的肌力? ②如何为该患者进行肢体功能锻炼?

第一节　休　　息

一、休息的概念

休息是指通过改变当前的活动方式,使人从生理上和心理上放松,处于一种没有紧张的松弛状态。恰当的休息包括体力上的恢复和精神上的放松。通过休息,可以减轻疲劳、缓解紧张情绪。休息的方式因人而异,取决于个体年龄、健康状况、工作性质和生活方式等因素。

二、休息的意义

休息是人类最基本的生理需求之一,对健康人而言,充足的休息是维持机体身心健康的必要条件;对患者而言,充足的休息是促进疾病康复的重要措施。休息对于维护健康具有重要意义。

(1)休息可以减轻或消除疲劳,缓解精神紧张和压力,促进体力和精力的恢复。

(2)休息可以维持机体生理调节的规律性。

(3)休息可以促进机体正常生长发育。

(4)休息可以减少能量消耗。

(5)休息可以促进蛋白质的合成及组织修复。

(6)休息可以提高治疗效果,促进机体康复。

三、休息的条件

良好的休息,必须具备以下三个条件。

1. 生理上的舒适　身体舒适是保证有效休息的重要条件。护理人员应及时评估并减轻患者身体的不适,提供各种舒适服务,如解除和控制疼痛,清洁护理,安置舒适的体位,调节病室环境等。

2. 心理上的放松　情绪紧张和精神压力会导致患者睡眠型态的改变,要得到良好的休息就要减少紧张和焦虑,保持情绪稳定。护理人员应耐心地与患者进行沟通,了解患者的心理问题,运用适当的知识和技能,帮助患者达到身心放松,处于平静、安宁的状态。

3. 充足的睡眠　休息的最基本的先决条件是充足的睡眠,睡眠的数量和质量是影响休息的重要因素。护理人员应全面评估影响患者睡眠的因素及患者个人的睡眠习惯,综合制订促进睡眠的措施,保证睡眠时间和质量,以达到有效的休息。

知识链接

舒　适

舒适(comfort)是指个体身心处于轻松、满意、自在、无焦虑、无疼痛的健康、安宁状态时的一种自我感觉。从整体看,舒适包含四个相互关联的方面。①生理舒适:个体身体上的舒适感觉。②心理、精神舒适:个体内在的自我意识的满足。③环境舒适:与外在物理环境相关的舒适感觉。④社会舒适:人际关系、家庭与社会关系的和谐带来的舒适感觉。引起患者不舒适的原因也主要存在于这四个方面。

四、睡眠的生理

(一)睡眠的概念

良好的睡眠可以促进体力和精力的恢复,对于维护健康具有重要意义。过去人们认为睡眠是一种"均匀安静的状态",肌肉极度放松,对周围环境失去反应能力;现代的观点认为,睡眠是一种特殊的知觉状态,虽然人对周围环境的反应能力降低,但并未完全消失,只是人对周围环境的知觉和反应明显减少而已。同时,睡眠具有周期性,是循环发生的,一般一天一次。因此,可以将睡眠定义为一种周期发生的知觉的特殊状态,由不同的时相组成,对周围环境可相对地不做出反应。

(二)睡眠的原理

睡眠由睡眠中枢控制,目前认为睡眠中枢位于脑干尾部,冲动向上传导可作用于大脑皮层(或称为上行抑制系统),与控制觉醒的脑干网状结构上行激动系统的作用相拮抗,从而调节睡眠与觉醒的相互转化。觉醒和睡眠是一种昼夜节律性的生理活动,是人类和高等动物维护生命活动所必需的普遍现象。

(三)睡眠的时相

研究人员根据睡眠发展过程中脑电波变化和机体活动功能的表现,将睡眠分为两个时相,即慢波睡眠(slow wave sleep,SWS)和快波睡眠(fast wave sleep,FWS)。

1. 慢波睡眠 慢波睡眠又称为正相睡眠(orthodox sleep,OS)或非快速眼球运动睡眠(non rapid eye movement sleep,NREM sleep),此期脑电图(EEG)的特征与觉醒时相比,脑电波慢而同步,呼吸和其他自主神经系统的功能活动均下降,表现为闭目、瞳孔缩小、肌肉放松,但还有一定的张力。可分为四期。

入睡期(第一期):为清醒与睡眠之间的过渡期,只维持几分钟,是所有睡眠时相中最浅的一期,很容易唤醒。在这一期,生理活动开始减缓,生命征象与新陈代谢逐渐减慢,但脑电图显示的一些特点与清醒时相同。

浅睡期(第二期):仍可听到声音,易被唤醒,持续 10～20 min。此期身体功能继续变慢,肌肉逐渐放松。

中度睡眠期(第三期):持续 15～30 min,此期肌肉完全放松,生命体征下降,仍规则,身体移动很少,难以唤醒。

深度睡眠期(第四期):持续 15～30 min,此期身体完全松弛且无法移动,极难唤醒,遗尿和梦游可能发生。在此期脑垂体前叶分泌大量的生长激素,人体组织愈合加快,有利于促进生长和体力恢复。

2. 快波睡眠 快波睡眠又称为异相睡眠(paradoxical sleep,PS)或快速动眼睡眠阶段(rapid eye movement sleep,REM sleep),通常是发生在入睡后的 80～100 min,持续时间为 20～30 min。此期的特点是眼球快速转动,脑电图活跃,与觉醒时极为相似。而肌电图反映肌张力极低,肌肉几乎完全松弛,可有间断的阵发性表现,如眼球快速运动、躯体抽动、心率加快、血压升高、呼吸加快且不规则等。某些疾病容易在夜间发作,如心绞痛、哮喘、阻塞性肺气肿缺氧发作等,可能与此有关。快波睡眠的特征之一是做梦。在快波睡眠中,脑的耗氧量增加,脑血流量增多且脑内蛋白质合成加快,生长激素分泌减少。专家认为快波睡眠与幼儿神经系统的成熟有关,有利于建立新的神经突触联系,能够促进学习记忆和精力恢复。快波睡眠对精神和情绪上的平衡十分重要。因为生动、充满感情色彩的梦境可以缓解精神压力,消除人们记忆中忧虑的事情。如果此阶段的睡眠减少或被剥夺,人体就会受到干扰,可出现烦躁、冷漠、判断力差,对疼痛的敏感性增加。如果快波睡眠连续几夜被剥夺,人会变得糊涂或迷惑,并可能出现幻觉。因此,最好不要在此期打断睡眠。

睡眠各阶段的变化见表 3-10-1。

表 3-10-1 睡眠各阶段的变化

睡 眠 分 期	临 床 表 现	生 理 表 现	脑 电 图
NREM 第一期	入睡过渡期,易被外界声响惊醒	全身肌肉松弛,呼吸均匀,脉搏减慢	低电压,α 节律,频率为 8~12/s
NREM 第二期	进入睡眠状态,仍易被惊醒	全身肌肉松弛,生命体征继续下降	快速宽大的梭状波,频率为 14~16/s
NREM 第三期	熟睡期,需要巨大声响才能使之觉醒	肌肉十分松弛,体温、血压下降,呼吸均匀,心跳缓慢	梭状波与 δ 波交替出现
NREM 第四期	深睡期,很难唤醒,可出现梦游和遗尿	全身松弛,无任何活动,心率、血压、体温继续下降,呼吸匀而慢,体内分泌大量生长激素	慢而高的 δ 波,频率为 1~2/s
REM 期	眼肌活跃,眼球快速转动,出现梦境,很难唤醒	除眼肌外,全身肌肉完全松弛,心率、血压、呼吸大幅度波动,分泌大量肾上腺素	呈不规则的低电压波形与第一期相似

(四)睡眠周期

正常状况下,慢波睡眠和快波睡眠不断重复、交替出现。每一个睡眠周期(图 3-10-1)都含有 60~120 min 不等的(平均为 90 min)有顺序的睡眠时相。成年人每次 6~8 h 的睡眠中,平均出现 4~6 个睡眠时相周期。

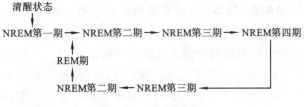

图 3-10-1 睡眠周期

如果在睡眠时相周期的任一时相被唤醒,继续睡眠时,将会回到睡眠最初状态,而不会回到被唤醒的那一期。因此,在夜间,若睡眠经常被中断,将整夜无法获得深度睡眠与快波睡眠。患者睡眠质量下降,就只能通过增加睡眠总时数或持续嗜睡来补充缺失的深度睡眠和快波睡眠,而造成睡眠型态紊乱,出现疲倦、难以入睡、无精打采、反应迟钝、时常打呵欠等。因此,为了帮助患者获得最佳睡眠,护士应当全面评估患者睡眠的需要及影响睡眠的因素,从而保证患者睡眠的质量。

五、促进患者睡眠的护理

(一)睡眠的评估

1. 影响因素的评估

(1)年龄因素:睡眠的需要量通常与其年龄成反比。新生儿24 h中大多处于睡眠状态,一周后16~20 h,婴儿期14~15 h,幼儿期12~14 h,学龄儿童10~12 h,青少年8~9 h,成年期7~8 h,50岁以上平均7 h。各睡眠时相所占比例也受年龄的影响。快波睡眠的比例、深度睡眠的时间都随年龄的增长逐渐减少,入睡期和浅睡期的时间随年龄的增长逐渐增加。总之,随着年龄的增长,总的睡眠时间减少,睡眠过程中醒来的次数增多。

(2)生理因素。①疲劳:适度的疲劳有助于入睡,但过度的疲劳反而会使入睡困难,通常3~5天才能恢复。②昼夜节律性:人体根据内在的生物性规律,在24 h内规律地运行它的活动,相当于一个人的生物时钟,形成一个人的日常生活节奏。各种原因造成的昼夜节律破坏、生物节律失调,都会影响睡眠。③睡眠习惯:一些人喜欢在睡前洗热水澡、喝牛奶、阅读、听音乐等,如果这些习惯被改变,则可能使睡眠发生障碍。④内分泌变化:女性在月经期会通过增加睡眠时间来缓解疲劳、补充体力。绝经期妇女由于雌激素水平下降会引起睡眠紊乱,补充激素可改善睡眠质量。

(3)病理因素。①疾病:许多疾病及其症状都可影响睡眠,如晚期癌症及各种原因引起的疼痛等患者,都会引起睡眠活动改变,抑郁症患者会出现睡眠过多,甲亢患者常常失眠多梦。②身体不适:疼痛、心悸、腹胀、饥饿、呼吸困难等各种身体不适都会影响睡眠。身体的舒适是获得休息与安睡的先决条件。

(4)心理因素:过于强烈的情绪变化,如恐惧、焦虑、喜悦、悲哀等,可伴有中枢交感和胆碱能活动平衡紊乱,影响大脑对睡眠的调节功能。

(5)环境因素:环境的改变直接影响人的睡眠状况,如陌生的环境,不适宜的温度、湿度、噪声等会造成入睡时间延长,快波睡眠减少,觉醒次数增多。

(6)药物因素:药物影响睡眠过程的作用机制非常复杂,某些神经系统用药、抗高血压药、抗组胺药、平喘药、镇痛药、镇静药、激素等均对睡眠有一定的影响。如长期服用安眠药,停药后往往会导致对药物的依赖或使睡眠障碍更严重。

(7)食物因素:一些食物及饮料的摄入也会改变睡眠状况。L-色氨酸广泛存在于各种食物中,如肉类、乳制品和豆类,能促进入睡,缩短入睡时间,被认为是天然的催眠剂。少量饮酒也能促进放松和睡眠,但大量饮酒却会抑制脑干维持睡眠的功能,使睡眠变浅。咖啡、浓茶、可乐中含有咖啡因,饮用后使人兴奋难以入睡,故睡前应限制其摄入这类饮料,尤其在睡前4~5 h应避免使用。

(8)生活方式:长期紧张忙碌的工作,缺乏适当的运动和休息,生活无规律,或生活环境单调乏味,缺少必要的刺激,都会影响睡眠质量。

2. 睡眠型态的评估 护理人员应积极收集有关患者睡眠的资料,并重点了解下列情况。

(1)每天的睡眠时间,就寝时间和起床时间。

(2)有无午睡习惯,午睡时间。

（3）睡前习惯，有无服用药物或其他特殊习惯（喝牛奶、听音乐、读报纸等），药物的种类、剂量。

（4）睡眠深度，是否打鼾。

（5）夜间醒来的时间、次数及原因。

（6）睡眠过程中有无异常情况（失眠、呼吸暂停、梦游等），严重程度、原因及对机体的影响。

（7）睡眠效果，晨起是否感觉精力充沛。

（二）常见的护理问题

1. 失眠（insomnia） 失眠是睡眠型态紊乱中最常见的一种，主要表现为难以入睡或难以维持睡眠，或睡眠质量差。患者常主诉没有睡好，多梦、易醒，醒后仍感到疲乏，有黑眼圈，经常打呵欠；有轻度一过性眼球震颤，轻微手颤。依据诱发因素的有无，可分为三种。

（1）原发性失眠症：一种慢性综合征，包括难以入睡、间断易醒或早醒，应与身体或精神上有病而导致的暂时失眠相区别。在原发性失眠症中，不仅睡眠时数减少，而且在质上也有变化。

（2）继发性失眠症：常因精神紧张、环境不适、身体障碍等引起睡眠困难。

（3）药物依赖性失眠症：严格地说虽不是原发性失眠症，但却是因原发性失眠症滥用药物而导致的结果。过多使用安眠药物会造成睡眠活动的改变。

2. 睡眠过度（hypersomnia） 睡眠过度指睡眠时间过长或长期处于想睡的状态，可持续几个小时到几天，难以唤醒且处在混乱状态。多发生于各种脑部疾病，如脑血管疾病，脑外伤、脑炎、第三脑室底部和蝶鞍附近的脑瘤等。也可见于糖尿病、镇静药过量等，还可见于严重的抑郁、焦虑等心理疾病。

3. 发作性睡眠（narcolepsy） 发作性睡眠指不可抗拒的突然发生的睡眠，并伴有猝倒症、睡眠瘫痪和入睡幻觉，是一种特殊的睡眠障碍，特点是控制不住的短时间的嗜睡。发作时，患者可由清醒状态直接进入快波睡眠，表现为局部肌张力突然丧失，脸下垂，不说话，垂头。发作性睡眠最严重的并发症是猝倒症，约有70%会出现有猝倒现象，表现为肌张力部分或全部丧失，导致严重跌伤；约有25%的人在发作性睡眠时有生动的、充满色彩的幻觉和幻听。发作后，患者感到精力恢复。目前认为发作性睡眠是快波睡眠障碍。

4. 睡眠呼吸暂停（sleep apneas） 睡眠呼吸暂停是以睡眠中呼吸反复停顿为特征的一组综合征，每次停顿10 s以上，通常每小时停顿20次以上，临床上表现为时醒时睡，并伴有动脉血氧饱和度降低、低氧血症、高血压及肺动脉高压。可分为中枢性呼吸暂停和阻塞性呼吸暂停两种类型。中枢性呼吸暂停是由于中枢神经系统功能不良造成，见于颅脑损伤、药物中毒等。阻塞性呼吸暂停常见于上呼吸道病变或肥胖者，往往出现在严重、频繁地用力打鼾或喘息之后。

5. 其他

（1）梦游：又称夜游症、梦行症或睡行症，主要见于儿童。常发生于慢波睡眠的第3、4期。发作时患者于睡眠中在床上爬动或下床活动，甚至完成一些复杂的动作，活动中可含糊回答他人的提问，也可被强烈的刺激惊醒，醒后对梦游过程不能回忆。

（2）遗尿：指5岁以上的儿童仍不能控制排尿，反复出现不自主的排尿。多与大脑未完全发育有关,泌尿系统解剖或功能障碍也可引起。常在睡眠最深的慢波睡眠第四期发生。

(三)护理目标

(1)患者处于睡眠的最佳平衡状态。

(2)患者能识别影响睡眠的因素,学会诱导睡眠的技巧。

(四)护理措施

1. 创建良好的睡眠环境 患者的睡眠环境应安全、安静、清洁、舒适。

(1)控制病室的温度、湿度、光线、声音,室内温度一般冬季为18~22 ℃,夏季为25 ℃左右,湿度为50%~60%,避免强光刺激,晚上开地灯或壁灯,注意做到"四轻"(说话轻、走路轻、操作轻、开关门轻)。

(2)合理安排护理措施,常规的护理工作应安排在白天,并应避免在患者午睡时进行。夜间执行护理措施时,应尽量间隔90 min,以避免患者在一个睡眠周期发生睡眠中断的现象。

(3)床铺应整洁、安全、舒适,被褥及枕头的厚度及硬度合适。

2. 满足患者身体舒适的需要 采取有效措施消除影响患者身体舒适和睡眠的因素。就寝前做好晚间护理,检查身体各部位引流管、牵引、敷料的情况,必要时更换敷料;帮助患者选择舒适的卧位;酌情给予镇痛剂控制疼痛;解除腹胀、尿潴留等,尽量减轻患者不适。

3. 建立良好的睡眠习惯 鼓励患者建立良好的生活方式和睡眠习惯,消除影响睡眠的自身因素。尊重患者的睡眠习惯,并尽可能使其维持原有规律。

4. 减轻患者的心理压力 住院患者的心理压力往往很大,常常感到紧张、焦虑、恐惧和孤独,严重影响睡眠。护理人员要善于观察并掌握观察的方法和技巧,及时发现和了解患者的心理变化,解决患者的睡眠问题。

5. 合理使用药物 护士应明确患者的身体状况,合理选用镇静催眠药物,观察患者服药期间的睡眠情况及身心反应。当促进睡眠的方法都无效时才可使用药物治疗,且用药的时间越短越好。下列情况禁用此类药物:妊娠和哺乳期妇女;急性青光眼和重症肌无力患者;严重心、肝、肾功能损害者。

6. 健康教育 与患者一起分析讨论有关休息和睡眠的问题,使患者了解休息与睡眠对心、身康复的重要意义;睡眠或休息紊乱的原因和避免其发生的可能方法;帮助患者建立有规律的生活方式,养成良好的睡眠习惯。

7. 睡眠障碍的特殊护理 对于发作性睡眠的患者,选择药物治疗,应注意发作前兆,减少意外发生等;对于睡眠呼吸暂停的患者,指导其采取正确的睡眠姿势;对梦游者,应做好各种预防措施,必要时关窗、锁门,保护患者的安全;对遗尿者,晚间要限制饮水,并在睡前督促其排尿。

知识链接

疼痛及护理

北美护理诊断协会(NANDA,1978)对疼痛的定义:个体经受或叙述有严重不适或不舒服的感受。疼痛具有保护性的生理意义,是一种对身体的危险警告;疼痛也是许多疾病的症状,是诊断的重要依据。

导致疼痛的常见原因主要有:①温度刺激;②化学刺激;③物理刺激;④病理改变;⑤心理因素。影响疼痛的因素主要为:年龄、注意力、个人经历、社会文化背景、情绪、疲乏、个体差异、患者的支持系统等。

疼痛的评估:评估内容包括疼痛的部位、时间、性质、程度、疼痛伴随症状、耐受性、疼痛的表达方式、控制疼痛的方法;评估方法有询问病史,观察和体格检查,阅读和回顾既往病史,使用疼痛评估工具如数字疼痛评定法、文字描述法、视觉模拟评定法、面部表情测量图等。

疼痛患者的护理:①解除疼痛刺激源。②物理止痛:冷热疗、推拿、按摩、理疗等。③药物止痛:合理应用镇痛药;诊断未明确前,不应随意应用;对于慢性疼痛,掌握发作规律,在发作前给药;WHO 三阶梯癌痛治疗方案已推广。④镇痛泵(PCA)的使用。⑤针灸止痛。⑥经皮神经电刺激疗法(TENS)。⑦心理止痛:松弛术、引导想象、深呼吸等。

第二节 活 动

一、活动的意义

活动是人的基本需要之一,对维持健康非常重要。人们通过各种丰富的活动来满足生理、心理及社会各方面的需求,如通过穿衣、饮水、进食、排泄等活动来满足基本的生理需要;通过身体活动来维持呼吸、循环、消化、排泄及骨骼肌肉的正常功能;通过学习和工作来满足自我实现的需要;通过思维活动维持个人意识和智力发展。适当的活动,能够使人身体健康,精神愉悦,心情舒畅,并能较好地适应内、外环境因素的变化。

首先,适当的活动可以保持良好的肌张力,保持关节的弹性和灵活性,控制体重,避免肥胖;其次,适当的运动可以加速血液循环,增强心肺功能,提高机体携氧能力,促进消化、预防便秘;另外,活动还有利于缓解心理压力,促进身心放松,有助于睡眠,并能减缓老化过程和降低慢性病的发生率。

二、活动受限的原因及对机体的影响

(一)活动受限的原因

活动受限即制动(immobilization)是指身体的活动力或任何一部分的活动由于某些原因而受到限制。制动的原因常见如下。

1. 疼痛 疼痛往往会限制相应部位的活动,如术后患者常因伤口疼痛而不敢活动或因疼痛而限制了关节的活动范围,类风湿性关节炎患者,为避免关节活动时疼痛,被动减少活动。

2. 损伤 关节、骨骼、肌肉的损伤,如扭伤、挫伤、骨折等,都会导致肢体活动能力下降。

3. 运动、神经功能受损 可造成暂时的或永久的运动功能障碍,如渐进性、退化性肌肉萎缩的患者,重症肌无力的患者,其他如脑卒中或脑血栓所致的瘫痪、脊髓受损等。

4. 营养状态改变 某些严重疾病导致患者极度营养不良或极度肥胖,导致患者身体活动受限。

5. 身体残疾 先天性畸形或其他残障直接或间接限制了肢体的正常活动。

6. 精神心理因素 当个体承受的压力超过其适应范围时或出现极度悲伤、极度忧郁、极度愤怒时,正常的思维活动受到影响,肢体活动会明显减少。

7. 治疗因素 如某些骨科患者所使用的牵引和石膏绷带,为保护患者安全而使用的各种保护具等,均限制了患者的活动。

(二)活动受限对机体的影响

1. 对皮肤的影响 长期卧床患者皮肤易受损形成压疮。

2. 对骨骼和肌肉组织的影响 骨骼、关节、肌肉组织长期活动受限,可能造成的影响如下。①肌肉无力或萎缩:肌肉完全失去活动 48 h 后就会发生肌肉无力或萎缩现象。②骨质疏松、骨骼变形,严重时发生病理性骨折。③关节僵硬或挛缩:关节长时间处于某一姿势,会导致关节发生失用性萎缩现象与关节僵硬。④手足废用:长期卧床、肢体没有维持功能位置或床上重物的压迫等因素,可造成垂足、垂腕、髋关节外旋及关节活动范围缩小。

3. 对心血管系统的影响

(1)体位性低血压:指当人体从卧位到坐位或直立位时,或长时间站立出现血压突然下降超过 20 mmHg,并伴有头昏、头晕、视力模糊、乏力、恶心等表现。由于突然直立时,血管尚未收缩,使血液滞留在下肢,导致血压突然下降,患者出现眩晕、眼花等低血压的症状。

(2)深静脉血栓形成:长期卧床对心血管系统的另一个影响是深静脉血栓的形成,病变主要累及四肢浅静脉或下肢深静脉,尤其是脱水、贫血、休克、肥胖的卧床患者发生率更高。长期卧床的患者,机体活动量少,血容量相对不足,血液黏度增加,血流速度减慢,同时下肢静脉血液循环不畅,如果循环不良的时间超过人体组织受损的代偿时间,就会发生血管内膜的受损。另外,长期不动的患者,同时出现血容量不足,加上腿部肌肉收缩不够,以致静脉内血流速度下降,促进血栓的形成。血栓脱落可形成栓塞,最主要的危险是血栓脱落于肺部血管,导致肺动脉栓塞。

4. 对呼吸系统的影响 长期卧床导致呼吸系统的两大并发症是坠积性肺炎和二氧化碳潴留。长期卧床患者大多处于衰竭状态,无力进行有效的深呼吸,加之患者因虚弱,无力将黏液咳出,致使痰液大量堆积流向肺底,不及时处理,将发生肺内感染,导致坠积性肺炎。此外,患者长期卧床,肺部扩张受限,有效通气减少,氧气的正常交换受到影响,导致二氧化碳潴留,严重时出现呼吸性酸中毒。

5. 对消化系统的影响 由于活动量的减少和疾病的消耗,患者往往出现食欲减退、厌食,摄入纤维和水分减少,胃肠道蠕动减慢,常出现便秘,严重时出现粪便嵌顿,排便更加困难。

6. 对泌尿系统的影响 正常情况下,站姿或坐姿排尿时,会阴部肌肉放松,同时腹压增加,刺激排尿。长期卧床的患者,由于排尿姿势的改变,导致排尿困难,继而膀胱胀满导致逼尿肌过度伸展,机体对膀胱胀满的感觉性变差,形成尿潴留。再加上机体活动量减少,尿液中的钙磷浓度增加,可形成泌尿道结石。另外,由于排尿减少,正常排尿对泌尿道的冲洗作用减少,造成大量细菌繁殖,上行至膀胱、输尿管和肾脏,引起泌尿道感染。

7. 对心理社会方面的影响 长期卧床,患者往往出现焦虑、恐惧、失眠、自尊的改变、愤怒、挫折感等,此外有些制动患者容易在情绪上出现波动,甚至会在行为上处于敌对好斗的状态;还有一些则变得胆怯畏缩,或出现定向力障碍,不能辨别时间和地点。

三、满足患者活动的需要

(一) 护理评估

评估最主要的目的是判断个体是否有能力活动,是否存在活动受限的因素,活动的程度是否合适,以及识别是否有任何废用的结果存在。

1. 影响因素的评估

(1)年龄:决定机体需要及所耐受活动程度的重要因素之一。如婴儿期活动主要以学习爬、坐、走等为主;老年人因身体机能逐渐老化,表现出各项活动能力下降。

(2)性别:使运动方式及运动强度产生区别,通常女性所做运动不如男性激烈。

(3)生理因素:身体状况良好,活动的兴趣高,活动量往往较大。

(4)心理因素:个性外向及情绪良好时,乐于进行运动;心情压抑、焦虑时,则对活动缺乏热情甚至产生恐惧心理,进而影响活动。

(5)环境、社会因素:如温度过高或过低,易使人产生疲劳,不愿活动;狭小有限的空间则影响个体活动的范围;社会背景及文化程度则可帮助护士分析和预测患者对活动的态度和兴趣。

2. 机体活动能力评估 通过对患者日常活动情况的评估来判断其活动能力。如通过观察其行走、穿衣、洗漱、如厕等的完成情况进行综合评价。机体活动功能可分为5度。

0度 完全能独立,可自由活动。

1度 需要使用设备或器械。

2度 需要他人的帮助、监护和教育。

3度 既需要有人帮助,也需要设备和器械。

4度 完全不能独立,不能参加活动。

3. 骨骼肌肉状态的评估 肌力是指肌肉的收缩力量。在正常肌力的情况下,触摸肌肉有坚实感。当肌力减弱时,触诊肌肉松软。通过机体收缩特定肌肉群的能力来评估肌力。肌力程度一般分为6级。

0级 完全瘫痪、肌力完全丧失。

1级 可见肌肉轻微收缩但无肢体运动。

2级 肢体可移动位置但不能抬起。

3级 肢体能抬离床面但不能对抗阻力。

4级 能做对抗阻力的运动,但肌力减弱。

5级 肌力正常。

4. 关节功能状况的评估 观察患者主动或被动运动时关节的活动范围有无受限,是否有关节僵硬、变形,活动关节有无声响或疼痛不适。

5. 活动型态的评估 了解患者活动的类型、活动量及活动后机体的反应。以判断活动程度与整个机体的状况是否相适应。

通过上述几方面的评估,护理人员应对患者的活动能力进行综合分析,制订护理措施,对患者的活动给予必要的、正确的指导。

(二)常见护理问题

1. 躯体移动障碍 个体独立移动躯体的能力受限制的状态。

2. 活动无耐力 个体进行日常活动或其他活动时,生理耐受能力降低的状态。

3. 有活动无耐力的危险 个体进行日常活动或其他活动时,处于生理耐受力下降的危险状态。

4. 有废用综合征的危险 个体因治疗或其他原因导致肌肉骨骼不能活动而引起身体各系统功能退化的危险状态。

(三)护理目标

(1)患者能保持或促进身体各系统的最佳功能。

(2)患者运动过程中无不适感。

(四)护理措施

根据患者的活动能力,可将患者的活动分为主动和被动运动。能离床活动者,可选用主动运动,鼓励其下床活动。对于身体活动受限的患者,可采用被动运动的方法,并指导患者尽力配合,使关节和肌肉得到最大范围的锻炼。

1. 健康教育 与患者讨论与活动有关的问题,使其了解制动对机体的影响,清楚活动的意义,掌握合适的活动方法,合理选择活动强度。

2. 患者选择合适的卧位 患者卧床时,体位应稳定、舒适,全身尽可能放松,以减少肌肉和关节的紧张。

3. 保持脊柱的正常生理弯曲和各关节的功能位置 卧床患者应注意保护颈部和腰部,如病情许可,还应经常变换体位,并给予背部护理,按摩受压肌肉,促进血液循环,帮助放松,减轻疼痛。保持各关节处于最佳功能位置,防止关节变形、挛缩,保持肌肉和关节的功能。

4. 维持关节的活动性 全范围关节运动(range-of-motion,ROM)是指根据每一特定关节可活动的范围来对此关节进行屈曲和伸展的运动,是维持关节可动性、防止关节挛缩和粘连形成、恢复和练习关节功能的有效锻炼方法。ROM可分为主动性ROM和被动性ROM,个体可以独立开始并完成的称为主动性ROM。个体依靠护理人员才能开始并完成的称为被动性ROM。

一般患者卧床2周就足以产生重要肌肉群和关节囊、关节韧带的挛缩畸形。因此,强调早期关节活动度的训练是极其重要的。每天应做2~3次ROM练习。

1)主动性ROM

【目的】

(1)增进肌肉的力量与功能。

（2）促进动作协调，增进全身的功能。

【运动原则】

（1）护士首先应教会患者动作的顺序与要领。

（2）患者前几次的运动，护士应在旁指导，及时纠正患者不正确的姿势与动作。

（3）时间不宜太长，每次运动完成后，应有短暂休息，以患者能胜任为原则。

2）被动性 ROM

【目的】

（1）维持关节的活动度。

（2）预防关节僵硬、粘连和挛缩。

（3）促进血液循环，有利于关节营养供给。

（4）恢复关节功能。

（5）维持肌张力。

【操作原则】

（1）运用人体力学的原理。

（2）操作时关节前后应予以支托，以达到活动关节的目的。

（3）活动期间应注意观察患者的反应，有无疼痛、疲劳、痉挛。

【实施】

（1）向患者解释关节运动的目的及方法，与患者讨论如何协助完成。

（2）帮助患者穿上宽松的衣服，以便活动。

（3）调节床至合适高度，固定床单位，将盖被折向床尾。

（4）协助患者采取自然放松的姿势，面向操作者，并尽量靠近操作者。

（5）依次对患者颈、肩、肘、腕、指、髋、踝、趾关节做屈曲、伸展、内收、外展、内旋、外旋等运动了解原来关节活动的程度。活动关节时，手应做环状或"支架"以支撑关节远端的肢体。当出现疼痛、疲劳、痉挛或抵抗反应时，应停止操作。

（6）每个关节每次做 5～10 次完整的 ROM 练习。各关节的活动形式和范围见表3-10-2。

（7）急性关节炎、骨折、肌腱断裂、关节脱位的患者进行 ROM 时，应在医生指导下进行，以免加剧损伤；有心脏疾病的患者，应注意观察心律、心率、血压、有无胸痛等症状，以防剧烈活动诱发心脏病。

（8）指导患者利用健侧肢体帮助患侧肢体运动。

（9）运动结束后，测量生命体征，协助患者取舒适卧位，整理床单位，记录患者每日运动的项目、次数、时间及效果。

表 3-10-2 人体各关节的活动形式和范围

部位	屈曲	伸展	外展	内收	内旋	外旋
颈部	前屈 35°～45°	后伸 35°～45°	左右侧屈 45°		左右旋转 60°～80°	
腰部	前屈 90°	后伸 30°	左右侧屈 30°		左右旋转 30°	

续表

部位	屈曲	伸展	外展	内收	内旋	外旋
肩关节	前屈 90°，上举 90°	后伸 45°	外展 90°	40°	80°	30°
肘关节	140°	过伸 0°～10°			旋前、旋后各 80°～90°	
腕关节	掌屈 50°～60°	背伸 35°～60°	桡侧偏屈 25°～30°；尺侧偏屈 30°～40°			
掌指关节	屈曲 60°～90°	伸直 0°				
近节指关节	屈曲 90°	伸直 0°				
远节指关节	屈曲 60°～90°	伸直 0°				
掌拇关节	屈曲时掌拇关节 20°～50°，指间关节 90°		掌侧外展 70°	内收时伸直位与食指桡侧并拢	对掌时注意拇指横越手掌之程度	
髋	145°	过伸 15°	30°～45°	20°～30°	40°～50°	40°～50°
膝	145°	过伸 5°～10°			膝关节屈曲时内旋 10°	膝关节屈曲时外旋 20°
踝关节	背伸 20°～30°	跖屈 40°～50°				
跟距关节			外翻 30°～35°	内翻 30°		
跖趾关节	背伸约 45°	跖屈 30～40°				

5. 肌肉的等长运动和等张运动 肌肉收缩有等长收缩和等张收缩两种形式。因此，可将肌肉运动分为等长运动和等张运动两大类。

1）等长运动(isometric exercises) 等长运动又称静力练习，肌肉收缩而肌纤维不缩短的运动，可增加肌肉的张力而不改变肌肉的长度。例如膝关节完全伸直定位后，做股四头肌的收缩松弛运动。临床常用的方法是"tens"方法，即收缩 10 s，休息 10 s，收缩 10 次为一组，重复 10 组。

优点：不引起明显的关节运动，可在肢体被固定时早期应用，以预防肌肉萎缩。

缺点：增加静态肌力为主，并有关节角度的特异性，即在某一关节角度下练习时，只对增加关节处该角度时的肌力有效。

2）等张运动(isotonic exercises) 等张运动又称动力运动，肌肉收缩时肌纤维缩短，即肌肉长度改变因而肢体活动。此运动可增加肌肉力量，并促进关节功能。常用于增强肌肉强度和肌肉耐力的练习，适用于各种原因造成的肌肉萎缩或肌力减退，但关节制动者禁用。

优点:肌肉运动符合大多数日常活动的肌肉运动方式,有利于改善肌肉的神经控制。

缺点:等张运动训练时间较长,消耗的能量较多,易使人疲劳,引起肌肉酸痛。进行肌肉锻炼时应注意以下几点。

(1)掌握运动量及频度,以肌肉适度疲劳而不出现明显疼痛为原则。每次练习后有适当间歇让肌肉充分放松、复原,一般每日或隔日练习一次。

(2)对练习过程中取得的进步和成绩要经常进行鼓励,及时显示练习效果以增强其康复的信心。

(3)锻炼中出现严重疼痛、不适,或伴有血压、脉搏、心律、呼吸、意识、情绪等的变化,应及时停止锻炼,并报告医生给予必要的处理。

(4)强力肌力练习前后应做准备及放松运动,避免出现肌肉损伤。

(5)有轻度高血压、冠心病或其他心血管病变时慎用肌力练习,严重者忌做肌力练习。

能力检测

患儿,男,8岁,主因上呼吸道感染后出现双下肢无力,行走时易跌倒而就诊,在当地医院予以激素治疗,未见好转,2周后渐累及双下肢,不能行走,伴双上肢瘫痪,进行性加重,不能站立,无明显感觉异常,收住院。入院检查:T36.3 ℃,P92 次/分,R24 次/分,Bp100/72 mmHg。神志清楚,发育正常,四肢瘫痪,不能站立,能坐,双下肢、双上肢肌力均为1级,肱二、三头肌反射减弱,双侧膝腱反射消失,克氏征阳性,直腿抬高试验阳性,四肢感觉存在。入院诊断:格林-巴利综合征。作为儿科护士:

1. 请对该患儿进行活动能力评定。

2. 根据活动能力制订活动的护理措施。

3. 如何为患儿创造良好的睡眠环境,保证其良好睡眠。

(李沛霖)

任务十一　清洁护理技术

任务引导

患者,男,48岁。因"上消化道出血"入院治疗,入院后医嘱:一级护理,禁食,胃肠减压,给予输血、补液治疗。护理体检:患者神志清醒,T 38.5 ℃,P 106 次/分,R 22 次/分,Bp 120/80 mmHg,面色苍白,口唇干裂,有口臭。遵医嘱给予降温药布洛芬口服后出汗较多。患者因入院后身体虚弱,一直卧床,未进行过沐浴,现患者自觉头部发痒,不适,且骶尾部皮肤出现 3 cm×5 cm 的红斑。作为该患者的责任护士,请思考下列问题:①引起患者不舒适的因素有哪些?②可以通过实施哪些护理技术来增进患者的舒适感?③如何正确实施这些护理措施?

第一节 口腔护理

一、口腔护理的意义

口腔是消化道的起端,具有咀嚼、味觉、消化、语言、辅助呼吸等功能。保护牙齿和牙龈健康是保持良好口腔卫生的最重要部分。健康的牙齿不仅使人外表美观,自我感觉良好,还可以保证正常咀嚼功能,说话口齿清楚。另外,良好的口腔卫生对全身健康也起到了至关重要的作用。

口腔是病原微生物侵入人体的主要途径之一。口腔的温度、湿度和食物残渣均是微生物生长繁殖的适宜条件。正常人口腔内存有大量微生物,由于机体抵抗力较强,加之进食、饮水、刷牙等清除活动,很少发病。当患病时,如高热、昏迷、手术后或口腔疾患等由于患者抵抗力降低,进食、饮水、刷牙等活动减少,为细菌在口腔内大量繁殖创造了条件,常可引起口腔的局部炎症、溃疡及其他并发症,可导致口臭,影响食欲和消化功能,影响形象和人际交往;长期使用抗生素或激素的患者,口腔易发生真菌感染等。因此,护士应注意评估患者口腔状况;协助患者做口腔护理及卫生指导;为不能自理的患者做好口腔护理。

二、口腔健康维护

(一)指导刷牙

(1)每日晨起、晚上临睡前刷牙,餐后漱口,提倡做到"三个三",即3餐后的3 min内刷牙,每次刷牙3 min;睡前不应进食对牙齿有刺激性、腐蚀性的食物;减少食物中精制糖类含量。

(2)正确选择口腔清洁用具。牙刷应尽量选用外形较小、刷毛软硬适中、表面光滑、刷头略窄且根据年龄选择刷头大小适宜的牙刷。已破损或刷毛较硬的牙刷易致牙龈的损伤,故刷毛软化、散开、弯曲时不应再使用。牙刷应每隔3个月更换一次。

(3)牙膏应不具腐蚀性。药物牙膏一般能抑制细菌的生长、预防龋齿和治疗牙齿过敏,可根据需要选用。牙膏不宜常用一种,应轮换使用。

(4)正确刷牙。正确的方法是上下颤动刷牙法。将牙刷毛面轻轻放在牙齿及牙龈沟上,刷毛与牙齿成45°角,快速环形来回震颤;每次只刷2～3颗牙,刷完一处再刷临近部位;前排牙齿的内面,可用牙刷毛面的顶端震颤刷洗;刷牙齿咬合面时,刷毛与牙齿平行来回刷洗;刷完牙后,牙刷与舌面成直角,轻轻刷洗舌面。另一种简便的方法是上下竖刷法。沿牙齿纵向刷,牙齿的内、外、咬合面都应刷到(图3-11-1)。

(5)定期检查口腔。对一般人来说,可每年检查牙齿一次。但一些高危或有特别需要者,如吸烟、患有系统性疾病及患有严重口腔疾病者,需要每6个月检查一次。

(二)牙线剔牙法

尼龙线、丝线、涤纶线均可作为牙线材料,采用牙签线器具可直接将牙线嵌入两齿之间,用力弹出即可。如无牙签线器可将牙线缠绕两手中指第一关节处,食指和拇指置于牙线以拉锯式将牙线嵌入两齿间,然后用力弹出,每个牙缝反复数次,直至清洁为止。每次餐后剔牙更好(图 3-11-2)。

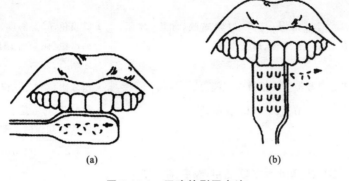

(a)   (b)

图 3-11-1　正确的刷牙方法

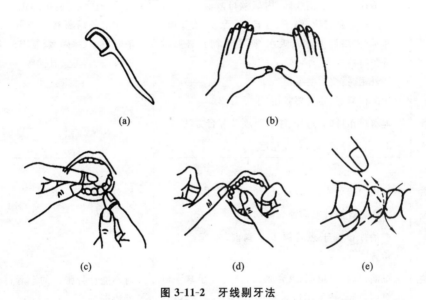

(a)   (b)

(c)   (d)   (e)

图 3-11-2　牙线剔牙法

三、口腔护理

口腔护理主要适用于高热、昏迷、禁食、鼻饲、口腔有疾患、大手术后及其他生活不能自理的患者。

技能实训 11-1　口腔护理技术

【目的】

(1)保持口腔清洁、湿润,使患者舒适,预防口腔感染等并发症。

(2)去除口臭、口垢,促进食欲,保持口腔正常功能。

(3)观察口腔黏膜、舌苔的变化,以及有无特殊口腔气味,以提供病情变化的动态信息。

【操作流程】　见表 3-11-1。

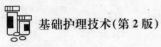

表 3-11-1 口腔护理技术操作流程

操作程序	操作步骤	要点说明
评估	* 患者口腔情况(口唇、口腔黏膜、牙齿、牙龈、舌、腭部、悬雍垂、扁桃体等)	• 黏膜色泽、湿润度、完整性、有无溃疡出血、感染等;有无义齿、龋齿、牙结石、牙垢等
	* 患者口腔卫生习惯及自理能力	• 刷牙次数、方法、口腔清洁程度
	* 患者全身情况及口腔卫生知识	• 对口腔卫生重要性的认识、对口腔疾病知识的了解程度
计划		
1. 护士准备	* 着装整洁,举止大方,剪指甲,洗手、戴口罩	
2. 用物准备	* ①治疗盘内备:治疗碗(内盛漱口溶液、棉球若干个)、弯血管钳、镊子、弯盘、压舌板、治疗巾、杯子(内盛温开水)、吸水管、手电筒。必要时备张口器 ②外用药:按需要备用 ③漱口溶液:按需要备用(表 3-11-2)	• 可用一次性口腔护理包 • 常用的外用药有锡类散、新霉素、液状石蜡、冰硼散、制霉菌素甘油、西瓜霜、金霉素甘油等
3. 患者准备	* 理解操作目的、过程、注意事项及配合方法	
4. 环境准备	* 清洁、安静、舒适、光线充足	
实施		
1. 核对、解释	* 将用物携至床旁,核对、解释,取得合作	• 核对腕带,查对床号、姓名
2. 安置体位	* 协助患者侧卧或仰卧头侧向护士	
3. 垫巾	* 取治疗巾围于患者颌下及胸前,置弯盘于口角旁	
4. 观察口腔	* 湿润口唇、口角,嘱患者张口,护士一手拿手电筒照口腔,一手用压舌板轻轻撑开颊部,观察口腔黏膜有无炎症、出血、溃疡及特殊气味等现象;有活动义齿者,协助取下	• 对不能自行张口的患者可用张口器协助 • 义齿取下放在冷开水中
5. 漱口	* 协助患者用温开水漱口	• 昏迷患者禁忌漱口
6. 擦洗口腔	* ①牙齿外侧:嘱患者咬合上下齿,用压舌板轻轻撑开一侧颊部,以弯血管钳夹含有漱口液的棉球,拧干后,由内向门齿纵向擦洗(先上后下,由里到外),同法擦洗对侧。②牙齿内侧和颊部:嘱患者张口,依次擦洗一侧牙齿上内侧面、上咬合面、下内侧面、下咬合面;再弧形擦洗同侧颊部。同法擦洗另一侧的内侧和颊部。③硬腭、舌面、舌下及口腔底	• 擦洗之前,清点棉球 • 每个部位用一个棉球,棉球拧至不滴水为度 • 擦洗硬腭和舌面时勿触及软腭及咽部,以免恶心
7. 漱口	* 意识清醒者,再漱口,拭去口角处水渍	• 再次清点棉球

续表

操作程序	操作步骤	要点说明
8. 观察、涂药	*再次观察口腔黏膜,如有溃疡、真菌感染,酌情涂药于患处,口唇干裂可涂液状石蜡	• 必要时协助戴上义齿
9. 整理记录	*撤去弯盘及治疗巾,询问患者感受,协助取舒适体位,整理床单位,致谢,清理用物;记录口腔护理时间	• 用物消毒、清洗、再消毒后备用
评价	*口腔清洁,感觉舒适、清新,口腔无异味 *动作轻柔、准确,口腔黏膜及牙龈无损伤 *患者、家属熟知口腔卫生保健知识和技能	

【注意事项】

(1)擦洗动作要轻柔,特别对凝血功能不良者,防止碰伤黏膜及牙龈,以免引起出血。

(2)昏迷患者禁忌漱口,需用张口器时,应从臼齿处放入。擦洗时须用血管钳夹紧棉球,每次只夹一个,防止棉球遗留在口腔内。棉球不可过湿,以防患者将溶液吸入呼吸道。

(3)长期使用抗生素、激素者注意观察口腔黏膜有无真菌感染。

(4)对活动义齿应先取下,用牙刷刷洗义齿的各面,用冷水冲洗干净,待患者漱口后再戴上。暂时不用的义齿,可浸于冷水中备用,每日更换一次清水。不可放在热水中,不可用乙醇等消毒液,以防变色、变形和老化。

(5)传染病患者用过的物品按隔离消毒原则处理。

口腔护理常用漱口溶液及作用见表 3-11-2。

表 3-11-2 口腔护理常用漱口溶液及作用

名 称	适合口腔 pH 值	作 用
0.9%氯化钠溶液	口腔 pH 值为中性时适用	清洁口腔,预防感染
复方硼砂(朵贝尔)溶液	口腔 pH 值为中性时适用	轻微抑菌、消除口臭
1%~3%过氧化氢溶液	口腔 pH 值偏酸性时适用	遇有机物时放出新生氧,抗菌、防臭
2%~3%硼酸溶液	口腔 pH 值偏碱性时适用	酸性防腐剂,可改变细菌的酸碱平衡,防腐、抑菌
1%~4%碳酸氢钠溶液	口腔 pH 值偏酸性时适用	碱性药剂,用于真菌感染
0.02%呋喃西林溶液	口腔 pH 值为中性时适用	清洁口腔,广谱抗菌
0.1%醋酸溶液	口腔 pH 值偏碱性时适用	用于铜绿假单胞菌感染
0.08%甲硝唑溶液		用于厌氧菌感染

第二节 头发护理

一、头发护理的意义

保持头发的清洁、整齐是人们日常清洁卫生的一项重要内容。头面部是人体皮脂腺分布最多的部位。皮脂、汗液伴灰尘常黏附于毛发、头皮形成污垢，散发难闻气味，并诱致脱发和其他头皮疾患。头虱可致头皮瘙痒，抓伤易引起感染，还可传播疾病。因此，当患者病重、缺乏自理能力时，护士应帮助或协助进行头发护理，以维持头发的清洁和健康。

二、头发护理技术

（一）床上梳发

技能实训 11-2　床上梳发

【目的】

（1）去除头发污秽，按摩头皮，促进血液循环。

（2）使患者头发整齐、清洁、舒适、美观，维持患者的自尊和自信。

【操作流程】　见表 3-11-3。

表 3-11-3　床上梳发操作流程

操作程序	操作步骤	要点说明
评估	*病情、自理能力、头发状况、梳理习惯、心理反应、合作程度及头发护理知识	• 头发浓密程度、长度、脆性与韧性、卫生情况、有无头屑、有无虱蚊及头皮有无损伤等
计划		
1.护士准备	*着装整洁，举止大方，剪指甲，洗手、戴口罩	
2.用物准备	*备梳子（患者自备）、治疗巾、纸袋、30％乙醇、发夹（必要时备）	
3.患者准备	*理解操作目的、过程、注意事项及配合方法	
4.环境准备	*清洁、安静、舒适、光线充足	
实施		
1.核对、解释	*将用物携至床旁，核对、解释，取得合作	• 核对腕带、查对床号、姓名
2.安置体位、铺治疗巾	*卧床患者：铺治疗巾于枕头上，协助患者将头转向一侧	• 可坐起患者：协助患者坐起，铺治疗巾于肩上
3.梳发	*将头发从中间梳向两边。一手握住一股头发，一手持梳，从上至下，由发根梳至发梢。同法梳理另一侧	• 不可强行梳理，避免患者疼。若长发或头发打结，可将头发缠于食指上从发梢梳至发根（图 3-11-3）或用30％乙醇湿润打结处，小心梳顺
4.束发	*长发编辫或扎成束	• 发型根据患者喜好而定
5.整理	*将脱落头发置于纸袋中，治疗巾向内折叠，撤下。协助患者取舒适卧位，整理床单位，清理用物	
评价	*患者头发清洁，感觉清爽，愉快	

续表

操作程序	操 作 步 骤	要 点 说 明
	＊操作方法轻稳、节力、患者安全 ＊护患沟通有效,保护患者自尊	

【注意事项】

(1) 梳头时,尽量使用圆钝齿的梳子,并避免过度牵拉,以防损伤头皮。

(2) 发质较粗或卷发者,选用齿间较宽的梳子。

(3) 为长发者扎发辫时,不宜过紧,每天至少将发辫松开一次。

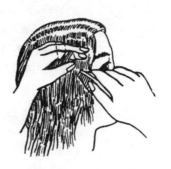

图 3-11-3　床上梳发

(二)床上洗发

技能实训 11-3　床上洗发

【目的】

(1) 去除头发污秽,按摩头皮,促进血液循环。

(2) 使患者头发整齐、清洁、舒适、美观,维持患者的自尊和自信。

【操作流程】 见表 3-11-4。

表 3-11-4　床上洗发操作流程

操作程序	操 作 步 骤	要 点 说 明
评估	＊同床上梳发	
计划		
1.护士准备	＊着装整洁,举止大方,剪指甲,洗手、戴口罩	• 扣杯法(图 3-11-4)用物需增脸盆、搪瓷杯、毛巾 2 条(垫于搪瓷杯上下)、塑料薄膜
2.用物准备	＊床上洗发:备治疗盘,内备小橡胶单、大毛巾、毛巾、洗发液、冲洗壶或水杯、眼罩或纱布、别针、棉球 2 只(以不吸水棉花为宜)、纸袋、电吹风。按条件选用马蹄形垫、洗头盘或洗头车、水壶(内盛 40~45 ℃温水)、水桶。患者自备梳子、镜子、护肤霜	
3.患者准备	＊理解操作目的、过程、注意事项及配合方法	
4.环境准备	＊清洁、安静、舒适、光线充足	
实施		
1.核 对、解释、关门窗	＊将用物携至床边,核对、解释,取得合作。冬季关门窗,调节室温至 22~26 ℃,必要时使用屏风。按需给予便盆,放平床头,移开床旁桌、椅	• 核对腕带、查对床号、姓名 • 室温平均 24 ℃
2.安置体位	＊协助患者斜角仰卧,移枕于肩下,患者屈膝,可垫膝枕于两膝下	• 使患者体位安全舒适

续表

操作程序	操作步骤	要点说明
3.垫巾	* 垫小橡胶单及大毛巾于枕上,松开患者衣领,向内反折,将毛巾围于颈部,用别针固定	
4.置槽(垫)	* 置马蹄形垫(图3-11-5)或其他洗头槽垫于患者头下,使患者颈部枕于突起处,头部在槽中,槽形下部接污水桶	• 扣杯法头枕于搪瓷杯上
5.塞耳、盖眼	* 用棉球塞两耳,用眼罩或纱布遮盖双眼	• 嘱患者闭上眼睛
6.洗发	* 松开头发,梳顺。先用少许热水于患者头部试温,询问患者感觉,确定水温后再用热水壶倒热水冲头发,充分湿润头发。倒洗发液于手掌,涂遍头发。用指尖揉搓头发和按摩头皮,方向由发际向头顶部。梳去脱落的头发,置于纸袋中。用热水冲洗头发,至洗净为止	• 揉搓力量适中,不可用指甲抓,以防抓伤头皮 • 操作中注意保暖及观察患者一般情况
7.包头、撤垫	* 解下颈部毛巾,包住头发;一手托住头部,一手撤除马蹄形垫;取下盖眼的纱布和耳道内的棉球;将枕头、橡胶单、大毛巾一并从患者肩下移回床头	
8.擦干、梳理	* 用包头的毛巾擦去头发上的水,用大毛巾擦或电吹风吹干,梳发,将脱落的头发置于纸袋中	• 发型依患者喜好而定
9.整理	* 撤下小橡胶单等物品,协助患者取舒适体位,整理床单位并向患者致谢	
评价	* 同床上梳发	

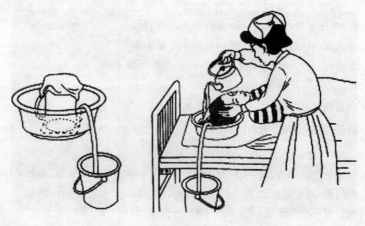

图3-11-4 扣杯式床上洗头法

【注意事项】

(1)洗发过程中应随时观察患者的病情变化,如发现面色、脉搏、呼吸异常时应立即停

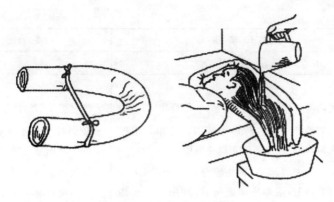

图 3-11-5 马蹄形垫洗头法

止操作;保持与患者沟通,有情况或需要酌情处理。

(2)注意室温和水温,冬天注意保暖,洗发后及时擦干和吹干头发,防止患者受凉。

(3)洗发过程中防止水流入眼及耳内,避免沾湿衣服和床单。

(4)洗发时间不宜过长,以免引起头部充血、疲劳,导致不适。虚弱患者不宜床上洗发。

(三)灭头虱、虮法

技能实训 11-4 灭头虱、虮法

【目的】

(1)预防和除灭头虱、头虮、防止疾病传播。

(2)使患者头发整齐、清洁、舒适、美观,维持患者的自尊和自信。

【操作流程】 见表 3-11-5。

表 3-11-5 灭头虱操作流程

操作程序	操作步骤	要点说明
评估	*患者头发清洁度,有无头虱、虮 *患者及家属对头发清洁知识的了解程度;患者的自理能力	
计划 1.护士准备 2.用物准备	*着装整洁,洗手,戴口罩,穿隔离衣,戴手套 *治疗盘内备洗头用物、治疗巾(2～3 条)、治疗碗(内盛灭虱药液)、篦子(齿间嵌少许棉花)、塑料帽子、纱布(数块)、纸袋、布口袋(或枕套)、清洁衣裤、清洁被套、枕套、大单	•灭虱药液:①30%含酸百部酊:百部 30 g 放瓶中,加 50%乙醇 100 mL,再加纯乙酸 1 mL,盖严瓶盖,48 h 后使用;②30%百部含酸煎剂:百部 30 g,加水 500 mL,煎煮 30 min,过滤后药渣再同法煮 30 min,两次药液合并煎至 100 mL,冷却后加纯乙酸 1 mL 即可
3.患者准备	*理解操作目的、过程、注意事项及配合方法	

续表

操作程序	操作步骤	要点说明
4.环境准备	*清洁、安静、舒适、光线充足	
实施		
1.核对、解释	*将用物携至床旁,核对、解释,取得合作	• 核对腕带、查对床号、姓名
2.准备	*枕上铺治疗巾、橡胶单,颈部围治疗巾。用棉球塞两耳,用眼罩或纱布遮盖双眼	• 必要时动员患者剪短头发,剪下的头发用纸包好
3.灭头虱、虮子	*按洗头法做好准备,将头发分成若干股,用纱布蘸百部酊,按顺序擦遍头发,并用手反复揉搓10 min以上,使之浸透全部头发。然后给患者戴帽包住所有头发	• 使用白翎灭虱香波(其成分是二氯苯醚菊酯)时,将香波涂遍头发,反复揉搓10 min,用清水洗净即可,3天后,按同法再次清洗一次,直至头虱清除为止
4.洗发	*24 h后取下帽子,用篦子篦去死虱和虮,并洗发	• 如发现有活虱,需重复用百部酊灭虱
5.整理	*灭虱完毕,协助患者更换衣服,将污衣放于布袋中,扎好袋口。整理床单位,协助患者取舒适卧位,清理用物	• 污衣物用压力蒸汽灭菌处理。除去篦子上的棉花,用纸包好焚烧,梳子和篦子消毒后刷净
评价	*头虱、头虮去除彻底,感觉舒适 *操作方法轻稳、节力、安全 *护患沟通有效,保护患者自尊	

【注意事项】

(1) 如病情许可,灭虱应尽量单独进行,以维护患者自尊。操作中应严格执行消毒隔离制度,防止医院内感染的发生。

(2) 使用百部酊时,避免药液接触面部和眼睛。上药后注意观察患者局部和全身反应。

知识链接

头发健康与保养

1. **梳发** 选择木梳、牛角梳,梳齿应钝圆。梳发时动作应轻柔、短发可以从发根梳至发梢。长发则分段自从发梢梳至发根,每日梳发2~3次。

2. **洗发** 洗发次数应根据个人发质和季节来定,一般每周洗发2~3次。洗发时水温不宜太热,否则易伤头皮,洗发时用指腹轻轻按揉,切忌用指尖抓洗,洗完后用毛巾擦干,自然晾干。如用电吹风吹干则温度不宜太高,距离头发不要太近。束发不宜太紧,烫发与染发不宜过勤,坚持每日按摩头皮1~2次。

3. **全身养护** 良好的心态、健康的体魄、均衡膳食(膳食多样,均衡营养,多吃粗粮、核桃仁、黑芝麻、黑豆等具有美发护发功能的食物),充足的睡眠是美发的基础。

第三节 皮肤护理

皮肤是人体最大的器官,具有保护机体、调节体温、吸收、分泌、排泄及感觉等功能。完整的皮肤可保护皮下组织,阻止细菌侵入及有害射线的辐射,是天然的屏障。皮肤新陈代谢产物如皮脂、汗液及表皮碎屑等,能与外界细菌及尘埃结合形成污垢,黏附于皮肤表面,如不及时清除,可刺激并降低皮肤抵抗力,破坏其屏障作用,造成各种感染。皮肤的清洁护理可促进皮肤血液循环,增强皮肤排泄功能,预防皮肤感染和压疮等并发症,并可满足患者身体清洁的需要,促进生理和心理舒适,增进健康。

一、皮肤护理技术

(一)淋浴或盆浴

技能实训 11-5　淋浴或盆浴

【目的】

(1) 清洁皮肤,促进患者生理和心理上的舒适,增进健康。

(2) 刺激皮肤血液循环,增强皮肤的排泄功能,预防感染和压疮等并发症的发生。

(3) 使患者肌肉得到放松,并增加患者的活动机会。

(4) 提供护理人员观察并与患者建立专业关系的机会。

【操作流程】　见表 3-11-6。

表 3-11-6　淋浴或盆浴操作流程

操作程序	操作步骤	要点说明
评估	*患者皮肤状况:清洁度、颜色、温湿度、柔软度、厚度、弹性、感觉功能、有无水肿、破损,有无斑点、丘疹、水疱和硬结等改变 *患者病情、意识状态、肢体活动能力、自理能力 *患者的清洁习惯、对皮肤清洁卫生知识的了解程度和要求	
计划 1.护士准备 2.用物准备 3.患者准备 4.环境准备	*着装整洁,举止大方,剪指甲,洗手、戴口罩 *毛巾 2 条、浴巾、浴皂、清洁衣裤、拖鞋 *理解操作目的、过程、注意事项及配合方法 *清洁、安静、浴室舒适、安全;调节浴室室温至 22～26 ℃,调节水温至 40～45 ℃	• 平均室温 24 ℃
实施 1.核对、解释	*护士协助患者备齐沐浴物品,交代有关事项,如信号铃使用方法、不可用湿手触摸电源开关、贵重物品妥善存放等	• 核对腕带、查对床号、姓名

操作程序	操作步骤	要点说明
2. 准备	*携带用物送患者入浴室。浴室不闩门，在门外挂牌示意。注意患者入浴时间，时间过久应询问，防止发生意外	• 如患者发生晕厥、滑跌，应迅速救治、护理
3. 观察记录	*患者沐浴后，应再次观察其一般情况，必要时做记录	
评价	*患者皮肤清洁卫生，感觉舒适 *患者了解皮肤清洁卫生知识，养成良好的卫生习惯 *护患沟通有效，保护患者自尊	

【注意事项】

（1）须在进食 1 h 后沐浴，以免影响消化。

（2）患者盆浴时间不宜过长（<20 min），浸泡过久，容易导致疲倦。

（3）加强安全防范措施，避免患者滑倒、受凉、晕厥、烫伤等意外情况发生。

（4）妊娠 7 个月以上的孕妇禁用盆浴；衰弱、创伤、患心脏病需卧床的患者，不宜淋浴和盆浴。

（5）传染病患者应根据病情、病种按隔离原则进行淋浴。

（二）床上擦浴

技能实训 11-6　床上擦浴

【目的】

（1）清除皮肤污垢，保持皮肤清洁，增进患者舒适感，增进健康。

（2）促进皮肤血液循环，增强皮肤排泄功能，预防感染及压疮等并发症的发生。

（3）使患者肌肉松弛，维持关节、肌肉活动，防止关节僵硬和肌肉萎缩等并发症。

（4）了解患者皮肤状况及病情，满足患者身心需要。

【操作流程】　见表 3-11-7。

表 3-11-7　床上擦浴操作流程

操作程序	操作步骤	要点说明
评估	同淋浴或盆浴	
计划		
1. 护士准备	*着装整洁，举止大方，剪指甲，洗手、戴口罩	
2. 用物准备	*治疗车上备面盆 2 只、水桶 2 只（一桶内盛热水，另一桶接污水）、清洁被服；治疗盘内置毛巾 2 条、浴巾、浴皂、梳子、小剪刀、50% 乙醇溶液、爽身粉、清洁衣裤。必要时备便盆、便盆布、屏风	

续表

操作程序	操作步骤	要点说明
3. 患者准备	* 理解操作目的、过程、注意事项及配合方法	
4. 环境准备	* 关好门窗,用屏风遮挡;调节室温至 22~26 ℃	• 平均室温 24 ℃
实施		
1. 核对、解释	* 将用物携至床旁,核对、解释,取得合作	• 核对腕带、查对床号、姓名
2. 准备	* 按需给予便盆,松开盖被,将患者身体移向床缘。将面盆放于床边椅上,倒入热水 2/3 满。测试水温	• 根据病情放平床头和床尾支架 • 调试水温至 50~52 ℃
3. 洗脸、颈	* 将微湿小毛巾包在右手上(图 3-11-6),为患者洗脸及颈部,左手扶患者头顶部,先洗眼,由内眦向外眦擦拭。然后依次擦洗一侧额部、颊部、鼻翼、人中、耳后、下颌、直至颈部。同法擦洗另一侧。用较干毛巾再擦一遍	• 注意洗净耳后、耳廓及颈部皱褶等处污垢
4. 脱上衣、铺浴巾	* 为患者脱下衣服,每擦洗一处,在擦洗部位下面铺上浴巾,避免弄湿床铺	• 先脱近侧,后脱对侧;先脱健肢,后脱患肢
5. 擦洗两上肢、胸、腹部	* 按顺序擦洗,先用涂浴皂的湿毛巾擦洗,再用湿毛巾擦净皂液,清洗毛巾后再擦洗。最后用浴巾边按摩边擦干。上肢以向心方向擦洗,乳房应环形擦洗,腹部以脐为中心,顺结肠走向擦洗	• 注意洗净腋窝、指缝、乳房下皱褶处和脐部
6. 擦洗后颈部、背部、臀部	* 协助患者侧卧背向护士,依次擦洗,擦洗后用 50%乙醇按摩受压部位,依季节扑爽身粉	• 尽量减少翻身和暴露,以免患者受凉
7. 穿清洁上衣	* 协助穿好清洁衣服,协助平卧	• 先穿对侧,后穿近侧;先穿患侧,后穿健侧
8. 擦洗下肢	* 脱裤,擦洗下肢。将盆移于足下,盆下垫大毛巾,患者屈膝,将双脚同时或先后浸泡片刻,洗净双足,擦干	• 注意洗净腹股沟、趾间
9. 洗会阴	* 换水、盆及毛巾后擦洗会阴	
10. 穿清洁裤子	* 穿上清洁裤子。根据需要为患者修剪指(趾)甲、梳发	
11. 整理、记录	* 整理床单位,按需更换床单,安置患者舒适卧位,开窗通风。清理用物,做好记录	
评价		
	* 患者皮肤清洁卫生,感觉舒适 * 护理措施恰当、安全、无意外发生 * 操作中关心爱护患者,护患沟通有效,满足患者身心需要,保护患者自尊	

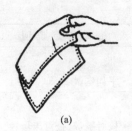
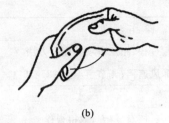
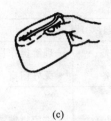

(a)　　　　　　　　　　(b)　　　　　　　　　　(c)

图 3-11-6　包小毛巾法

【注意事项】

(1) 操作过程中,护士遵循节力原则,两脚稍分开,降低重心;端水盆时,水盆尽量靠近身体。

(2) 注意调节室温、水温,随时添加或更换热水,减少暴露,以防着凉。

(3) 动作轻柔敏捷,防止湿污床单;操作时应体贴、尊重患者,照顾患者的个人习惯;注意遮挡患者,保护患者的隐私。

(4) 在患者耐受的情况下,以擦洗干净为准,注意皮肤皱褶处,对胶布等污迹可用汽油擦拭。

二、压疮的预防和护理

(一) 概念

压疮是指局部组织长期受压,血液循环障碍,局部持续缺血、缺氧、营养不良而致的软组织溃烂和坏死,又称压力性溃疡。2007 年美国国家压疮咨询委员会(National Pressure Ulcer Advisory Panel,NPUAP)对压疮的定义是:皮肤或皮下组织由于压力,或复合有剪切力或/和摩擦力作用而发生在骨隆突处的局限性损伤。压疮常见于昏迷、瘫痪、极度消瘦、年老体弱、营养不良和水肿等患者。

(二) 压疮发生的原因

1. 力学因素

(1) 压力:垂直压力是导致压疮发生的最主要因素,它引起组织缺血性损害,而产生压疮。压力所致压疮与压力大小及受压的时间密切相关。实验证明,若外界施予局部的压力超过终末毛细血管动脉压的两倍,即 9.3 kPa,且压力维持在 1~2 h 之间,即可阻断毛细血管对组织的灌流,引起组织缺氧,受压超过 2 h 以上就会引起组织不可逆的损伤。多见于长期卧床、长时间坐轮椅等长时间不改变体位者。

(2) 摩擦力:患者在床上活动、坐轮椅或搬动患者时,皮肤受到床单、衣服或轮椅坐垫表面的逆行阻力摩擦,直接损伤皮肤的角质层。皮肤擦伤后如再受到汗渍、尿液、粪便的浸渍时,更易发生压疮。临床常见的摩擦力损害有床单、衣服皱褶不平;床上有碎屑;使用便器方法不当;翻身方法不正确;半卧位姿势不正确等。

(3) 剪切力:两层组织相邻表面间的滑行,产生进行性的相对移位所引起的。由摩擦力和压力相加而成,与体位关系甚为密切,以半坐位多见。当床头抬高时,因身体重力影响,产生一种使患者身体下滑的力量。此时,皮肤由于摩擦力的作用虽能附着于床面不动,但骨架及深层组织由于重力关系仍有下滑趋势,这样两层组织产生进行性的相对移位(图3-11-7)。剪切力使组织中的小血管扭转而影响血液供给,直接造成皮下组织破损,导致压疮发生。

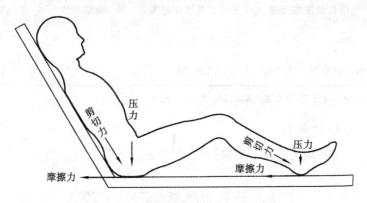

图 3-11-7　压力、摩擦力、剪切力示意图

2. 局部经常受潮湿或排泄物刺激　患者出汗、大小便失禁、伤口渗出液等使皮肤潮湿、变软,皮肤弹性下降,影响皮肤的防御功能;加上尿液和粪便中化学物质的刺激作用,酸碱度改变,使皮肤表皮角质层的保护能力下降,皮肤组织极易破损。

3. 全身营养不良或水肿　营养不良是导致压疮的内因。全身营养不良和水肿的患者皮肤较薄,弹性降低,抵抗力弱,受力后易破损;营养不良的患者皮下脂肪少,肌肉萎缩,一旦受压,局部缺血、缺氧严重而易发生压疮。常见于长期发热、年老体弱、水肿、瘫痪、昏迷及恶病质等患者。

4. 受限制的患者　使用石膏绷带、夹板或牵引时,衬垫不当、松紧度不适宜,均可因局部组织受压,血液循环障碍,而导致缺血坏死。

（三）压疮的易发人群

昏迷、瘫痪者因自主活动丧失,长期卧床,身体局部组织长时间受压;老年人,因机体活动减少,加之皮肤松弛干燥,缺乏弹性,皮下脂肪萎缩、变薄,皮肤易损;水肿、肥胖者因机体过重使承重部位的压力增大;身体瘦弱、营养不良者因受压处缺乏肌肉、脂肪组织的保护;大小便失禁者因皮肤经常受到潮湿污物的刺激等,都是压疮的易发人群(表3-11-8)。

表 3-11-8　压疮危险因素评估表

项目/分值	4	3	2	1
精神状况	清醒	淡漠	模糊	昏迷
营养状况	好	一般	差	极差
活动情况	活动自如	扶助行走	依赖轮椅	卧床不起
运动情况	运动自如	轻度受限	重度受限	运动障碍
排泄控制	能控制	尿失禁	大便失禁	大小便失禁

续表

项目/分值	4	3	2	1
循环	毛细血管灌注迅速	毛细血管灌注减慢	轻度水肿	中至重度水肿
体温	36.5～37.2 ℃	37.2～37.7 ℃	37.7～37.8 ℃	＞38 ℃
使用药物	未用镇静剂或类固醇	用镇静剂	用类固醇	用镇静剂或类固醇

注:评分≤16分时易发生压疮;分数越低发生压疮的危险性越高。

(四)压疮的好发部位

压疮好发于受压和缺乏脂肪组织保护、无肌肉包裹或肌层较薄的骨隆突处,并与卧位有密切的关系。

仰卧位时:好发于枕部粗隆、肩胛骨、肘部、骶尾部及足跟处,尤其好发于骶尾部。

侧卧位时:好发于耳廓、肩峰、肋骨、股骨粗隆、膝关节的内外侧及内外踝处。

俯卧位时:好发于面颊、耳廓、肩峰、女性乳房、肋缘突出部、男性生殖器、髂前上棘、膝部和足趾等处。

坐卧位时:好发于坐骨结节、肩胛骨、足跟等处。

> **知识链接**
>
> **美国皮肤护理规程**
>
> ①评估压疮危险因素;②评估皮肤是否完整及其皮肤动态变化;③每2 h翻身1次;④保持床头低于30°;⑤降低身体与床和椅之间接触表面的压力;⑥将肢体放置于特殊位置以支撑身体不移动或滑动;⑦保持皮肤清洁、光滑、干爽;⑧避免骨突出处受压。

(五)压疮的预防

控制压疮的关键是预防,预防压疮的关键在于消除诱发因素。绝大多数压疮是可以预防的。对危重和长期卧床等易发生压疮的患者,应经常观察皮肤受压情况,严格交接班。做到勤观察、勤翻身、勤擦洗、勤按摩、勤整理、勤更换、勤交班。

1. 避免局部组织长期受压

(1)鼓励和协助患者经常更换卧位:翻身的间隔时间视病情及受压皮肤情况而定,一般q2 h翻身,必要时qh翻身,使骨骼突出部位交替承受身体的重量。在床头挂翻身记录卡,记录翻身的时间。协助患者翻身时,因避免拖、拉、推的动作。以防擦伤患者皮肤。有条件的医院可使用帮助患者翻身的电动转床。

(2)保护骨骼隆突处和支持身体空隙处:对易发生压疮的患者,可在身体空隙处垫软枕、海绵垫等,有条件时可用喷气式气垫、交替充气式床垫、水褥、羊皮垫、翻身床等。对足部等易受压部位可用支被架,避免局部受压。

（3）正确使用石膏、绷带及夹板固定：随时观察使用石膏、绷带、夹板、牵引器等患者的局部皮肤状况及指（趾）甲的颜色、温度变化，重视听取患者的反应，适当调节松紧；衬垫应平整、柔软。如发现石膏绷带过紧或凹凸不平应立即通知医生，及时调整。

2. 避免摩擦力、剪切力及潮湿刺激

（1）保持皮肤干燥：对大小便失禁、出汗及分泌物多的患者，应及时用温水擦干，并更换尿垫和床单，必要时局部可涂润滑剂保护皮肤。不可让患者直接卧于橡胶单或塑料单上。

（2）保持床单清洁、干燥、平整、无碎屑。

（3）取半坐卧位时防止下滑，以减轻剪切力和摩擦力：床头抬高不超过 45°，并支起膝下支架，防止下滑，以减轻剪切力和摩擦力。

（4）正确使用便器以免擦伤皮肤：协助患者抬高臀部，不可硬塞、硬拉，不可使用掉瓷或有裂损的便盆，以免擦伤皮肤。

3. 促进局部血液循环　　对易发生压疮的患者，经常检查、定期按摩其受压部位或协助患者做关节活动。

（1）温水拭浴，定时按摩。①局部按摩：蘸少许 50％乙醇溶液，用手掌大、小鱼际处紧贴皮肤，做压力均匀的环行按摩，由轻到重，再由重到轻；每次 3～5 min。如已出现压疮早期症状，则不能做局部按摩。②全背按摩：协助患者取侧卧或俯卧位，露出背部。护士斜站在患者右侧，先以温水擦洗，再以双手蘸少许 50％乙醇溶液，用手掌大小鱼际肌紧贴皮肤，从臀部上方沿脊柱向上做压力均匀的环形按摩至肩部（力量要足够刺激肌肉组织）。按摩后，手再轻轻滑至臀部及尾骨处。如此有节奏按摩数次，再以拇指指腹由骶尾部开始脊柱按摩，至第 7 颈椎处。③电动按摩器按摩：通电后，治疗器的头端产生振动可代替手法按摩。操作者根据不同部位选择合适的按摩头。按摩器紧贴皮肤，不断来回按摩，每个部位每次 3～5 min。

（2）每日进行全范围关节运动：维持关节活动性和肌肉张力，促进肢体的血液循环。鼓励患者及早离床活动，促进静脉回流，减少压疮的发生。

4. 改善机体营养状况　　根据病情给予高蛋白、高维生素饮食，适当补充矿物质，增强机体抵抗力和组织修复能力。不能进食者，应考虑由静脉补充营养物质。

5. 健康教育　　向患者及家属介绍压疮发生、发展、对机体的危害及各项预防措施的重要意义。指导患者定时翻身，学会自行检查易发生压疮部位的皮肤状况，并能做出判断。保持身体及床褥的清洁卫生，利用简便可行的方法，如垫软枕等以减轻皮肤受压程度，使患者和家属积极配合并参与护理活动。

知识链接　·······························

预防压疮新理念

1. 翻身侧卧时，侧卧的身体不是垂直于床面，而是后靠与床面呈 30°角。

2. 对于水肿和肥胖者，气垫圈使局部血循环受阻，造成静脉充血与水肿，同时妨碍汗液蒸发而刺激皮肤,不宜使用。应使用分隔式气圈。

3. 应尽量使床头抬高的角度减小(<30°),并尽量缩短床头抬高的时间(每次<30 min)。

4. 局部按摩使骨突出处组织血流量下降,组织活检显示该处组织水肿、分离。应避免用按摩作为各级压疮的处理措施。不要按摩发红的部位或发红的周边部位。

5. 不可频繁、过度清洁皮肤,避免使用碱性清洁剂;不可用乙醇等消毒剂擦拭皮肤;不可独自搬动危重患者,而是用翻身床或两人以上协同翻身。

6. 使用烤灯等照射使皮肤干燥,组织细胞代谢及需氧量增加进而造成细胞缺血、甚至坏死。

7. 不要使用粉剂(滑石粉)拍到皮肤皱褶处。

(六)压疮的分期和临床表现

压疮的发生是一个渐进的过程,依据组织损害程度可分为三期。

1. 淤血红润期 淤血红润期又称Ⅰ度压疮,为压疮的初期。受压部位出现暂时性血液循环障碍,主要表现为受压部位的出现红、肿、热、麻木或有触痛,解除压力30 min后,皮肤颜色仍不能恢复正常。该期损伤仅限于表皮。

2. 炎性浸润期 炎性浸润期又称Ⅱ度压疮。此期损伤延伸到皮下脂肪层。受损皮肤呈紫红色,皮下有硬结。皮肤因水肿而变薄,并有炎性渗出,形成大小不一的水疱。水疱破溃后,表皮脱落形成潮湿红润的溃疡面,患者有疼痛感。

3. 溃疡期 溃疡期又称Ⅲ度压疮,表皮水疱破溃,显露出潮湿红润的疮面,有黄色渗出液;感染后表面有脓液覆盖,致使浅层组织坏死,溃疡形成,疼痛加剧;重者坏死组织变黑,脓性分泌物增多,有臭味;感染向周围及深部组织扩展,侵入真皮下层和肌肉层,可深达骨骼;严重者可引起脓毒败血症,危及生命。

知识链接

从力学角度科学认识压疮

垂直压力导致组织缺血性损害,剪切力损伤深层组织,摩擦力损伤表皮。机体组织对压力的耐受性:皮肤>肌肉组织。压力造成的损害是由深至浅的;长时间压迫,2天深部肌肉损害已出现,1周后才出现肉眼可见的皮肤损害。因此,局部压红或浅表破溃处理后可能形成更大、更深的创面。因此,NPUAP2007年重新提出压疮的新分期系统,不仅表现为6个分期的变化,更重要的是认识压疮不能停留在表面现象,要充分认识其严重性。

(七)压疮的治疗及护理

压疮是全身和局部因素综合作用引起的局部组织变性、坏死的病理过程。对已发生压疮者,根据具体情况给予以局部治疗为主,全身治疗为辅的综合治疗、护理措施。

1. 局部治疗

(1) Ⅰ度压疮:此期皮肤的完整性未破坏,为可逆性改变。护理原则是及时去除病因,避免压疮继续发展。主要的措施为增加翻身次数,避免局部过度受压;避免摩擦、潮湿和排泄物的刺激;可采用湿热敷、红外线或紫外线照射等方法,以改善局部血液循环。由于此期皮肤已受损,故不提倡局部按摩,以防按摩造成进一步损害。

(2) Ⅱ度压疮:护理原则是保护创面,预防感染,继续加强预防措施,避免损伤继续发展。对未破的小水疱要减少按摩,用无菌敷料保护,防止破裂,促进水疱自行吸收;大水疱可用无菌注射器抽出疱中液体后,消毒局部皮肤,在用无菌敷料包扎。可继续采用红外线或紫外线照射;水疱若已破溃,露出创面,则应消毒创面及创面周围皮肤后,再用无菌敷料包扎。人工细胞生长膜是临床治疗压疮的一种新型生物制剂,涂于伤口表面后,形成一层透明膜,对上皮细胞生长有促进作用,可加速创面愈合。

(3) Ⅲ度压疮:护理原则是清洁创面,除腐生新,促进愈合。治疗的基本方法是清除坏死组织,用生理盐水、0.02%呋喃西林或1∶5000高锰酸钾等溶液清洗创面。对于溃疡较深、引流不畅者,应用3%过氧化氢溶液冲洗,以抑制厌氧菌的生长。局部可涂擦3%~5%碘酊,碘酊有杀菌、使组织脱水,促进创面干燥的作用。为控制感染和增加局部营养供给,可在创面覆盖浸有抗生素溶液或人血白蛋白溶液的纱布,或涂上胶原酶油膏后用无菌敷料包扎,有较好的效果。同时可采用物理疗法,如用鹅颈灯、红外线灯照射创面,每日1~2次,每次10~15 min。感染的创面应每周一次定期采集分泌物做细菌培养及药物敏感实验,根据检查结果选用药物,按外科换药法处理。同时,仍需继续解除压迫,保持局部清洁干燥。

还可以用空气隔绝后局部持续吹氧法。其原理为利用纯氧抑制创面厌氧菌的生长,提高创面组织中氧的供给,改善局部组织有氧代谢,利用氧的气流将创面吹干,形成薄痂,利于伤口愈合。具体方法是用塑料袋罩住创面并固定四周,通过一个小孔向袋内吹氧,氧流量为5~6 L/min,每日2次,每次15 min。治疗完毕,创面用无菌纱布覆盖或暴露均可。对分泌物较多的创面,可在湿化瓶内加75%(体积比)乙醇,使氧气通过湿化瓶时带出一部分乙醇,抑制细菌生长,减少分泌物,起到加速创面愈合的作用。对大面积深达骨骼的压疮,应配合医生清除坏死组织,植皮修补缺损组织,以缩短压疮病程,减轻患者痛苦。

2. 全身治疗与护理　主要是积极治疗原发病、补充营养和全身抗感染治疗等。良好的营养是创面愈合的重要条件,应给予平衡膳食,增加蛋白质、维生素和微量元素的摄入,如维生素C、硫酸锌等,遵医嘱应用抗生素治疗以预防败血症。加强心理护理、健康教育,向患者和家属讲解压疮各期的进展规律、临床表现以及治疗、护理的要点,使之能重视和参与压疮各期的护理,积极配合治疗。

附:2007NPUAP压疮新分期系统

1. 定义　压疮是指皮肤或皮下组织由于压力,或复合有剪切力/和摩擦力作用而发生在骨隆突处的局限性损伤。

2. 分期及其表现

2007NPUAP压疮新分期及其表现见表3-11-9。

表3-11-9　2007NPUAP压疮新分期及其表现

分　　期	临　床　表　现
可疑的深部组织损伤（suspected deep tissue injury）	1.皮下软组织受到压力或剪切力的损害,局部皮肤完整但可出现颜色改变如紫色或褐红色,或导致充血的水疱。与周围组织比较,这些受损区域的软组织可能有疼痛、硬块、有黏糊状的渗出、潮湿、发热或冰冷 2.厚壁水疱覆盖的黑色伤口床进展可能更快 3.足跟部是常见的部位 4.这样的伤口恶化很快,即使给予积极的处理,病变可迅速发展,致多层皮下组织暴露。需要谨慎处理!
Ⅰ期（stageⅠ）	1.在骨隆突处的皮肤完整,但伴有压之不褪色的局限性红斑 2.受损部位与周围相邻组织比较,有疼痛、硬块、表面变软、发热或者冰凉 3.表明处于"危险状态"
Ⅱ期（stageⅡ）	1.真皮部分缺失;表现为一个浅的开放性溃疡;伴有粉红色的伤口床（创面）;也可能表现为一个完整的或破裂的血清性水疱 2.无腐肉或淤伤
Ⅲ期（stageⅢ）	1.全层皮肤组织缺失,可见皮下脂肪暴露,但骨头、肌腱、肌肉未外露;可有腐肉存在,但组织缺失的深度不明确 2.因解剖部位不同,深浅表现也不同:如鼻梁、耳朵、枕骨处、踝部因无皮下组织,可能是表浅溃疡;而脂肪较多的部位此阶段压疮可能形成非常深的溃疡
Ⅳ期（stageⅣ）	1.全层组织缺失,伴有骨、肌腱或肌肉外露,伤口床的某些部位有腐肉或焦痂;常有潜行或窦道 2.有可能造成骨髓炎;可以直接看见或触及骨头/肌腱 3.因解剖部位不同,深浅表现也不同:如鼻梁、耳朵、枕骨处、踝部因无皮下组织,可能是表浅溃疡;而脂肪较多的部位此阶段压疮可能形成非常深的溃疡
不明确分期（unstageable）	1.全层组织缺失,但是溃疡底部有腐肉覆盖,或者伤口床有焦痂附着 2.只有去除足够多的腐肉或焦痂,暴露出伤口床的底部,才能准确评估压疮的真正深度、确定分期 3.足跟处稳定的焦痂（干的、黏附紧密的、完整但没有发红或者波动感）可以作为人体自然的（生物学的）覆盖而不被去除

3. 压疮处理指引　压疮处理的原则:①明确引起压疮的原因;②排除或减少引起压疮的危险因素;③根据整体病情或预后评估临床目标,确定治疗方案。压疮分期处理见表3-11-10。

表 3-11-10　压疮分期处理

压疮分期	局 部 处 理	综 合 处 理
可疑的深部组织损伤	1. 谨慎处理,不能被表象所迷惑 2. 取得患者及家属的同意 3. 严禁强烈和快速的清创 4. 早期可用水胶体敷料,使表皮软化	1. 经常评估患者,向患者及家属做健康教育及心理护理,使其主动参与护理
Ⅰ期	透明贴、水胶体或泡沫敷料保护 换药间隔:7～10 天或敷料自然脱落	2. 减压护理　①气垫床、水垫、海绵垫、软枕头、翻身垫等。②定时翻身,间歇解除身体各部位的压力,是预防及治疗压疮最有效的措施。③掌握翻身技巧,避免拖、拉、推等动作
Ⅱ期	1. 创面处理:创面渗液少:水胶敷料,如透明贴、溃疡贴、安普贴、薄形多爱肤等;创面渗液多:藻酸盐－水胶体敷料/泡沫敷料外敷。换药间隔:3～5 天 2. 水疱的处理:①小水疱:注意保护,可用水胶体敷料。②大水疱:无菌注射器抽出疱内液体,挤出疱液,早期保留泡皮,用透明贴或溃疡贴等水胶体敷料外敷	3. 加强营养,改善全身状况 何时需更换治疗方案? 1. 创面加深或变大 2. 创面上渗出液变多 3. 伤口在 2～4 周内没有明显改善迹象 4. 伤口出现感染迹象 5. 治疗方案执行有困难
Ⅲ期、Ⅳ期	1. 黑色期　机械清创或外科清创或自溶清创后充分引流(藻酸盐、脂质水胶体)＋高吸收性敷料外敷。换药间隔:1～2 天 2. 黄色期　清创,水凝胶/水胶体糊剂、藻酸盐类敷料＋高吸收敷料或水胶体敷料或纱布外敷。换药间隔:2～3 天 3. 红色期　水胶体糊剂＋高吸收性敷料或水胶体敷料外敷。换药间隔:3～5 天 4. 窦道(潜行)　①渗出液多者用藻酸盐填充条加高吸收性敷料或纱布外敷。②渗出液少者用水胶体糊剂＋吸收性敷料或纱布外敷	
不可分期	1. 清创是基本的处理原则 2. 足跟部稳定的干痂予以保留	

　　局部处理注意事项:①严格遵守无菌操作原则。②可用 0.9％氯化钠溶液涡流式冲洗创面(不主张创面过多使用消毒液),伤口边缘至周围 5 cm 区域干燥后用敷料封闭伤口。③如怀疑伤口有感染,不能用密闭性湿性愈合敷料。

第四节　晨晚间护理

一、晨间护理

　　晨间护理是一项重要的基础护理工作,可以使患者身心舒适,心情愉快;同时,也是密切观察病情、满足患者身心需要的重要途径和增进护患关系的好机会。护士应于每天早晨对患者进行晨间护理,特别是不能自理的患者。晨间护理一般在清晨诊疗工作前完成。

(一)目的

(1)观察、了解病情,为诊断、治疗和护理计划的制订提供依据。

（2）进行必要的心理护理及卫生宣传，增进护患交流。

（3）保持病室整洁、舒适、美观。

（二）内容

（1）鼓励或协助患者排便（使用便器时，护士一手托（扶）住患者的腰和骶尾部，另一手将便器平放于患者臀下，便器开口向下，图 3-11-8）、刷牙、漱口（口腔护理）、洗脸、洗手、梳头。翻身检查皮肤受压情况，进行背部按摩等。

（2）观察病情，按需要进行心理护理和卫生宣教。

（3）整理床单位，需要时更换衣、被、大单等，酌情开窗通风。

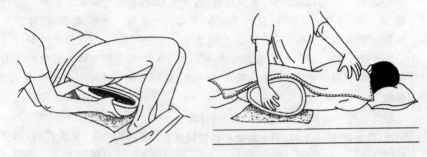

图 3-11-8　给便器法

技能实训 11-7　卧有患者床的整理

【目的】　保持床单位平整、舒适，预防压疮。保持病室整洁美观。

【操作流程】　见表 3-11-11。

表 3-11-11　卧有患者床的整理操作流程

操作程序	操作步骤	要点说明
评估	*患者病情、意识状态，活动能力，配合程度，患者是否需要便器、能否自理	
	*床单位清洁程度，环境是否安全及室内温度	
计划		
1.护士准备	*着装整洁，举止大方，剪指甲，洗手、戴口罩	
2.用物准备	*床刷、略带湿的扫床巾或床刷套	
3.患者准备	*理解操作目的、过程、注意事项及配合方法	
4.环境准备	*病室内无患者进餐、治疗或护理，关门窗、拉床帘或用屏风遮挡，按需调节室温	·避免患者受凉
实施		
1.核对、解释	*将用物携至床旁，核对、解释，取得合作	·询问患者需要
2.放平床	*如病情许可，则放平床头及床尾支架，松开床尾被盖，移开床旁桌 20 cm 左右，移开床旁椅	·放平床时，速度应缓慢

续表

操作程序	操作步骤	要点说明
3.翻身侧卧	* 枕头移至对侧,协助患者侧卧,背向护士,背部可用50%乙醇溶液按摩	
4.扫净近侧各层	* 松开近侧各单,先扫净中单、橡胶单,分别搭于患者身上;再从床头至床尾扫净大单	• 注意扫净枕下及患者身下
5.逐层铺好	* 将大单、橡胶单、中单逐层拉平铺好	
6.移患者至近侧	* 协助患者侧卧在扫净的一侧,面向护士	• 动作轻稳,注意安全
7.同法扫净、铺好对侧	* 护士转至床对侧,逐层清扫,并拉平铺好	
8.处理枕头	* 取出枕头扫净、拍松后放回患者身下	
9.整理	* 移回床旁桌椅,必要时拉起床挡,摇起床上支架,帮助患者取舒适卧位 * 清理用物,整理床单位,开窗通风	• 注意询问患者 • 摇起床上支架时速度不要太快
评价	* 护士动作轻柔,手法正确、熟练 * 患者舒适、安全、身心愉快 * 床单位平整、无碎屑	

【注意事项】

(1) 保证患者舒适安全,为防止交叉感染,采用一床一消毒巾湿扫法,必要时用床挡,以防坠床。

(2) 操作中注意节力,两人配合时注意协调一致。

技能实训 11-8　卧床患者更换床单法

【目的】　保持床单位清洁、平整,使患者舒适,预防压疮;保持病室整洁美观。

【操作流程】　见表 3-11-12。

表 3-11-12　卧床患者更换床单法操作流程

操作程序	操作步骤	要点说明
评估	* 患者病情、意识状态,活动能力,配合程度,患者是否需要便器、能否自理 * 床单位清洁程度,环境是否安全及室内温度适宜与否	
计划		
1.护士准备	* 着装整洁,举止大方,剪指甲,洗手、戴口罩	
2.用物准备	* 清洁大单、中单、被套、枕套,床刷或扫床巾、污物袋、需要时备清洁衣裤	• 用物按顺序放于晨护车上
3.患者准备	* 理解操作目的、过程、注意事项及配合方法	

续表

操作程序	操作步骤	要点说明
4.环境准备	*病室内无患者进餐、治疗或护理,关门窗,拉床帘或用屏风遮挡,按需调节室温	• 避免患者受凉
实施		
1.核对、解释	*将用物携至床旁,核对、解释,取得合作,询问患者需要	• 核对腕带,查对床号、姓名
2.放平床	*如病情许可,则放平床头及床尾支架,松开床尾被盖,移开床旁桌 20 cm 左右,移开床旁椅,将清洁被服按使用顺序放于床尾椅上	• 放平床时,速度应缓慢
3.更换床单		
★侧卧更换床单法	*枕头移至对侧,协助患者侧卧,背向护士,背部可用 50%乙醇溶液按摩	• 适用于长久卧床,病情允许翻身侧卧者
(1)卷各层污单	*松开近侧各单,将中单卷至中线处,塞于患者身下,扫净橡胶中单,搭于患者身上;将大单卷至中线处,塞于患者身下,清扫床褥	• 卷起的单子压在患者身下应尽量平整;清扫方向:自床头到床尾,自床中线至边缘
(2)铺近侧清洁床单	*同备用床步骤逐层铺平大单、橡胶单、中单,对侧清洁的床单卷至患者身下(图 3-11-9)	• 注意中线对齐,床单平整
(3)安置卧位	*协助患者侧卧在铺好的一边,面向护士	• 动作轻稳,注意安全
(4)撤污单	*护士转至床对侧,将污床单逐层拉出,并将大单同侧两角打结于床尾做成污衣袋(将污中单、污被套、枕套置于袋内)	• 污大单及中单向内卷起时,污面勿接触褥垫
(5)铺各单	*扫净床褥上碎屑,依次将清洁大单、橡胶中单、中单拉平铺好,协助患者仰卧在床中间	• 注意中线,铺平各层单子,患者舒适
★平卧更换床单法	*一手托起患者头部,另一手快速取出枕头,放于床尾椅上	• 适用于病情不允许翻身侧卧的患者
(1)撤床头各单	*松开床尾被盖,将床头污大单横卷成筒状,清洁大单横卷成筒状铺在床头,大单中线与床中线对齐,铺好床头大单,然后抬起患者的上半身(骨科患者可利用牵引床上的拉手抬起身躯),先将脏大单、中单及橡胶中单一起从床头卷至患者臀下,同时将清洁大单随着污单从床头拉至臀部(图 3-11-10)	• 可在操作准备时卷好清洁大单,卷成筒状的单子压在患者身下应尽量平整,注意中线,铺平各单,抬起患者时,高度合适,动作平稳,便于操作
(2)撤床头污单	*放下患者上半身,抬起臀部迅速撤去污大单、中单及橡胶中单,同时将清洁大单拉至床尾,将污大单及中单放在护理车下层或污物袋内,把橡胶中单放在床尾椅背上	• 动作轻稳,迅速 • 不应过多翻动和暴露患者,保护患者的隐私
(3)铺清洁大单	*铺好清洁大单	• 注意平整

续表

操作程序	操作步骤	要点说明
(4)铺清洁各单	* 先铺好一侧橡胶中单及中单,剩余半幅塞于患者身下,转至床对侧,将橡胶中单、中单铺好,协助患者平卧	• 中单完全覆盖橡胶中单,注意平整
4.更换被套	* 解开污被套尾端系带,将污被套自尾端向床头反折于患者身上,暴露棉胎,嘱患者握住盖被两上角,将盖被平铺于患者身上 * 将清洁被套内面向外平铺于棉胎上,自尾端向床头反折套住棉胎,嘱患者握住盖被两上角 * 撤出污被套,放入污衣袋 * 铺平盖被各层,系带,折成被筒,尾端齐床尾向内折	• 动作迅速,防止患者着凉 • 传统更换被套方法:将铺清洁被套(正面向外),解开污被套尾端系带,将棉胎从尾端拉出,S形折于床尾;用S形套被套的方法套好被套;嘱患者用双手握住盖被上缘,不能配合者将盖被上缘压在枕下;撤出污被套放入污衣袋,将盖被拉平叠成被筒,尾端齐床尾向内折
5.更换枕套	* 将枕头从患者头下取出,撤去污枕套,换清洁枕套	• 靠近患者,运用节力原理
6.整理	* 摇起床上支架,帮助患者取舒适卧位,移回床旁桌椅,必要时拉起床挡 * 清理用物,整理床单位	• 注意询问患者 • 摇起床上支架时速度不要太快
评价	* 护士动作轻柔,手法正确、熟练 * 患者舒适、安全,自我感觉清洁、身心愉快 * 床单位平整、干燥、无碎屑 * 未发生压疮等并发症	

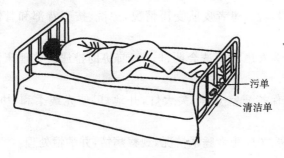

污单
清洁单

图 3-11-9 侧卧更换床单法

【注意事项】

(1)动作轻稳,减少过多翻动和暴露患者,保证其安全、舒适,防止疲劳和受凉。必要时使用床挡,以防变换体位时患者坠床。

(2)注意节力原则,两人操作时,注意配合,动作协调一致。

(3)与患者进行有效沟通,满足患者身心需要,使者舒适、安全。发现病情变化时,立即停止操作,采取相应措施。

（4）患者的衣服、床单、被套、枕套等应每周更换1～2次,如被汗液、血液、尿便等污染应及时更换。

（5）病床应用湿式清扫,做到"一床一巾一消毒"。污染物按规定放置,不得随便乱放。

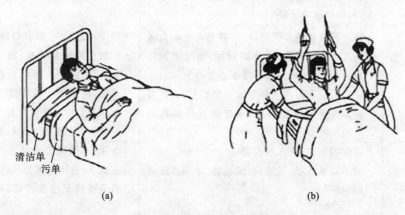

图 3-11-10　平卧更换床单法

二、晚间护理

为了使患者清洁而舒适地入睡,应认真进行晚间护理。护士应在患者晚餐后给予必要的护理,以减轻和消除白天因诊治疾病所致的痛苦,以及亲友探视带来的疲劳。

（一）目的

（1）保持病室安静、病床的整洁,空气清新,使患者清洁、舒适,易于入睡。

（2）观察和满足患者身心需要。

（二）内容

（1）协助患者梳发、漱口（口腔护理）,洗脸、洗手。

（2）协助患者翻身,检查患者皮肤受压情况,擦洗、按摩背部和骨骼隆突部位,进行预防压疮的护理。

（3）用热水泡脚,为女患者清洗会阴部。寝前协助排尿。整理床铺,必要时给患者加盖毛毯或盖被。

（4）酌情关门窗,保持病室安静,关大灯,开地灯,使光线柔和,协助患者处于舒适卧位,使患者易于入睡。

（5）经常巡视病房,了解患者睡眠情况,观察病情,并酌情处理。

能力检测

患者,男,48岁。行胃癌根治术后第三天,术后医嘱:一级护理,禁食,胃肠减压,给予输液治疗。护理体检:患者神志清醒,精神欠佳,面色苍白,T38.7 ℃,P88 次/分,Bp 120/70 mmHg。口唇干裂,有口臭。遵医嘱给予降温措施后患者出汗较多,床单、衣服均已浸湿。并且患者述头部发痒不适。由于体质虚弱,术后患者一直卧床。思考:①患者目前有哪些清洁需要？②在为患者制订护理计划时,应考虑哪些原则？③写出患者的清洁护理计划及工作顺序。④如何评价患者的护理效果？

（周更苏）

任务十二　营养与饮食护理技术

任务引导

　　患者,男,公司职员,36 岁,因车祸后脑外伤入院,现患者处于浅昏迷状态,高热,患者既往有高血压、糖尿病病史,作为责任护士,请为患者做好饮食与营养护理,并思考下列问题:①该患者可以采用何种饮食方式？②该患者饮食中应该添加何种营养素？③该患者在饮食护理中还应该注意哪些方面？

　　营养是人体摄取、消化、吸收和利用食物中营养素,以保证机体正常生长发育、组织修复,维持生命整个过程。饮食是各种食物经过搭配和烹调加工组成不同类型的膳食供人体摄入,以满足机体的生理需要。均衡的饮食和营养与人的健康关系非常密切,合理调配饮食能维持机体的正常生长发育和各种生理活动,促进组织修复,提高人体免疫力,进而保持健康和增进健康,预防疾病,提高人的生存质量。不良的饮食与营养可引起人体各种营养物质失衡,甚至导致各种疾病。当机体患病时,通过合理的饮食管理与营养调配,可以促进患者康复。因此,护理人员应掌握营养学的基础知识,饮食护理技术,正确评估患者的营养需要,寻求正确的解决方法,促进患者早日康复。

第一节　概　　述

　　人体为了维持生命与健康、预防疾病、促进疾病康复,必须从食物中获取一定量的热能及营养素。人体所需要的营养素有蛋白质、脂肪、糖类、矿物质、微量元素、水等,它们以不同的形式存在于食物中,并发挥着各自独特的功效。护理人员只有掌握人体对营养的需要,了解饮食与健康的关系才能够采取有效的措施,维持与促进患者健康。

一、热能

　　热能是生命的能源,人体的热能来源于每天摄入的食物,主要是糖类,其次是脂肪、蛋白质。国际上通用的热能单位是焦耳(J)。营养学上常用千焦(kJ)或兆焦(MJ),糖类在体内氧化产生的热能为 16.7 kJ(4 kcal)/g,脂肪为 37.6 kJ(9 kcal)/g,蛋白质为 16.7 kJ(4 kcal)/g。人体每天对热能的需要量受年龄、性别、生理特点及劳动强度等影响。根据中国营养学会 2000 年的标准,我国成年男子热能平均需要量(EAR)及推荐需要量(RNI)均为 10.03～13.38 MJ/d;而女子则为 8.80～11.30 MJ/d,如为孕妇或乳母,热能需要量在原有基础上可酌情增加 0.84～2.09 MJ/d。

二、营养素

人体健康必需的六大营养素是蛋白质、脂肪、碳水化合物、矿物质、维生素和水。其中蛋白质、脂肪、碳水化合物是提供热能的主要营养素,又称为"热能营养素"(表3-12-1)。

表 3-12-1　各种营养素的功能、来源及供给

营养素	生 理 功 能	主 要 来 源	每日供给量
蛋白质	• 构成、更新及修复人体组织;构成人体内的酶、激素、抗体、血红蛋白等,以调节生理功能;维持血浆渗透压;提供热能	• 肉、蛋、乳及豆类	• 男性 EAR 或 RNI 为 75～90 g,女性 EAR 或 RNI 为 65～80 g,占总热能的 10%～15%
脂肪	• 提供及储存热能;构成身体组织;供给必需脂肪酸;促进脂溶性维生素的吸收;维持体温,保护脏器;增加饱腹感	• 动物性食品、食用油、坚果类等	• 50 g,占总热能的 20%～30%
碳水化合物	• 提供热能;参与构成机体组织;保肝解毒;抗生酮作用	• 谷类和根茎类食品,各种食糖	• 占总热能的 60%～70%
矿物质			
钙	• 构成骨骼与牙齿的主要成分;调节心脏和神经的正常活动;维持肌肉紧张度;参与凝血过程;激活多种酶;降低毛细血管和细胞膜的通透性	• 奶及奶制品、海带、小虾米皮、芝麻酱、豆类、绿色蔬菜、骨粉、蛋壳粉	• 人体的适宜摄入量(AI)为 800～1000 mg
磷	• 构成骨骼、牙齿、软组织的成分;促进物质活化;参与多种酶、辅酶的合成;调节能量释放;调节酸碱平衡	• 广泛存在于动、植物食品中	• AI 约 700 mg
铁	• 组成血红蛋白与肌红蛋白,参与氧的运输;构成某些呼吸酶的重要成分,促进生物氧化还原反应	• 动物肝脏、动物全血、肉蛋类、豆类、绿色蔬菜	• 男性 AI 约为 15 mg;女性 AI 为 15～20 mg
锌	• 促进机体发育和组织再生;参与构成多种酶;促进食欲;促进 VitA 的正常代谢和生理功能;促进性器官与性机能的正常发育;参与免疫过程	• 动物食品、海产品、奶、蛋、坚果类等	• 推荐需要量(RNI)男性为 11.5～15 mg;女性约为 11.5 mg
碘	• 参与甲状腺素的合成	• 海产品、海盐	• RNI:150 μg
脂溶性维生素			
VitA	• 维持正常夜视功能;保持皮肤与黏膜的健康;增强机体免疫力;促进生长发育	• 动物肝脏、鱼肝油、奶制品、禽蛋类、有色蔬菜及水果等	• RNI:男性为 800 μgRE;女性为 700 μgRE(视黄醇当量)

续表

营养素	生 理 功 能	主 要 来 源	每日供给量
VitD	• 调节钙、磷代谢,促进钙、磷吸收	• 海鱼、动物肝脏、蛋黄、奶油	• RNI:5~10 μg
VitE	• 抗氧化作用,保持红细胞完整性,改善微循环;参与DNA、辅酶Q合成	• 植物油、谷类、坚果类、绿叶蔬菜等	• AI:14 mg
VitK	• 合成凝血因子,促进血液凝固	• 肠内细菌合成;绿色蔬菜、肝脏	• 20~100 μg
水溶性维生素			
VitB$_1$	• 构成辅酶TPP;参与糖代谢过程;影响某些氨基酸与脂肪的代谢;调节神经系统功能	• 动物内脏、肉类、豆类、花生、未过分精细加工的谷类	• RNI:男性为1.3~1.4 mg;女性约为1.3 mg
VitB$_2$	• 构成体内多种辅酶,参加人体内多种氧化过程;促进生长、维持健康;保持皮肤和黏膜完整性	• 动物内脏、禽蛋类、奶类、豆类、花生、新鲜绿叶蔬菜等	• RNI:男性约为1.4 mg;女性为1.2~1.4 mg
VitB$_6$	• 构成多种辅酶,参与物质代谢	• 畜禽肉及内脏、鱼类等	• AI:1.2~1.5 mg
VitB$_{12}$及叶酸	• 为核酸和核蛋白合成代谢过程中所必需的物质;促进红细胞发育与成熟	• 动物内脏、发酵豆制品、新鲜绿叶蔬菜	• AI:2.4 mg
VitC	• 保护细胞膜,防治坏血病;促进铁吸收和利用;促进胶原、神经递质、抗体合成;参与胆固醇代谢	• 新鲜蔬菜和水果	• RNI:100 mg
水	• 构成人体组织;调节体温;溶解并运送营养素和代谢产物;维持消化、吸收功能;起润滑作用;直接参加体内氧化还原反应	• 饮用水、食物中水、体内代谢水	• 2~3 L

注:表中营养素供给量采用中国营养学会2000年5月修订的"中国居民膳食营养素摄入量"18~50岁成年人在不同体力活动程度下的范围值。其中:EAR指平均需要量;RNI指推荐摄入量;AI指适宜摄入量。

第二节 医院饮食

饮食治疗是现代综合治疗中的一个重要组成部分,以适应不同病情需要,达到相应的治疗及辅助治疗的目的。医院饮食可分为三类:基本饮食、治疗饮食和试验饮食。

一、基本饮食

基本饮食(basic diet)适用于一般患者的饮食需要,是一种为满足患者对各种营养素的需要而配制的饮食,包括普通饮食、软质饮食、半流质饮食、流质饮食(表3-12-2)。

表 3-12-2 医院基本饮食

类 别	适用范围	饮食原则	每日用法	可选食物
普通饮食 (general diet)	• 病情较轻或疾病恢复期、无发热、无消化道疾病、不需限制饮食者	• 营养均衡、美观可口，易消化、无刺激性的食物；限制油煎、含强烈调味品及易胀气的食物	• 每日 3 餐，总热能 9.5～11 MJ，蛋白质 70～90 g/d，糖类 450 g/d，脂肪 60～70 g/d	• 各餐分配：早 25%～30%、午 40%、晚 30%～35%
软质饮食 (soft diet)	• 老幼患者、术后恢复期、咀嚼不便、低热、消化不良者	• 在普通饮食的基础上，软、烂、无刺激性，易于咀嚼、消化为主	• 每日 3～4 餐，总热能 8.5～9.5 MJ，蛋白质供应量 60～80 g/d	• 软饭、面条、煮熟的菜及肉等
半流质饮食 (semi-liquid diet)	• 体弱、术后、口腔疾病、咀嚼不便、发热、消化不良者	• 食物呈半流质，易于咀嚼、吞咽，纤维素含量少，营养丰富、易于消化和吸收，无刺激，少食多餐	• 每日 5～6 餐，总热能为 6.5～8.5 MJ，蛋白质供应量为 50～70 g/d	• 粥、面条、果泥、鸡蛋糕、碎菜、馄饨、豆腐、肉末等
流质饮食 (liquid diet)	• 病情危重、各种大手术后、口腔疾病、吞咽困难、高热、急性消化道疾病患者	• 食物呈流质，易吞咽、消化、无刺激；所含热量及营养素不足，只能短期使用，通常辅以肠外营养以补充热量和营养	• 每日 6～7 餐，总热能为 3.5～5.0 MJ，每 2～3 h1 次、每次 200～300 mL，蛋白质 40～50 g/d	• 乳类、豆浆、米粉、果汁、米汤、菜汤、稀藕粉等

二、治疗饮食

治疗饮食(therapeutic diet)是以基本饮食为基础，根据患者病情的需要，对于热能和营养素给予不同的调整，从而达到治疗或者辅助治疗目的的一类饮食(表 3-12-3)。

表 3-12-3 医院治疗饮食

饮食种类	适用范围	饮食原则及用法
高热量饮食 (high calorie diet)	• 用于热能消耗较高者，如甲状腺功能亢进、高热、结核、大面积烧伤、肝炎、胆道疾病、产妇及需要增加体重者等	• 在基本饮食的基础上加餐 2 次，可进食牛奶、豆浆、鸡蛋、藕粉、蛋糕、巧克力及甜食等。总热量约为 12.5MJ(3000 kcal)/d
高蛋白饮食 (high protein diet)	• 用于高代谢性疾病，如大面积烧伤、结核、恶性肿瘤、严重贫血、营养不良、甲状腺功能亢进、大手术后，肾病综合征、低蛋白血症、孕妇、乳母等	• 在基本饮食的基础上增加富含蛋白质的食物，尤其是优质蛋白。供给量为 1.5～2.0 g/(d·kg)，总量不超过 120 g/d。 • 总热量为 10.5～12.5MJ/d(2500～3000 kcal/d)

续表

饮食种类	适用范围	饮食原则及用法
低蛋白饮食 (low protein diet)	• 用于限制蛋白摄入患者,如急性肾炎、尿毒症、肝昏迷等	• 应多补充蔬菜和含糖高的食物,以维持正常热量。成人饮食中蛋白质含量不超过 40 g/d,视病情可减至 20~30 g/d。肾功能不全者应摄入动物性蛋白,忌用豆制品;肝昏迷者应以植物性蛋白为主
低脂肪饮食 (low fat diet)	• 用于肝、胆、胰疾病,高脂血症,动脉硬化,冠心病,肥胖和腹泻等	• 限制脂肪摄入,高脂血症及动脉硬化者不必限制植物油(椰子油除外)摄入;脂肪含量少于 50 g/d,肝、胆、胰疾病患者少于 40 g/d,尤其应限制动物脂肪的摄入
低胆固醇饮食 (low cholesterol diet)	• 用于高胆固醇血症、高脂血症、动脉硬化性冠心病等	• 胆固醇摄入量少于 300 mg/d,禁用或少用含胆固醇高的食物,如动物内脏、脑、鱼子、蛋黄、肥肉、动物油等
低盐饮食 (low salt diet)	• 用于心脏病、急慢性肾炎、肝硬化、腹水、重度高血压但水肿较轻者	• 每日食盐量<2 g(含钠 0.8 g),不包括食物内自然存在的氯化钠。禁用腌制食品,如咸菜、皮蛋、火腿、香肠、咸肉、虾米等
无盐低钠饮食 (non salt low so-dium diet)	• 同低盐饮食,但水肿较重者	• 无盐饮食:除食物内自然含钠量外,不放食盐烹调,饮食中含钠量<0.7 g/d; • 低钠饮食:需控制摄入食品中自然存在的含钠量,一般应<0.5 g/d; • 二者均禁食腌制食品、含钠食物和药物,如油条、挂面、汽水、碳酸氢钠药物等
高纤维素饮食 (high cellulose diet)	• 用于便秘、肥胖、高脂血症、糖尿病等	饮食中应多含食物纤维,如韭菜、芹菜、卷心菜、粗粮、豆类、竹笋等
少渣饮食 (low residue diet)	• 用于伤寒、痢疾、腹泻、肠炎、食管胃底静脉曲张、咽喉部及消化道手术者	饮食中应少含食物纤维,如蛋类、嫩豆腐等,不用强刺激调味品及坚硬、带碎骨的食物;肠道疾病患者少用油脂

知识链接

糖尿病饮食

根据患者身高、体重、性别、年龄和具体病情计算出总热量;糖类占 50%~60%,蛋白质占 15%~20%,脂肪占 20%~25%,按早餐 1/5,午餐、晚餐各 2/5 计算食谱。每餐均应含脂肪、蛋白质食物,多选用含纤维素高的食物,如粗粮饮食、未加工的豆类、蔬菜及水果等;禁食纯糖(如蜂蜜、蔗糖、巧克力、蛋糕等),避免饮酒,减少油脂,调味清淡。

溃疡病饮食

选用能减少胃酸分泌,中和胃酸,维持胃肠上皮细胞的抗酸力并能恢复患者良好营养状态、无刺激、易消化的饮食,应少量多餐。避免食用辛辣食物及饮用含咖啡因的饮料;避免饮酒及吸烟;进餐时应细嚼慢咽,避免进餐前后做剧烈运动。

三、试验饮食

试验饮食是指在特定的时间内,通过对饮食内容进行特殊调整,以达到协助疾病诊断和提高实验室检查结果正确性的一种饮食。它包括隐血试验饮食、胆囊造影试验饮食、肌酐试验饮食、甲状腺^{131}I试验饮食和尿浓缩功能试验饮食(表3-12-4)。

表3-12-4 医院试验饮食

饮食种类	适用范围	饮食原则及用法
隐血试验饮食	• 用于大便隐血试验的准备,以协助诊断有无消化道出血	• 试验前3天起禁食肉类、肝类、动物血、含铁丰富的药物或食物、绿色蔬菜等。可进食牛奶、豆制品、土豆、白菜、粉丝、米饭、面条、馒头等。第4天开始留取粪便做隐血试验
胆囊造影试验饮食	• 用于需行造影检查有无胆囊、胆管、肝胆管疾病的患者	• 检查前1日中午进食高脂肪餐,以刺激胆囊收缩和排空;晚餐进食无脂肪、低蛋白、高碳水化合物的清淡饮食;晚餐后服造影剂,服药后禁食、禁水、禁烟;检查当日早晨禁食;第1次摄X线片后,如胆囊显影良好,进食高脂肪餐(如油煎荷包蛋2个或巧克力等脂肪量不低于50 g的饮食);半小时后进行第2次摄片观察
肌酐试验饮食	• 用于协助检查、测定肾小球的滤过功能	• 试验期为3天,试验期间禁食肉类、禽类、鱼类,忌饮茶和咖啡,全日主食在300 g以内,限制蛋白质摄入(蛋白质<40 g/d),以排除外源性肌酐的影响;蔬菜、水果、植物油不限,热量不足可添加藕粉或含糖的点心等;第3天测尿肌酐清除率及血肌酐含量
甲状腺^{131}I试验饮食	• 用于协助测定甲状腺功能	• 检查或治疗前7~60天,禁食含碘量高的食物。需禁食60天的食物:海带、海蜇、紫菜、淡菜、苔菜等。需禁食14天的食物:海蜇、毛蚶、干贝等。需禁食7天的食物:带鱼、鲳鱼、黄鱼、目鱼、虾等。2周内忌食加碘食盐,禁用碘做局部消毒
尿浓缩功能试验饮食(干饮食)	• 用于检查肾小管的浓缩功能	• 试验前1天,控制全天饮食中的水分,总量在500~600 mL。可进食含水分少的食物,如米饭、馒头、面包、炒鸡蛋、土豆、豆腐干等,烹调时尽量不加水或少加水;避免食用过甜、过咸或含水量高的食物。蛋白质供给量为1 g/(kg·d)

第三节 一般饮食的护理

一、影响饮食与营养的因素

(一)生理因素

1. 年龄 婴幼儿生长发育速度快,体重、脑重量增长速度快,需要高蛋白、高维生素、高矿物质及高热量饮食;母乳喂养的婴儿还需及时补充维生素等营养素。幼儿及学龄前儿童处于大脑和神经发育旺盛时期,应摄入充足的脂肪酸。青少年处于身体发育旺盛的时期,需摄入充足的蛋白质、维生素及微量元素等。中老年期新陈代谢减慢,所需热量逐渐减少,但对钙等营养素的需求增加,合理的营养与饮食可延缓衰老和预防疾病。另外,不同年龄阶段的人对食物的质地选择也不同,如婴幼儿、老年人应选择软、易消化的饮食。

2. 特殊生理时期 妊娠和哺乳期妇女,需补充充足的热量、蛋白质、铁、维生素等,以满足胎儿以及乳儿的需要。在这个特殊时期,有的妇女的饮食习惯也会有改变。

3. 活动量 活动量是能量代谢的主要因素。代谢快,则对能量的需求也大,所以在能量供给时也要考虑到人的活动强度、工作性质、工作条件等。

4. 身高和体重 一般,体格高大、强壮的人需要的营养素更多。

5. 疾病因素 高代谢疾病患者如发热、甲状腺功能亢进等,机体对热量需求增加。口腔疾病或味觉异常对营养素的摄取有直接影响,可导致营养摄入不足。对某些食物过敏,会影响营养的摄入和吸收。药物对患者饮食和营养也会有影响,有的药物可以增进食欲,如类固醇类药物;有的可以降低食欲,如非肠溶性红霉素。

(二)心理因素

疼痛、焦虑、恐惧、悲哀、愤怒、烦躁等因素可致交感神经兴奋,抑制胃肠蠕动,减少消化液的分泌及降低消化吸收能力进而降低食欲。而兴奋、喜悦、愉快等可以使副交感神经兴奋,增加胃肠蠕动、消化液分泌,增进食欲。医务人员的良好态度,也可在一定程度上缓解患者的焦虑,使其食欲增加。食物的颜色、气味、进餐环境等对食欲也有一定的影响。

(三)社会因素

1. 经济状况 经济状况直接影响着人们对食物的选择,进而影响其营养状况。在经济相对发达地区,食品选择面较大,但由于生活节奏快,进食快餐等往往导致营养不平衡或者营养过剩;而在经济相对落后地区,由于食品选择面较小,容易出现营养缺乏。

2. 文化背景及饮食习惯 不同的生活方式、民族及宗教信仰都会对食品选择、烹饪方法、饮食嗜好及进食时间产生影响。

3. 健康意识 随着社会的发展,人们的健康意识越来越强,越来越注重膳食平衡了。

二、患者一般饮食护理

患者入院后,医生根据患者的病情开出饮食医嘱并及时调整。护士根据医嘱填写饮食通知单,送交营养科配餐,并通过对患者饮食与营养的全面评估,结合疾病特点制订有针对性的营养计划,采取适宜的护理措施,促进患者早日康复。

(一)营养状况的评估

营养状况评估是人体健康评估中的重要组成部分。

1. 一般饮食形态评估 护理人员询问患者的食欲情况,有无偏食、厌食等情况,饮食是否规律,每日进餐的时间,进餐方式,每餐摄入的食物种类及量,然后护理人员评估热能及各种营养素是否满足机体的需要。

2. 体格检查 通常根据外貌、体重、身高、皮肤、毛发、骨骼、肌肉等了解患者的营养状况。临床上通常用良好、中等、不良三个级别对营养状况进行描述。患者口唇红润,精神状态良好,皮肤有光泽、弹性较好,毛发浓密、有光泽,肌肉结实,皮下脂肪丰满可视为患者营养良好;如果患者口唇肿胀或者口角有裂痕,精神萎靡,消瘦,皮肤弹性差、暗淡,毛发干燥稀疏,肌肉松弛无力,皮下脂肪菲薄,肋间隙和锁骨上窝凹陷,肩胛骨和骨骼突出等可视为患者营养不良;介于营养良好与营养不良之间者为营养中等。营养状况也可以通过标准体重、上臂围测量以及皮褶厚度的测量来判断。

(1) 身高、体重:两者综合反映蛋白质、热能及钙、磷等无机盐的摄入、利用和储备情况,同时也反映了机体肌肉和内脏的发育和潜能。根据身高和体重计算的方法简单易行,通常有两种方法:一种是根据身高计算标准体重,计算公式为

男性:体重(kg)=身高(cm)-105

女性:体重(kg)=身高(cm)-105-2.5

实际体重占标准体重的百分数计算公式:(实际体重-标准体重)÷标准体重×100%计算结果百分数在±10%为正常,大于10%~20%为过重,大于20%为肥胖,小于10%~20%为消瘦,小于20%为明显消瘦。

另一种方法是根据身高和体重计算体重指数(BMI),BMI是一项比较准确且被世界广泛接受并采纳的诊断标准体重的方法。计算公式为

体重指数(BMI)=体重(kg)/身高(cm²)

根据WHO的标准,体重指数≥25为超重,≥30为肥胖,≤18.5为消瘦。亚洲标准:≥23为超重,≥25为肥胖。我国的标准:≥24为超重,≥28为肥胖。

(2) 上臂围:可以反映肌蛋白的储存和消耗程度。方法为测量上臂中点位置的周长。我国男性上臂围平均为27.5 cm。

(3) 皮褶厚度(皮下脂肪厚度):反映体内脂肪积存量,对判断消瘦和肥胖有重要意义。WHO推荐的测量部位有肱三头肌部、肩胛下部、腹部,最常用的为测量肱三头肌部皮褶厚度(图3-12-1),测量部位为左上臂背侧中点上2 cm处。参考值:男性12.5 mm,女性16.5 mm。

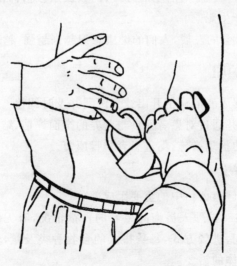

图 3-12-1 皮褶厚度测量

3. 辅助检查的评估 对患者的营养评估不仅包括对患者身体的评估,还可以通过患者的各项检查结果对其营养状况进行较客观的评估,常用的方法有测量血中淋巴细胞数量、细胞免疫状态、血清蛋白含量以及做氮平衡实验。

(二)促进患者饮食的护理

1. 患者进餐前的护理

(1)环境准备:舒适的进餐环境可以使患者的心情愉悦,食欲增进。患者在病室内进餐时应保持室内环境的清洁,去除一些污物,保持空气流通,去除异味,保证光线充足,温度适宜,保持病室安静,暂停一切非紧急的治疗和护理工作,去除一切对食欲有不利影响的因素。

(2)患者准备:协助患者洗手、漱口,必要时进行口腔护理;去除引起患者各种不适的因素,如卧床患者在餐前半小时给便盆,用后撤去;疼痛患者给予止痛治疗;对于恶心、呕吐患者应提前给予止吐药物,并进行心理疏导,使患者心情放松。将患者置于舒适的体位,安放床头小桌,必要时备餐巾,防止衣物及床单位被污染。

(3)工作人员准备:衣帽应整洁,戴好口罩,洗手,做好查对。

2. 患者进餐时的护理

(1)护士要根据饮食单的饮食种类,协助配餐员将热饭、热菜准确无误地分发到每位患者,要将食物置于患者方便拿取的位置。

(2)鼓励患者自行进食。对于不能自行进食的患者,要根据患者的进食次序和方法进行喂饭,喂饭速度不宜过快,饭、固体、汤和菜要轮流喂给患者,不要催促患者,以免患者出现呛咳等。对于易发生呛咳者,应将头部稍微垫高并偏向一侧,谨慎喂食,避免食物误入气管引起窒息。昏迷等患者可采用鼻饲等方法。

(3)对于双目失明的患者,要耐心向患者讲解食物的颜色等,激发患者的食欲,对于患者要求自行进食者,可按时钟平面放置食物,并告知食物的方向,食物的名称,如六点钟放饭,十二点钟放汤,九点钟和三点钟放置菜。

(4)对于进行治疗、试验饮食的患者,要做好解释和监督工作,并询问患者对饮食制作的意见,随时向营养室反馈。

(5)加强巡视,患者进餐时出现恶心、呛咳等症状时,应暂停进餐,并给予相应处理,症状缓解后再进餐。进餐过程中要嘱咐患者细嚼慢咽,不要边进食边说话。

3. 患者进餐后的护理

(1)及时去除餐具,清理食物残渣,并整理床单位,督促和协助患者进行饭后洗手、漱口,必要时行口腔护理。

(2)根据患者的病情需要做好记录,如进食的量、液体的出入量等。

(3)对暂时需要禁食或者延迟进食的患者做好交接班。

第四节　特殊饮食的护理

对于病情危重、存在消化吸收功能障碍、不能经口摄食者等,为保证其营养,促进健康,临床上常根据患者的不同情况采取不同的特殊饮食护理,包括肠内营养和肠外营养。本节主要介绍肠内营养的管饲饮食和要素饮食。

一、管饲饮食

管饲饮食是指将营养丰富的流质饮食或营养液、水和药物,通过导管输入胃内或肠道,以保证患者获得所需营养素的方法。根据导管插入途径不同,可将导管分为以下类型:口胃管、鼻胃管、鼻肠管(导管经鼻腔插入小肠)、胃造瘘管(导管经胃造瘘口插入胃内)、空肠造瘘管(导管经空肠造瘘口插至空肠)。其中鼻胃管最为常用,本节主要介绍鼻饲法。

鼻饲法是指将导管经鼻腔插入胃内,从管内灌注流质食物、营养液、水分和药物的方法。该法适用于不能经口进食者,例如:昏迷、口腔疾病及口腔手术后或不能张口者,如破伤风患者;拒绝进食的患者;早产儿和病情危重的婴幼儿。

知识链接

与鼻饲插管相关的解剖知识

食管三个狭窄处:食管入口处,距切牙约 15 cm;平气管分叉处,距切牙约25 cm;穿过膈肌的食管裂孔处,距切牙约 40 cm。鼻饲插管时在这三个狭窄处易遇到阻力。插管时动作要轻柔,特别是在通过这 3 个狭窄处时,要防止损伤食管黏膜。

上呼吸道包括鼻、咽、喉,消化道包括口腔、咽部、食管等。咽是消化道和呼吸道的共用通道,气管在食管的前方。据此解剖特点,在进行鼻饲、洗胃等操作插管时,应采取一系列措施,防止插入气管。

技能实训 12-1 鼻饲技术

【目的】 对于不能经口进食的患者,将导管经鼻腔插入胃内,从管内灌注流质食物、营养液、水分和药物,以满足患者营养和治疗的需要。适用于昏迷、口腔疾病、食管-气管瘘、拒绝进食者,以及早产儿、病情危重的婴幼儿和某些术后或肿瘤患者。

【操作流程】 见表 3-12-5。

表 3-12-5 鼻饲技术操作流程

操作程序	操作步骤	要点说明
评估	*患者的年龄、病情、治疗情况及鼻腔状况	• 是否能承受插入导管的刺激 • 鼻黏膜有无红肿、炎症、破损,有无鼻中隔偏曲、鼻腔息肉等
	*患者对鼻饲的认知、心理状况及合作程度	• 是否了解鼻饲的目的和配合方法
计划		
1.护士准备	*着装整洁,举止大方,剪指甲,洗手、戴口罩	

续表

操作程序	操作步骤	要点说明
2.用物准备	*治疗盘内放治疗碗、镊子、胃管或者硅胶管、无菌手套、50 mL 和 20 mL 注射器、治疗巾、纱布、一次性压舌板、手电筒、止血钳、液状石蜡、棉签、胶布、橡皮圈、听诊器、温水、别针、鼻饲液,按需要准备漱口水或口腔护理用物及松节油	• 也可用鼻饲包 • 每次鼻饲液量不超过 200 mL,鼻饲液温度为 38～40 ℃
3.患者准备	*理解操作目的、过程、注意事项及配合方法 *操作前取下义齿,妥善保管	• 患者能在护士指导下取合适的体位,昏迷患者需家属协助
4.环境准备	*病室内清洁、安静	
实施		
1.核对与解释	*将用物携至床旁,核对、解释,取得合作	• 减轻患者的焦虑,取得配合
2.准备	*取下患者眼镜或活动义齿,并妥善放置	• 取下义齿,防止脱落、误咽
	*帮助患者取半卧位或坐位,无法坐起者取右侧卧位,昏迷患者取去枕平卧位,头向后仰	• 半卧位或坐位可减轻胃管通过鼻咽部时引起的呕吐反射或防止呕吐患者窒息;使胃管易于插入
	*将治疗巾围于患者颌下,弯盘置于便于取用处 *观察鼻腔,选择通畅一侧用湿棉签清洁鼻腔	• 鼻腔如有疾患,应选择健侧
3.准备插管	*戴手套,测量胃管插入的长度(成人:前额发际至剑突或由鼻尖经耳垂至剑突的距离)(图3-12-2),并作一标记,且润滑前端	• 一般成人胃管插入长度为 45～55 cm;小儿为眉间至剑突与脐中点的距离
4.插管	*一手持纱布托住胃管,一手持镊子夹住胃管,沿选定侧鼻孔缓缓插入	• 插管应轻柔,避免鼻黏膜损伤及鼻腔出血
	*插至咽喉部(14～16 cm)时,嘱患者做吞咽动作,同时顺势将胃管轻轻向前推进	• 吞咽动作可帮助胃管顺利进入食管。必要时可饮少量温开水以助胃管顺利进入食管
	*插管中患者如出现剧烈恶心、呕吐,可暂停片刻。如果患者出现呛咳、呼吸困难或面色发绀等现象,表明胃管误入气管,应立即拔出胃管,休息片刻后重新插入	• 插入不畅时检查患者口腔,了解胃管是否盘在口咽部。或将胃管抽回一小部分,再轻轻插入
	*如为昏迷患者,插管前应撤去枕头,使患者头向后仰,当胃管插入 14～16 cm 时,左手将患者头部托起,使下颌靠近胸骨柄,再将胃管缓缓插入至预定长度	• 头向后仰便于胃管沿咽后壁下行,以免误入气管 • 增大咽喉部通道的弧度,便于胃管顺利通过会厌部
5.确认胃管是否在胃内	*用注射器抽吸胃液 *用注射器迅速向胃内注 10 mL 空气,用听诊器可听气过水声 *将胃管末端置于水碗中,看有无气泡逸出	

续表

操作程序	操作步骤	要点说明
6. 固定	* 确认胃管在胃内后,将胃管用胶布固定在鼻翼及面颊部	• 防止胃管脱落
7. 灌注	* 连接注射器与胃管末端,确认胃管在胃内后,注入少量温开水	• 确认胃管通畅
	* 缓慢注入流质饮食或者药物	• 两次喂食间隔时间大于 2 h
	* 注入完毕后,再注入少量温开水	• 避免食物积存于管腔中干结变质,造成胃肠炎或堵塞管腔
8. 留置	* 将胃管末端反折用纱布包起,再用橡皮圈系紧,用别针固定于病号服或者枕边,协助患者清洁口腔、鼻孔,整理床单位,嘱患者维持原卧位 20～30 min	• 防止胃管脱落,由胃管末端胶塞进空气而引起胃部不适 • 防止呕吐
	* 整理用物,清洗消毒,备用;脱手套,洗手,记录插管时间、患者的反应,鼻饲种类、量	• 鼻饲用物每餐后清洗,每日消毒 1 次
9. 拔管	* 携用物至患者床前,核对,解释	• 取得患者合作
	* 戴手套,将弯盘置于患者颌下,用纱布将近鼻孔处胃管包住,嘱患者深呼吸,在其呼气时拔出胃管	• 在拔管至喉咽部时,迅速拔出,以免胃管内残留液体滴入气管内
	* 将胃管置于弯盘内,移出患者视线外,清洁口、鼻、面部,擦去胶布痕迹,协助患者漱口,取舒适卧位,整理床单位及用物	• 有胶布痕迹者可用松节油等去除
	* 脱手套,洗手,记录	• 记录拔管的时间及患者的反应
评价	* 患者安全舒适、无食管黏膜损伤及其他并发症、拔管后无不适反应 * 护士操作正确、规范、动作轻稳 * 护患沟通有效,患者能主动配合	

【注意事项】

(1) 插胃管前应与患者进行有效的沟通,让患者及家属能够配合。

(2) 操作时,动作要轻稳,特别是在通过 3 个狭窄处,以防损伤鼻腔及食管黏膜。

(3) 每次注入药物或者鼻饲液时一定要检验胃管是否在胃内及其是否通畅。每次鼻饲量不应超过 200 mL,温度应保持在 38～40 ℃之间,间隔时间不少于 2 h。药片应研碎溶解后灌入;新鲜果汁应与奶液分别灌入,防止凝块产生。

(4) 注入鼻饲液的速度不宜过快或过慢,以免引起患者的不适。

(5) 已配制好的鼻饲液应放在 4 ℃以下的冰箱内保存,保证 24 h 用完。

(6) 长期鼻饲者,每日进行口腔护理,每周更换胃管 1 次,硅胶管可每月更换 1 次,晚间末次喂食后将胃管拔出,次晨从另一侧鼻孔插入。

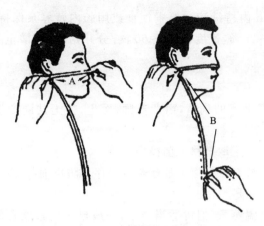

图 3-12-2 鼻饲管测量

(7) 患有食管胃底静脉曲张、食管梗阻、鼻腔严重疾病等患者禁忌插胃管。

二、要素饮食

要素饮食又称要素膳、化学膳、元素膳,是由人工配制的,含有全部人体生理需要的各种营养成分(包含游离氨基酸、单糖、主要脂肪酸、维生素、无机盐类和微量元素),为不需消化或很少消化即可吸收的无渣饮食。要素饮食的特点是营养价值高,营养成分全面而平衡,成分明确,无渣、不含纤维素,有压缩性,携带方便,易保存。

(一)目的

用于临床营养治疗,可提高危重患者的能量及氨基酸等营养素的摄入,促进伤口愈合,改善患者营养状况,以达到治疗目的。

(二)适用范围

用于低蛋白血症、严重烧伤、胃肠造瘘、大手术后胃肠功能紊乱、营养不良、消化和吸收不良、急性胰腺炎、短肠综合征、晚期癌症患者。

(三)应用方法

根据患者的病情,对营养素的要求,选择适合的营养成分、浓度、用量、输入速度以及供给方式。可以选择口服、鼻饲、经胃或空肠造瘘口注入的方法供给患者。

1. 口服法 口服剂量为每次 50 mL,逐渐增至每次 100 mL,可依病情每日口服 6~10次。但因要素饮食口味欠佳,服用时患者不耐受,故临床上较少使用。

2. 胃管等投给法

(1) 分次注入:适用于非危重患者。将配制好的要素饮食或现成制品用注射器通过鼻胃管或造瘘口等注入胃内,每日 4~6 次,每次 250~400 mL。此操作方便,费用低廉,但较易引起恶心、呕吐、腹泻等胃肠道不适症状。

(2) 间歇滴注:适用于大多数患者。将配制好的要素饮食或现成制品放入有盖吊瓶内,经输注管缓慢滴入,每日 4~6 次,每次 400~500 mL,每次输注持续时间为 30~60 min。

(3) 连续滴注:适用于经空肠喂养的危重患者,将配制好的要素饮食或现成制品放入有盖吊瓶内,在 12~24 h 内持续滴注要素饮食或用肠内营养泵保持恒定滴速,浓度宜以 5％开始逐渐增至 20％~25％,速度由 40~60 滴/分开始,逐渐增至 120 mL/h,最高可达 150 mL/h。

(四) 注意事项

(1) 要素饮食要根据患者的病情,由营养师、医生、护士共同商议而确定营养素的成分、浓度、用量等。

(2) 配制要素饮食时要采取严格无菌操作。

(3) 配制好的溶液应放在 4 ℃以下的冰箱内保存。防止细菌污染,并保证在 24 h 内用完,防止放置时间过长而变质。

(4) 营养液不可用高温蒸煮,但可适当加温,一般口服要素饮食的温度为 37 ℃,鼻饲或经造瘘口注入的温度为 41~42 ℃。滴注时可在输液管远端放置热水袋以保持温度,防止腹泻、腹胀。

(5) 滴注过程中要加强巡视,注意观察患者的反应,如患者出现恶心、呕吐、腹胀、腹泻等症状,应及时查明原因,按需调整速度、温度,反应严重时,暂停滴注。

(6) 滴注过程中浓度、速度要逐渐增加,待患者可耐受时,再确定配制要素饮食的浓度标准和滴注速度,不宜浓度过大、速度增加过快,以免引起患者不适。

(7) 要素饮食滴注前后应用温开水或生理盐水冲净管腔,以防止食物滞留、变质。

(8) 在应用要素饮食期间要定期检测患者血糖、尿糖、电解质、肝功能及大便潜血等,观察患者大便次数以及大便的性状。

(9) 停用要素饮食时要逐渐减量,不能骤停,以免患者发生低血糖反应。

第五节 出入液量记录

正常人体每日液体的摄入量与排出量是保持着动态平衡的。当患有某些疾病,如休克、心脏病、肾脏病、肝硬化、腹水、大面积烧伤、消化道出血、肠梗阻时,或者在大手术后,机体对体液的调节功能发生紊乱,常需记录昼夜摄入和排出量,作为了解病情、协助诊断、决定治疗方案的重要依据,护理人员必须正确测量和记录患者每日液体出入量。

一、记录内容与要求

(一) 每日摄入量

每日治疗摄入量和消化道摄入量,包括每日输入液量、输血量、肌注用药量、饮水量、食物中的含水量。为准确记录口服摄入液量,患者可用量杯或已测过容量的容器饮水,固体食物要记录其单位数目,如馒头 1 个(约 2 两)、苹果一个(约 80 g)、米饭 1 碗(约 100 g),根据医院常用食物及水果含水量(表 3-12-6)核算其含水量,并折算记录。

(二) 每日排出量

每日排出量主要是尿量、粪便量和其他排出液,如胃肠减压量、胸腹腔抽出液量、呕吐物量、痰量、咯血量、引流的胆汁量、创面渗出量等。为确保记录的准确性,可自行排尿者,记录每次尿量或将每次尿液集中在一个容器内,定时测量记录;婴幼儿可通过测定干、湿尿布重量差来计算尿量;昏迷或尿失禁者应密切观察尿量,可留置导尿,也可同婴儿测量尿量法;对于难以收集的排出量,如发热患者出汗量,可按规定测量液体浸湿棉织物的状况而评估。

表 3-12-6　医院常用食物及水果含水量

食物	单位	质量/g	含水量/mL	食物	质量/g	含水量/mL
馒头	1个	50	25	苹果	100	68
米饭	1大碗	100	240	桃子	100	82
大米粥	1大碗	50	400	葡萄	100	70
小米粥	1大碗	25	200	李子	100	68
面条	1大碗	100	250	杏	100	80
花卷	1个	50	25	香蕉	100	60
面片	1份	50	180	菠萝	100	86
馄饨	1大碗	100	350	西瓜	100	79
松糕	1块	50	40	广柑	100	88
饼干	1块	7	2	橘子	100	85
烙饼	1个	50	20	柚子	100	85
豆包	1个	50	34	鸭梨	100	89
菜包	1个	150	80	樱桃	100	67
糖包	1个	50	30	甜瓜	100	66
蛋糕	1块	50	25	菠萝	100	86
油条	1根	50	12	黄瓜	100	83
油饼	1个	100	25	西红柿	100	90
松花蛋	1个	60	34	柿子	100	58
煮鸡蛋	1个	40	30	萝卜	100	73
鸭蛋	1个	100	72	番薯	100	67
蒸鸡蛋	1大碗	60	260	青菜	100	92
水饺	1个	10	20	冬瓜	100	97
蒸饺	1个	25	40	大白菜	100	96
藕粉	1大碗	50	210	豆腐	100	90
牛奶	1大杯	250	217	猪肉	100	29
豆浆	1大杯	250	230	羊肉	100	59
牛肉		100	69	带鱼	100	50

二、记录方法

(1) 用蓝色钢笔填写表格眉栏及页码,包括床号、姓名、日期、住院号等。

(2) 晨 7:00 至晚 19:00 用蓝笔记录,晚 19:00 时至次晨 7:00 用红笔记录。19:00 做 12 h 的小结。次晨 7:00 做 24 h 总结,并记录在体温单相应栏内。

(3) 除记录大便次数外,其余各项出入量均以 mL 为单位记录。

(4) 记录同一时间的出入量时,应在同一横格上;记录不同时间的摄入量和排出量均应各自另起一行。

(5) 记录为特护记录单的出入量统计时应随病案保存;一般情况下的出入量统计单,不需要记录时无需保存。

(6) 记录要求具体、准确、及时,字迹清晰。

能力检测

刘女士,40 岁,干部,多饮、多食、体重减轻 4 个月,诊断为甲状腺功能亢进入院,入院时测 T 37.3 ℃,P86 次/分,R18 次/分,BP140/90 mmHg,患者有胆囊炎病史 2 年,作为责任护士,为患者做好饮食与营养的护理,请思考下列问题:

(1) 应如何为该患者做饮食与营养评估?

(2) 该患者可以采用何种饮食?

(3) 患者近日内要行胆囊造影检查,如何做饮食健康宣教?

(4) 该患者在饮食护理中应补充哪些营养素?

(于洪宇)

任务十三　排泄护理

任务引导

患者,男,25 岁,建筑工人,从高楼坠落,高位截瘫,意识清醒,大小便失禁,情绪低落,因担心喝水会增加尿床而不敢喝水,请为该患者做好护理,并思考下列问题:①针对患者的情况应该采取什么护理措施?②怎样对该患者进行健康教育?③如需留置导尿应如何操作,并注意什么?④如何帮助患者重建排尿、排便反射?

排泄是人体的基本生理需要,人体摄取食物、液体经新陈代谢后产生的废物必须排出体外才能维持正常的生命活动。人体主要的排泄途径是消化道和泌尿道。消化道是固体废物的主要排泄途径,泌尿道是液体废物的主要排泄途径。如排尿和排便功能发生障碍,代谢产物在体内堆积,会导致身心疾病。因此,帮助患者维持正常排泄功能,是护理人员的重要职责。

第一节 排尿护理

知识链接

与排尿有关的解剖与生理

泌尿系统由肾脏、输尿管、膀胱及尿道组成（图3-13-1）。肾脏的主要生理功能是生成尿液，排泄代谢产物，维持体液和酸碱平衡，以及内分泌功能。输尿管的主要生理功能是将肾脏产生的尿液输送至膀胱。成人膀胱容量为300～500 mL，其主要生理功能是贮尿和排尿。男性尿道长18～20 cm，有三个狭窄，即尿道内口、膜部和尿道外口，两个弯曲，即耻骨下弯和耻骨前弯。女性尿道长3～5 cm，尿道外口位于阴蒂下方。尿道的主要生理功能是将尿液排出体外。

肾脏生成尿液不断经肾盂、输尿管送至膀胱，当膀胱充盈时，膀胱内压力增加，膀胱壁的牵张感受器受压力的刺激而兴奋，冲动沿盆神经传入脊髓初级排尿中枢，再上传到脑干和大脑皮层的高级排尿中枢，产生尿意，冲动沿盆神经传出，引起逼尿肌收缩，内外括约肌松弛，尿液排出。

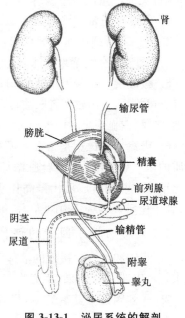

图 3-13-1 泌尿系统的解剖

一、排尿的评估

（一）尿液的评估

1. 次数和量 正常情况下，排尿活动受意识控制，无痛苦，无障碍，可自主随意进行。一般成人白天排尿3～5次，夜间0～1次，每次尿量200～400 mL，24 h尿量1000～2000 mL，平均1500 mL左右。尿量和排尿次数可受饮食、天气、出汗及活动等因素影响。

2. 颜色 正常尿液的颜色呈淡黄色至深黄色，由尿胆原和尿色素所致。尿液的颜色可因饮水、出汗及活动量不同而深浅变化不等。此外，尿液颜色还受某些食物、药物的影响，如进食大量胡萝卜或服用核黄素、痢特灵、金霉素、四环素等的尿液呈深黄色。异常尿液的颜色可有以下变化。①血尿：尿液中含有红细胞。尿液含大量红细胞，尿液呈洗肉水色或血色称为肉眼血尿；在显微镜下每高倍视野红细胞超过3个者称为镜下血尿，常见于泌尿系统炎症、结石、肿瘤及损伤等，如各型肾炎、肾结核、肾结石、输尿管结石、肾肿瘤、膀胱肿瘤、肾挫伤、尿道损伤等病变。某些药物如阿霉素、利福平、苯妥英钠等可引起尿液呈红色，但尿液一般是透明的。②血红蛋白尿：尿中出现游离血红蛋白，尿液呈浓茶色或酱油色。常见于急性溶血性贫血、疟疾、不合血型的输血。③胆红素尿:尿液含有胆红素即为胆红素尿,呈深黄色或黄褐色,振荡尿液后泡沫也呈黄色。常见于阻塞性黄疸,肝细胞性黄疸,砷、氯仿等中毒。④乳糜尿:因尿液中含有淋巴液,故尿呈乳白色,常见于丝虫病。

3. 透明度 正常新鲜尿液澄清透明。蛋白尿不影响尿液的透明度,但振荡时可产生较多且不易消失的泡沫。尿液中含有大量脓细胞、上皮细胞、细菌或炎性渗出物时,排出的新鲜尿液即呈白色絮状混浊,称为脓尿,常见于泌尿系统感染,如肾盂肾炎、膀胱炎、肾脓肿、尿道炎或严重的肾结核等。

4. 气味 正常尿液的气味来自尿内的挥发性酸。尿液久置后,因尿素分解产生氨,故有氨臭味。若新鲜尿即有氨臭味,是膀胱炎或尿潴留的表现。糖尿病酮症酸中毒时,因尿中含有丙酮,故有烂苹果气味。

5. 酸碱度 正常人尿液的 pH 值为 4.5～7.5,平均为 6,呈弱酸性。尿液的酸碱度与饮食有密切关系,食肉较多者尿液可呈酸性,进食大量蔬菜时,尿液可呈碱性。异常情况下,酸中毒、痛风、白血病患者的尿液可呈酸性,严重呕吐、碱中毒、膀胱炎患者的尿液可呈碱性。

6. 比重 尿比重是指在 4 ℃条件下尿液与同体积纯水的重量之比,取决于尿中溶解物质的浓度,常用来衡量肾脏浓缩功能。正常情况下,成人尿比重波动于 1.015～1.025,尿比重一般与尿量成反比。高比重尿可见于脱水、蛋白尿、糖尿等,低比重尿可见于尿崩症,若尿比重经常为 1.010 左右,提示肾功能严重障碍。

(二)影响排尿因素的评估

1. 液体和饮食 摄入的液体量、食物的种类和量直接影响尿量和排尿的次数,大量摄入水、茶、咖啡、酒、水果、蔬菜等有利于排尿。

2. 气候因素 夏季炎热,机体出汗多,尿量减少。冬季寒冷,血管收缩,循环血量增加,尿量增加。

3. 心理因素 情绪紧张、焦虑可致尿频、尿急。听流水声音可诱发排尿。

4. 文化因素 排尿应在隐蔽场所进行。个体在缺乏隐蔽的环境中会影响正常排尿。

5. 年龄和性别因素 婴幼儿由于神经肌肉发育不全而不能控制排尿。老年人由于膀胱肌肉张力减弱,出现尿频。妇女妊娠时因子宫增大压迫膀胱致使排尿次数增多。行经前大多数妇女有液体潴留、尿量减少的现象,行经开始,尿量增加。

6. 疾病影响 前列腺肥大压迫尿道可出现排尿困难。尿路感染可致尿频、尿急、尿痛。

7. 药物因素 麻醉剂可干扰排尿反射,导致尿潴留。利尿剂可使尿量增加。

(三)异常排尿活动的评估

1. 多尿(polyuria) 多尿是指 24 h 尿量经常超过 2500 mL。常见于糖尿病、尿崩症、肾功能衰竭多尿期等患者。

2. 少尿(oliguria) 少尿是指 24 h 尿量少于 400 mL 或每小时尿量少于 17 mL。常见于发热、脱水、休克及心脏、肾脏、肝脏功能衰竭等患者。

3. 无尿(anuria) 无尿是指 24 h 尿量少于 100 mL 或 12 h 内无尿。常见于严重休克、急性肾功能衰竭、药物中毒等患者。

4. 膀胱刺激征 膀胱刺激征是指尿频、尿急、尿痛。常见于膀胱、尿道感染及机械性刺激。

5. 尿潴留(retention of urine) 尿潴留是指膀胱内存留大量尿液而不能自主排出。患者主诉下腹胀痛,排尿困难。体检可见耻骨上膨隆,扪及囊样包块,叩诊呈实音,有压痛。引起尿潴留的常见原因如下。①机械性梗阻:指膀胱颈部或尿道有梗阻性病变而引起排尿障碍,如前列腺增生、前列腺肿瘤,膀胱颈挛缩、膀胱颈肿瘤,先天性尿道畸形、尿道损伤、狭窄和尿道结石。此外,盆腔肿瘤、妊娠的子宫等均可造成排尿受阻。②动力性梗阻:指膀胱出口、尿道无器质性梗阻病变,而尿潴留是由排尿动力障碍引起的。最常见的原因是中枢和周围神经系统病变,如脊髓或马尾损伤、肿瘤、糖尿病等,造成神经性膀胱功能障碍而引起尿潴留。直肠或妇科盆腔根治性手术损伤了副交感神经分支;痔疮或肛瘘手术以及腰椎麻醉术后可出现排尿困难,引起尿潴留。此外,各种松弛平滑肌的药物,如阿托品、普鲁苯辛等,偶尔也可引起尿潴留。③其他:如不能用力排尿,不习惯卧床排尿或焦虑、窘迫等心理因素使排尿不能及时进行,膀胱过度充盈,致使膀胱收缩无力,造成尿潴留。

6. 尿失禁(incontinence of urine) 尿失禁是指排尿失去意识控制或不受意识控制,尿液不自主地流出。根据尿失禁的原因分为以下类型。①真性尿失禁:膀胱稍有尿液便会不自主地流出,膀胱处于空虚状态。原因:脊髓初级排尿中枢与大脑皮层之间联系受损,如昏迷、截瘫,因排尿反射活动失去大脑皮层的控制,膀胱逼尿肌出现无抑制性收缩;还见于因手术、分娩所致的膀胱括约肌损伤或支配括约肌的神经损伤,病变所致膀胱括约肌功能障碍;膀胱与阴道之间有瘘管。②假性尿失禁(充溢性尿失禁):膀胱内的尿液充盈达到一定压力时,即可不自主溢出少量尿液。当膀胱内压力降低时,排尿立即停止,但膀胱仍呈胀满状态,尿液不能排空。原因:脊髓初级排尿中枢活动受抑制,膀胱充满尿液,内压增高,迫使少量尿液流出。③压力性尿失禁:当咳嗽、打喷嚏或运动时腹肌收缩,腹压升高,以致不自主地有少量尿液排出。原因:膀胱括约肌张力减低、盆底肌肉及韧带松弛、肥胖。多见于中老年女性。

二、排尿异常的护理

(一)尿潴留患者的护理

1. 心理护理 安慰患者,消除其焦虑和紧张情绪。

2. 提供隐蔽的排尿环境 关闭门窗,用屏风遮挡,请无关人员回避,使患者安心排尿。

3. 调整体位和姿势 酌情协助卧床患者抬高上身或坐起,尽可能使之以习惯姿势排尿。对需绝对卧床休息或某些手术患者,应事先有计划地训练床上排尿,以免因不适应排尿姿势的改变而致尿潴留。

4. 诱导排尿 利用条件反射诱导排尿,如听流水声或用温水冲洗会阴;亦可采用针刺中极、曲骨、三阴交穴或艾灸关元、中极穴等方法,刺激排尿。

5. 热敷、按摩 热敷、按摩可放松肌肉,促进排尿。如果患者病情允许,可用手按压膀胱协助排尿。

6. 药物治疗 必要时根据医嘱肌内注射卡巴可等。

7. 导尿术 经上述措施仍不能解除尿潴留时,可采用导尿术。

8. 健康教育 指导患者养成定时排尿的习惯。

(二)尿失禁患者的护理

1. 心理护理和环境护理 尿失禁会给患者造成很大的心理压力,如精神苦闷、忧郁、丧失自尊等。医护人员应尊重、帮助和理解患者,给予安慰和鼓励,使其树立恢复健康的信心,积极配合治疗和护理。定期开窗通风,保持室内空气清新。

2. 皮肤护理 尿失禁患者可使用尿垫,床上铺橡胶单和中单;经常用温水清洗会阴部皮肤,勤换衣裤、床单、尿垫等以保持局部皮肤清洁干燥,减少异味。经常翻身,定时按摩受压部位,防止压疮的发生。

3. 外部引流 必要时应用接尿装置引流尿液。女患者可用女式尿壶紧贴外阴部接取尿液;男患者可用尿壶接尿,也可用阴茎套连接集尿袋,接取尿液。

4. 重建正常的排尿功能

(1)膀胱功能训练:向患者及家属说明膀胱训练的目的,并说明训练的方法和所需的时间,以取得患者和家属的配合。安排排尿时间表。定时使用便器,建立规律的排尿习惯,初始时白天每隔 1～2 h 使用便器一次,夜间每隔 4 h 使用便器一次。以后间隔时间逐渐延长,以促进排尿功能恢复。

(2)摄入适当的液体:如病情允许,指导患者每日白天摄入液体 2000～3000 mL。多饮水可以增加对膀胱的刺激促进排尿反射恢复,还可预防泌尿系统感染。入睡前限制饮水,减少夜间尿量,以免影响患者休息。

(3)肌肉力量的锻炼:指导患者进行盆底肌肉锻炼,以增强控制排尿的能力。具体方法是患者取立、坐或卧位,试做排尿动作,先慢慢收紧盆底肌肉,再缓缓放松,每次 10 s 左右,连续 10 遍,每日进行 5～10 次,以患者不觉疲乏为宜。病情许可时,可做抬腿运动或下床走动,增强腹部肌肉的力量。

5. 导尿术 对长期尿失禁的患者,可行导尿术留置导尿,避免尿液浸渍皮肤。

三、与排尿有关的护理技术

技能实训 13-1 导尿术

导尿术(catheterization)是指在严格无菌操作下,用导尿管经尿道插入膀胱引流尿液的方法。

【目的】

(1)为尿潴留患者引流出尿液,以减轻痛苦。

(2)协助临床诊断,如测量膀胱容量、留取尿标本作细菌培养、检查残余尿、进行尿道或膀胱造影等。

(3)为膀胱肿瘤患者进行膀胱化疗。

【操作流程】 见表 3-13-1。

表 3-13-1 导尿术操作流程

操作程序	操作步骤	要点说明
评估	*患者的诊断、病情、意识状态、生命体征、排尿情况、治疗情况 *患者心理状态、对导尿的认识和合作程度	

续表

操作程序	操作步骤	要点说明
	＊膀胱充盈度及会阴部皮肤黏膜情况及清洁程度	
计划		
1.护士准备	＊着装整洁,举止大方,剪指甲,洗手、戴口罩	
2.用物准备	＊①无菌导尿包:内有弯盘2个或1个治疗碗和1个弯盘,10号、12号尿管各1根,药杯1个(内盛数个棉球),润滑油棉签或棉球瓶1个,血管钳2把,标本瓶1个,洞巾1块,治疗巾1块,纱布数块	• 也可用一次性导尿包 • 导尿管:成人一般选用10～12号,小儿宜选用8～10号,尿管过粗易损伤尿道黏膜,过细则尿液易从尿道口漏出
	②外阴初步消毒用物:治疗碗1个(内盛消毒液棉球10余个,血管钳或镊子1把),弯盘1个,手套1只或指套2只	
	③其他:无菌持物钳和容器1套,无菌手套1双,消毒溶液,治疗车1辆,小橡胶单和治疗巾1套,浴巾1条,便盆及便盆巾,屏风。男患者需准备无菌纱布	
3.患者准备	＊理解操作目的、过程、注意事项及配合方法	
4.环境准备	＊酌情关闭门窗,屏风遮挡	
实施		
1.核对、解释	＊将用物携至床旁,核对、解释,取得合作	• 核对腕带,查对床号、姓名
2.准备体位	＊操作者站在患者一侧,将便盆放于床尾同侧床旁椅上。松开床尾盖被	
	＊帮助患者脱去对侧裤腿,盖在近侧腿部并盖上浴巾,对侧腿用盖被遮盖。协助取屈膝仰卧位,两腿略外展,暴露外阴	
3.垫巾放盘	＊将小橡胶单和治疗巾垫于患者臀下,弯盘置于患者外阴旁,治疗碗放置在弯盘后	• 也可垫一次性尿垫,保护床单不被污染
4.初步消毒	＊一手戴手套,一手持血管钳夹取棉球按顺序初步消毒,污棉球放在弯盘内	• 告知患者消毒时的感受;嘱其肢体勿动,避免污染
	＊女性患者消毒顺序:依次为阴阜、两侧大阴唇,用戴手套的手分开大阴唇,消毒两侧小阴唇,最后一个棉球消毒尿道口至肛门。初步消毒完毕,脱下手套,置于弯盘内,移至床尾	• 每个棉球限用一次,由外向内、自上而下进行
	＊男性患者消毒顺序:依次为阴阜、阴茎背侧、阴茎腹侧、阴囊。然后,左手用无菌纱布裹住阴茎将包皮向后推,暴露尿道外口,自尿道口外向后旋转擦拭尿道口、龟头及冠状沟数次。在阴茎与阴囊之间垫一块无菌纱布	• 每个棉球限用一次,自阴茎根部向尿道口擦拭 • 特别注意包皮和冠状沟 • 初步消毒完毕,脱下手套,置于弯盘内,移至床尾

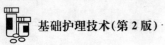

续表

操作程序	操作步骤	要点说明
5.打开导尿包	*检查导尿包的有效期,在两腿之间打开导尿包外层包布,再按无菌技术操作打开内层治疗巾,用无菌持物钳显露小药杯,倒消毒液于药杯内,浸湿棉球	
6.戴无菌手套	*双手戴无菌手套	
7.铺洞巾	*铺洞巾,使洞巾和治疗巾内层形成一无菌区	• 扩大无菌区域,利于操作
8.润滑导尿管	*按操作顺序排列用物,润滑尿管前段5 cm	
9.再次消毒	*女性患者:一手拇指、食指分开并固定小阴唇,一手持血管钳夹取消毒液棉球,依次消毒尿道口、两侧小阴唇,再次消毒尿道口。污染物放于床尾弯盘内	• 由内向外再向内,自上而下依次消毒,一个棉球只用一次;消毒尿道口时停留片刻,使消毒液充分与尿道口黏膜接触
	*男性患者:左手用无菌纱布裹住阴茎,将包皮向后推,暴露尿道外口。右手持血管钳夹消毒液棉球消毒尿道口、龟头及冠状沟数次。污染物放于床尾弯盘内	• 包皮和冠状沟易藏污垢,应注意仔细擦拭,清除污垢,预防感染
10.插导尿管	*女性患者:一手继续固定小阴唇,一手将无菌治疗碗或弯盘移至洞巾口旁,嘱患者张口呼吸,用另一血管钳夹持已润滑的导尿管对准尿道口轻轻插入尿道4~6 cm,见尿液流出再插入1~2 cm,松开固定小阴唇的手,固定导尿管,将尿液引入治疗碗(图3-13-2)	• 嘱患者张口呼吸,减轻腹肌和尿道括约肌的紧张,便于插管;如尿管滑出或疑有污染,不能再向内插,以防止逆行感染;老年女性尿道口回缩,插管时应仔细观察、辨认
	*男性患者:左手用无菌纱布裹住并提起阴茎,使之与腹壁成60°角(使耻骨前弯消失以利插管)(图3-13-3),将无菌治疗碗或弯盘置于洞巾口旁,嘱患者张口呼吸,用另一血管钳夹持导尿管前端,对准尿道口轻轻插入20~22 cm,见尿液流出后,再插入2 cm,将尿液引流入治疗碗	• 在插管过程中受阻时,稍停片刻,请患者深呼吸,减轻尿道括约肌的紧张,再缓缓插入导尿管,切忌用力过快过猛而损伤尿道黏膜
11.倒尿液	*当弯盘或治疗碗内盛2/3满尿液,用血管钳夹住导尿管尾端,开口向上。将尿液倒入便盆内,再打开导尿管继续放尿	• 注意观察患者的反应及询问其感觉
12.留尿标本	*若需做尿液培养,用无菌标本瓶接取中段尿液5 mL,盖好瓶盖,放置合适处	• 防止遗忘、丢失或污染
13.拔导尿管	*导尿完毕,轻轻拔出导尿管,撤下洞巾,擦净外阴,脱去手套,置于弯盘内,撤出患者臀下的小橡胶单和治疗巾,放在治疗车下层。协助患者穿好裤子,整理床单位	• 询问患者感觉,征求意见

续表

操作程序	操作步骤	要点说明
14. 清理用物	*分类清理用物,测量尿量,尿标本贴标签后送检	•标本及时送检,以保证检验结果的准确性
15. 洗手记录	*洗手,记录患者导尿的时间、量和性状	
评价		
	*患者感觉安全、痛苦减轻	
	*符合无菌技术操作原则,操作规范	
	*护患沟通有效,保护、关心患者	

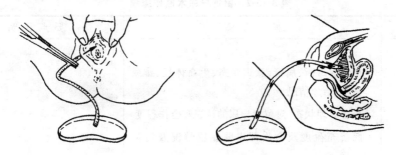

图 3-13-2 女性患者导尿术

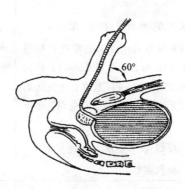

图 3-13-3 男性患者导尿术

【注意事项】

(1) 严格执行无菌操作,预防泌尿系统感染。

(2) 操作前做好解释和沟通,保护患者隐私;操作时用屏风遮挡,减少不必要的暴露,维护患者隐私,注意保暖。

(3) 选择光滑和粗细适宜的导尿管,插拔管动作要轻,以免损伤尿道黏膜。

(4) 为女性患者导尿时如导尿管误入阴道,应更换无菌导尿管重新插入。

(5) 对膀胱高度膨胀且极度衰弱的患者,第一次放尿量不应超过 1000 mL,以防腹压突然降低,大量血液滞留于腹腔血管内,导致血压下降,出现虚脱,且膀胱内压突然降低,可引起膀胱黏膜急剧充血而发生血尿。

技能实训 13-2 留置导尿术

留置导尿术(catheterization)是在导尿后,将导尿管保留在膀胱内,引流尿液的方法。

【目的】

(1)抢救危重、休克患者时正确记录每小时尿量、测量尿比重,以密切观察病情变化。

(2)为盆腔手术患者排空膀胱,使膀胱保持空虚,避免术中误伤。

(3)某些泌尿系统疾病手术后留置导尿管,便于引流和冲洗,并减轻手术切口的张力,促进切口的愈合。

(4)为截瘫、昏迷或会阴部有伤口的患者引流尿液,保持会阴部的清洁干燥,预防压疮。

(5)为尿失禁患者进行膀胱功能训练。

【操作流程】 见表 3-13-2。

表 3-13-2 留置导尿术操作流程

操作程序	操 作 步 骤	要 点 说 明
评估	*患者的诊断、病情、意识状态、生命体征、排尿情况、治疗情况 *患者心理状态、对留置导尿的认识和合作程度 *膀胱充盈度及会阴部皮肤黏膜情况及清洁程度	
计划 1.护士准备 2.用物准备	*着装整洁,举止大方,剪指甲,洗手,戴口罩 *同导尿术用物(导尿管选用无菌硅胶气囊导尿管,成人用 16～18 号,小儿用 12～14 号),10 mL无菌注射器 1 副、0.9%无菌氯化钠注射液 10～40 mL,无菌集尿袋 1 只,安全别针 1 个	·硅胶气囊导尿管一般分为单腔导尿管(用于一次性导尿)、双腔导尿管(用于留置导尿)、三腔导尿管(用于膀胱冲洗或向膀胱内滴药)三种(图3-13-4)
3.患者准备 4.环境准备	*理解操作目的、过程、注意事项及配合方法 *酌情关闭门窗,屏风遮挡	
实施 1.核对、解释 2.消毒插管	*将用物携至床旁,核对、解释,取得合作 *同导尿术消毒会阴部及尿道外口,插入气囊导尿管,见尿液流出后再插 5～7 cm	·核对腕带,查对床号、姓名
3.固定导尿管	*根据导尿管上注明的气囊容积向气囊注入等量 0.9%氯化钠溶液,轻拉导尿管有阻力感,即证实尿管已固定于膀胱内(图 3-13-5)	·一般注入 5～10 mL
4.连接集尿袋	*将导尿管尾端与集尿袋的引流管接头连接,开放导尿管。再用橡皮圈、安全别针将集尿袋的引流管固定在床单上	

续表

操作程序	操作步骤	要点说明
5.固定集尿袋	*将集尿袋妥善地固定在低于膀胱的高度	
6.清理用物	*协助患者穿好裤子,取舒适的卧位。整理床单位,清理用物	
7.洗手记录	*洗手,记录患者导尿的时间、量和性状	
评价	*符合无菌技术操作原则,操作规范	
	*护患沟通有效,保护、关心患者	
	*留置导尿管后护理措施、健康教育及时、有效,患者无并发症发生	

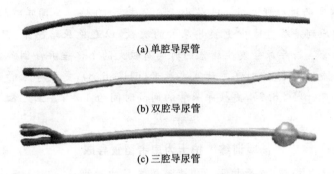

图 3-13-4 硅胶气囊导尿管的种类

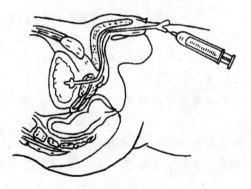

图 3-13-5 双腔气囊导尿管固定

【护理措施】

(1)向患者及家属解释留置导尿术的目的、重要性及护理方法,使其能主动配合,预防泌尿系感染。

(2)保持引流通畅:引流管妥善放置,避免受压、扭曲、堵塞等导致引流不畅。

(3)防止逆行感染:①保持尿道口清洁。女性患者用消毒液棉球擦拭外阴及尿道口,男性患者用消毒液棉球擦拭尿道口、龟头及包皮,每日 1～2 次。②每日定时更换集尿袋,及时排空集尿袋,并记录尿量。③一般尿管每周更换 1 次,硅胶导尿管可酌情延长更换周期。④患者离床活动时,引流管和集尿袋应安置妥当,不可高于耻骨联合,以防尿液逆流。
⑤如病情允许,应鼓励患者多饮水,勤更换卧位,达到冲洗尿路的目的。

(4)注意倾听患者主诉并观察尿液情况,每周查1次尿常规。如发现尿液混浊,有沉淀、结晶,应及时进行膀胱冲洗。

(5)训练膀胱反射功能:间歇夹闭导尿管,每3~4 h开放1次,使膀胱定时充盈和排空,促进膀胱功能的恢复。

知识链接

导尿管更换时间的规定

留置导尿管频繁更换,会给患者带来痛苦,并增加发生尿路感染的可能性。研究发现,患者尿液的pH值是影响微生物繁殖和尿液沉淀的重要因素,尿液pH值大于6.8者,发生堵塞的机会比尿液pH值小于6.7者高10倍。美国疾病控制中心推荐更换尿管时间的原则是尽量减少更换导尿管的次数,以避免尿路感染,只有在发生堵塞时才更换导尿管。而导尿管发生堵塞的时间有较大的个体差异。因此,应动态监测留置导尿患者尿液的pH值,对高危堵塞类患者(pH>6.8),更换导尿管的时间为2周,对非堵塞类患者(pH<6.7),更换导尿管的间隔时间为4周,甚至更长。

情境训练 护士为患者留置导尿

【目的】 通过角色扮演,感受护士为患者留置导尿的过程。

【材料】

家属:护士,我是203-3床张军的家属,患者下腹部胀痛难忍,排尿困难。

护士:好的,我马上就去。

护士:(面带微笑)您好! 张先生,我姓张,请问您哪里不舒服?

患者:我排不出尿,腹部胀痛。

护士:我为您检查一下(护士为患者做腹部检查)。按压处疼吗?

患者:很痛!

护士:您别急,我马上报告医生,一会儿来护理您。(医生检查后,下医嘱:留置导尿)

护士:您好,是张军先生吗? 按医嘱我给您导尿,您对导尿了解吗?

患者:不了解。

护士:导尿是经尿道插入导尿管将尿液引出,可以减轻您的痛苦。

患者:插导尿管痛吗?

护士:因为您前列腺增生压迫尿道,尿道狭窄,插导尿管时会有点疼,请您别担心,我会轻轻操作,当出现疼痛时,您要配合做深呼吸,好吗?

患者:好!

护士:(护士关闭门窗,拉上拉帘或打开屏风,协助患者取仰卧位,将两腿略分开一些)张先生请抬一下身子(脱裤至膝,垫小橡胶单和治疗巾)。

护士:(要消毒了)张先生,我要为您消毒了,会有点凉,请您坚持一下,另外请您不要动,以免污染。

患者:好的。

护士:我要在您腿上打开导尿包,请您不要动,以免污染或物品掉落。

患者:好的。

护士:我要插尿管了,请您尽量放松,不要紧张,做深呼吸。如果您感到不舒服就及时告诉我,好吗?

患者:(很配合地做深长的呼吸)。

护士:(不断鼓励患者)张先生,您配合得很好,坚持一下,马上就好了。(尿液流出来了)。您现在感觉怎么样?

患者:舒服多了。

护士:(熟练地将导尿管尾端与集尿袋的引流管接头连接,开放导尿管。用橡皮圈、安全别针将集尿袋的引流管固定在床单上,协助患者穿好裤子,取舒适卧位。整理床单位,清理用物),张先生,您好好休息,有事随时按呼叫器,我随时来看您!

患者:好的,谢谢!

技能实训 13-3 膀胱冲洗术

膀胱冲洗术(bladder irrigation)是利用三通导尿管,将溶液灌入膀胱内,再借用虹吸原理将灌入的液体引流出来的方法。

【目的】

(1) 保持尿液引流通畅。

(2) 清除膀胱内的血凝块、黏液、细菌等异物,预防感染。

(3) 治疗某些膀胱疾病如膀胱炎、膀胱肿瘤。

【操作流程】 见表3-13-3。

表3-13-3 膀胱冲洗术操作流程

操作程序	操作步骤	要点说明
评估	* 患者的诊断、病情、意识状态、生命体征、排尿情况及尿液性质 * 患者自理能力、心理状态、对膀胱冲洗的认识和合作理解程度 * 膀胱充盈度及会阴部皮肤黏膜情况及清洁程度	
计划 1.护士准备 2.用物准备	* 着装整洁,举止大方,剪指甲,洗手、戴口罩 * 膀胱冲洗装置一套 * 生理盐水、0.02%呋喃西林、3%硼酸、0.2%洗必泰、0.1%新霉素,冲洗温度38~40℃,用量500~1000 mL	

续表

操作程序	操作步骤	要点说明
3.患者准备	* 理解操作目的、过程、注意事项及配合方法	
4.环境准备	* 酌情关闭门窗,屏风遮挡	
实施		
1.核对、解释	* 将用物携至床旁,核对、解释,取得合作	• 核对腕带,查对床号、姓名
2.连接膀胱 冲洗装置	* 分开导尿管与集尿袋引流管接头连接处,消毒 尿道口和引流管接头,将三通管分别与导尿 管、引流管和冲洗管连接	
3.膀胱冲洗 (图3-13-6)	* 夹闭冲洗管,打开引流管,将膀胱内尿液排空。 夹闭引流管,打开冲洗管,使溶液滴入膀胱200 ～300 mL后,夹闭冲洗管,打开引流管。将冲 洗液全部引流出来后,再夹闭引流管	
4.清理用物	* 固定好导尿管,清理用物	
5.洗手记录	* 洗手,记录膀胱冲洗的时间,冲洗液的量和 性状	
评价		
	* 符合无菌技术操作原则,操作规范	
	* 护患沟通有效,保护、关心患者	
	* 健康教育及时、正确	
	* 患者膀胱冲洗后无并发症发生	

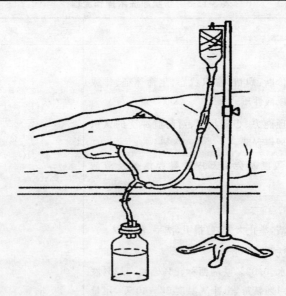

图3-13-6 膀胱冲洗术

第二节 排便护理

与排便有关的解剖与生理

　　大肠是参与人体排便活动的主要器官。它是消化管的下段,起自回肠末端止于肛门,全长 1.5～1.7 m,分盲肠、结肠和直肠三部分。结肠又分为升结肠、横结肠、降结肠和乙状结肠(图 3-13-7)。食物的消化和营养物质的吸收,在通过小肠后已基本完成,每天由小肠进入大肠的食物残渣约有 500 g,由升结肠、横结肠吸收其水分、盐类和少量营养物质,至降结肠和乙状结肠时,只剩下 150 g 左右的半固体粪便。当粪便进入直肠,使直肠壁扩张,刺激直肠壁感受器,其冲动经盆神经和腹下神经传到脊髓腰骶段的初级排便中枢,再上传到大脑皮质,引起便意和排便反射,通过盆神经传出的冲动,使降结肠、乙状结肠和直肠收缩,肛门内括约肌舒张,同时,提肛肌收缩,肛门外括约肌舒张,此外,腹肌和膈肌收缩,腹内压增加,使粪便排出。如条件不允许,可通过意识控制使肛门外括约肌收缩,延缓排便。

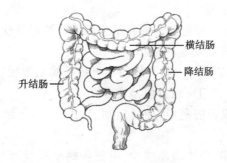

图 3-13-7　大肠的解剖

一、排便的评估

(一) 粪便的评估

1. 次数和量　排便次数因人而异。一般成人每日排便 1～3 次。婴幼儿每日排便 3～5 次。成人每日排便超过 3 次或每周少于 3 次,多为异常。平均每次排便量为 150～200 g。

2. 形状　正常人的粪便为成形软便。便秘时坚硬呈栗子样;消化不良或急性肠炎时呈稀糊状或水样便,常伴有排便次数增多;肠道部分梗阻或直肠狭窄,粪便呈扁条状或带状。

3. 颜色　正常人粪便的颜色为黄褐色或棕黄色,主要是由粪胆素决定的。婴儿粪便呈浅黄或金黄色。饮食、药物可影响粪便颜色,如服用活性炭、铋剂、中草药、铁剂,摄入动物血则粪便呈无光泽黑色;食入大量绿色蔬菜则粪便呈暗绿色。病理情况可使粪便颜色出现异常,如柏油样便多见于上消化道出血;暗红色血便,多见于下消化道出血;鲜红色血便,多见于大肠下段出血如结肠癌、直肠癌等;鲜血附着于粪便表面,多见于肠息肉、痔疮、肛裂;果酱样红色便,多见于阿米巴痢疾或肠套叠;灰白色即白陶土样便,多见于阻塞性黄疸或消化道钡餐造影后硫酸钡残留;米泔样便,多见于霍乱、副霍乱。

4. 内容物 粪便内容物主要是食物残渣、脱落的肠上皮细胞、细菌及机体代谢废物,如胆色素衍生物和钙、镁、汞等盐类。正常粪便中混有少量肉眼不易看到的黏液。脓性及脓血便,多见于痢疾、溃疡性结肠炎、大肠癌;虫或虫卵便,多见于蛔虫、蛲虫及绦虫感染。

5. 气味 粪便气味是由于蛋白质被细菌分解发酵产生的。正常粪便气味因饮食种类而异,肉食者味重,素食者味轻。恶臭味多见于严重腹泻、慢性肠炎、胰腺疾病,主要原因是未消化的蛋白质与腐败菌的作用,粪便呈碱性;腐败臭味,多见于下消化道溃疡或恶性肿瘤;血腥臭味,多见于上消化道出血、阿米巴肠炎;酸败臭味,多见于消化不良。

(二) 影响排便因素的评估

1. 食物与液体因素 合理规律的饮食和足量的水分是维持正常排便的重要条件。高纤维食物和热饮料能促进肠蠕动,有利于排便。

2. 活动因素 活动可维持肌肉张力,刺激肠蠕动,有助于维持排便功能。故缺乏活动、长期卧床易导致排便困难。

3. 排便习惯 良好的排便习惯,有助于维持正常的排便功能。当环境改变,原有的排便习惯被破坏,会影响正常排便。

4. 年龄因素 婴幼儿由于神经肌肉发育不全而不能控制排便。老年人由于肠蠕动减慢、肛门括约肌松弛而出现排便功能异常。

5. 疾病影响 胃肠道感染,微生物释放的毒素使肠蠕动增加造成腹泻。脊髓损伤、脑卒中等可导致排便失禁。肠梗阻可致排便异常。

6. 药物因素 麻醉剂或止痛药,可使肠运动能力减弱而导致便秘。缓泻药能刺激肠蠕动,促进排便。

7. 心理因素 精神抑郁,身体活动减少,可使肠蠕动减慢而导致便秘。情绪紧张、焦虑可导致迷走神经兴奋,肠蠕动增加而发生腹泻。

(三) 异常排便活动的评估

1. 便秘(constipation) 便秘是指正常的排便形态改变,排便次数减少,粪便变得干硬,致使排便困难、不畅。便秘的原因有排便习惯不良、中枢神经系统功能障碍,直肠肛门手术、病变,饮食结构不合理,滥用缓泻剂、栓剂,长期卧床或活动减少。便秘的表现为腹痛、腹胀、粪便干硬,排便不畅。

2. 粪便嵌塞(fecal impaction) 粪便嵌塞是便秘的进一步发展,粪便持久滞留堆积在直肠内,粪便内的水分进一步被结肠吸收,造成坚硬不能排出。主要表现为腹部胀痛,直肠肛门疼痛,患者有排便冲动,但不能排出粪便,十分痛苦。肛门处有少量液化的粪便渗出。

3. 腹泻(diarrhea) 腹泻是指正常排便形态改变,频繁排出松散稀薄的粪便甚至水样便。成人排便每天超过3次。腹泻的原因有胃肠道疾病,饮食不洁,食入过油腻食物或药物过敏。腹泻的表现为腹痛、肠痉挛、恶心、呕吐、肠鸣、粪便松散或水样便。

4. 排便失禁(fecal incontinence) 排便失禁是指肛门括约肌不受意识控制而不自主地

排便。原因是神经、肌肉系统的病变或损伤，如瘫痪、胃肠疾病、情绪失调等。

5. 肠胀气(flatulence) 肠胀气是指胃肠道内有过多的气体不能排出。原因是食入产气食物过多、肠梗阻及肠道手术。肠胀气的表现为腹部膨隆、腹胀、叩诊鼓音、呃逆、肛门排气过多。

二、排便异常的护理

(一)便秘患者的护理

1. 心理护理 耐心解释和指导。

2. 提供排便环境 提供单独隐蔽的环境及充裕的排便时间。如挡屏风或拉帘，避开查房、治疗、护理和进餐时间，以消除紧张情绪，利于排便。

3. 采取适当的姿势和体位 最好采取坐位、蹲位或抬高床头，病情允许时让患者下床上厕所排便。对手术患者，术前应有计划地训练其在床上使用便器。

4. 腹部环形按摩 帮助患者用单手或双手的食指、中指、无名指重叠在左下腹乙状结肠部深深按下，由近心端向远心端作环状按摩，以刺激肠蠕动，帮助排便。

5. 按医嘱给口服缓泻剂 如番泻叶、麻仁丸、液状石蜡、大黄、植物油等。

6. 使用简易通便剂 常用开塞露、甘油栓等。其作用机制是通过软化粪便、润滑肠壁、刺激肠蠕动而促进排便。

7. 健康教育

(1)建立正常排便习惯：指导患者选择适合自己排便的时间(如早餐后)，每天固定在此时间排便，不随意使用缓泻剂及灌肠等方法。

(2)合理安排膳食：指导患者多食蔬菜、小米、粗粮等高纤维食物，可促进排便。多饮水，每日清晨起床后饮一杯温开水，病情许可时每日液体摄入量不少于2000 mL。便秘时多吃桃、樱桃、杨梅等食物。

(3)鼓励患者适当运动：如散步、做操、打太极拳等。卧床者可进行床上活动。此外还应指导患者进行增强腹肌和盆底部肌肉的运动，以增加肠蠕动和肌张力，促进排便。

8. 灌肠 必要时按医嘱给予灌肠。

(二)粪便嵌塞患者的护理

(1)早期可使用栓剂、口服缓泻剂来润肠通便。

(2)必要时可先行油类保留灌肠，2～3 h后再做清洁灌肠。

(3)人工取便：术者戴上手套，将涂润滑剂的食指慢慢插入直肠内取出粪块。

(4)健康教育：向患者及家属讲解有关排便的知识，合理安排膳食，建立并维持正常的排便习惯，防止便秘的发生。

(三)腹泻患者的护理

1. 心理护理 关心安慰患者，消除其焦虑情绪。

2. 遵医嘱用药 按医嘱给予抗生素、止泻剂、口服补盐液或静脉输液等，抗感染，防止水、电解质紊乱。

3. 卧床休息，注意保暖 减少肠蠕动，减少体力消耗。提供安静舒适的休息环境，并注意保暖,使之达到身心充分休息的目的。

4. 饮食护理 鼓励患者饮水,酌情给予清淡的流质或半流质食物,避免油腻、辛辣、高纤维食物。严重时可暂禁食。

5. 肛周皮肤护理 嘱患者每次排便后用软纸擦、温水洗,并在肛周涂油膏以保护皮肤,特别是婴幼儿、老人、身体衰弱者。

6. 密切观察病情 观察排便情况并记录,必要时留取标本送检。病情危重者,注意生命体征变化。如疑为传染病,应按肠道隔离原则护理。

7. 健康教育

(1) 向患者讲解有关腹泻的知识,指导患者注意饮食卫生,养成良好的卫生习惯。

(2) 选择合理的饮食,预防水、电解质紊乱。

(3) 学会护理肛周的方法。

(四) 大便失禁患者的护理

1. 心理护理和环境护理 给予安慰和鼓励,尊重并理解患者,减轻患者自卑和忧郁心理,帮助其树立信心,配合治疗和护理。保持床褥、衣服清洁,定期开窗通风,保持室内空气清新。

2. 皮肤护理 床上铺橡胶单和中单或一次性尿布,便后用温水洗净肛周及臀部皮肤,保持局部清洁干燥。必要时在肛周涂软膏以保护皮肤,避免破损感染。注意观察骶尾部皮肤变化,定时按摩受压部位,防止压疮的发生。

3. 排便功能训练 观察排便习惯,在排便失禁前给患者使用便盆;选定排便时间,帮助建立条件反射,一般每隔 2~3 h 让患者试行排便,每次 15~20 min;指导患者进行肛门括约肌及盆底部肌肉收缩锻炼(姿势同尿失禁盆底肌锻炼);与医生协调定时应用导泻栓剂或灌肠,帮助患者恢复对粪便的控制能力。

4. 饮食护理 鼓励患者每天适当摄入液体,进食富含粗纤维的食物,并做适当的运动。

(五) 肠胀气患者的护理

1. 适当运动 协助患者下床活动如散步等;卧床患者可做床上活动或变换体位,以促进肠蠕动,减轻肠胀气。

2. 促进排气 轻微胀气时,可行腹部热敷或腹部按摩、针刺疗法。严重胀气时,遵医嘱给予药物治疗或行肛管排气。

3. 健康教育 养成细嚼慢咽的饮食习惯,勿食产气食物和饮料,积极治疗肠道疾病等,去除引起肠胀气的原因。

三、与排便有关的护理技术

(一) 灌肠法

灌肠法是将一定量液体由肛门经直肠灌入结肠,帮助患者排出粪便和积存的气体,或由肠道供给药物或营养,以达到确定诊断和治疗目的的方法。

根据灌肠目的不同可将灌肠分为不保留灌肠和保留灌肠。不保留灌肠根据灌入液量不同可分为大量不保留灌肠、小量不保留灌肠和清洁灌肠。

技能实训 13-4 大量不保留灌肠法

【目的】

(1)刺激肠蠕动,软化粪便,排出肠内积气,解除便秘及肠胀气。

(2)清洁肠道,为某些手术、检查或分娩做准备。

(3)稀释和清除肠道内有害物质,减轻中毒。

(4)灌入低温液体,为高热患者降温。

【操作流程】 见表 3-13-4。

表 3-13-4 大量不保留灌肠法操作流程

操作程序	操 作 步 骤	要 点 说 明
评估	*患者的诊断、意识状态、生命体征情况 *患者的排便情况、肛周皮肤状况、生活自理能力 *患者的心理状态、对灌肠的理解及配合程度 *环境的隐蔽程度	
计划		
1.护士准备	*着装整洁,举止大方,剪指甲,洗手、戴口罩	
2.用物准备	*治疗盘内备:量杯、灌肠筒、灌肠溶液(0.1%~0.2%肥皂水、0.9%氯化钠溶液)、橡胶管、玻璃接管、肛管或一次性灌肠袋、止血钳、液状石蜡、棉签、弯盘、卫生纸、水温计、橡皮布和治疗巾、一次性手套、止血钳 1 把。便盆、便盆巾,屏风,输液架	• 成人每次用量 500~1000 mL,小儿每次用量 200~500 mL,溶液温度一般为 39~41 ℃,降温时用 28～32 ℃,中暑用 4 ℃的0.9%氯化钠溶液
3.患者准备	*理解操作目的、过程、注意事项及配合方法	
4.环境准备	*安静、整洁,酌情关闭门窗,屏风遮挡	• 保暖,保护患者自尊
实施		
1.准备溶液	*按医嘱准备灌肠液,调节水温	
2.核对、解释	*将用物携至床旁,核对、解释,取得合作,嘱患者排尿	• 核对腕带,查对床号、姓名
3.准备体位	*协助患者取左侧卧位,双膝屈曲,脱裤至膝部,臀部移至床边,盖好被子,仅暴露臀部	• 不能自控者可取仰卧位,臀下垫便盆
4.垫巾放盘	*臀下垫橡皮布及治疗巾,放置弯盘于肛门旁	• 保护床单不被污染
5.挂灌肠筒	*挂灌肠筒于输液架上,筒内液面距肛门 40~60 cm(图 3-13-8)	
6.连接润滑	*戴一次性手套,连接肛管,润滑肛管前端	
7.驱气夹管	*放出少量液体以驱除管内气体,夹管	• 防止气体进入直肠

操作程序	操作步骤	要点说明
8.插入肛管	*操作者左手垫卫生纸分开患者臀部,露出肛门,嘱患者深呼吸放松,右手将肛管轻轻旋转插入直肠 7~10 cm	• 如插入受阻,可退出少许,旋转后缓缓插入 • 小儿插入深度为 4~7 cm
9.开管灌液	*一手固定肛管,另一手取下灌肠筒,开放管夹,逐步提高压力,使液体缓缓灌入肠内	• 液体流入速度过快,不宜保留
10.观察反应	*观察筒内液体灌入情况,如液面下降过慢或停止,可稍移或捏挤肛管,检查有无粪块阻塞 *如患者腹胀或有便意,应将灌肠筒适当放低,并嘱患者深呼吸,以减轻腹压	• 面色苍白、出冷汗、剧烈腹痛、心慌气急、脉速等,可能发生肠道剧烈痉挛或出血,应立即停止操作,通知医生给予处理
11.夹管拔管	*待液体即将流尽时夹管,用卫生纸裹住肛管轻轻拔出,放入弯盘内,擦净肛门	
12.保留时间	*取下手套,让患者平卧,嘱保留 5~10 min 后排便。不能下床者应给予便盆、手纸	• 以利充分软化粪便
13.清理用物	*便毕,取走便盆,整理床铺,开窗通风,帮助患者洗手。观察大便情况,必要时留取标本送检。洗净灌肠用物,消毒备用	
14.洗手记录	*洗手,记录结果于当天体温单的大便栏内	• 灌肠后解便一次记为 1/E;灌肠后无大便记为 0/E;自行排便一次,灌肠后排便一次记为 1^1/E
评价	*患者感觉痛苦减轻、舒适 *护士操作规范、熟练,达到目的 *护患沟通良好,患者能主动配合,护士保护、关心患者 *健康教育及时、正确	

【注意事项】

(1) 保护患者自尊,减少暴露,防止着凉。

(2) 根据医嘱及评估结果,准确掌握灌肠溶液的温度、浓度、流速、压力和液量。伤寒患者灌肠,液量不超过 500 mL,压力要低,液面距肛门小于 30 cm,防止肠穿孔;肝性脑病患者禁用肥皂水灌肠,以减少氨的产生和吸收;充血性心力衰竭和水、钠潴留患者禁用 0.9% 氯化钠溶液灌肠,以减少钠的吸收。

(3) 灌肠过程注意观察病情,若出现面色苍白、出冷汗、剧烈腹痛、心慌气急脉速等,应立即停止操作,并及时告知医生给予处理。

(4) 降温灌肠应保留 30 min 后排便,排便后 30 min 测量体温并记录。

(5) 插肛管时动作要轻柔,对有肛门疾病的患者更应小心,以免造成损伤。

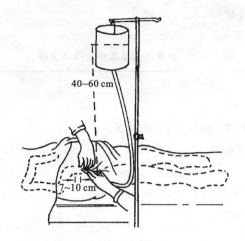

图 3-13-8 大量不保留灌肠示意图

（6）妊娠、急腹症、消化道出血、严重心血管疾病等患者禁忌灌肠。

情境训练 护士为患者灌肠

【目的】 通过角色扮演，感受护士为患者灌肠的过程。

【材料】

护士：您好，是刘先生吗？按医嘱我给您灌肠，您对灌肠了解吗？

患者：我不了解。

护士：灌肠就是把肛管通过肛门插进去，将液体灌入结肠，帮助排出粪便和积存的气体，减轻您的痛苦。

患者：是吗？会疼吗？我有些紧张。

护士：不用担心，不疼。操作时我会小心插管。（要插管了）我要插管了，请您放松，做深呼吸。

患者：（患者做深吸气动作）

护士：很好，就是这样。

患者：（随着灌入液体增多）我感觉有点胀痛，想排便。

护士：暂时还不能排便，请您做深呼吸。（同时放低灌肠筒高度）怎么样，还能坚持吗？

患者：能。

护士：（液体即将灌完了）液体灌完了，请尽量保留 5～10 min 再排便，让灌进去的溶液充分浸到粪便中，粪便软化好排出。

患者：好的。

护士：（患者排便后）舒服些了吗？

患者：舒服多了。

护士：刘先生，您好好休息，过一会儿我再来看您！

患者：好的，谢谢！

技能实训 13-5 小量不保留灌肠法

【目的】 软化粪便，解除便秘，排除肠道积气，减轻腹胀。适用于腹部或盆腔手术后的患者、危重患者、老幼患者及孕妇。

【操作流程】 见表 3-13-5。

表 3-13-5　小量不保留灌肠法操作流程

操作程序	操作步骤	要点说明
评估	*患者的诊断、意识状态、生命体征情况 *患者的排便情况、肛周皮肤状况、生活自理能力 *患者的心理状态、对灌肠的理解及配合程度 *环境的隐蔽程度	
计划		
1.护士准备	*着装整洁,举止大方,剪指甲,洗手、戴口罩	
2.用物准备	*治疗盘内备:注洗器或一次性灌肠袋(或小容量灌肠筒),量杯,20～22 号肛管,温开水 5～10 mL,血管钳,弯盘,润滑剂,棉签,卫生纸,一次性中单或橡胶单、治疗巾,水温计,一次性手套,便盆、便盆巾,屏风 *常用灌肠液:123 溶液;甘油或液状石蜡50 mL加等量温开水;各种植物油 120～180 mL	• 123 溶液配方:50％硫酸镁 30 mL、甘油 60 mL、水 90 mL • 灌肠液温度为 38 ℃
3.患者准备	*理解操作目的、过程、注意事项及配合方法	
4.环境准备	*安静、整洁,酌情关闭门窗,屏风遮挡	• 保暖,保护患者自尊
实施		
1.准备溶液	*按医嘱准备灌肠液,调节水温	
2.核对、解释	*将用物携至床旁,核对、解释,取得合作。嘱患者排尿	• 核对腕带,查对床号、姓名
3.准备体位	*协助患者左侧卧位,双膝屈曲脱裤至膝部,臀部移至床边,盖好被子,仅暴露臀部	• 有利于灌肠液顺利流入乙状结肠和降结肠
4.垫巾放盘	*臀下垫橡皮布及治疗巾,放置弯盘于肛门旁	• 保护床单不被污染
5.连接润滑	*戴一次性手套,用注洗器抽吸灌肠液,连接肛管,润滑肛管前端	• 减少肛管对直肠的刺激,便于插管
6.驱气夹管	*排气,夹管	• 防止气体进入直肠
7.插入肛管	*操作者左手垫卫生纸分开患者臀部露出肛门,嘱患者深呼吸放松,右手将肛管轻轻旋转插入直肠 7～10 cm	• 小儿插入深度为 4～7 cm
8.松管灌液	*固定肛管,开放管夹,缓缓注入溶液。注毕夹管,取下注洗器再吸取溶液灌注,反复至溶液注完。最后注入温开水 5～10 mL,提高尾端使管内溶液全部流入肠道	

续表

操作程序	操作步骤	要点说明
9.夹管拔管	*夹管,用卫生纸裹住肛管轻轻拔出,放入弯盘内,擦净肛门,取下手套	
10.保留时间	*让患者平卧,嘱患者保留 10～20 min 后排便。不能下床者应给予便盆、手纸	•以利充分软化粪便
11.清理用物	*便毕,取走便盆,整理床铺,开窗通风,帮助患者洗手。观察大便情况,必要时留取标本送检。洗净灌肠用物,并消毒备用	
12.洗手记录	*洗手,记录结果于当天体温单的大便栏内	
评价	*同大量不保留灌肠	

【注意事项】

(1)每次抽吸灌肠液时应反折肛管,以防空气进入肠道,导致腹胀。

(2)注入速度不宜过快,压力要低,以免引起排便反射;若使用小容量灌肠筒,液面距肛门低于 30 cm。

技能实训 13-6　清洁灌肠法

清洁灌肠用于彻底清除滞留在结肠中的粪便,常用于直肠、结肠检查和手术前的肠道准备。清洁灌肠即反复多次的大量不保留灌肠。首次用肥皂水,以后用生理盐水,直至排出液清洁无粪块为止。注意:灌肠时压力要低,每次灌肠后要让患者休息片刻。禁忌用清水反复灌洗,以防发生水、电解质紊乱。

技能实训 13-7　保留灌肠法

【目的】　保留灌肠法是将药液自肛门灌入直肠或结肠内,通过肠黏膜吸收,达到治疗目的的一种方法,用于镇静、催眠及治疗肠道感染。

【操作流程】　见表 3-13-6。

表 3-13-6　保留灌肠法操作流程

操作程序	操作步骤	要点说明
评估	*患者的诊断、病情、治疗情况、肛门及周围皮肤状况 *患者的心理状态、对灌肠的认识和配合程度 *环境隐蔽程度	
计划		
1.护士准备	*着装整洁,举止大方,剪指甲,洗手、戴口罩	

续表

操作程序	操作步骤	要点说明
2.用物准备	*同小量不保留灌肠。另备抬高臀部的小棉枕。选择肛管要细(20号以下)。药液及剂量遵医嘱准备。镇静催眠用10%水合氯醛等;肠道抗感染用2%小檗碱、0.5%～1%新霉素或其他抗生素溶液。液量不超过200 mL,温度39～41 ℃	
3.患者准备	*理解操作目的、过程、注意事项及配合方法	•灌肠前嘱患者排便、排尿
4.环境准备	*安静、整洁,酌情关闭门窗,屏风遮挡	•保暖,保护患者自尊
实施		
1.核对、解释	*将用物携至床旁,核对、解释,取得合作	•核对腕带,查对床号、姓名
2.准备体位	*根据病情安置体位:慢性痢疾取左侧卧位,阿米巴痢疾取右侧卧位,以提高疗效	•抬高患者臀部10 cm,以防止药液溢出
3.垫巾放盘	*臀下垫一次性臀垫,放置弯盘于肛门旁	•保护床单不被污染
4.连接润滑	*戴一次性手套,用注洗器抽吸灌肠液,连接肛管,润滑肛管前端	•减少肛管对直肠的刺激,便于插管
5.插入肛管	*左手垫手纸分开患者臀部露出肛门,嘱患者深呼吸放松,右手持止血钳将肛管轻轻插入肛门10～15 cm,液面距肛门小于30 cm,缓慢灌入,注毕,拔出肛管,擦净肛门,取下手套	•肛管细、插入深,注入药液速度要慢、量少
6.保留时间	*嘱患者保留药液1 h以上,以使药物充分吸收,达到治疗效果	
7.操作后	*清理用物,洗手,并及时记录	
评价		
	*同大量不保留灌肠	

【注意事项】

(1)灌肠前了解目的及病变部位,以便确定适当的卧位和肛管插入深度。

(2)为提高疗效,宜在晚间睡前行保留灌肠。灌肠前先嘱患者排便、排尿,为便于有效保留,要做到肛管细、插入深、压力低、速度慢、液量少。

(3)肛门、直肠、结肠手术后及大便失禁患者不宜作保留灌肠。

(二)口服高渗溶液清洁肠道

【目的】 肠道内高渗环境可增加肠内水分,软化粪便,加速排便,清洁肠道。适用于直肠、结肠检查和手术前的肠道准备。

【方法】

1. 甘露醇法 患者术前3天进半流质食物,术前1天进流质食物,术前1天下午2:00—4:00口服甘露醇溶液1500 mL(20%甘露醇500 mL+5%葡萄糖1000 mL混匀)。

2. 硫酸镁法 患者术前 3 天进半流质食物,每晚口服 50%硫酸镁 10~30 mL,术前 1 天进流质食物,术前 1 天下午 2:00—4:00 口服硫酸镁溶液 200 mL(50%硫酸镁 100 mL +5%葡萄糖盐水 100 mL),再口服温开水 1000 mL。

(三)简易通便法

简易通便法是一种借助通便剂协助患者排便的技术,简单易行、经济有效。经过护士指导,患者及其家属也可自行完成。常用于老年、体弱及久病卧床的患者。

技能实训 13-8 简易通便法

【目的】 通过简便、经济、有效的措施解除便秘。适用于老人、体弱和久病卧床者。

【操作流程】 见表 3-13-7。

表 3-13-7 简易通便法操作流程

操作程序	操作步骤	要点说明
评估	* 患者的病情、临床诊断及排便情况 * 患者的意识状态、生命体征、心理状况 * 患者的合作、理解程度	
计划		
1.护士准备	* 着装整洁,举止大方,剪指甲,洗手、戴口罩	
2.用物准备	* 通便剂、卫生纸、剪刀	
3.患者准备	* 理解操作目的、过程、注意事项及配合方法	
4.环境准备	* 屏风遮挡	
实施		
1.核对、解释	* 将用物携至床旁,核对、解释,取得合作	• 核对腕带,查对床号、姓名
2.安置体位	* 患者取左侧卧位,放松肛门外括约肌	
3.通便		
★开塞露法	* 剪去封口端,先挤出少许液体,润滑开口处。将开塞露的前端轻轻插入肛门,将药液全部挤入直肠内。保留 5~10 min 后排便	• 开塞露由甘油或山梨醇制成,装在塑料容器内(图 3-13-9)
★甘油栓法	* 用手垫纱布或戴手套,捏住甘油栓底部,轻轻插入肛门至直肠内,抵住肛门处轻轻按摩。保留 5~10 min 后排便	• 甘油栓是用甘油和明胶制成的栓剂(图 3-13-10)
★肥皂栓法	* 用手垫纱布或戴手套,将肥皂栓蘸热水后,轻轻插入肛门。保留 5~10 min 后排便	• 将普通肥皂削成圆锥形:底部直径约 1 cm,长 3~4 cm
4.整理	* 整理床单位,清理用物	
评价	* 同大量不保留灌肠	

【注意事项】

(1)肛门黏膜溃疡、肛裂及肛门有剧烈疼痛者,均不宜使用肥皂栓通便法。

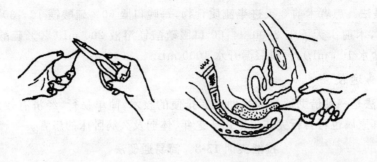

图 3-13-9 开塞露简易通便法

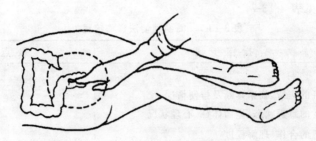

图 3-13-10 甘油栓简易通便法

（2）开塞露封口处剪开后应修剪光滑，以免损伤肛门、直肠黏膜。

（四）肛管排气技术

肛管排气是指将肛管经肛门插入直肠以排除肠腔积气的方法。

技能实训 13-9 肛管排气技术

【目的】 帮助患者排出肠腔积气，减轻腹胀。

【操作流程】 见表 3-13-8。

表 3-13-8 肛管排气技术操作流程

操作程序	操作步骤	要点说明
评估	＊患者的诊断、意识状态、生命体征情况	
	＊患者肠胀气的程度、肛周皮肤状况	
	＊患者的心理状态、对肛管排气的理解配合程度	
	＊环境的隐蔽程度	
计划		
1.护士准备	＊着装整洁，举止大方，剪指甲，洗手、戴口罩	
2.用物准备	＊治疗盘内备：肛管、玻璃接管、橡胶管、玻璃瓶（内盛水 2/3 满，瓶口系带）、液状石蜡、润滑棉签、胶布、弯盘、卫生纸、别针、一次性手套、止血钳 1 把、一次性臀垫	

续表

操作程序	操作步骤	要点说明
3.患者准备	*理解操作目的、过程、注意事项及配合方法	
4.环境准备	*安静、整洁、酌情关闭门窗,屏风遮挡	•保暖,保护患者自尊
实施		
1.核对、解释	*将用物携至床旁,核对、解释,取得合作	•核对腕带,查对床号、姓名
2.准备体位	*协助患者取左侧卧位,仅暴露臀部	
3.垫巾放盘	*臀下垫一次性臀垫,放置弯盘于肛门旁	•保护床单不被污染
4.连接润滑	*将玻璃瓶系于床边,戴一次性手套,将橡胶管一端插入瓶口内液面下,一端与肛管相连,戴手套,润滑肛管前端	•防止空气进入肠腔内,加重腹胀,观察气体排出情况
5.插入肛管	*操作者左手持卫生纸分开患者臀部露出肛门,嘱患者深呼吸放松,右手持止血钳将肛管轻轻插入直肠 15～18 cm	
6.妥善固定	*用胶布将肛管固定于臀部皮肤上,将橡胶管留出足够长度用别针固定在床单上(图 3-13-11)	•防止肛管脱出 •便于患者翻身
7.观察效果	*观察有无气泡排出和患者的反应,如排气不畅,应帮助更换卧位或按摩腹部,以促进排气	
8.保留时间	*肛管保留时间一般为 20 min	
9.拔出肛管	*揭开胶布,夹住肛管,用手纸包住轻轻取出,放于弯盘内,清洁肛门,取下手套	
10.舒适体位	*协助患者穿好裤子,取舒适体位,整理床单位	
11.健康教育	*向患者及家属讲解避免腹胀的方法 *指导患者养成健康的生活习惯	•如正确选择饮食、适当活动
12.操作后	*清理用物,肛管放入黄色垃圾袋,洗手,并及时记录	•记录排气情况和患者的反应
评价		
	*患者腹胀减轻,感觉舒适,无不良反应	
	*护士操作正确、熟练	
	*护患沟通有效,患者能主动配合,护士保护、关心患者	

【注意事项】 保留肛管不能超过 20 min,长时间留置肛管,会降低肛门括约肌的反应,甚至导致肛门括约肌永久性松弛。必要时可间隔 2～3 h 后再重复插管排气。

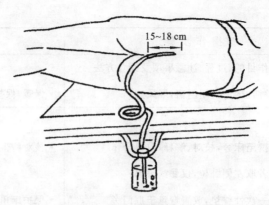

图 3-13-11　肛管排气

能力检测

1. 患者,男,公司经理,56 岁,因尿频、排尿困难而入院,诊断为前列腺增生症,在择期手术期间,患者突然出现下腹部胀痛,排尿困难。体检可见耻骨上膨隆,扪及囊样包块,叩诊呈实音,有压痛。作为泌尿外科责任护士,请为该患者解除痛苦,并思考下列问题:①患者可能发生了什么情况? ②如何护理该患者? ③如果需要留置导尿时,应怎样操作,注意什么?

2. 患者,男,工人,68 岁,右下肢粉碎性骨折术后第三天,护士查房发现,患者表情痛苦、烦躁不安,经询问,患者主诉排便困难,腹部胀痛难忍,非常痛苦。触诊:患者腹肌紧张,可触及包块。作为责任护士,请为该患者解除痛苦,并思考下列问题:①该患者发生便秘的原因有哪些? ②如何为该患者解除便秘,减轻腹胀? ③请给该患者制订健康教育计划并实施。

(郑春贵)

小 结

生活护理是对住院患者护理的一项重要内容,包括休息(睡眠)、活动、清洁卫生、饮食、排泄等护理。休息与活动是人的基本需要,睡眠是人最自然的休息方式,护士应掌握促进休息与睡眠及减轻异常睡眠的护理措施,同时能根据患者的需要,指导患者做正确的被动和主动运动。清洁卫生护理对住院患者,尤其是卧床等不能自理患者极为重要,护士要认真做好晨晚间护理,及时做好患者的梳洗、整理、翻身、按摩等护理工作,使其舒适、自信,维持其皮肤的正常循环和呼吸,增强皮肤抵抗力,防止压疮等并发症的发生。医院饮食包括基本饮食、治疗饮食和试验饮食。护士要做好患者的营养评估,针对患者情况给予相应饮食,对不能由口进食者,必要时要给予管饲饮食。护士应会正确评估与排尿、排便有关的因素及常见的健康问题。对排尿、排便异常患者能有针对性采取有效护理措施。熟练掌握导尿、灌肠等操作技术。

综合实训项目三　生活护理技术

　　患者,男,57 岁。半年前患者下咽食物时偶有不畅感,未就医。近 2 月内不畅感进行性加重,出现间歇性吞咽困难,伴胸骨后烧灼感,咽口水时有异物感。入院后,经 X 线钡餐摄影及消化道镜检,诊断为食管中段距门齿 28 cm 处增殖隆起。病理检查报告为:鳞癌。术前给予 30~70 Gy/4~8 周的放疗,放疗后第 5 周拟在全麻下进行食管癌根治术,手术当日早晨遵医嘱护士给患者做术前留置尿管及胃肠减压的术前准备。术中行胸腔引流。手术回病房后因胸腔引流出胃肠减压物,疑为吻合口瘘,于当日下午全麻下行剖胸探查术,术中行空肠造瘘。术后用顺铂加多柔比星加 5-氟尿嘧啶方案化疗。现为术后第 7 天,已拔除留置尿管,患者仍在禁食中。患者因引流管尚未拔除,平躺于床上,不愿意下床及在床上活动。因不习惯在床上排便,患者术后一直未排便。同时由于化疗,患者出现口咽黏膜明显充血、糜烂、散在溃疡。实验室检查:血清白蛋白 34 g/L,总蛋白 68 g/L。

　　分析上述病例,写出护理诊断,为患者制订出护理计划,并为患者实施各项护理措施,说出操作要领及其注意事项。

项目四
基本治疗技术

 护士执业资格考试导航

　　1. 药物的领取和保管、药物治疗原则、口服给药技术、超声波和氧气雾化吸入技术。

　　2. 注射法概念,注射原则,皮内、皮下、肌内、静脉、股静脉注射技术。

　　3. 青霉素过敏反应的原因、预防、试验方法、临床表现,过敏性休克的处理,链霉素、破伤风抗毒素、普鲁卡因、细胞色素C、碘过敏试验技术。

　　4. 静脉输液法的概念、目的,常用溶液和作用,周围静脉、颈外静脉输液技术,输液滴速的调节、输液泵的使用,常见输液故障和处理,输液微粒污染,常见输液反应及护理。

　　5. 冷热疗法的作用、影响因素、禁忌证,冷热疗技术。

任务十四　药物治疗技术

任务引导

　　患者,女,52岁,中学教师,右肺叶全切术后第四日,医生依据查体情况下达医嘱:口服复方阿司匹林、止咳糖浆;肌内注射青霉素;超声波雾化吸入。作为责任护士,在为患者实施药物治疗技术时怎样确保患者安全用药? 同时请思考下列问题:①给药时应遵循哪些原则? 口服给药应注意哪些事项? ②注射时应遵循哪些原则? ③各种注射法的目的、部位、方法及注意事项是什么? ④怎样正确实施超声雾化吸入?

第一节　给药的基本知识

　　给药是临床工作中疾病预防、诊断及治疗的重要措施。护士不仅是给药的直接执行者,而且是患者安全用药的指导者。因此,护士必须熟悉各类药物的药理作用、不良反应、给药方法,注意观察用药效果,使患者得到最佳的治疗效果。护士同时也是药物的保管者,应熟悉各种药物的种类、性质,科学管理,确保药物的质量。

一、药物的种类、领取和保管原则

(一)药物的种类

1. 内服药 内服药有片剂、丸剂、胶囊、溶液、散剂、酊剂、合剂等。

2. 注射药 注射药有水剂、油剂、结晶、混悬液等。

3. 外用药 外用药有溶液、软膏、酊剂、搽剂、洗剂、滴剂、粉剂、栓剂、涂膜剂等。

4. 中药 中药有汤、丸、散、膏、丹、酒、冲剂、针剂等。

5. 新剂型 新剂型有粘贴敷片、植入慢溶片、胰岛素泵等。

(二)药物的领取

1. 门诊患者用药 凭医生处方在门诊药房自行领药。

2. 住院患者用药 病区设置药柜,备有一定基数的常用药物,由专人负责,按消耗量填写领药单,定期到药房领取补充;住院患者日常用药,由病区护士去住院药房(中心药房)领取。

3. 贵重药和特殊药 贵重药凭医生处方领取;病区设有固定数量的剧毒药、麻醉药,使用后凭专用处方和空安瓿领取。

(三)药物的保管原则

1. 药柜放置合理并保持清洁 药柜应摆放在通风、干燥、光线明亮处,避免阳光直射;药柜应由专人负责保管,并保持清洁。

2. 药物应分类放置 药物按内服、外用、注射、剧毒等分类定点放置,按有效期先后排列使用,以免失效。剧毒药和麻醉药应加锁保管,专人负责,专本登记,班班交接。

3. 药瓶标签应明显 标签颜色应根据药物种类进行选择,内服药为蓝边标签,外用药为红边标签,剧毒药为黑边标签。标签脱落、模糊不清或被污染时应及时更换标签,标签不明确的药物一律不得使用。标签应注明中英文药名、剂量或浓度,字迹清晰,标签完好(现许多地方规定用原瓶签)。

4. 定期检查药物质量 如发现药物超过有效期或有混浊、沉淀、变色、潮解、变性、发霉、异味等现象,均不可使用。

5. 根据药物不同性质妥善保存

(1)易挥发、潮解或风化的药物及芳香性药物:应装于密封瓶并盖紧。如乙醇、糖衣片、酵母片、三溴片、甘草片等。

(2)易氧化和遇光变质的药物:应装在深色密盖瓶内或放在有黑纸遮盖的纸盒内并置于阴凉处。如维生素C、氨茶碱、盐酸肾上腺素等。

(3)易被热破坏的药物:应按要求冷藏在2～10 ℃的冰箱内或置于阴凉干燥处(约20 ℃)。如各种疫苗、抗毒血清、白蛋白、胎盘球蛋白、青霉素皮试液等。

(4)易燃、易爆的药物:应单独存放,并密闭置于阴凉处,远离明火,以防意外。如乙醚、环氧乙烷、乙醇等。

(5) 个人专用的特种药物:应注明床号、姓名,并单独存放。

二、药物治疗原则

药物治疗原则是一切用药的总则,护士在执行药疗工作中必须严格遵守。

(一)根据医嘱给药

1. 必须严格遵医嘱给药 护士不得擅自更改医嘱,这是确保患者安全给药的前提。

2. 不可盲目地执行医嘱 护士要了解用药的目的、药理作用、治疗量、不良反应和配伍禁忌,并观察病情和疗效;对有疑问的医嘱,应查实无误后方可给药,不可盲目执行;发现给药错误,应及时报告医生,予以处理。

(二)严格执行查对制度

1.“三查” 操作前查、操作中查、操作后查(查八对内容)。

2.“八对” 对床号、姓名、药名、浓度、剂量、给药方法、给药时间、药物的有效期。

3.“三注意” 注意检查药物质量,对疑有变质或已经变质的、超过有效期的药物不得使用;注意药物之间的配伍禁忌;注意观察用药后的反应。

(三)正确实施给药

1. 及时用药,做到准确 做到药物准确(名称、浓度、剂量、有效期)、用法准确(方法、时间)、患者准确(床号、姓名)。

2. 药物备好后,应及时分发使用 药物应现配现用,避免放置过久导致药物污染或药效降低。

3. 对易过敏的药物应做过敏试验 给药前询问有无过敏史,做好过敏试验,阴性者方可用药,使用中还需加强病情观察。

(四)注意用药后的观察

用药后护士应密切监测患者病情变化,动态观察药物疗效,有无不良反应。必要时做好记录并及时通知医生。

(五)做好健康指导和心理护理

给药前护士应向患者解释用药目的,以取得合作,如有疑虑及时解答,同时指导患者用药的基本知识。注意观察患者的心理反应并做好疏导。

三、给药途径

常用的给药途径有口服、吸入、舌下含化、注射(皮内、皮下、肌内、静脉)、直肠给药、气管滴药、外敷等,不同给药途径的吸收过程各异,药物吸收速度由快至慢的顺序为动、静脉给药,吸入,舌下含化,直肠给药,肌内注射,皮下注射,口服,外敷。

四、给药次数和时间间隔

给药次数和时间取决于药物的半衰期,以能维持药物在血液中的有效浓度为最佳选择,同时还要考虑药物的特性和人体的生理节奏及个体差异。护士根据医嘱安排具体给药时间,并书写在服药治疗单上。医院常用的外文缩写见表 4-14-1,医院常用给药时间安排见表 4-14-2。

表 4-14-1 医院常用的外文缩写和中文译意

外文缩写	中文译意	外文缩写	中文译意
qh	每 1 小时一次	Rp,R	处方
q2 h	每 2 小时一次	Inj	注射
q3 h	每 3 小时一次	PO	口服
q4 h	每 4 小时一次	ID	皮内注射
q6 h	每 6 小时一次	H	皮下注射
qd	每日一次	IM/im	肌内注射
bid	每日两次	IV/iv	静脉注射
tid	每日三次	ivgtt	静脉滴注
qid	每日四次	OD	右眼
qod	隔日一次	OS	左眼
biw	每周两次	AD	右耳
qm	每晨一次	AS	左耳
qn	每晚一次	AU	双耳
am	上午	Co	复方
pm	下午	Tab	片剂
12n	中午 12 点	Pil	丸剂
12 mn	午夜 12 点	Caps	胶囊
hs	睡前	Pulv	粉剂、散剂
ac	饭前	Liq	液体
pc	饭后	Mist	合剂
st	立即	Sup	栓剂
DC	停止	Tr	酊剂
sos	必要时(限用一次,12 h 内有效)	Ung	软膏
prn	需要时(长期)	Lot	洗剂
Ad	加至	Ext	浸膏
Aa	各	gtt	滴

表 4-14-2 医院常用给药时间安排

给药时间缩写	给药时间安排	给药时间缩写	给药时间安排
qd	8am	qm	6am
bid	8am,4pm	q2 h	6am,8am,10am,12n,2pm,4pm……
tid	8am,12n,4pm	q3 h	6am,9am,12n,3pm,6pm……
qid	8am,12n,4pm,8pm	q4 h	8am,12n,4pm,8pm……
qn	8pm	q6 h	8am,2pm,8pm,2am……

五、影响药物疗效的因素

药物的疗效受多种因素的影响,了解和掌握这些因素的作用规律,有助于护理人员采取恰当的护理措施,以更好发挥疗效,并防止不良反应的发生。

(一) 药物因素

1. 药物用量 药物的剂量与效应强弱存在着密切的关系。在一定范围内,剂量越大,血药浓度越高,效应越强。如超过安全范围,剂量再增加,则会引起不良反应。

2. 药物剂型与给药途径 同一药物的不同剂型,可适用于不同给药途径且剂量也有区别,如硝酸甘油静脉注射剂为 $5\sim10\ \mu g$,舌下含化剂为 $0.2\sim0.4\ mg$,口服剂为 $2.5\sim5\ mg$,贴皮剂为 $10\ mg$。同一药物剂型,通过不同的给药途径,所起的作用可不同,如甘露醇快速静脉滴注有减轻脑水肿、降低颅内压的作用,口服给药则有导泻作用,可起到清洁灌肠的目的。因此,临床护士给药时要严格执行查对制度。

3. 联合用药 联合用药的目的是发挥药物之间的协同作用,提高药效,减少不良反应,降低毒性作用。因此,护士应熟悉各类药物的药理作用,了解药物间的相互作用,注意配伍禁忌,合理用药,以期达到最佳疗效。

(二) 机体因素

1. 年龄和体重 一般情况下,药物用量与体重成正比。但儿童与老年人由于生理特点不同,对药物反应与成年人有所不同。儿童的各种生理功能处于发育阶段,对药物的敏感性较成人高;老年人主要器官功能有所减退(如肝、肾功能下降),对药物的清除率逐年下降。因此,儿童和老年人的用药剂量应酌减。

2. 性别 性别不同对药物反应差别不大。但女性用药时应考虑月经、妊娠、哺乳等几个生理期,用药时应注意其特殊性。

3. 病理因素 疾病可以改变机体对药物的敏感性,影响药物在体内的过程,从而影响药效。如肝、肾功能受损的患者可影响药物在肝转化及自肾排泄药物的清除率,易引起药物的蓄积中毒。

4. 心理因素 患者的心理因素在一定程度上可影响药物疗效,其中以患者的情绪、对药物疗法的信赖程度及对治疗是否配合等为最重要。护理人员在给药过程中,应注意语言态度,酌情使用暗示作用,调动患者的主观能动性,以更好地发挥药效。

5. 遗传因素和个体差异 遗传因素主要表现在对药物体内转化的异常,导致药物代谢快或慢而影响药效,少数遗传异常者只有在受到药物激发时才出现异常,如 6-磷酸葡萄糖脱氢酶(G6PD)缺乏者,服用伯氨喹、磺胺药、砜类等药物易发生溶血反应。

(三) 饮食因素

饮食与药物相互作用能改变药物的体内过程,影响药效的发挥。

1. 促进药物的吸收,增强疗效 酸性食物含丰富的维生素 C,可增加铁剂的溶解度,促进铁的吸收;粗纤维食物可促进肠蠕动,增强驱虫剂的疗效。

2. 改变尿液的 pH 值,影响疗效 氨苄青霉素在酸性尿液中杀菌力强,应多进荤食,使尿液呈酸性;磺胺类药物在碱性尿液中抗菌力较强,应多进素食,以碱化尿液。

3. 干扰药物的吸收,降低疗效 补充钙剂时不能同时吃菠菜,因为菠菜中的草酸与钙结合形成难以吸收的草酸钙,可降低疗效;高脂肪食物可抑制胃酸分泌而影响铁剂的吸收。

第二节 口服给药技术

口服给药是指药物经口服后,被胃肠道吸收入血,达到防治和诊断疾病目的的给药技术。该法方便、经济又相对安全,是最常见的给药方法。但药物吸收速度较慢,药效易受胃肠功能及胃内容物的影响,不适用于急救;对意识不清、呕吐频繁、禁食者此法不适用。

技能实训 14-1 口服给药技术

【目的】 协助患者遵医嘱安全正确地服药,以达到减轻症状、治疗疾病、维持正常生理功能、协助诊断、预防疾病的目的。

【操作流程】 见表 4-14-3。

表 4-14-3 口服给药技术操作流程

操 作 程 序	操 作 步 骤	要 点 说 明
评估	* 评估患者的病情、治疗情况、自理能力及对给药计划的认知与合作程度 * 核实是否适合口服给药	
计划		
1.护士准备	* 着装整洁,举止大方,剪指甲,洗手,戴口罩	
2.用物准备	* 药盘(或发药车)、服药本、药卡、药杯;药匙、量杯、滴管、研钵及锤、纸药袋、湿纱布;盛温水的水壶、饮水管、治疗巾、弯盘等	
3.环境准备	* 环境整洁、安静,光线适宜	
4.患者准备	* 了解用药的目的、相关知识并能主动配合	
实施		
1.备药		
(1)核对	* 核对服药本和小药卡,按床号顺序将小药卡插入药盘中,放好药杯	
(2)配药	* 根据服药本上的床号、姓名、药名、浓度、剂量、时间,按床号顺序进行配药。一个患者的药摆好后,再摆另一个患者的药	• 个人专用药单独存放,注明姓名、床号、药名、剂量,防止差错发生
	* 固体药 用药匙取药,取出所需剂量后放入药杯内,如为粉剂或含化片,用纸药袋包好后放入药杯内;使用单一剂量包装的药品,应在发药给患者时再拆开包装	• 同一患者先摆固体药,后摆水剂或油剂药;同一患者的数种固体药可放入一个药杯内

续表

操作程序	操作步骤	要点说明
	* 水剂药:用量杯取药,摇匀药液后打开瓶盖,一手持量杯,拇指置于所需刻度,并使所需刻度与视线平齐,另一手持药瓶,标签向手心,倒药液至所需刻度(图 4-14-1);倒毕,用湿纱布擦净瓶口,将药瓶放回原处	• 更换药液品种时,量杯应洗净后再用 • 同一患者的不同种水剂应分别倒入几个药杯,以免发生配伍禁忌
	* 油剂:按滴数计算或不足 1 mL 的药液用滴管吸取,药杯内应先倒入少量温开水,以免药液附着于杯壁,影响剂量	• 1 mL 以 15 滴计算,滴药时滴管稍倾斜,以便使药量准确
(3)再次查对	* 全部药物摆好后,护士按服药本重新核对一遍。再请另一名护士核对一遍,准确无误后盖上治疗巾备用	
2.发药		
(1)备齐用物	* 洗手后携服药本、发药盘,备好温开水、吸管	• 温开水温度为 40~60 ℃
(2)查对	* 发药前根据服药本与另一名护士核对	• 确保无误
(3)发药	* 根据服药卡,按床号顺序呼唤患者床号、姓名,得到准确答应后才发药;向患者解释用药的目的及注意事项	• 核对腕带,查对床号、姓名 • 同一患者的所有药物应一次取出药盘,以免再次取药时拿错
(4)协助服药	* 协助患者服药,确认服下后再离开(特别是麻醉药、催眠药、抗肿瘤药)。如患者有疑问,应重新核查并解释,确认无误后再服下。危重患者及自行服药困难的患者应喂服	• 鼻饲患者应将药物研碎、溶解后由胃管注入,注入前后用少量温开水冲净胃管
3.发药后	* 再次查对,协助患者取舒适卧位	
	* 处理药杯:服药后收回药杯,先浸泡消毒,再清洁(盛油剂的药杯先用纸擦净),最后消毒后备用	• 一次性药杯,应集中消毒处理后销毁,防止交叉感染
	* 清洁药盘,洗手	
	* 随时观察患者反应	• 若有异常,及时与医生联系
评价		
	* 患者能叙述所服药物的有关知识及注意事项;能安全、正确服药,以达到预期治疗效果	
	* 护士严格执行药疗原则,无差错;给药的护理措施有效,未出现不良反应	

【注意事项】

（1）发药前应了解患者有关资料，如因特殊检查或手术而禁食或患者不在、因故暂不能服药，应将药物带回，适时再发或进行交班。

（2）发药时，如患者提出疑问应重新核对，确认无误，再耐心解释，协助服药；如更换药物或停药应及时告知患者。

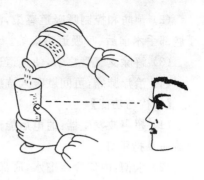

图 4-14-1 取水剂

（3）根据药物性能，指导患者合理用药。

① 健胃药宜饭前服，以利胃液分泌，促进食欲；对胃黏膜有刺激的药物或助消化药宜饭后服用，以减少药物对胃壁的刺激；对要求充分吸收、奏效快、无刺激的药物可在空腹时服用；催眠药在睡前服用效果好。

② 对牙齿有腐蚀作用或使牙齿着色的药物，如酸剂、铁剂等，可用吸管吸入，并及时漱口。

③ 止咳糖浆对呼吸道黏膜有安抚作用，服后不宜立即饮水。若同时服用多种药物，应最后服用止咳糖浆。

④ 磺胺类药和发汗药服后多饮水，可减少磺胺结晶堵塞肾小管和增强发汗药的疗效。

⑤ 服用强心苷类药物前应先测脉率（心率），如脉率少于 60 次/分或出现节律异常应停止服药并报告医生。

⑥ 口服药用温开水送服，一般不用茶、牛奶及饮料代替温开水；服药前后禁饮酒，以免影响药物疗效的发挥。

（4）发药后应密切观察药效和不良反应，出现异常情况应及时与医生联系并酌情处理。

第三节 雾化吸入给药技术

雾化吸入给药技术是指用雾化装置将药液分散成细小的雾滴，以气雾状喷出，经口或鼻吸入呼吸道，作用于局部或全身，达到预防和治疗疾病目的的一种给药技术。雾化吸入给药具有药效快，用量少，不良反应轻的优点，临床应用广泛。常用的有超声雾化吸入技术、氧气雾化吸入技术、手压式雾化吸入技术。

一、超声雾化吸入技术

超声雾化吸入技术是指利用超声波声能，使药液变成细微的气雾，由呼吸道吸入的给药技术。特点：雾量大小可以调节；雾滴小而均匀（直径 $5\ \mu m$ 以下），药液随患者深吸气可以到达终末支气管和肺泡。此外，雾化器的电子部件产热，能对药液温和加热，使患者吸入的气雾温暖、舒适。

技能实训 14-2 超声雾化吸入技术

【目的】

（1）湿化呼吸道，稀释痰液，帮助祛痰，改善通气功能。常用于气管切开术后，痰液黏稠者。

（2）预防和控制呼吸道感染，消除炎症，减轻呼吸道黏膜水肿，保持呼吸道通畅。常用于胸部手术前后、呼吸道感染等。

（3）解除支气管痉挛，使气道通畅，改善通气状况。常用于支气管哮喘患者。

（4）治疗肺癌，可间歇吸入抗癌药物以达到治疗效果。

【结构与功能】

（1）超声波发生器：通电后能产生高频电能，其面板上有电源开关、定时开关、雾量调节旋钮及指示灯。

（2）水槽：内盛冷蒸馏水，底部有晶体换能器，接收超声波发生器输出的高频电能，将其转化为超声波声能。

（3）雾化罐：内盛有药液，底部是透声膜，超声波声能通过透声膜作用于雾化罐内药液，破坏其表面张力而产生雾滴。

（4）螺纹管和口含嘴（或面罩）。

【常用药液及作用】

（1）预防和控制呼吸道感染：如庆大霉素、卡那霉素等抗生素。

（2）稀化痰液，帮助祛痰：如 α-糜蛋白酶、易咳净等祛痰药。

（3）解除支气管痉挛：如氨茶碱、沙丁胺醇（舒喘灵）等解痉平喘药。

（4）减轻呼吸道黏膜水肿：如地塞米松等糖皮质激素，与抗生素联用，可增强抗炎效果。

【操作流程】 见表 4-14-4。

表 4-14-4　超声雾化吸入技术操作流程

操作程序	操作步骤	要点说明
评估	* 患者的病情、治疗情况、用药史 * 患者的意识状态、心理反应、合作程度及对治疗计划的了解情况 * 患者呼吸道有无感染，是否通畅；面部及口腔黏膜情况	
计划		
1.护士准备	* 着装整洁，举止大方，剪指甲，洗手、戴口罩	• 核对医嘱
2.用物准备	* 超声雾化吸入器（图 4-14-2）、冷蒸馏水 * 遵医嘱备药液、生理盐水、水温计、注射器	
3.患者准备	* 了解超声雾化吸入的使用方法和目的，能够取舒适卧位并主动配合操作	
4.环境准备	* 病室湿度、光线适宜，环境安静整洁	
实施		
1.准备	* 检查并连接超声雾化吸入器	• 连接紧密，确保患者安全使用

续表

操作程序	操作步骤	要点说明
	* 水槽内加冷蒸馏水,液面高度要浸没雾化罐底部的透声膜,水量根据雾化器型号而定	• 水槽无水、雾化罐无药液不能开机
	* 雾化罐注入药液并稀释至 30~50 mL,将盖旋紧,把雾化罐放入水槽内,盖紧水槽盖	
2. 核对、解释	* 将用物携至床旁,核对、解释,取得合作	• 核对腕带,严格执行查对制度
3. 取卧位	* 协助患者取舒适卧位,颌下铺治疗巾	
4. 接通电源,打开开关	* 打开电源开关后指示灯亮,根据型号决定是否预热,时间一般为 3~5 min	
5. 调节定时及雾量开关	* 一般每次雾化时间为 15~20 min,雾量大小可依据患者需要及患者的耐受程度而定	
6. 指导患者吸入药液	* 再次查对,将面罩放于患者口鼻部或将口含嘴放入患者口中,指导其做深而慢的吸气	• 利于药物达到呼吸道深部,充分发挥其作用
7. 吸入毕	* 取下面罩或口含嘴,先关闭雾化开关,再关电源开关	• 保护电子管 • 连续使用雾化器时间间隔 30 min
8. 安置患者	* 擦净患者面部,帮助患者取舒适卧位	
9. 整理用物	* 再次查对,将水槽内的水倒掉,擦干水槽,清洁和消毒雾化罐、螺纹管及口含嘴	• 预防交叉感染
10. 观察	* 观察患者的治疗效果	
11. 洗手记录	* 洗手并记录	
评价		
	* 患者理解超声雾化吸入的目的,愿意接受正确配合	
	* 用药过程安全、顺利,能够达到预期目的	• 无意外发生

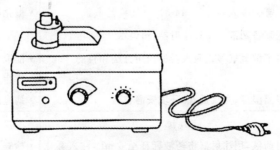

图 4-14-2 超声雾化吸入器

【注意事项】

（1）严格执行查对制度及消毒隔离制度。

（2）使用前先检查超声雾化吸入器各部件有无松动、脱落等异常情况。

（3）水槽和雾化罐中切忌加温开水或热水，在使用过程中，应注意观察水槽内水温，如超过 50 ℃或水量不足，应先关机，再更换冷蒸馏水。若雾化罐内药液过少，影响正常雾化，可从盖上小孔处注入药物，但不必关机。

（4）水槽底部的晶体换能器和雾化罐底部的透声膜薄而脆，操作和清洗过程中，动作应轻，以免损坏。

（5）特殊情况需连续使用雾化器，中间应间隔 30 min。

二、氧气雾化吸入技术

氧气雾化吸入技术是利用高速氧气气流，使药液形成雾状，随吸气进入呼吸道达到治疗效果的方法。

技能实训 14-3　氧气雾化吸入技术

【目的】

（1）预防和控制呼吸道感染，消除炎症。

（2）解除支气管痉挛，改善通气功能。

（3）稀化痰液，促进咳嗽，帮助祛痰。

【原理】　氧气雾化吸入器也称射流式雾化器，其基本原理是利用高速气流通过毛细管时在管口产生负压，将药液由临近的小管吸出，所吸出的药液又被毛细管口高速的气流撞击形成细小的雾滴，以气雾喷出。

【常用药液及作用】　同超声雾化吸入。

【操作流程】　见表 4-14-5。

表 4-14-5　氧气雾化吸入技术操作流程

操作程序	操作步骤	要点说明
评估		
	＊ 同超声雾化吸入技术	
计划		
1. 护士准备	＊ 着装整洁，举止大方，剪指甲，洗手、戴口罩	• 核对医嘱
2. 用物准备	＊ 氧气雾化吸入器(图 4-14-3)、氧气装置 1 套	• 湿化瓶内不放水
	＊ 遵医嘱备药液，5 mL 注射器，蒸馏水	
3. 患者准备	＊ 患者了解氧气雾化吸入器的使用方法和目的	• 能取舒适卧位并主动配合操作
4. 环境准备	＊ 病室温湿度、光线适宜，环境安静整洁	• 病室内禁忌明火
实施		
1. 准备	＊ 核对药液，用注射器将药液稀释至 5 mL，注入雾化器内	• 检查氧气雾化吸入器装置连接是否完好，有无漏气

续表

操作程序	操作步骤	要点说明
2.核对、解释	* 将用物携至床旁,核对、解释,取得合作	• 如为初次治疗,应教会患者使用方法;严格执行查对制度
3.取合适卧位、漱口	* 协助患者取坐位或半坐卧位	• 有义齿者取下
4.连接、调氧流量	* 连接雾化器与氧气装置,调节氧流量至 6~8 L/min	
5.指导患者吸入药液	* 再次查对,嘱患者手持雾化器,将吸嘴放入口中,紧闭口唇,用口吸气,用鼻呼气,深吸气吸入药液,如此反复进行,直至药液吸完为止	• 吸入过程尽可能深长,便于药液充分到达支气管和肺内,屏气 1~2 s,效果更好,如感疲劳,可关闭氧气,休息片刻再吸
6.吸入毕	* 取出雾化器,关闭氧气开关	
	* 协助患者漱口,取舒适卧位,再次查对,整理床单位、清理用物。个人专用雾化器用温水冲净,放在干净的毛巾上自然晾干备用,必要时用消毒液浸泡消毒 1 h 后再清洁晾干备用	• 用物按消毒原则严格处理,一次性氧气雾化吸入器用后按常规处理
7.洗手记录	* 洗手并记录	
评价		
	* 患者理解氧气雾化给药的目的,能正确配合	
	* 患者感觉舒适,症状消除或缓解	• 无意外发生

【注意事项】

(1)严格执行查对制度和消毒隔离原则。

(2)使用前检查雾化器各部件连接是否完好,氧气接口有无漏气。

(3)氧气湿化瓶内勿放水,以免药液被稀释。

(4)注意用氧安全,严禁接触烟火和易燃物。

三、手压式雾化吸入技术

手压式雾化器主要适用于解除支气管痉挛药物的吸入。药液预置于雾化器内的送雾器中,使用时将其倒置,用拇指按压雾化器顶部,其内的阀门即被打开,由于送雾器内腔为高压,药液便从喷嘴喷出,到达口咽部、气管、支气管经黏膜吸收而起疗效。该法易于操作,起效快,且携带方便,故使用较广泛。

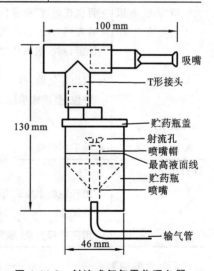

图 4-14-3 射流式氧气雾化吸入器

技能实训 14-4　手压式雾化吸入技术

【目的】　改善通气功能,解除支气管痉挛,常用于支气管哮喘和喘息性支气管炎的对症治疗。

【操作流程】　见表 4-14-6。

表 4-14-6　手压式雾化吸入技术操作流程

操作程序	操作步骤	要点说明
评估		
	＊ 同氧气雾化吸入技术	
计划		
1.护士准备	＊ 着装整洁,举止大方,剪指甲,洗手、戴口罩	· 核对医嘱
2.用物准备	＊ 手压式雾化吸入器(图 4-14-4)	
3.患者准备	＊ 了解手压式雾化吸入器的使用方法和目的,能够取舒适卧位并主动配合操作	
4.环境准备	＊ 病室温湿度、光线适宜,环境安静整洁	
实施		
1.准备	＊ 遵医嘱准备药液,检查装置是否完好	
2.核对、解释	＊ 将用物携至床旁,核对、解释,取得合作	· 如为初次治疗,应教会患者使用方法;严格执行查对制度
3.取合适卧位	＊ 协助患者取坐位或半坐卧位	
4.雾化器保护盖取下	＊ 充分摇匀药液	
5.指导患者吸入药液	＊再次查对,倒置雾化器,口端置于患者口中,指导患者先用力呼气,再用力吸气,在吸气同时按压雾化器顶部,同步吸入药物	· 嘱患者尽量深吸气,吸气末屏气,如此重复1～2次
6.吸入毕	＊ 取出雾化器,再次查对,协助患者清洁口腔,取舒适卧位,整理床单位、清理用物	· 用物按消毒原则严格处理
7.观察疗效		
8.洗手记录	＊ 洗手并记录	
评价		
	＊ 患者理解手压式雾化吸入给药的目的,愿意接受正确配合	
	＊ 用药过程安全、顺利,能够达到预期目的	· 无意外发生

【注意事项】

(1) 严格执行查对制度和消毒隔离原则。

(2) 每次 1～2 喷,连续使用间隔时间不少于 3～4 h。

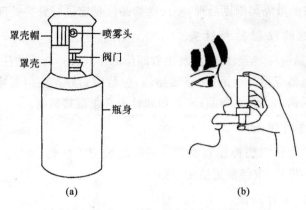

图 4-14-4　手压式雾化吸入器

第四节　注射给药技术

注射给药技术是将一定量的无菌药物或生物制剂注入体内,达到诊断和防治疾病目的的一种给药技术。注射给药具有药物吸收快,血药浓度迅速升高的优点,适用于各种原因不宜口服给药的患者。但注射给药会造成一定程度的组织损伤,引起疼痛、潜在并发症(如感染)的发生。另外,因药物吸收速度快,某些药物的不良反应(如严重的过敏反应)出现迅速,处理较难。根据注射给药的途径不同,注射给药技术分为皮内注射、皮下注射、肌内注射、静脉注射及动脉注射。

一、注射原则

(一)严格遵守无菌操作原则

(1)操作环境整洁,符合无菌技术操作要求。

(2)注射前护士必须衣帽整洁,洗手、戴口罩,必要时戴手套;注射后再次洗手。

(3)一次性注射器包装应密封,在有效期范围内。操作中保持注射器空筒的内壁、活塞、乳头和针尖、针梗、针栓内壁的无菌;保持注射用药物的无菌。

(4)按要求对注射部位的皮肤进行消毒,并保持无菌。

皮肤常规消毒的方法:用棉签蘸碘酊原液,以注射点为中心由内向外螺旋形无间隙消毒擦拭 2 遍,作用时间 1~3 min,待稍干后再用 70%~80%(体积分数)乙醇脱碘 2 遍;或同法用碘伏消毒液原液或有效含量≥0.2%氯己定-乙醇(70%,体积分数)溶液擦拭 2 遍,作用时间遵循产品的使用说明(参见任务三)。待干后方可注射。

(二)严格执行查对制度

(1)注射前必须严格"三查八对",在注射前、中、后均应仔细查对。

(2)认真检查药物的质量,若发现药物有变质、变色、混浊、沉淀、过期或安瓿、药瓶有裂缝等现象均不能使用。

(3)如同时注射数种药物,应查对药物有无配伍禁忌。

(三)严格执行消毒隔离制度

(1)注射用物应做到一人一套,包括注射器、针头、止血带、棉垫等。

（2）所有物品按消毒隔离制度处理，一次性物品按规定进行分类处理，不可随意丢弃。

（四）选择合适的注射器和针头

根据药液剂量、黏稠度、刺激性强弱及注射部位的不同选择合适的注射器和针头。

选择一次性注射器应型号合适，在有效期内，包装密封好。注射器应完整、无裂痕、不漏气；针头应锐利、无钩、无锈、无弯曲；注射器和针头必须衔接紧密。

（五）选择合适的注射部位

选择注射部位应防止损伤神经和血管。局部皮肤应无损伤、炎症、硬结、瘢痕及皮肤病。对需长期注射的患者，应经常更换注射部位。

（六）现用现配注射药液

注射药液应在规定时间内临时抽取，立即注射，以防药液效价降低或受到污染。

（七）注射前应排尽空气

注射前应排尽注射器内的空气，以防空气进入血管形成栓塞。排气时，应防止浪费药液。

（八）掌握合适的进针角度和深度

根据注射目的掌握好不同的进针角度和深度，进针时不可将针梗全部刺入，以防折针。

（九）注药前应检查回血

进针后注入药物前，应抽动活塞检查有无回血。动、静脉注射必须见回血后方可注入药液；皮下、肌内注射如有回血，应更换部位后重新进针，不可将药液直接注入血管内。

（十）减轻患者疼痛的注射技术

（1）做好患者解释和安慰工作，解除思想顾虑，分散注意力，使其身心放松以减轻不适。

（2）协助患者取合适卧位，使其肌肉松弛便于进针。

（3）注射时应做到两快一慢（进针快、拔针快，推药慢），且推药速度要均匀。

（4）注射刺激性强的药液或油剂应选择稍长针头，进针要深。同时注射数种药物应先注射无刺激性或刺激性弱的药物，再注射刺激性强的药物，以减轻疼痛感。

二、注射用物

（一）注射盘

注射盘是指用来放置注射用物的治疗盘，置于治疗车上层。

注射盘内常规放置：无菌持物镊罐、内置无菌纱布的无菌敷缸、无菌棉签、皮肤消毒液（2%碘酊、体积分数为70%～80%的乙醇或碘伏等）、砂轮、启瓶器、弯盘、无菌手套、擦手用消毒液、静脉注射时需有止血带和小枕。

（二）注射器及针头

根据注射部位及注射药量选择合适的注射器和针头。

（1）注射器：包括空筒和活塞两部分。空筒的前端为乳头，与针栓衔接；空筒外壁标有刻度,可测量注射剂量。活塞包括活塞体、活塞轴、活塞柄。使用注射器时应保持注射器的乳头部、空筒的内壁和活塞体无菌(图 4-14-5)。

(2)针头:①直针针头,包括针尖、针梗、针栓三部分(图 4-14-5)。②头皮针针头,包括针尖、针梗、针柄、连接管、针栓五部分。使用时应保持针尖、针梗、针栓内壁的无菌(图4-14-6)。

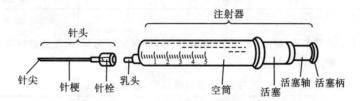

图 4-14-5　注射器和针头构造

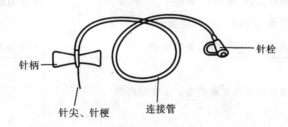

图 4-14-6　头皮针构造

注射器及针头的型号及主要用途见表 4-14-7。

表 4-14-7　注射器、针头型号及主要用途

注 射 器	针 头	主 要 用 途
1 mL	$4\sim4^1/2$ 号	皮内试验、注射小剂量药液
1 mL、2 mL	5～6 号	皮下注射
2 mL、5 mL 或 10 mL	6～7 号	肌内注射
5 mL、10 mL、20 mL、30 mL 或 50 mL、60 mL、100 mL	6～9 号 (或头皮针)	静脉注射
5 mL、10 mL、20 mL 或 50 mL、60 mL	6～16 号	静脉采血

(三)注射用药物

遵医嘱准备。在治疗室将药物抽吸至注射器内,置于无菌盘内备用。

(四)注射本(或注射卡)

注射本是注射给药查核的依据,根据医嘱将注射药物转抄至注射本(或注射卡)上。

三、药液抽吸技术

药液抽吸应严格遵守无菌操作原则和查对制度。抽吸药物前护士应洗手、戴口罩,备好注射用物,按需要铺无菌盘,盖好备用,仔细查对药液后抽吸药液。

技能实训 14-5　药液抽吸技术

【目的】　正确抽吸药液,为各种注射做准备。

【操作流程】　见表 4-14-8。

表 4-14-8　药液抽吸技术操作流程

操作程序	操作步骤	要点说明
评估	* 药液名称、浓度、剂量、有效期、批号,确保安瓿无裂痕、药液质量完好	· 按照查对制度检查药物
	* 注射器及针头,型号合适,在有效期内,包装无漏气	
计划		
1.护士准备	* 着装整洁,举止大方,剪指甲,洗手、戴口罩	· 核对医嘱
2.用物准备	* 注射盘、注射本、药液、注射器和针头等	
3.环境准备	* 光线适宜,环境宽敞、安静整洁	· 符合无菌操作要求
实施		
1.核对	* 按查对制度及无菌药液要求查对药物	
2.吸取药液		
★自安瓿内抽取药液		
(1)消毒、折断安瓿	* 将安瓿尖端药液弹至体部,用 70%～80%(体积分数)乙醇棉签消毒安瓿颈部,用砂轮在安瓿颈部划一锯痕,再用消毒棉签擦拭锯痕,取无菌纱块包裹后掰开(图 4-14-7)	· 如安瓿颈部有免锯标记,则不须划痕,消毒后取无菌纱块包裹后掰开安瓿(去玻璃碎屑、保护手指)
(2)取注射器,连接针头	* 检查后打开包装,取出注射器并连接针头,取下针头帽放在注射盘内(勿污染)	· 检查注射器型号、有效期、密封情况、质量及与针头衔接是否紧密
(3)抽吸药液	* 注射器刻度向上,针头斜面向下,插入药液中,手持活塞柄抽动活塞(图 4-14-8)	· 针栓不能放入安瓿内,手不可接触活塞体部
★自密封瓶内抽取药液		
(1)开盖、消毒	* 用启瓶器开启铝盖的中心部分,消毒瓶塞及周围,待干	
(2)取注射器连接针头	* 检查后打开包装,取出注射器并连接针头	· 检查注射器型号、有效期、密封情况、质量及与针头衔接是否紧密

续表

操 作 程 序	操 作 步 骤	要 点 说 明
(3)抽吸药液	* 用注射器抽吸与所需药液等量的空气注入密封瓶内,倒转药瓶向上,使针头斜面在液面以下,抽吸药物至所需量(图4-14-9)。右手食指固定针栓,拔出针头	
★ 其他剂型的药物抽吸	* 结晶、粉剂:先用无菌生理盐水,注射用水或专用溶媒充分溶解后再吸取	
	* 混悬剂:摇匀后抽取	
	* 油剂:可稍加温或双手对搓药瓶后,用稍粗针头抽吸	• 药液受热易被破坏者不可加热
3.排尽空气	* 将针头垂直向上,轻拉活塞,使针头内的药液流入注射器内,并使气泡聚集在乳头处,轻推活塞,排尽空气(图4-14-10)	• 如注射器乳头偏向一侧,排气时,使注射器乳头向上倾斜,使气泡集中于乳头根部排气
4.妥善放置,保持无菌	* 回套针头帽保护针头,空安瓿套在针头帽外(便于查对),密封瓶直接套在针头上,再次查对无误后放于无菌盘内备用	• 采用单手回套,防止刺破皮肤
评价	* 严格执行查对制度和无菌原则,无污染;排尽空气,未浪费药液,剂量准确	

【注意事项】

(1)严格执行无菌操作和查对制度。

(2)药液要现用现抽,避免药液污染及药效降低。

(3)药液抽吸时手不可触及活塞体,避免污染药液。

(4)排气时不可浪费药液,要确保药量准确。

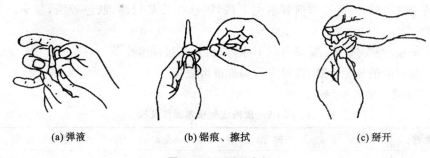

(a)弹液　　　　　　(b)锯痕、擦拭　　　　　(c)掰开

图 4-14-7　掰开安瓿

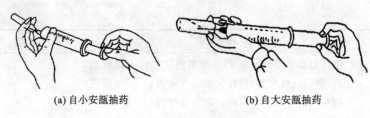

(a) 自小安瓿抽药 　　　　　　　　(b) 自大安瓿抽药

图 4-14-8 　自安瓿内抽吸药液

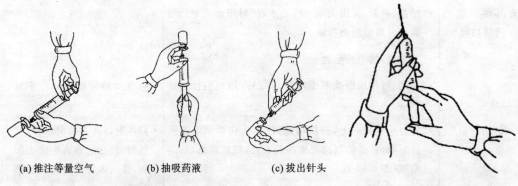

(a)推注等量空气 　　(b)抽吸药液 　　(c)拔出针头 　　　　图 4-14-10 　排尽注射器内空气

图 4-14-9 　自密封瓶内抽吸药液

四、常用注射技术

(一) 皮内注射法

皮内注射法(intradermic injection,ID)是将极少量的无菌药液或生物制剂注于表皮和真皮之间的方法。

技能实训 14-6 　皮内注射技术

【目的】

(1) 做药物过敏试验,诊断患者是否对药物过敏。

(2) 预防接种。

(3) 局部麻醉的先驱步骤。

【部位】

(1) 药物过敏试验:应选取前臂掌侧下段,因该处皮肤较薄,肤色较淡,易于注射和辨认局部反应。

(2) 预防接种:常选用上臂三角肌下缘,如新生儿接种卡介苗。

(3) 局部麻醉的先驱步骤:选择实施局部麻醉处。

【操作流程】 　见表 4-14-9。

表 4-14-9 　皮内注射技术操作流程

操 作 程 序	操 作 步 骤	要 点 说 明
评估	* 患者的病情、诊断、治疗情况	• 如做药物过敏试验须询问用药史、过敏史、家族史

续表

操 作 程 序	操 作 步 骤	要 点 说 明
	＊ 患者的意识状态、心理反应、合作程度及对治疗计划的了解情况	·解释清楚、交流自然
	＊ 患者注射部位的皮肤状况	·局部有无炎症、瘢痕、硬结等
计划		
1.护士准备	＊ 着装整洁,举止大方,剪指甲,洗手、戴口罩	·核对医嘱
2.用物准备	＊ 注射盘、1 mL注射器、注射卡、药液如做药物过敏试验,另备0.1％盐酸肾上腺素1支、2 mL注射器	·预防过敏反应,便于急救
3.患者准备	＊ 理解操作目的、过程、注意事项及配合方法	
4.环境准备	＊ 光线适宜,环境宽敞、安静整洁	·符合无菌操作要求
实施		
1.药液准备	＊ 按要求配制、抽吸药液,放入无菌治疗盘内	
2.核对、解释	＊ 将用物携至床旁,核对、解释,取得合作	·核对腕带,查对床号、姓名
3.选部位消毒	＊ 戴手套,选择合适注射部位,用70％～80％(体积分数)的乙醇消毒皮肤,待干	
4.再次查对、排气	＊ 再次查对后排尽注射器内的空气,针尖斜面朝上	
5.穿刺注药(图4-14-11)	＊ 一手绷紧皮肤,一手持注射器,针头斜面向上,与皮肤呈5°角刺入皮内,待针头斜面完全进入皮内后,放平注射器,注入药液0.1 mL	·使局部形成一个半球形的皮丘,隆起的皮肤变白、毛孔变大
6.拔针	＊ 注射毕,迅速拔针,切勿棉签按压,并记录穿刺时间	·嘱患者勿揉擦局部,勿离开病室,如有不适立即通知医护人员
7.核对、整理、记录	＊ 再次核对,安置患者、整理床单位;用物分类处理,脱手套,洗手,记录	·药物过敏试验,20 min后观察反应,作出判断并记录
评价		
	＊ 护患沟通良好,患者理解操作目的,愿意接受并积极配合	
	＊ 严格遵守无菌原则、注射原则,操作规范,局部未感染	

【注意事项】

(1)严格执行查对制度、无菌操作原则及消毒隔离制度。

(2)做药物过敏试验前应详细询问患者用药史、过敏史、家族史,备0.1％盐酸肾上腺素;如有过敏史则不能进行药物过敏试验,应与医生联系,并做好标记。

(3)忌用含碘消毒剂消毒,以免脱碘不彻底或对碘过敏影响试验结果的观察和判断。

为使试验结果判断准确,最好两人观察局部反应。

(4)如需做对照试验,应用另一注射器和针头,在另一侧前臂的相同部位,注入0.9%氯化钠溶液0.1 mL,20 min后观察对照反应。

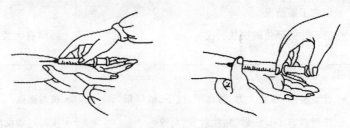

图 4-14-11 皮内注射法

情境训练 按"任务引导"的案例模拟护士为患者皮内注射情境

【目的】 通过角色扮演,感受护士为患者实施皮内注射和青霉素过敏试验的工作内容。

【材料】

护士:您好!1床王平,昨晚睡得好吗?今天感觉怎样?吃过早饭了吗?

患者:史护士您好!刚吃过早饭,睡得还好,就是今天早上起来后咳嗽了一阵,痰也多。

护士:根据医嘱,今天要为您注射青霉素,这种药的抗炎效果很好,但极少数人可能过敏。我们通过做过敏试验能诊断您是否过敏。您以前用过青霉素吗?过敏吗?

患者:半年前用过,不过敏。

护士:家里其他人用过青霉素吗?过敏吗?

患者:父亲用过,不过敏,母亲没用过。

护士:青霉素停药三日就必须重做过敏试验。请您伸出胳膊,我要在您的前臂注射。

患者:好的,史护士。我以前做过过敏试验,感觉还是很紧张。

护士:1床王平,不用紧张,进针时有一点痛,像虫子叮一样;推药时有点痛,我会慢一些,尽量减少您的疼痛。

患者:好的。

护士:先给您消毒皮肤,您对乙醇过敏吗?

患者:不过敏。

护士:(选择并评估注射部位,用乙醇消毒患者前臂掌侧下段,待干)不要用手触及消毒部位,以免污染。(护士取出盛有配制好的青霉素标准皮试液的注射器,排气。)

护士:1床王平,现在给您注射,放松些,不要紧张。(护士一手绷紧皮肤,一手持注射器,针头斜面向上,与皮肤呈5°角刺入皮内,待针头斜面完全进入皮内后,放平注射器,推药液0.1 mL,局部形成一个半球形的皮丘,隆起的皮肤变白、毛孔变大)王平,怎么样?

患者:还行,不觉着太痛。

护士:是您配合得好,所以注射顺利,谢谢您!

患者:史护士,为什么会鼓起一个小包?

护士:这是药物进入到皮内的结果,是正常的。(护士拔针)

护士:1床王平,不要按揉注射部位,感觉局部瘙痒时也不要抓挠,不要离开病房,

20 min后我来判断试验结果。如感觉喉咙痒、胸闷、心慌等就按床头呼叫器，我会立即过来处理，您休息一下。（护士安置患者、整理床单位）

护士：（20 min 后）1床王平，让我看看，局部痒吗？有没有全身不舒服的感觉？

患者：局部不痒，也没有全身不舒服的感觉。

护士：据我观察判断，您的青霉素过敏试验是阴性，可以注射青霉素。

患者：好啊。

护士：您先休息，稍后我为您做青霉素肌内注射。（护士在医嘱单记录"（一）"）

（二）皮下注射法

皮下注射法（hypodermic injection，H）是将少量的无菌药液或生物制剂注于皮下组织的方法。

技能实训 14-7 皮下注射技术

【目的】

（1）不能或不宜经口服给药，而需在一定时间内达到药效时采用，如胰岛素等。

（2）预防接种。

（3）局部麻醉用药。

【部位】

常选上臂三角肌下缘、上臂外侧、两侧腹壁、后背、大腿前侧和外侧（图 4-14-12）。

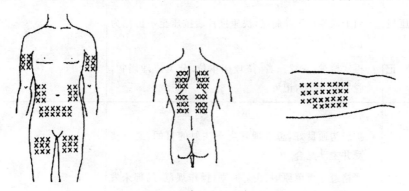

图 4-14-12 皮下注射的部位

【操作流程】 见表 4-14-10。

表 4-14-10 皮下注射技术操作流程

操 作 程 序	操 作 步 骤	要 点 说 明
评估	* 患者的病情、诊断、治疗情况 * 患者的意识状态、心理反应、合作程度及对治疗计划的了解情况 * 患者注射部位皮肤及皮下组织状况	• 所用药物的药理作用

续表

操 作 程 序	操 作 步 骤	要 点 说 明
计划		
1.护士准备	* 着装整洁,举止大方,剪指甲,洗手、戴口罩	• 核对医嘱
2.用物准备	* 注射盘、1~2 mL 注射器、注射卡,按医嘱准备药物	
3.患者准备	* 理解操作目的、过程、注意事项及配合方法	
4.环境准备	* 光线适宜,环境宽敞、安静整洁,符合无菌操作要求	
实施		
1.药液准备	* 按要求备药液,放入无菌治疗盘内	
2.核对、解释	* 将用物携至床旁,核对、解释,取得合作	• 核对腕带,查对床号、姓名
3.选部位消毒	* 戴手套,选择合适注射部位,常规消毒皮肤待干	
4.再次查对、排气	* 再次查对后排尽注射器内的空气	
5.穿刺注药 (图 4-14-13)	* 左手绷紧局部皮肤,右手持注射器,食指固定针栓,使针头斜面向上与皮肤呈 30°~40°角,迅速刺入针梗的 1/2~2/3。松开左手,抽动活塞,检查有无回血,缓慢推药	
6.注射毕,按压拔针	* 用干棉签轻压穿刺点,快速拔针后按压至不出血为止	
7.核对、整理、记录	* 再次核对,安置患者、整理床单位、分类清理用物,脱手套,洗手,记录	
评价		
	* 护患沟通良好,患者理解皮下注射的目的,愿意接受并主动配合	
	* 严格遵守无菌原则、注射原则,操作规范,局部未发生感染	

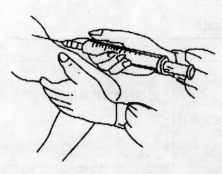

图 4-14-13 皮下注射法

【注意事项】

(1)严格执行查对制度、无菌操作原则及消毒隔离制度。

(2)注射少于 1 mL 的药液,需用 1 mL 注射器,以保证注入药物的剂量准确。

(3)进针角度不宜超过 45°,以免刺入肌层;如患者过瘦可捏起局部皮肤,并适当减小进针角度。

(4)对需长期皮下注射者,应建立注射部位的使用计划,经常更换,轮流注射,以利药液的吸收。

(5)对皮肤有刺激性的药物一般不做皮下注射。

知识链接

胰岛素注射

胰岛素（RI）分为普通、中效和长效三种，主要给药途径为皮下注射，紧急情况下，仅普通胰岛素可静脉给药。普通胰岛素于饭前 30 min 皮下注射，中效或长效胰岛素常在早餐前 1 h 皮下注射。注射部位应交替使用，以免形成硬结和脂肪萎缩，影响药物吸收及疗效。

对于长期使用胰岛素者，采用胰岛素注射笔注射操作简便，剂量调节准确，治疗简单、方便、舒适。其使用方法如下：首次使用时将装有胰岛素的笔芯装入胰岛素笔，装上针头并拔去针头帽放于一旁。初次使用还需使胰岛素充满针头，以确保注射剂量准确。从后盖调整欲注射的胰岛素剂量，每调一个单位会听到一次"喀嗒"声。注射后保留 10 s 以上再拔出针头。注射毕盖上针头帽。

（三）肌内注射法

肌内注射法（intramuscular injection，IM）是将一定量的无菌药液注入肌肉组织的方法。

技能实训 14-8　肌内注射技术

【目的】　不宜或不能口服、皮下注射、静脉注射，且要求迅速发生疗效者。

【部位】　一般选择肌肉丰厚，距大神经、大血管较远的部位。以臀大肌最常用，其次为臀中肌、臀小肌、上臂三角肌和股外侧肌。

1. 臀大肌注射定位法　臀大肌起自髂后上棘与尾骨尖之间，肌纤维平行向外下方止于股骨上部，其内有坐骨神经通过，坐骨神经起自于骶丛神经，自梨状肌下孔出骨盆至臀部，被臀大肌覆盖，约在坐骨结节与大转子连线中点处下降至股部。注射时为避免损伤坐骨神经，有两种定位法（图 4-14-14）。

（1）十字法：从臀裂顶点向左或向右划一水平线，从髂嵴最高点作一垂直线，将一侧臀部分为四个象限，其外上象限避开内角（髂后上棘和股骨大转子连线截外上象限所成的角）为注射部位（图 4-14-14（a））。

（2）连线法：取髂前上棘与尾骨连线的外上 1/3 处为注射部位（图 4-14-14（b））。

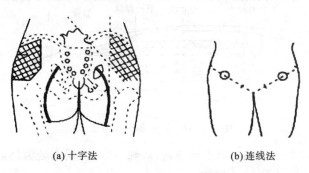

(a) 十字法　　　　　　　　(b) 连线法

图 4-14-14　臀大肌注射定位法

知识链接 ································

坐骨神经与肌内注射

　　坐骨神经一般自梨状肌下孔出骨盆至臀部,在臀大肌深面,约在坐骨结节与大转子之间中点处下降。在进行臀大肌注射时,为防止损伤坐骨神经,牢记坐骨神经干经过臀大肌隆起中点这个体表标志很重要。应在臀部外上象限内,大转子和髂后上棘连线上方进行注射。坐骨神经干完全性损伤可引起腘绳肌和膝关节以下所有肌肉麻痹,还可以引起膝以下除隐神经支配区域外皮肤的感觉丧失。

2. 臀中肌、臀小肌注射定位法　　该处神经、血管分布较少,且脂肪组织较薄,可用于小儿、危重或不能翻身的患者注射(图 4-14-15)。

　　(1)三角区法:食指尖和中指尖分别置于髂前上棘和髂嵴下缘处,尽量分开,髂嵴、食指和中指三者构成的三角区域即为注射部位。

　　(2)三横指法:髂前上棘外侧三横指处为注射部位(以患者自己手指的宽度为标准)。

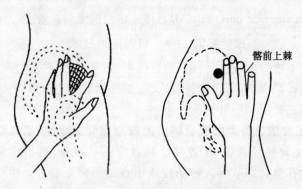

图 4-14-15　臀中肌、臀小肌注射定位法

3. 股外侧肌注射定位法　　大腿中段外侧,一般成人位于膝关节上 10 cm,髋关节下 10 cm,宽约 7.5 cm 的范围(图 4-14-16)。此区大血管,神经干很少通过,范围较广,可供多次注射。

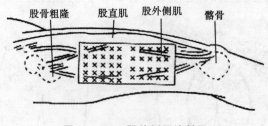

图 4-14-16　股外侧肌注射区

4. 上臂三角肌注射定位法　　取上臂外侧,肩峰下 2～3 横指处为注射部位。此处肌肉较薄,注射剂量不宜过大(图 4-14-17)。

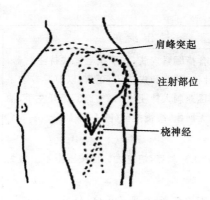

图 4-14-17　上臂三角肌注射区

【操作流程】 见表 4-14-11。

表 4-14-11　肌内注射技术操作流程

操作程序	操作步骤	要点说明
评估	* 患者的病情、诊断、治疗情况 * 患者的意识状态、心理反应、合作程度及对治疗计划的了解情况 * 患者肢体活动能力,注射部位皮肤及肌肉组织状况	• 所用药物的药理作用
计划 1.护士准备 2.用物准备 3.患者准备 4.环境准备	* 着装整洁,举止大方,剪指甲,洗手、戴口罩 * 注射盘、2 mL 或 5 mL 注射器、注射卡,按医嘱准备药物 * 理解操作目的、过程、注意事项及配合方法 * 光线适宜,环境宽敞、安静整洁,符合无菌操作要求	• 核对医嘱
实施 1.准备 2.核对、解释 3.协助患者取适当体位 4.选部位消毒 5.再次查对、排气	* 按要求备药液,放入无菌治疗盘内 * 将用物携至床旁,核对、解释,取得合作;注意保护隐私 * 取坐位或卧位,使肌肉松弛,易于进针 * 侧卧位:上腿伸直,下腿稍弯曲 * 俯卧位:足尖相对,足跟分开,头偏向一侧 * 仰卧位:臀中肌、臀小肌注射时采用 * 坐位:坐椅要稍高,便于操作 * 戴手套,选择合适注射部位,常规消毒皮肤,待干 * 再次查对后排尽注射器内的空气	• 核对腕带,查对床号、姓名 • 仰卧位常用于危重及不能翻身者;坐位常用于门、急诊患者 • 定位要准确,避免损伤血管和神经

续表

操作程序	操作步骤	要点说明
6.穿刺注药	* 左手拇指、食指绷紧皮肤,右手执毛笔式持注射器,中指固定针栓,针头和皮肤呈90°角,以前臂带动手腕的力量,迅速刺入针梗的1/2~2/3,松开左手,抽动活塞,如无回血,缓慢推药(图4-14-18)	• 不要将针头全部刺入,以防针梗从根部连接处折断,难以取出 • 消瘦者及患儿进针深度酌减
7.注射毕,按压拔针	* 用干棉签轻压穿刺点,快速拔针后按压至不出血为止	
8.核对、整理、记录	* 再次核对,安置患者、整理床单位、分类清理用物,脱手套,洗手,记录	
评价	* 护患沟通良好,患者理解肌内注射的目的,愿意接受并积极配合 * 严格遵守无菌原则、注射原则,操作规范,局部未发生硬结、感染	

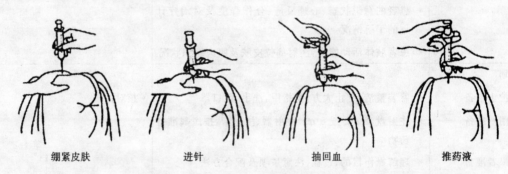

绷紧皮肤　　　　　　进针　　　　　　抽回血　　　　　　推药液

图4-14-18　肌内注射法

【注意事项】

(1)严格执行查对制度、无菌操作原则及消毒隔离制度。

(2)2岁以内的婴幼儿不宜选用臀大肌注射,因其臀大肌肌肉较薄,发育不完善,如反复注射,可能导致臀肌纤维化而致肌肉挛缩,另外,注射时还可能损伤坐骨神经,可选用臀中肌、臀小肌注射。

(3)长期进行肌内注射的患者,应轮流交替、有计划地使用注射部位,以免硬结的发生,必要时可采用热敷或理疗。

(4)若两种药物需要同时注射,应注意配伍禁忌。

(5)如注射过程中发生针头折断,应稳定患者情绪,嘱患者维持原卧位不动,固定局部组织,尽快用无菌血管钳将断端夹出;如断端全部埋入肌肉,应立即请外科医生处理。

(四)静脉注射法

静脉注射法(intravenous injection,IV)是自静脉注入无菌药液的方法。

技能实训 14-9　静脉注射技术

【目的】

（1）药物不宜口服、皮下或肌内注射或需迅速发生药效者，尤其用于急重症患者抢救。

（2）由静脉注入药物，用于诊断性检查。

（3）输液、输血或静脉营养治疗。

【部位】

1. 四肢浅静脉（图 4-14-19）

（1）上肢：肘部的贵要静脉、正中静脉、头静脉以及腕部和手背部浅静脉网。

（2）下肢：大隐静脉、小隐静脉、足背部浅静脉网等。

2. 股静脉　股静脉位于股三角区内，股动脉走向和髂前上棘与耻骨结节连线的中点相交，股静脉位于股动脉内侧 0.5 cm 处（图 4-14-20）。

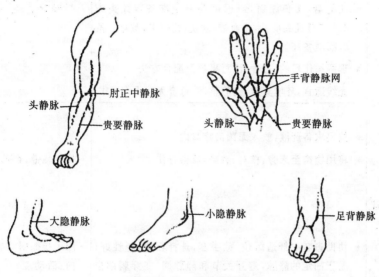

图 4-14-19　四肢浅静脉

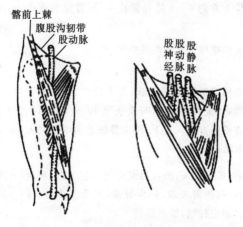

图 4-14-20　股静脉的解剖位置

【操作流程】 见表 4-14-12。

表 4-14-12 静脉注射技术操作流程

操作程序	操作步骤	要点说明
评估	* 患者的病情、诊断、治疗情况 * 患者的意识状态、心理反应、合作程度及对治疗计划的了解情况 * 患者注射部位皮肤状况,穿刺静脉的深浅、走向、活动度、充盈度,静脉管壁的弹性	• 所用药物的药理作用
计划 1.护士准备 2.用物准备 3.患者准备 4.环境准备	* 着装整洁,举止大方,剪指甲,洗手、戴口罩 * 注射盘,无菌注射器(根据药液量准备),针头为 $6^{1/2}$、7 号或头皮针,止血带,软枕,注射卡,敷贴。按医嘱准备药物 * 理解操作目的、过程、注意事项及配合方法 * 光线适宜,环境宽敞、安静整洁,符合无菌操作要求	• 核对医嘱
实施 1.准备 2.核对、解释 3.选择部位注射 ★四肢浅静脉注射法 (1)选择静脉 (2)扎止血带、消毒 (3)再次查对、排气 (4)穿刺 (5)见回血后注药	* 按要求备药液,放入无菌治疗盘内 * 将用物携至床旁,核对、解释,取得合作 * 协助患者取舒适卧位,戴手套,选择粗直、弹性好、易于固定的静脉,避开关节和静脉瓣,在穿刺部位的肢体下垫小枕 * 穿刺部位上方约 6 cm 处扎紧止血带,常规消毒皮肤,待干 * 再次查对后排尽注射器内的空气 * 左手拇指固定静脉下端皮肤,右手持注射器,食指固定针栓,针头斜面向上,与皮肤呈 15°～30°角,从静脉上方或侧方刺入皮下,再沿静脉走向潜行刺入(图 4-14-21) * 见回血后,放平针头,酌情再顺静脉推进少许;松止血带,同时嘱患者松拳,固定针头,如为头皮针,可先用敷贴固定针柄,缓慢注药	• 核对腕带,查对床号、姓名 • 用手指探明静脉的深浅、走向、活动度、充盈度和管壁弹性 • 使止血带的尾端向上,避免污染无菌区 • 随时倾听患者主诉,观察病情,如局部疼痛、肿胀,抽无回血,提示针头滑出静脉,应拔针更换部位重新穿刺

续表

操作程序	操作步骤	要点说明
(6)按压拔针	＊ 用干棉签轻压穿刺点，快速拔针后按压、勿揉，至不出血为止	
★股静脉注射法	＊ 常用于急救时加压输液、输血	• 也用于采集血标本
(1)取合适卧位	＊ 协助患者取仰卧位，下肢伸直略外展，膝关节微屈	
(2)消毒	＊ 常规消毒穿刺部位皮肤，待干	
(3)再次核对排气	＊ 再次核对，排尽注射器内空气	
(4)选择穿刺静脉	＊ 术者戴无菌手套，选择穿刺静脉	• 用消毒后或戴无菌手套的手指于股三角区内扪及股动脉搏动最明显处并固定
(5)穿刺	＊ 右手持注射器，针头和皮肤呈90°或45°角，在股动脉内侧0.5 cm处刺入，抽动活塞，若抽出暗红色血液，提示针头已进入股静脉	
(6)见回血后注药	＊ 见回血后固定针头，缓慢注入药液，注射过程中要试抽回血	
(7)按压拔针	＊ 按压局部拔针，局部用无菌纱布加压按压3～5 min	• 以免引起出血或形成血肿
4.核对、整理记录	＊ 再次核对，安置患者、整理床单位、分类清理用物，脱手套，洗手、记录	
评价	＊ 护患沟通良好，患者理解静脉注射的目的，愿意接受并积极配合	
	＊ 严格遵守无菌原则、注射原则，操作规范，局部无渗出、肿胀、未发生感染	• 能针对不同患者应用不同的静脉穿刺方法，提高穿刺成功率
	＊ 注射过程顺利、安全无意外发生	

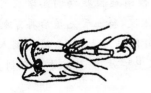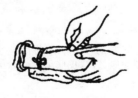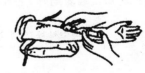

图 4-14-21　静脉注射法

【注意事项】

（1）严格执行查对制度、无菌操作原则及消毒隔离制度。

（2）静脉注射宜选择粗直、弹性好、易于固定的静脉，避开关节和静脉瓣的静脉。长期静脉注射者应注意保护静脉，要有计划地由小到大，由远心端至近心端选择静脉以保护血管。

（3）应根据患者的年龄、病情和药物性质，严格掌握静脉推注药液的速度，并随时听取患者主诉，观察注射局部的情况及病情变化。

（4）注射对组织有强烈刺激性的药物，注射前应备盛有 0.9%无菌氯化钠溶液的注射器和头皮针，先行穿刺，成功后，注入少量 0.9%氯化钠溶液以确认针头在静脉内，证实后再换上抽有药物的注射器进行注射，以免药物外溢导致组织坏死。在推注药液过程中，应随时试抽回血，以检查针头是否在静脉内。

（5）股静脉注射时，如抽出鲜红色血液，提示刺入股动脉，应立即拔针，用无菌纱布紧压穿刺处 5~10 min 直至无出血为止。有出血倾向者，不宜采用股静脉注射。

【静脉穿刺失败常见的原因】

（1）针头斜面未完全刺入静脉，针尖部分在血管外，抽吸可有回血，但推药时部分药液溢出至皮下，导致局部组织硬结、隆起，患者有疼痛感。

（2）针头刺入静脉过少或止血带松紧不当，使针头脱出血管外，抽吸无回血，推药时药液溢出至皮下，局部组织硬结、隆起，患者有疼痛感。

（3）针头刺入较深，针头斜面一部分穿破对侧血管壁，抽吸有回血，推药时部分药液溢至深层组织，导致局部组织硬结、有明显痛感，如静脉血管位置较深，局部可以无隆起。

（4）针头过深，穿破静脉壁进入深层组织，抽吸无回血，注射局部可以无隆起，但触及局部组织有硬结，患者主诉疼痛。

知识链接

特殊患者静脉穿刺技术

1. 肥胖患者　肥胖患者皮下脂肪较厚，静脉较深而显露不清，但相对固定。穿刺时可用手指探明血管走向、活动度、深度、充盈度后由静脉上方进针，加大进针角度（30°~40°），待有回血后，将角度减小，再向血管内进针少许。必要时用消毒手指或戴无菌手套手指的引导穿刺进针。

2. 水肿患者　水肿患者皮下组织积液，难以寻找静脉。注射前可沿静脉解剖位置用手指按揉局部，暂时驱散皮下水分，使静脉显露后尽快消毒再行穿刺。

3. 血管充盈不佳患者　见于休克、严重脱水和慢性消耗性疾病的患者。可在局部热敷、按摩或轻拍局部，也可从远心端到近心端反复推揉，待血管充盈后再穿刺。

4. 老年患者　老年患者皮下脂肪少，静脉易滑动且脆性较大，针头难以刺入血管或易穿破血管。注射时，可用手指分别固定穿刺段静脉上下端，沿静脉走向穿刺。

技能实训 14-10　电脑微量注射泵应用技术

【目的】　使药物注入剂量精确、速度均匀。

【部位】　同四肢静脉输液。

【操作流程】　见表 4-14-13。

表 4-14-13 电脑微量注射泵应用技术操作流程

操 作 程 序	操 作 步 骤	要 点 说 明
评估		
	* 同静脉注射技术,另评估注射泵性能	
计划		
1.护士准备	* 着装整洁,举止大方,剪指甲,洗手、戴口罩	• 核对医嘱
2.用物准备	* 注射盘同静脉注射,注射泵、注射泵延长管、抽吸5～10 mL 生理盐水的注射器	
3.患者准备	* 理解操作目的、过程、注意事项及配合方法	
4.环境准备	* 光线适宜,环境宽敞、安静整洁	• 符合无菌操作要求
实施		
1.准备	* 按要求备药液,放入无菌治疗盘内	• 严格执行查对制度及无菌操作原则
2.核对、解释	* 将用物携至床旁,核对、解释,取得合作	• 核对腕带,查对床号、姓名
3.连接、排气、固定	* 将盛有药物的注射器与延长管连接,排气、固定于注射泵上	
4.接电源,设参数	* 接通电源,设置注药速度和时间	• 依据医嘱
5.选静脉、消毒、再次核对后穿刺	* 戴手套,选择合适静脉,常规消毒皮肤,待干 * 再次核对,用抽吸生理盐水的注射器连接头皮针、排气穿刺静脉 * 确认穿刺成功后固定头皮针	
6.连接	* 将头皮针与生理盐水注射器分离,与注射泵延长管连接	• 再次核对,确认注射泵延长管内空气排尽后方可连接
7.观察运行	* 按下"开始"键,启动注射泵注药,注药过程中要注意观察患者反应和药液注入情况	
8.停止运行	* 注射毕,按下"停止"键,用干棉签轻压穿刺点,快速拔针后按压至不出血为止	
9.核对、整理、记录	* 再次核对、安置患者,整理床单位;关闭注射泵,取下注射器,切断电源,分类清理用物,脱手套,洗手并记录	
评价		
	* 护患沟通良好,患者理解注射泵静脉注射的目的,愿意接受并积极配合 * 严格遵守无菌原则、注射原则,规范熟练操作,局部无渗出、肿胀,未发生感染 * 注射过程顺利、安全无意外发生	

【注意事项】

（1）注射过程中除随时观察患者病情及局部情况以外，还要注意观察注射泵运转状况，遇有注射故障应及时排除。

（2）严格遵医嘱调节注射速度及时间。

第五节　局部给药技术

一、滴药技术

滴药技术是指将药物滴入某些体腔使其产生疗效的给药方法。以下主要介绍眼、耳、鼻的滴药法。

（一）滴眼药技术

【目的】　将药液滴入结膜囊，以达到治疗和诊断的目的。

【操作流程】　见表 4-14-14。

表 4-14-14　滴眼药技术操作流程

操 作 程 序	操 作 步 骤	要 点 说 明
评估		
	* 患者的诊断、治疗情况、眼部疾患及用药目的	
	* 患者的意识状态、心理反应、合作程度、对治疗计划的了解情况及用药常识	
计划		
1.护士准备	* 着装整洁，举止大方，剪指甲，洗手、戴口罩	• 核对医嘱
2.用物准备	* 眼药滴瓶、消毒棉球或棉签、手套、弯盘	
3.患者准备	* 理解操作目的、过程、注意事项及配合方法	
4.环境准备	* 光线适宜，环境宽敞、安静整洁	
实施		
1.核对、解释	* 将用物携至床旁，核对、解释，取得合作	• 核对腕带，查对床号、姓名
2.取合适体位	* 指导患者取坐位或仰卧位	
3.清洁眼部	* 戴手套，用棉球或棉签擦拭眼部分泌物	
4.嘱患者配合	* 嘱患者头向后仰，眼向上看	• 便于滴药
5.再次核对	* 三查八对	• 确保用药正确
6.滴药于结膜腔内	* 一手将患者下眼睑向下方牵引，另一手掌根部轻轻置于患者前额，滴瓶距离眼睑 1～2 cm，弃掉前两滴以防交叉感染，将药液滴入下穹窿结膜囊内 1～2 滴（图 4-14-22）	• 充分暴露下穹窿结膜囊
	* 轻轻提起上眼睑数次，用干棉球擦拭流出的药液	• 药液均匀扩散于眼球表面
7.嘱患者闭眼	* 嘱患者闭眼 2～3 min	• 以利于药物充分发挥作用

续表

操 作 程 序	操 作 步 骤	要 点 说 明
8.按压泪囊	* 用干棉球紧压泪囊部 1~2 min,避免药液经泪道流入泪囊和鼻腔	• 避免经黏膜吸收引起全身不良反应
评价	* 患者理解眼部给药目的,愿意接受正确配合 * 患者用药过程安全、顺利,能够达到预期目的	

【注意事项】

(1) 严格执行查对制度。

(2) 动作轻柔,滴入药量准确。

(3) 药液不易直接滴落在眼角膜上,因角膜感觉敏感。

(4) 滴管末端不可触及睫毛和眼睑,以防污染。

(二)滴耳药技术

【目的】 将滴耳药滴入耳道,达到治疗耳疾、软化耵聍、清洁外耳道的目的。

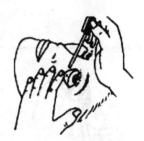

图 4-14-22 滴眼药法

【操作流程】 见表 4-14-15。

表 4-14-15 滴耳药技术操作流程

操 作 程 序	操 作 步 骤	要 点 说 明
评估	* 患者的诊断、治疗情况、耳部疾患及用药目的 * 患者的意识状态、心理反应、合作程度、对治疗计划的了解情况及用药常识	
计划		
1.护士准备	* 着装整洁,举止大方,剪指甲,洗手、戴口罩	• 核对医嘱
2.用物准备	* 滴耳药液、消毒棉球、棉签,按需要备 3%过氧化氢溶液、吸引器、消毒吸引头、弯盘	
3.患者准备	* 理解操作目的、过程、注意事项及配合方法	
4.环境准备	* 光线适宜,环境宽敞、安静整洁	
实施		
1.核对、解释	* 将用物携至床旁,核对、解释,取得合作	• 核对腕带,查对床号、姓名
2.取合适体位	* 取坐位或卧位,头偏向健侧,患耳朝上	
3.洗净耳道	* 洗净耳道内分泌物,以棉签拭干,必要时用 3%过氧化氢溶液反复清洗直至清洁	• 以便于药物发挥作用
4.再次核对	* 三查八对	• 确保用药正确
5.滴药于耳内	* 一手向后外上方牵拉耳廓,拉直耳道;另一手掌跟轻置于耳廓旁,持滴瓶将药液滴入耳道 2~3 滴	• 如小儿,将耳廓向下牵拉,使耳道变直(图 4-14-23)

续表

操作程序	操作步骤	要点说明
6.轻压耳屏	* 轻压耳屏,用小棉球塞入耳道口	• 药液进入中耳,避免流出
7.保持原卧位	* 嘱患者保持原卧位1~2 min	• 使药液充分发挥作用
8.拭外流药液	* 用无菌棉签拭去外流药液,协助患者取舒适卧位	
9.观察	* 有无迷路反应,如眩晕、眼球震颤等	• 迷路反应与药液过凉有关
评价		
	* 患者理解耳部给药的目的,愿意接受正确配合	
	* 患者用药过程安全、顺利,能够达到预期目的	

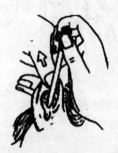

图 4-14-23 滴耳药法

【注意事项】

(1)严格执行查对制度。

(2)动作轻柔,滴入药量准确。

(3)避免滴管接触外耳道,防止污染滴管及药物。

(4)药液不易过凉,以避免迷路反应。

(三)滴鼻药法

【目的】 将药物滴入鼻腔,治疗上颌窦、额窦炎,或滴入血管收缩剂,减少分泌,减轻鼻塞症状。

【操作流程】 见表4-14-16。

表 4-14-16 滴鼻药技术操作流程

操作程序	操作步骤	要点说明
评估		
	* 患者的诊断、治疗情况、鼻部疾患及用药目的	
	* 患者的意识状态、心理反应、合作程度、对治疗计划的了解情况及用药常识	
计划		
1.护士准备	* 着装整洁,举止大方,剪指甲,洗手、戴口罩	• 核对医嘱
2.用物准备	* 遵医嘱准备滴鼻药液、纸巾	
3.患者准备	* 理解操作目的、过程、注意事项及配合方法	
4.环境准备	* 光线适宜,环境宽敞、安静整洁	
实施		
1.核对、解释	* 将用物携至床旁,核对、解释,取得合作	• 核对腕带,查对床号、姓名
2.擤鼻	* 擤鼻,以纸巾擦净,松开衣领	• 以便于药物发挥作用
3.取合适体位	* 取坐位头后仰,或取仰卧位,使颏部与外耳道口的连线成一条垂线,如治疗上颌窦、额窦炎,则头后仰并向患侧倾斜	• 避免药液流入咽喉部
4.再次核对	* 三查八对	• 确保用药正确

续表

操作程序	操作步骤	要点说明
5.滴药于鼻内	* 一手轻推鼻尖以充分暴露鼻腔,另一手持滴管距鼻孔 2 cm 处滴入药液 3~5 滴(图 4-14-24)	
6.轻捏鼻翼	* 轻捏鼻翼,使药液均匀分布于鼻腔黏膜	• 利于药液充分发挥作用
7.观察	* 观察疗效反应,注意有无反跳性黏膜充血加剧	
评价	* 患者理解鼻部给药的目的,愿意接受正确配合 * 患者用药过程安全、顺利,能够达到预期目的	

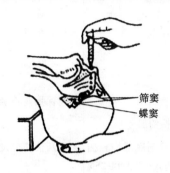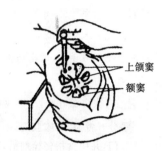

图 4-14-24 滴鼻药法

【注意事项】

(1)严格执行查对制度。

(2)动作轻柔,滴入药量准确。

(3)避免滴管接触鼻部,防止污染滴管及药物。

(4)滴鼻药如为血管收缩剂,则注意不可连续长时间(超过 3 天)使用,以避免出现反跳性黏膜充血加剧。

二、插入治疗技术

(一)直肠给药

【目的】

(1)药物通过局部作用,起到软化粪便解除便秘的目的。如对于老人和久病卧床的便秘患者,直肠给予甘油栓可帮助其排便。

(2)药物通过直肠黏膜吸收,起到全身治疗的目的。如解热镇痛栓剂的使用。

【操作流程】 见表 4-14-17。

表 4-14-17 直肠给药技术操作流程

操作程序	操作步骤	要点说明
评估	* 患者诊断、治疗、用药史、肛门直肠情况	• 药物的性能、使用目的

续表

操作程序	操作步骤	要点说明
	* 患者的意识状态、心理反应、合作程度及对治疗计划的了解情况	
计划		
1.护士准备	* 着装整洁,举止大方,剪指甲,洗手、戴口罩	• 核对医嘱
2.用物准备	* 遵医嘱准备直肠栓剂、指套或手套、手纸	
3.患者准备	* 理解操作目的、过程、注意事项及配合方法	
4.环境准备	* 光线适宜,环境宽敞、安静整洁	
实施		
1.核对、解释	* 将用物携至床旁,核对、解释,取得合作	• 核对腕带,查对床号、姓名
2.取合适体位	* 协助患者取侧卧位	
3.取药物	* 戴上指套或手套,取出药物	
4.再次核对	* 三查八对	• 确保用药正确
5.置入栓剂	* 嘱患者张口深呼吸,尽量放松肛门括约肌	
	* 一手分开臀裂,暴露肛门,一手捏住栓剂底部轻轻插入肛门,并用食指将栓剂沿直肠壁送入(图 4-14-25)	• 利药液充分发挥作用
6.保持侧卧位	* 栓剂置入后指导患者保持侧卧位 15 min	• 以防药栓滑脱或融化后流出
7.观察	* 栓剂是否产生预期药效	
8.操作后整理	* 安置患者,整理床单位、清理用物	
9.洗手、记录	* 脱手套、洗手、记录	
评价		
	* 患者理解直肠给药目的,愿意接受正确配合	
	* 用药过程安全、顺利,能够达到预期目的	

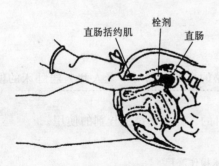

图 4-14-25　直肠给药法

直肠括约肌　　栓剂　　直肠

【操作流程】　见表 4-14-18。

【注意事项】

(1) 严格执行查对制度。

(2) 插入动作轻柔,如栓剂滑出,应重新插入。

(3) 嘱患者保留时间要足够,否则影响药物疗效。

(二)阴道给药

【目的】　自阴道插入栓剂,可起到局部治疗的作用。

表 4-14-18 阴道给药技术操作流程

操作程序	操作步骤	要点说明
评估	* 患者的诊断/治疗情况,用药史 * 患者的意识状态、心理反应,对隐私部位用药的接受程度、合作程度,对治疗计划的了解情况及用药的自理能力	• 药物的性能、使用目的
计划 1.护士准备 2.用物准备 3.患者准备 4.环境准备	* 着装整洁,举止大方,剪指甲,洗手、戴口罩 * 阴道栓剂、阴道置入器或手套、卫生棉垫 * 理解操作目的、过程、注意事项及配合方法 * 光线适宜,环境宽敞、安静整洁	• 核对医嘱
实施 1.核对、解释 2.取合适卧位,铺巾 3.再次核对 4.置入栓剂 5.保持平卧位 6.观察 7.操作后整理 8.洗手、记录	* 将用物携至床旁,核对、解释,取得合作 * 协助患者取仰卧屈膝位,两腿分开卧于检查床上,支起两腿,臀下铺一次性治疗巾 * 三查八对 * 利用置入器或戴上手套将栓剂置入 * 将栓剂沿阴道下后方向轻轻送入,达阴道穹窿(图4-14-26),送入约 5 cm * 栓剂置入后指导患者保持平卧位至少 15 min * 栓剂是否产生预期药效 * 取出一次性治疗巾 * 指导患者使用卫生棉垫 * 安置患者,整理床单位、清理用物 * 脱手套、洗手并记录	• 核对腕带,查对床号、姓名 • 确保用药正确 • 嘱患者张口深呼吸,尽量放松 • 便于药物扩散至整个阴道 • 避免污染内裤
评价	* 患者理解阴道给药目的,愿意接受正确配合 * 用药过程安全、顺利,能够达到预期目的	

【注意事项】

(1) 严格执行查对制度。

(2) 嘱患者保留时间要足够,否则影响药物疗效。

(3) 指导患者在治疗期间避免性交。

三、皮肤给药技术

皮肤给药是将药物直接涂于皮肤,起到局部治疗的作用的技术。皮肤给药有溶液剂、膏剂、粉剂、糊剂等多种剂型。

(一)给药方法

根据药物剂型的不同,采用相应的给药方法。

1. 溶液剂 患处垫橡胶单或塑料布,用镊子夹棉球蘸药液洗抹患处,也可湿敷给药。

2. 软膏 用棉签将药物直接涂于患处,软膏不宜太厚,除用于溃疡或大片糜烂受损皮肤外,一般不需包扎。

3. 乳膏剂 用棉签将软膏剂直接涂于患处,禁用于渗出较多的急性皮炎。

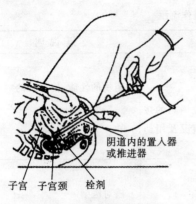

阴道内的置人器或推进器

子宫 子宫颈 栓剂

图 4-14-26 阴道给药法

4. 糊剂 用棉签将药物直接涂于患处,药糊不宜太厚,也可将药糊涂于纱布上,然后贴在受损皮肤处,外加包扎。

5. 酊剂 用棉签将药物直接涂于患处,不宜用于有糜烂面的急性皮炎、黏膜,以及眼、口周围。

6. 粉剂 将药粉均匀扑撒在受损皮肤处。

(二)注意事项

(1)观察用药后局部皮肤反应情况,尤其注意对小儿和老年患者的观察。

(2)了解患者对局部用药的主观感觉,有针对性地做好解释工作。

(3)动态地评价用药效果,并实施提高用药效果的措施。

四、舌下给药技术

1. 目的 药物通过舌下黏膜丰富的毛细血管吸收,可以避免胃肠刺激、吸收不全和首过消除作用,而且生效快。

2. 方法 嘱患者将药物放于舌下,自然溶解吸收。不可嚼碎吞下,否则影响药效。

能力检测

患者,男,78 岁,20 年前出现无明显诱因活动后无力,多次查体均显示血红蛋白低于正常,给予叶酸、维生素 B_{12} 等药物治疗无效,后经骨髓检查确诊为难治性贫血。长期以来使用红细胞生成素、十一酸睾酮、复方皂矾丸等治疗,间断给予输血及去铁治疗。患者既往有 2 型糖尿病、糖尿病肾病。入院查体:血红蛋白 53 g/L,空腹血糖 5.41 mmol/L,餐后 2 h 血糖 7.50 mmol/L,尿糖微量。入院后医嘱:一级护理,糖尿病普食,口服包醛氧化淀粉、十一酸睾酮、叶酸,皮下注射干扰素、促红细胞生成素、诺和灵 R 等药物,静脉滴注去铁灵、维生素 B_6 等药物,间断输血等治疗。在为患者实施治疗时思考下列问题:①皮下注射的要点有哪些? ②针对长期需要注射胰岛素的患者,如何选择注射部位? ③静脉穿刺的要点有哪些?

(叶泽秀)

任务十五　药物过敏试验技术

任务引导

　　患者,男,55岁,因肺炎球菌肺炎入院治疗,遵医嘱使用青霉素。连续用药4天,第5天注射该药20 min后患者出现胸闷气急、面色苍白、出冷汗、脉搏细弱、神志清楚,测血压75/50 mmHg。作为呼吸内科的护士,请思考下面的问题:①该患者发生了什么情况? ②针对此患者应该采用什么急救措施? ③在临床工作中如何有效地预防此种情况的发生?

　　药物过敏反应是异常的免疫反应,主要由特异性抗体IgE、IgA、IgM介导产生,可发生于局部,亦可发生于全身。其反应的特点是仅发生于少数人,临床表现可有发热、皮疹、血管神经性水肿、血清病综合征等,严重者可发生过敏性休克甚至危及生命。药物过敏反应的严重程度往往与过敏体质有关,与药理作用和用药剂量无关,一般不发生于首次用药。

　　为了防止过敏反应的发生,在使用易导致过敏的药物前应仔细询问患者的用药史、过敏史、家族史,并做药物过敏试验。在试验过程中,要求准确配制药液,严格掌握方法,认真观察反应,准确判断结果,且事先应做好急救的准备工作,熟知急救措施。

第一节　青霉素过敏试验技术

　　青霉素通过抑制细菌细胞壁合成而发挥杀菌作用,临床使用广泛,具有毒性低、疗效好、抗菌谱广等特点。但青霉素易致过敏反应,是各类抗生素中过敏反应发生率最高的药物。人群中有5%～6%对青霉素过敏,而且任何年龄、任何剂型和剂量、任何给药途径和给药时间均可发生过敏反应。因此,在使用任何青霉素制剂前均应先做皮肤过敏试验,结果为阴性者方可用药,同时要加强青霉素使用后的监测,及时发现过敏反应并处理。

一、青霉素过敏反应的原因

　　过敏反应是由抗原与抗体在致敏细胞上相互作用而引起的。青霉素属于半抗原,本身不具有抗原性,其高分子聚合体及降解产物青霉烯酸、青霉噻唑酸,进入机体后和组织蛋白结合形成全抗原,刺激机体产生特异性抗体IgE,黏附于某些组织如皮肤、鼻、咽、声带、支气管黏膜下微血管周围的肥大细胞及血液中的白细胞(嗜碱性粒细胞)表面,使机体对抗原呈现出致敏状态。当机体再次与该抗原接触时,抗原即与IgE结合,导致肥大细胞破裂,释放出组织胺、缓激肽、慢反应物质、5-羟色胺等血管活性物质,作用于效应器官,使平滑肌痉挛,毛细血管扩张及通透性增高,腺体分泌增多,出现荨麻疹、喉头水肿、休克等一系列过敏反应的临床表现。

二、青霉素过敏反应的预防

1. 使用青霉素前必须做过敏试验 使用各种剂型的青霉素之前,必须详细询问用药史、过敏史、家族史。①有青霉素过敏史者,禁止做过敏试验;②已接受青霉素治疗者,停药3天后再用或使用中更换批号时,须重新做过敏试验,结果阴性方可使用;③患者空腹时,暂不做过敏试验,以防发生晕针、低血糖晕厥等,与过敏反应相混淆;④患者不宜在同一时间内做两种药物的过敏试验;⑤对有其他药物过敏史或变态反应史者应慎用。

2. 青霉素皮试液应现配现用 青霉素皮试液的溶媒选择0.9%氯化钠溶液,青霉素水溶液极不稳定,在常温下易产生降解产物导致过敏反应,同时还导致污染和药物效价降低。所以青霉素皮试液应现用现配。此外,配制试验液或稀释青霉素的0.9%氯化钠溶液应专用。

3. 青霉素过敏试验前、用药前应做好急救的准备工作 备好0.1%盐酸肾上腺素和注射器、氧气及其他急救药物和器械。

4. 加强工作责任心 严格执行"三查八对"制度,正确实施药物过敏试验,准确判断试验结果。

5. 严密观察 做过敏试验和用药过程中应严密观察,首次注射后,嘱患者勿离开,继续观察30 min,以免发生迟缓性过敏反应,同时注意倾听患者主诉。

6. 皮试结果阳性者的处理 禁止使用青霉素,及时报告医生,并在医嘱单、体温单、病历、床尾卡、门诊病历上醒目注明,并告知患者本人及家属。

三、青霉素过敏试验技术

技能实训 15-1 青霉素过敏试验技术

【目的】 判断患者是否对青霉素过敏,试验结果阴性方可使用青霉素。

【操作流程】 见表4-15-1。

表4-15-1 青霉素过敏试验技术操作流程

操作程序	操作步骤	要点说明
评估	* 患者的用药史、过敏史、家族史 * 患者是否进餐 * 患者对青霉素皮试的认识、心理状态、合作程度,注射部位的情况	• 青霉素过敏者忌做过敏试验 • 空腹时不宜做过敏试验
计划 1. 护士准备 2. 用物准备	* 着装整洁,举止大方,剪指甲,洗手、戴口罩 * 注射盘、5 mL注射器、1 mL注射器、青霉素、0.9%氯化钠溶液,另备抢救物品如注射器、0.1%盐酸肾上腺素、简易呼吸器、氧气、吸痰器及其他常用抢救药物、器械等	• 以80×10⁴ U青霉素为例 • 消毒液不用含碘制剂

操作程序	操作步骤	要点说明
3.患者准备	* 理解操作目的、过程、注意事项及配合方法	
4.环境准备	* 清洁、通风、采光良好	
实施		
1.取药核对	* 取 80×10^4 U青霉素1瓶及0.9%氯化钠溶液,核对、检查药物	
	* 撬开青霉素铝盖中心部分并消毒、待干	• 避免污染消毒区域
2.溶解药物	* 用5 mL注射器抽取0.9%氯化钠溶液4 mL,注入并溶解青霉素,形成青霉素 20×10^4 U/mL的原液	• 注入0.9%氯化钠溶液后,回抽等量空气,保证密封瓶内外压力一致
3.第一次稀释	* 再次消毒青霉素瓶塞中心部分,待干。取上液0.1 mL,加0.9%氯化钠溶液稀释至1 mL,混匀;1 mL含青霉素 2×10^4 U	• 取0.1 mL原液时不能混有气体,抽吸0.9%氯化钠溶液过程中勿使气体进入注射器内
4.第二次稀释	* 弃去上液0.9 mL,剩0.1 mL,加生理盐水稀释至1 mL,混匀;含青霉素2000 U/mL	• 抽吸0.9%氯化钠溶液过程中勿使气体进入注射器内
5.第三次稀释	* 弃去上液0.9 mL或0.75 mL,剩0.1 mL或0.25 mL,加生理盐水稀释至1 mL,混匀;1 mL含青霉素200 U或500 U为皮试液,备用	• 抽吸0.9%氯化钠溶液过程中勿使气体进入注射器内
6.皮内试验	* 按皮内注射法在前臂掌侧下段注射青霉素皮试液0.1 mL,含青霉素20 U或50 U做皮试	• 嘱患者勿搔抓、按压皮丘,勿离开、剧烈活动,有异常及时报告
7.结果判断	* 20 min后观察、判断结果	
	* 阴性:皮丘大小无改变、周围不红肿,无红晕,无自觉症状,无不适表现	
	* 阳性:局部出现皮丘隆起、红晕硬块,直径大于1 cm或周围有伪足、局部有痒感,严重时可出现过敏性休克	• 可疑阳性:皮丘直径在1 cm以内,患者无自觉症状
8.记录结果	* 按要求正确记录皮试结果	
评价		
	* 患者明确试验目的及相关知识,主动配合	
	* 护士操作规范,皮试液配制、试验方法、结果判断均正确	

【注意事项】

(1) 皮试液配制时药液抽吸要准确,每次都应充分混匀,确保皮试液浓度准确。

(2) 可疑阳性时,在另一侧前臂相应部位注入0.1 mL生理盐水溶液做对照试验。

(3) 皮试后要密切观察并及时听取患者反应。

四、青霉素过敏反应的临床表现

1. 过敏性休克 过敏性休克是最严重的过敏反应,可在用药时或用药后数秒或数分钟内呈闪电式发生,也有的可在半小时后发生,极少数患者发生于连续用药过程中。

(1) 呼吸道阻塞症状:由喉头水肿和肺水肿所致。表现为胸闷、气急、发绀、喉头堵塞伴濒危感。

(2) 循环衰竭症状:由于生物活性物质(如组织胺、缓激肽等)的作用引起周围血管扩张,通透性增强,有效循环血量不足所致。表现为面色苍白、冷汗、发绀、脉细弱、血压下降、烦躁等症状。

(3) 中枢神经系统症状:由于脑组织缺氧所致。表现为头晕眼花、面及四肢麻木、意识丧失、抽搐、大小便失禁等。

(4) 皮肤过敏反应症状:有瘙痒、荨麻疹及其他皮疹等。

在上述症状中,常以呼吸道症状和皮肤瘙痒最早出现,故必须注意倾听患者的主诉。

2. 血清病型反应 一般于用药后 7～12 天发生,临床表现和血清病相似,有发热、关节肿痛、皮肤瘙痒、荨麻疹、全身淋巴结肿大、腹痛等。血清病型反应一般经过良好,只要停用药物,多能自行缓解,必要时可用抗组胺类药物。

3. 各器官或组织的过敏反应

(1) 皮肤过敏反应:主要有皮肤瘙痒、皮炎、荨麻疹,严重者可发生剥脱性皮炎。

(2) 呼吸道过敏反应:可引起哮喘或促使原有哮喘发作。

(3) 消化道过敏反应:可引起过敏性紫癜,以腹痛和便血为主要症状。

五、青霉素过敏性休克的急救措施

(1) 立即停药,就地抢救:使患者就地平卧,注意保暖,同时报告医生,就地抢救。在患者脱离危险期之前不宜搬动。

(2) 首选盐酸肾上腺素注射:遵医嘱立即皮下注射 0.1% 盐酸肾上腺素 0.5～1 mL(病儿酌减)。如症状不缓解,可每隔 30 min 皮下或静脉注射 0.5 mL,直至脱离危险。此药具有收缩血管,增加外围阻力,兴奋心肌,增加心输出量和松弛支气管平滑肌的作用,是抢救过敏性休克的首选药物。

(3) 立即给予氧气吸入:纠正缺氧,改善呼吸。呼吸受抑制时,应立即进行人工呼吸,遵医嘱给予呼吸兴奋剂,如尼可刹米或洛贝林等。喉头水肿影响呼吸时,应立即配合医生准备气管插管或气管切开术。

(4) 迅速建立静脉通道,根据医嘱给药:①给予地塞米松 5～10 mg 静脉注射或氢化可的松 200 mg 加入 5% 或 10% 的葡萄糖溶液 500 mL 中静脉滴注,此类药有抗过敏作用,能迅速缓解症状。②根据病情给予升压药,如多巴胺、间羟胺等。③给予纠正酸中毒和抗组织胺类药物。

(5) 患者出现心脏呼吸骤停时立即行心肺复苏术抢救。

(6) 密切观察病情,做好记录:观察患者的生命体征、意识、尿量及其他病情变化,并做好病情动态的详细护理记录。

第二节 其他药物过敏试验技术

一、头孢菌素过敏试验技术

头孢菌素类药物是一类高效、低毒、广谱、应用广泛的抗生素。因其可致过敏反应,故用药前需做药物过敏试验,结果阴性方可使用。头孢菌素类药物过敏反应的机理与青霉素相似。头孢菌素类药物和青霉素之间呈现不完全交叉过敏反应,对青霉素过敏者有10%～30%对头孢菌素类药物过敏,而对头孢菌素类药物过敏者,绝大多数对青霉素过敏。

1. 试验药液的配制 试验药液浓度目前多采用含头孢菌素 300 μg/mL、500 μg/mL 和 600 μg/mL 的试验液为标准。以 500 μg/mL 为例,配制方法如表 4-15-2 所示。

表 4-15-2 头孢菌素过敏试验药液配制方法

头孢菌素	加 0.9%氯化钠溶液	头孢菌素含量	要 点 说 明
0.5(或 1)g	2(或 4)mL	250 mg/mL	用 5 mL 注射器充分溶解
取 0.2 mL 上液	0.8 mL	50 mg/mL	换用 1 mL 注射器
取 0.1 mL 上液	0.9 mL	5 mg/mL	配制时需将溶液摇匀
取 0.1 mL 上液	0.9 mL	500 μg/mL	皮试注入量 0.1 mL

2. 试验方法、试验结果判断、过敏反应处理 同青霉素。

3. 注意事项

(1) 皮肤试验前应该仔细询问患者的用药史、过敏史、家族史。

(2) 试验药液必须现用现配,浓度和剂量准确。

(3) 首次注射后需严密观察患者 30 min,并且注意局部和全身反应,倾听患者主诉,做好急救准备。

(4) 试验结果阳性者禁止使用,同时报告医生,在医嘱单、体温单、病历、床尾卡、门诊病历上醒目地注明,并告知患者及其家属。

二、链霉素过敏试验技术

由于链霉素本身的毒性作用(表现在对听神经的损害和低钙引起的急性毒性反应)及其所含杂质(链霉素胍和二链霉胺)具有释放组胺的作用,能引起毒性反应和过敏反应。链霉素过敏性休克的发生率仅次于青霉素,但病死率高于青霉素,故应引起高度重视,在使用前应做药物过敏试验,用药过程中和用药后应加强观察。

1. 试验液的配制 链霉素过敏试验以含链霉素 2500 U/mL 的试验液为标准进行皮内注射,以判断试验结果,当结果阴性时才可使用链霉素。配制方法如表 4-15-3 所示。

表 4-15-3 链霉素过敏试验药液配制方法

链 霉 素	加 0.9%氯化钠溶液	链霉素含量	要 点 说 明
100×10⁴ U	3.5 mL	25×10⁴ U/mL	充分溶解
取 0.1 mL 上液	0.9 mL	2.5×10⁴ U/mL	混匀
取 0.1 mL 上液	0.9 mL	2500 U/mL	混匀

2. 试验方法、结果判断 同青霉素。

3. 过敏反应的临床表现 链霉素过敏反应的临床表现同青霉素过敏反应,但较少见;常伴有毒性反应,表现为全身麻木、抽搐、肌肉无力、眩晕、耳鸣、耳聋等。

4. 过敏反应的处理 过敏反应的处理方法与青霉素大致相同;可静脉缓慢注射10%葡萄糖酸钙或氯化钙10 mL以使Ca^{2+}与链霉素络合,减轻毒性症状。

三、破伤风抗毒素过敏试验技术

破伤风抗毒素(TAT)是马的免疫血清,能中和患者体液中的破伤风毒素,常用于有破伤风潜在危险的外伤患者,作为被动免疫预防注射。破伤风抗毒素对人体而言是一种异体蛋白,具有抗原性,注射后易出现过敏反应,因此用药前须做过敏试验。曾用过破伤风抗毒素,停药超过1周者,须重新做过敏试验。

1. 试验液的配制 破伤风抗毒素过敏试验以含TAT 150 U/mL的试验液为标准进行皮内注射,以判断试验结果。取每毫升含TAT 1500 U的药液0.1 mL,加0.9%氯化钠溶液稀释至1 mL,摇匀后即得TAT试验液。

2. 试验方法 同青霉素。

3. 结果判断 ①阴性:局部无红肿,全身无反应。②阳性:局部皮丘红肿、硬结,直径大于1.5 cm,红晕直径超过4 cm,有时出现伪足,痒感。全身过敏反应、血清病型反应同青霉素过敏反应。

4. 脱敏注射法 脱敏注射法是将破伤风抗毒素小剂量多次注入体内的方法。

(1)机理:小量抗原进入人体后,与吸附于肥大细胞或嗜碱性粒细胞上的IgE结合,使其逐步释放出少量的组织胺等血管活性物质,不致对机体产生严重的损害,患者可以不出现症状。经过多次小量的反复注射后,细胞表面的IgE抗体大部分、甚至全部被结合而消耗,最后可以全部注入所需的药量而不会发生过敏反应。

(2)方法:多次(分四次)小剂量(剂量递增)注射药液。每隔20 min注射一次,每次注射后应密切观察患者反应。如患者出现面色苍白、气促、发绀、荨麻疹等全身反应或发生过敏性休克,应立即停止注射,并通知医生,迅速处理。若反应轻微,待反应消退后酌情减少每次注射剂量,增加注射次数,严密观察,以顺利注入所需全部溶液。破伤风抗毒素脱敏注射法操作方法如表4-15-4所示。

表4-15-4 破伤风抗毒素脱敏注射法操作方法

次 数	抗毒血清	生理盐水	注射方法
第一次	0.1 mL	0.9 mL	肌内注射
第二次	0.2 mL	0.8 mL	肌内注射
第三次	0.3 mL	0.7 mL	肌内注射
第四次	余量	稀释至1 mL	肌内注射

四、普鲁卡因过敏试验技术

普鲁卡因属于局部麻醉药,可做局部浸润麻醉、传导麻醉。使用时偶有轻重不同的过敏反应,故首次应用普鲁卡因或注射普鲁卡因青霉素者均应做过敏试验,结果阴性者方可使用。

1. 试验液的配制 以试验液含普鲁卡因 0.25% 为标准,即每毫升含普鲁卡因 2.5 mg。以 1 支 1% 普鲁卡因(1 mL 含 10 mg)为例,取 0.25 mL 原液,用 0.9% 氯化钠溶液稀释至 1 mL,则每毫升含 2.5 mg,摇匀即得试验液。

2. 试验方法、结果判断、过敏反应的处理 同青霉素。

五、细胞色素 C 过敏试验技术

细胞色素 C 是一种细胞呼吸激活剂,在细胞的呼吸过程中起重要作用,是体内进行物质代谢所必需的辅酶,常用于组织缺氧治疗的辅助用药。由于它是一种含铁的蛋白质,可引起过敏反应,注射前应做过敏试验。

1. 试验液的配制 以含细胞色素 C 0.75 mg/mL 的试验液为标准,取细胞色素 C(每支 2 mL 含 15 mg)0.1 mL,用 0.9% 氯化钠溶液稀释至 1 mL,混匀后即得试验液。

2. 试验方法 ①皮内试验方法:同青霉素。②划痕试验法:在前臂掌侧下段用 70%～80%(体积分数)乙醇消毒局部皮肤待干后,取细胞色素 C 原液(每毫升含 7.5 mg)1 滴滴于局部,左手绷紧皮肤,右手持无菌针头在表皮上划两道痕,长度约 0.5 cm,深度以微量渗血为宜。将划痕局部的皮肤反复放松、绷紧 1～2 次,使药液充分渗入皮内,20 min 后观察结果。

3. 结果判断及过敏反应处理 同青霉素。

六、碘过敏试验技术

临床上碘化物可作为造影剂做心脑血管、泌尿系、胆囊、支气管等各种腔道、瘘管造影、CT 增强扫描等。在造影前 1～2 天须做过敏试验,阴性者方可做碘造影检查。

1. 试验方法 ①口服法:于检查前三天口服 5%～10% 碘化钾 5 mL,每日 3 次,连服 3 天,观察结果。②皮内注射法:取碘造影剂 0.1 mL 在前臂掌侧下段皮内注射,20 min 后观察结果。③静脉注射:取碘造影剂(30% 泛影葡胺)1 mL,缓慢静脉注射,5～10 min 后观察结果。注意:在静脉注射造影剂前,必须先做皮内试验,结果阴性者再做静脉注射试验。结果均为阴性者方可进行碘剂造影。

2. 结果判断 ①口服法:阴性为无任何症状;阳性为服药后出现口麻、头晕、心慌、恶心、呕吐、流泪、流涕、荨麻疹等症状。②皮内注射法:阴性为局部无反应;阳性为局部出现红肿、硬结,直径大于 1 cm。③静脉注射:阴性为无任何症状;阳性为有血压、脉搏、呼吸和面色等改变。

3. 过敏反应处理 少数患者碘过敏试验结果阴性,但在注射碘造影剂时仍可能发生过敏反应,所以造影时需备好急救药品,过敏的处理方法同青霉素。

能力检测

患者,男,25 岁,建筑工人,施工时不慎下肢开放性骨折,急诊入院,医嘱破伤风抗毒素注射,注射前询问患者一周前曾用过破伤风抗毒素,请问:①对此患者注射破伤风抗毒素前还用做过敏试验吗？②破伤风抗毒素皮内试验注射的剂量是多少？③皮试后 20 min 患者局部皮丘红肿,硬结大于 1.5 cm,红晕大于 4 cm,患者自述有痒感,你将如何处理?

(李军省)

任务十六　静脉输液与静脉输血技术

任务引导

　　患者,女,75 岁,原有风湿性心脏病 35 年,此次主因无明显诱因出现发热 3 天,并伴有咳嗽、咳黄痰,量少不易咳出,无痰中带血,无流涕、打喷嚏而入院。初步诊断为"老年肺部感染",入院后给予静脉抗炎等治疗,第 2 天晚出现胸闷、憋气,咳嗽剧烈,并有较多粉红色泡沫痰。①请遵医嘱为该患者进行治疗。②为该患者输液时应注意什么? ③入院第 2 天晚上患者出现上述症状,说明什么,应如何预防?

第一节　静脉输液技术

　　静脉输液法是利用大气压和液体静压原理,将一定量的无菌溶液由静脉输入体内的治疗方法,是临床常用的基本护理操作技术。

一、静脉输液目的

　　(1) 补充水分和电解质,预防和纠正水、电解质和酸碱平衡失调。常用于因剧烈呕吐、腹泻、大手术后等各种原因导致的脱水、酸碱代谢紊乱等患者。

　　(2) 补充营养,供给热能,促进组织修复。常用于慢性消耗性疾病、不能经口进食者。

　　(3) 输入药物,达到控制感染、治疗疾病的目的。如各种中毒、感染。

　　(4) 补充血容量,改善微循环,维持血压。用于抢救严重烧伤、大出血、休克等患者。

　　(5) 输入脱水剂,降低颅内压,达到利尿消肿的目的。

二、常用溶液及作用

(一)晶体溶液

　　晶体溶液相对分子质量小,在血管内停留时间短,对于维持细胞内外水分的相对平衡起重要的作用,可用于纠正体内水、电解质失调等。

　　1. 葡萄糖溶液　供给水分和热量。常用溶液有 5% 和 10% 葡萄糖溶液。

　　2. 等渗电解质溶液　供给水分和电解质。常用溶液有 0.9% 氯化钠溶液、复方氯化钠溶液、5% 葡萄糖氯化钠溶液等。

　　3. 碱性溶液　调节酸碱平衡。常用溶液有 5% 碳酸氢钠溶液和 11.2% 乳酸钠溶液。

4. 高渗溶液 利尿脱水。常用溶液有 20％甘露醇、25％山梨醇、25％～50％葡萄糖溶液等。

（二）胶体溶液

胶体溶液相对分子质量大,在血管内停留时间长,能有效维持血浆胶体渗透压,增加血容量,改善微循环,提升血压。

1. 右旋糖酐 中分子右旋糖酐可扩充血容量。低分子右旋糖酐可降低血液的黏滞性、改善微循环和抗血栓形成。

2. 代血浆 可增加血浆胶体渗透压及循环血量,急性大出血时可与全血共用。常用溶液有羟乙基淀粉(706 代血浆)、氧化聚明胶、聚维酮等。

3. 血液制品 可提高胶体渗透压,减轻水肿;增加循环血量;补充蛋白质和抗体,有助于组织修复和增强机体免疫力。常用的有 5％白蛋白、血浆蛋白等。

（三）静脉营养液

静脉营养液可供给热量,维持正氮平衡,补充各种维生素和矿物质。多用于不能进食的重症患者。常用溶液有氨基酸、脂肪乳剂等。

知识链接

补 液 原 则

输入溶液的种类和量要根据患者体内水、电解质及酸碱平衡的程度来确定。一般遵照"先晶后胶、先盐后糖、先快后慢、补钾四不宜"原则。"补钾四不宜"即不宜过早:见尿补钾。不宜过浓:浓度不超过 0.3％。不宜过快:不超过 20 mmol/h。不宜过多:成人每日不超过 5 g,小儿不超过 0.1～0.3 g/kg 体重。

三、静脉输液技术

（一）周围静脉输液技术

技能实训 16-1 周围静脉输液技术

【目的】 同"静脉输液目的"。

【操作流程】 见表 4-16-1。

表 4-16-1 周围静脉输液技术操作流程

操作程序	操作步骤	要点说明
评估	＊患者年龄、病情、用药情况、心肺功能、意识状态、自理能力等	• 既往用药情况:效果、不良反应、过敏史等。所用药物特性、注意事项等

操 作 程 序	操 作 步 骤	要 点 说 明
	* 患者对静脉输液的认识、心理状态及合作程度	
	* 患者肢体活动度、穿刺部位皮肤及血管状况等	• 带止血带、输液架,选择合适静脉,调输液架于合适高度
计划		
1.护士准备	* 着装整洁,举止大方,剪指甲,洗手、戴口罩	• 核对医嘱
2.用物准备	* 注射盘、密闭式一次性输液器(图 4-16-1)2 套、胶布或输液贴、网袋、输液卡、纱布、止血带、橡胶单、治疗巾、药液、输液架,必要时备夹板及绷带	• 根据需要可备静脉留置针(图 4-16-2)
3.患者准备	* 理解操作目的、过程、注意事项及配合方法	• 输液前排尿、排便
4.环境准备	* 整洁、安静、舒适、安全,光线充足	
实施		
★密闭式静脉输液技术		
1.药液准备	* 核对检查:备齐用物,在治疗室内先擦去药瓶上的尘土,认真核对药液和检查药液质量 * 填写、粘贴输液卡:根据医嘱填写输液卡,并倒贴于输液瓶上 * 加药:套上瓶套,打开铝盖中心部分,常规消毒瓶塞,按医嘱加入药物	• 核对药名、浓度、剂量和有效期,检查瓶口有无松动、瓶体有无裂痕,对光检查药液有无絮状物、沉淀、混浊,颜色变化等
2.插输液器	* 检查一次性输液器并打开,把针头插入瓶塞至针头根部,通气管固定于网袋上,关闭调节阀。再次查对,并经两人核对	• 检查输液器有效期、型号,外包装有无破损、密封性是否良好
3.核对、解释	* 将用物携至床旁,核对、解释,取得合作	• 核对腕带,查对床号、姓名
4.第一次排气	* 挂输液瓶于输液架上,一手倒置茂菲滴管,一手打开调节阀,待液体流入滴管的 1/3～1/2 时折叠滴管下端输液管,迅速转正滴管并松手,同时上提输液管,再慢慢放下	• 待药液缓慢流至输液管与头皮针相交处,关闭调节器
5.选择静脉、消毒	* 协助患者取合适卧位,戴手套,在穿刺部位下铺橡胶单、治疗巾(或垫枕),扎止血带,选择静脉,松开止血带,用 2% 碘酊消毒,备输液贴,在穿刺点上方 6 cm 处扎止血带,用 70%～80%(体积分数)乙醇消毒皮肤,嘱患者握拳,使静脉充盈	• 避开关节和静脉瓣;有计划地选用静脉 • 也可用碘伏消毒 2 次
6.再次核对及排气	* 再次核对,取下针套、打开调节器、排气,关闭调节阀,对光检查确认无气泡	

操 作 程 序	操 作 步 骤	要 点 说 明
7.穿刺	* 以左手固定静脉行静脉穿刺,见回血后将针头再平行送入少许	• 穿刺时针尖斜面向上
8.固定	* 松开止血带,嘱患者松拳,放开调节阀。待液体滴入畅通后,用胶布或敷贴固定针头	• 图 4-16-3
9.核对	* 再次核对,在输液卡上签名,挂于输液架上,撤出橡胶单、治疗巾	• 再次核对床号、姓名、药物
10.调节滴速	* 脱手套,调节输液速度,交代注意事项	
11.观察	* 在输液过程中定时巡视,随时观察有无输液反应,查看滴速,遵医嘱及时更换液体	• 耐心听取患者主诉
12.拔针	* 输液完毕,除去胶布,关闭调节器,用干棉签按压穿刺点,迅速拔针。嘱患者按压片刻	• 按压部位应压在静脉穿刺点,以防皮下出血
13.整理	* 协助患者取舒适卧位,整理床单位。分类处理用物,洗手、摘口罩	
★静脉留置针输液技术		• 适用于长期输液、静脉穿刺困难及危重患者
1.备药液,核对、解释,排气	* 同密闭式静脉输液法,准备、检查、核对药液并插好输液器,排尽空气	
2.备留置针	* 检查透明敷贴的外包装并注明留置时间。检查留置针的型号、有效期及包装是否完好后取出留置针,旋转松动外套管	
3.连接	* 将输液器上的针头全部插入留置针的肝素帽,打开输液器调节器,排尽空气后放妥备用	
4.选择静脉、消毒	* 协助患者取合适卧位,戴手套,选择静脉,在穿刺部位下铺橡胶单、治疗巾,在穿刺点上方 10 cm 扎止血带,常规消毒穿刺部位皮肤	• 选择粗、直、弹性好、清晰的静脉。皮肤消毒直径 8 cm以上
5.再次核对、排气,穿刺	* 再次核对、排气后取下留置针的针套,左手绷紧皮肤,固定静脉,右手取静脉留置针,使针尖斜面向上与皮肤成 15°～30°角进针,当见回血后,压低角度再进针少许。一手固定针芯,一手将外套管送入静脉,随即退出针芯	

操作程序	操作步骤	要点说明
6.固定、核对	* 松开止血带,嘱患者松拳,打开调节器。用透明敷贴作密闭式固定导管(图4-16-4),并在透明膜上记录留置时间,再次核对,脱手套,调滴速	• 输液过程中注意观察,如有异常及时拔管,对局部及时进行处理
7.封管	* 输液完毕,用封管液封管。核对后,关闭调节器,将抽有封管液的注射器连接头皮针,先拔出部分针头,仅剩下针尖斜面留在肝素帽内,缓慢推注封管液,边推注边退针,确保正压封管,直至针头完全退出	• 常用封管液:①无菌生理盐水,每次用5~10 mL,每隔6~8 h重复冲管一次。②稀释的肝素溶液,每毫升生理盐水含肝素10~100 U,每次用量2~5 mL
8.再次输液	* 常规消毒肝素帽,使用注射器推注5~10 mL生理盐水冲管,再将头皮针插入静脉帽内,开始输液,调节滴速	• 每次输液前后均检查局部静脉有无红、肿、热、痛及硬化,询问患者有无不适
9.拔针	* 停止输液时需拔管。先揭敷贴,取无菌棉签按压穿刺点,快速拔针,按压片刻至无出血	
10.整理	* 整理床单位,询问患者需要,处理用物,洗手,取口罩,记录	
评价	* 患者了解静脉输液的目的及相关知识,主动配合 * 护士操作规范,无局部、全身不适和不良反应	

【注意事项】

(1)严格执行查对制度及无菌操作原则。

(2)对长期输液者,注意合理使用和保护静脉。一般从远端小静脉开始,交替使用。

(3)根据病情、用药原则、药物性质,有计划地安排药物的输入顺序。注意药物配伍禁忌。

(4)严防空气栓塞。输液前必须排尽输液管及针头内的空气;输液中应防止液体流空,及时更换输液瓶及添加药物;输液完毕及时拔针以防空气栓塞。

(5)确保针头在静脉内再输入药液,以免造成组织损害。对血管刺激性大的药物应充分稀释,待穿刺成功后再加药,输完后,再输一定量的0.9%氯化钠溶液,以保护静脉。

(6)输液过程中加强巡视。倾听患者主诉,随时观察患者反应及滴速,及时处理输液故障或输液反应。

(7)保持输液器及药液的无菌状态。对24 h持续输液者,每日更换输液器。

(8)防止交叉感染。做到"一人一巾一带",即每人一块治疗巾(或小垫)和一条止血带。

(9)静脉留置针一般可保留3~5天,最长可保留7天。留置针输液时注意保护肢体,不输液时避免肢体下垂。能够下床活动的患者,避免使用下肢静脉留置。

(10)输液泵输液时要正确设定输液速度和药液用量,防止出现差错。

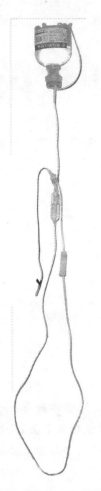

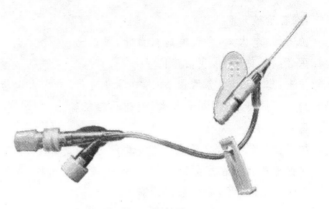

图 4-16-2 静脉留置针图

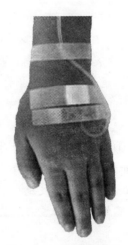

图 4-16-3 胶布固定法

图 4-16-1 密闭式输液装置图

情境训练 按任务引导案例模拟静脉输液
过程中的沟通、指导工作

【目的】 通过角色扮演,学会与患者自然沟通,并做好输液中的指导工作。

【材料】

护士:早上好! 刘老太太。昨晚休息得还好吗?

患者:昨晚咳嗽比较严重,休息得不太好。

护士:是吗? 医生初步诊断,您肺部有感染。现在我要给您输消炎药进行治疗。输液时间较长,输液过程中解手不太方便,您需不需要先排便?

患者:好的。

护士:我来帮助您。

(护士取便器,协助患者排便。然后,准备好输液用物及

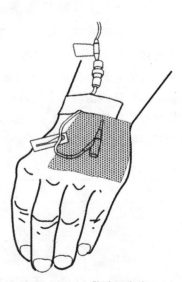

图 4-16-4 敷贴固定法

药液,准备输液)

护士:刘老太太,今天输这根血管,可以吗?

患者:行,你慢点,我怕疼!

护士:您放心,我会尽量小心。(准备进针)老太太请您握拳。(见回血)好,请松拳。

护士:(调好滴速)刘老太太,液体已给您输上了,谢谢您配合!有什么不舒服的吗?

患者:没有。

护士:刘老太太,您还在发烧,请多喝水,卧床休息。滴速已经调好了,您不要随便动它。我把呼叫器放在您旁边了,如果有事请按呼叫器,我随时来看您。

患者:我知道了,谢谢您!

知识链接

开放式静脉输液技术

开放式静脉输液技术是将一定量无菌溶液倒入开放式输液瓶内进行输液的技术。可随时添加药物,适合于危重患者的抢救及婴幼儿患者输液。因其易造成污染,临床上不常用。

用物准备:一次性开放式输液瓶代替一次性输液器,其余同密闭式静脉输液技术。

操作步骤:①检查药液,开启密封瓶铝盖并常规消毒,按无菌技术打开瓶塞。②打开包装并检查开放式输液瓶是否完好。一手持输液管,将输液管根部折叠夹于指缝中,倒入溶液30~50 mL(输液瓶口不能与溶液瓶接触),旋转冲洗输液装置,将冲洗液放入弯盘,按医嘱倒入药液,盖好瓶盖。③携用物至床旁,同密闭式静脉输液法进行输液。

(二)头皮静脉输液法

头皮静脉输液法常用于婴幼儿。小儿头皮静脉的特点是血管丰富,分支多,彼此沟通交错成网,表浅易见,易于固定等。进行头皮静脉输液的优点是既不影响保暖,也不影响肢体活动。常用的有颞浅静脉、额上静脉、耳后静脉和枕后静脉等(图4-16-5)。穿刺时注意头皮静脉和动脉的鉴别(表4-16-2)。

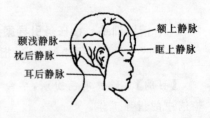

图 4-16-5 小儿头皮静脉

表 4-16-2 小儿头皮静脉与动脉的区别

项 目	头 皮 静 脉	头 皮 动 脉
外观	微蓝色	浅红色或与皮肤同色
管壁	管壁薄,易压瘪	管壁厚,不易压瘪
搏动	无搏动	有搏动
滑动	不易滑动	易滑动

续表

项　　目	头 皮 静 脉	头 皮 动 脉
血流方向	向心方向	离心方向
注药	阻力小	阻力大,局部血管状突起,颜色苍白,患儿尖叫

技能实训 16-2　头皮静脉输液技术

【目的】　同周围静脉输液法。

【操作流程】　见表 4-16-3。

表 4-16-3　头皮静脉输液技术操作流程

操 作 程 序	操 作 步 骤	要 点 说 明
评估	* 患儿年龄、病情、用药情况、意识状态、心肺功能 * 患儿家属对头皮静脉输液的理解和配合程度 * 穿刺头部皮肤及静脉血管情况	• 输液目的及输入药物的药理作用
计划 1.护士准备 2.用物准备 3.患者准备 4.环境准备	* 着装整洁,举止大方,剪指甲,洗手,戴口罩 * 4～5 号头皮针、5～10 mL 注射器、备皮用物。其余同密闭式静脉输液技术 * 患儿家属理解操作目的、过程、注意事项及配合方法,协助患儿排尿、排便,取舒适体位 * 清洁、安静、舒适、光线充足	• 核对医嘱
实施 1.备药液,核对、解释,排气 2.选择静脉、消毒,再次核对 3.穿刺 4.再次核对 5.调滴速、记录	* 同密闭式静脉输液法准备、检查、核对药液并插好输液器,排尽空气 * 患儿取仰卧位或侧卧位,助手或家属固定患儿头部与肢体。操作者位于患儿头端。戴手套,选择粗、直的血管,剔去局部头发。70%～80%(体积分数)乙醇消毒皮肤,待干。再次核对患儿、药物等 * 用注射器抽吸输入液体,连接头皮针,左手拇指、食指分别固定穿刺静脉两端,右手持针柄,沿静脉向心方向穿刺,见回血后推注少量液体,如无异常,即用静脉输液敷贴固定 * 再次核对,在输液卡上签名,挂于输液架上,撤出橡胶单、治疗巾,脱手套 * 调节滴速,一般不超过 20 滴/分。做好记录	• 向患儿家属解释输液目的,取得配合 • 2%碘酊对皮肤刺激性大,脱碘不彻底影响血管清晰度,故不用 2%碘酊消毒 • 再次核对床号、姓名、药物 • 必要时约束患儿

操 作 程 序	操 作 步 骤	要 点 说 明
6.观察	* 在输液过程中应定时巡视患者,随时观察有无输液反应,查看滴速,遵医嘱及时更换液体	• 耐心听取患者家属主诉
7.拔针	* 输液完毕,除去胶布,关闭调节阀,用干棉签按压穿刺点,迅速拔针。按压片刻	
8.整理	* 整理床单位,询问患儿及家属的需要,处理用物,洗手,取口罩	
评价		
	* 患儿家属理解输液目的及相关知识,主动配合	
	* 护士操作规范、动作轻稳。无局部和全身不良反应	

【注意事项】

(1)严格执行无菌技术操作原则和查对制度。

(2)输液前尽量不喂奶喂水,以免在穿刺过程中患儿哭闹引起恶心、呕吐,导致窒息。

(3)嘱患儿家属密切注意,防止患儿拔掉针头,必要时约束患儿双手。

(4)输液过程中加强巡视,随时观察小儿输液情况、局部皮肤情况、输液效果和不良反应等。

(三)颈外静脉插管输液技术

颈外静脉是颈部最大的浅静脉,位置表浅,易于固定,但不宜多次穿刺。

技能实训 16-3　颈外静脉插管输液技术

【目的】

(1)对需长期输液而周围静脉不易穿刺者行颈外静脉插管输液。

(2)对周围循环衰竭需测中心静脉压者行颈外静脉插管输液。

(3)对长期输入高浓度、刺激性较强的药物或行静脉营养疗法的患者行颈外静脉插管输液。

【操作流程】　见表 4-16-4。

表 4-16-4　颈外静脉插管输液技术操作流程

操 作 程 序	操 作 步 骤	要 点 说 明
评估		
	* 患者年龄、病情、用药情况、心肺功能、意识状态、自理能力等	• 询问普鲁卡因过敏史,并做过敏试验
	* 患者的心理状态及合作程度	
	* 穿刺部位皮肤及血管状况等	
计划		
1.护士准备	* 着装整洁,举止大方,剪指甲,洗手、戴口罩	• 核对医嘱

操作程序	操作步骤	要点说明
2. 用物准备	* 无菌穿刺包：内置穿刺针 2 根（长 6.5 cm、内径 2 mm、外径 2.6 mm）、硅胶管 2 条（长 25～30 cm、内径 1.2 mm、外径 1.6 mm）、5 mL 与 10 mL 注射器各 1、6 号针头 2、尖刀片、镊子、纱布、洞巾、弯盘 * 注射盘 1 套，另加 1% 普鲁卡因注射液、无菌生理盐水、无菌手套、无菌敷贴或宽胶布（2 cm×3 cm）、火柴、酒精灯、肝素帽 * 输液卡、输液架，按医嘱准备药液	
3. 患者准备	* 理解操作目的、过程、体位、注意事项及配合方法	
4. 环境准备	* 清洁、安静、舒适、光线充足	
实施		
1. 备药液，核对、解释，排气	* 同密闭式静脉输液法准备、检查、核对药液并插好输液器，排尽空气	
2. 取位、选择静脉	* 协助患者去枕平卧，头偏向对侧，肩下垫一薄枕。操作者立于患者头侧，选择穿刺点并正确定位	• 使患者头低肩高，颈部伸直，充分暴露穿刺部位
3. 消毒、局麻	* 常规消毒局部皮肤，直径大于 10 cm。打开无菌穿刺包，戴无菌手套，铺洞巾。抽吸 1% 普鲁卡因进行局部麻醉，用 10 mL 注射器抽吸生理盐水，以平针头连接硅胶管，排尽空气，备用	• 严格无菌技术操作
4. 穿刺	* 左手绷紧穿刺点上方皮肤。右手持穿刺针与皮肤呈 45°进针，刺入皮肤后呈 25°沿颈外静脉走行向心刺入 * 见回血后立即用一手拇指按住针栓孔，另一手经针栓孔迅速插入硅胶管约 10 cm。插管时，由助手一边抽回血一边缓慢注射生理盐水。确定硅胶管在血管内后，退出穿刺针，再次抽回血确认穿刺针在血管内，移去洞巾，接输液器及肝素帽，输入液体	• 穿刺点选在下颌角和锁骨上缘中点连线之上 1/3 处，颈外静脉外缘（图 4-16-6） • 穿刺前可用先用尖刀片在穿刺点上刺破皮肤作引导，以减少进针时皮肤阻力
5. 固定	* 用无菌敷贴覆盖穿刺点，并固定针栓与肝素帽	
6. 核对调速	* 再次核对，签名，挂输液卡于输液架上，调速	
7. 输液毕	* 暂停输液时，同静脉留置针输液法封管，固定	
8. 再次输液	* 先确认导管在静脉内，常规消毒肝素帽，接输液器即可	
9. 拔管	* 硅胶管末端接注射器，边抽吸边拔出硅胶管，局部按压数分钟，用 70%～80%（体积分数）乙醇消毒局部，用无菌纱布覆盖	• 切忌将血凝块和空气推入血管，防止造成栓塞

续表

操作程序	操作步骤	要点说明
评价	＊ 患者了解插管目的,能主动配合 ＊ 插管顺利,无并发症	

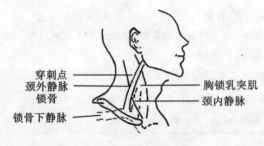

图 4-16-6　颈外静脉

【注意事项】

(1) 发现硅胶管内有回血时,立即用肝素液冲洗,以免堵塞管腔。

(2) 每天用碘伏消毒穿刺点及周围皮肤并更换敷料。

(3) 拔管时动作轻柔,以免硅胶管折断。

知识链接

中心静脉置管

中心静脉置管为化疗、补液、营养、采血等提供了方便。目前血管通道装置中以经外周静脉插入中心静脉导管(PICC)、经中心静脉插入中心静脉导管(CVC)和静脉输液港(Port)等。PICC是经过肘部的肘正中静脉、贵要静脉、头静脉进行穿刺,沿血管走向直至上腔静脉的插管。置管术后24 h内更换贴膜,并观察局部出血情况,以后酌情每周更换1～2次。硅胶材质一般留置1年,聚氨酯材质一般留置3～6月。Port是一种可植入皮下长期留置在体内的静脉输液装置,主要由供穿刺的注射座和静脉导管系统组成。通过使用无损伤针穿刺输液港即可建立输液通道,是肿瘤患者静脉输液的永久性绿色通道。

(四) 锁骨下静脉插管输液技术

中心静脉插管(central venous catheter,CVC)在临床上常用于患者的急救、长期输液、肠外营养(TPN)、心导管检查、介入治疗、中心静脉压测定等。而中心静脉穿刺插管中,经锁骨下静脉穿刺应用较为广泛。锁骨下静脉插管技术是指经皮穿刺锁骨下静脉将导管置入上腔静脉及右心房,用于较准确地监测中心静脉压或进行治疗,是抢救急症患者广泛采用的方法之一。锁骨下静脉是颈部最浅的深静脉,成人周径可达2.0 cm,常处于充盈状态,可重复使用;硅胶管插入后可保留较长时间;锁骨下静脉距右心房较近,输入的药物可迅速被稀释,对血管壁的刺激性较小。

<h3 style="text-align:center">技能实训 16-4 锁骨下静脉插管输液技术</h3>

【目的】

(1)静脉输液、给药、高营养疗法:用于需长期输液治疗、长期不能进食者等。

(2)补充血容量、提升血压,维持循环:用于大量失血、失液、休克,心血管及其他大手术前,需换血治疗等患者。

(3)其他:测量中心静脉压、心导管检查、介入治疗、紧急放置心内起搏导管等。

【操作流程】 见表4-16-5。

表 4-16-5 锁骨下静脉插管输液技术操作流程

操作程序	操作步骤	要点说明
评估	* 年龄、病情、营养状况、意识状态 * 心理状态及合作程度 * 肢体活动度、穿刺部位皮肤及血管状况 * 叩诊两侧背部肺下界,并听诊两侧呼吸音	• 躁动不安不易配合者、呼吸急促而不能平卧者、胸腔顶上升的肺气肿患者禁做锁骨下穿刺 • 以便在术后不适时作为对照
计划 1.护士准备 2.用物准备	* 着装整洁,举止大方,剪指甲,洗手、戴口罩 * 中心静脉留置管:内置导引针、导引钢丝(导丝)、扩张管、固定夹、不透视性一次性中心静脉留置管、压力感受装置 * 另备1%甲紫、2%利多卡因注射液、肝素、0.9%氯化钠溶液、注射器、静脉切开包、无菌敷贴、无菌手套	• 核对医嘱 • 余同密闭式静脉输液 • 肝素的含量为每毫升0.9%氯化钠溶液中含100 U
3.患者准备 4.环境准备	* 理解操作目的、过程、注意事项及配合方法 * 整洁、安静、舒适、安全,光线充足	• 输液前排尿、排便
实施 1.输液前准备 2.选择体位	* 同密闭式周围静脉输液法准备、检查、核对药液并插好输液器,排尽空气 * 协助患者取平卧位,头偏向对侧,充分暴露上胸及颈部	• 穿刺对侧背部垫高枕头,呈对侧高30°的倾斜位,可提高操作侧静脉压和穿刺成功率

续表

操 作 程 序	操 作 步 骤	要 点 说 明
3. 选择穿刺点消毒、铺无菌巾	* 分为锁骨上、下穿刺点。锁骨下穿刺点(以此为例):锁骨中点下缘,距锁骨 2 cm 处 * 用 1‰ 甲紫定位,常规消毒皮肤,戴无菌手套,铺无菌巾 * 摆放无菌物品,检查穿刺物品性能	• 锁骨上穿刺点:胸锁乳突肌外侧缘与锁骨形成的夹角的平分线上,距顶点 0.5~1 cm 处 • 助手铺无菌盘,协助术者将无菌物品摆放好
4. 局部麻醉	* 助手协助,术者用 5 mL 注射器抽吸 2% 利多卡因,在预定穿刺部位行局部麻醉	• 行皮内、皮下局部浸润麻醉
5. 穿刺进针	* 穿刺针与皮肤之间呈 35°~40° 角,先指向锁骨,遇锁骨后退针 0.5 cm,沿锁骨下缘进针,针尖指向同侧胸锁关节上缘或对侧锁骨上小窝。进针时保持针筒内负压,有回血后再进针少许,见回血通畅后固定	• 进针 10 cm 左右未见回血,可缓慢退针,因有一部分在退针过程可见回血 • 穿刺入静脉时有落空感并见大量回血
6. 插入导丝置入导管	* 送导丝:沿穿刺针送入导丝,当导丝插入到第三刻度即 30 cm 时,退出穿刺针 * 送静脉留置导管:沿导丝送入静脉留置导管,插入深度为左侧 16~19 cm,右侧 12~15 cm * 退出导丝,连接注射器确认是否有回血	• 送入时先用拇指将导丝锥形部分抽回针帽内,以便拉直导丝,然后送入,并且导丝的锥形部分弯端位于下方,以免导丝进入同侧颈内静脉,造成术后不适感
7. 连接、固定	* 连接输液器,用固定夹固定留置导管于皮肤上,用无菌敷贴或纱布覆盖穿刺点	• 透明的半透膜敷料(TSM)每 5~7 天更换 1 次,纱布敷料(透明敷料下置纱布敷料应视为纱布敷料)每 2 天更换 1 次
8. 调滴速、核对、观察	* 同密闭式输液法调好滴速、再次核对、输液过程中巡视观察 * 如输注不畅,可用急速负压抽吸,不能用力推注液体,以防将管内的凝血块冲入血管形成血栓	• 注意巡视观察,若发现硅胶管内有回血,须及时用肝素液冲注,以免血块阻塞硅胶管 • 输液不畅可能与下列情况有关:硅胶管弯曲受压或滑出血管外;头部体位不当。此时应紧急处理

续表

操 作 程 序	操 作 步 骤	要 点 说 明
9.暂停输液的处理	* 暂停输液时,用 20 mL 肝素盐水封管;留置导管的末端连接正压接头;如无正压接头则使用肝素帽,采用正压封管的方法,即边注药边退针,最后将留置导管末端的夹子关闭	• 对于血液呈高凝状态者(如高脂血症、冠心病),可加大肝素的含量至每毫升含肝素 600 U,每隔 12 h 追加封管一次。如患者有凝血机制障碍时,只用生理盐水封管
10.再次输液	* 用 0.2%碘伏消毒正压接头或肝素帽后连接 * 每周更换正压头或肝素帽 1~2 次;从导管采血标本后,立即更换接头并用 0.9%氯化钠溶液冲管	• 每次输液前后均要先检查导管是否在静脉内,局部静脉有无红、肿、热、痛及硬化,询问患者有无不适 • 连续输液者每天更换输液器一次
11.输液完毕的处理	* 停止输液时,硅胶管末端接上注射器,边抽吸边拔出硅胶管,局部加压数分钟,用 70%~80%(体积分数)乙醇消毒穿刺局部,无菌纱布覆盖 * 协助患者取舒适卧位	• 边抽吸边拔管可防止残留的小血块和空气进入血管,形成血栓 • 拔管动作轻柔,以防折断硅胶管
12.整理记录	* 整理床单位,询问患者需要,处理用物,洗手,取口罩,记录	
评价	* 患者理解操作目的,接受治疗,积极配合 * 插管顺利,无并发症发生 * 护士操作规范,患者无不适和不良反应	

【注意事项】

(1)严格执行无菌操作及查对制度,预防感染及差错事故的发生。

(2)严格按解剖位置及常规操作,并注意患者的反应,防止刺破动脉、胸膜及肺尖,造成气胸、血胸和血肿。

(3)如患者处于高凝状态,穿刺针可抽少许低分子肝素,以免造成穿刺针阻塞。

(4)留置导管要固定牢固,以防脱出,术后定期消毒穿刺点。注意观察局部皮肤有无红、肿、热、痛等炎症表现,并作相应处理。

(5)加强健康教育。向患者及家属解释穿刺的必要性、目的、护理要点及注意事项,所用药物的作用、可能出现的反应、处理办法及自我监护的内容等;做好患者的心理疏导工作,减轻紧张、焦虑心理。

四、输液速度的调节

1. 调节输液速度的原则 根据患者的年龄、病情和药物性质调节输液速度。①一般成人 40~60 滴/分,儿童 20~40 滴/分。②对年老、体弱、婴幼儿、心肺疾病患者输液速度宜慢;严重脱水但心肺功能良好者可稍快。③一般溶液输液速度可稍快;高渗盐水、含钾药物、升压药等输液速度宜慢。

2. 输液速度的计算 每毫升溶液的滴数称为滴系数。目前常用静脉输液器滴系数为 10、15、20、50 等。

(1)已知输入液体总量和计划输液所用时间,计算每分钟滴数。

$$每分钟滴数 = \frac{液体总量(mL) \times 滴系数}{输液时间(min)}$$

(2)已知每分钟滴数和输液总量,计算输液所用时间。

$$输液时间(h) = \frac{液体总量(mL) \times 滴系数}{每分钟滴数 \times 60(min)}$$

3. 输液泵的使用(图 4-16-7)

(1)目的:临床上对于某些患者(如危重、心血管疾病)和某些药物(如升压药、抗心律失常药)需要严格控制输液速度和输液量。使用输液泵可将药液均匀、精确、持续地输入体内。使用时可根据患者或药物的具体情况设定输液速度、总量,达到调节滴速、控制输入量,科学治疗疾病的目的。

(2)使用方法:①准备:将输液泵固定在输液架上,接通电源,打开电源开关;按密闭式输液法准备药液、排气;打开"泵门",将输液器滴管下端输液管放于输液泵的管道槽中,关闭泵门。②调定:按医嘱设定输液速度及量。③启动:静脉穿刺成功,确认设置无误后,按"开始/停止"键,开始输液。④关闭:输液结束时,再次按"开始/停止"键,关闭输液泵,打开"泵门",取出输液管。

(3)注意事项:告知患者输液时肢体不要剧烈运动,不要随意搬动输液泵;输液泵出现报警,要及时通知医护人员。

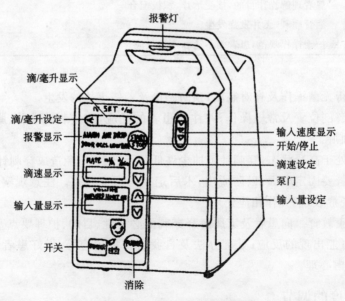

图 4-16-7 输液泵装置示意图

五、输液故障排除技术

（一）溶液不滴

1. 针尖斜面滑出血管外　液体注入皮下组织，局部疼痛、肿胀。应拔针更换针头，另选血管重新穿刺。

2. 针头斜面紧贴血管壁　液体滴入不畅，挤压输液管有回血。应调整针头位置或适当变换肢体位置。

3. 针头阻塞　挤压下端输液管有阻力、无回血。应更换针头重新穿刺。

4. 压力过低　因输液瓶位置过低、患者肢体位置过高或周围循环不良所致。应适当抬高输液瓶高度或降低肢体位置。

5. 静脉痉挛　因穿刺肢体在寒冷环境中暴露时间过长或输入液体温度过低所致。应局部热敷、按摩以缓解静脉痉挛。

（二）茂菲滴管内液面过高

（1）滴管侧壁有调节孔时，可夹住滴管上端输液管，打开调节孔，待滴管内液面降至露出液面时，关闭调节孔，松开上端输液管即可。

（2）滴管侧壁无调节孔者，可将输液瓶取下，瓶身倾斜，使瓶内针头露出液面，待溶液缓缓流下至滴管内露出液面时，再挂瓶回输液架上继续点滴。

（三）茂菲滴管内液面过低

（1）滴管侧壁有调节孔者，可夹住滴管下端输液管，打开调节孔，当液面升高至适当高度时关闭调节孔，松开下端输液管即可。

（2）滴管侧壁无调节孔者，可夹住滴管下端输液管，用手挤压滴管上端输液管，待滴管液面升至适当高度时，停止挤捏，松开下端输液管即可。

（四）茂菲滴管内液面自行下降

在输液过程中，如滴管内液面自行下降，应检查输液管有无漏气或衔接是否紧密，必要时更换输液器。

六、输液微粒污染

输液微粒（infusion particle）是指输入液体中的非代谢性颗粒杂质，其直径一般为 1～15 μm，少数可达 50～300 μm，50 μm 以上的微粒肉眼可见。输液微粒污染是指在输液过程中，将液体中的非代谢性杂质带入体内，对机体造成严重危害的过程。

（一）输液微粒污染的来源

（1）药物生产制作工艺不完善，水、空气、原材料受到污染等，使异物微粒混入。

（2）盛装制剂容器不洁净或容器内壁和橡胶塞受药液浸泡时间过长，腐蚀剥脱形成微粒。

（3）输液器与注射器不洁净、保存不良。

（4）输液环境和操作过程的污染。输液环境不洁净，加药过程污染，如切割安瓿、开瓶塞时未除尘除屑、反复穿刺溶液瓶橡胶塞碎裂等。

（二）输液微粒污染的危害

输液微粒污染对机体的危害主要取决于微粒大小、形状、化学性质及微粒堵塞血管的部位、血流阻断的程度及人体对微粒的反应。最易受损的器官是肺、脑、肝及肾脏等。

（1）堵塞血管：引起局部供血不足、组织缺血、缺氧，甚至坏死。

（2）形成血栓：红细胞聚集在微粒上，可以形成血栓，引起血管栓塞和静脉炎。

（3）形成肉芽肿：微粒可因巨噬细胞增殖包围形成肉芽肿。易受微粒阻塞损害的有肺、脑、肝、肾等部位。

（4）引起过敏反应和血小板减少症。

（5）微粒刺激组织而产生炎症或形成肿块。

（三）输液微粒污染的预防措施

（1）注意输液环境中的空气净化。可在超净工作台进行输液前准备及添加药液的工作；定期对病室进行空气消毒或安装空气净化装置。

（2）选用有过滤装置的一次性输液（血）器（图 4-16-8），并不断改进输液（血）器的通气装置。

（3）输液前认真检查药液包装和质量。

（4）输入药液最好现用现配，避免污染。

（5）严格执行无菌操作，输液的各个环节均严格按照操作规程进行。

（6）选用工艺和技术先进厂家的制剂。

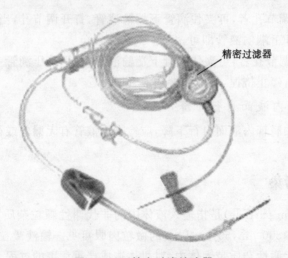

精密过滤器

图 4-16-8 精密过滤输液器

七、常见输液反应与护理

（一）发热反应

【评估】

1. 原因 发热是最常见的输液反应。常由输入致热物质引起。常因输液器具灭菌不彻底或再次被污染，有效期已过，输入的液体或制剂不纯、消毒不彻底或过期、变质，输液过程未严格遵守无菌技术操作等引起。

2. 临床表现 多发生于输液后的数分钟至 1 h。主要表现为发冷、寒战、发热。轻者发热常在 38 ℃左右,可于停止输液数小时内恢复正常体温;重者患者寒战后,体温可高达 41 ℃,伴有恶心、呕吐、头痛等全身不适症状。

【护理措施】

（1）减慢滴速或停止输液:轻者减慢滴速,注意保暖;重者须立即停止输液,通知医生。

（2）对症处理:寒战者注意保暖,可适当增加盖被或用热水袋;高热者行物理降温;按医嘱给予抗过敏或激素类药物。

（3）密切观察:观察病情及生命体征(尤其是体温)的变化。

（4）保留余液及输液器进行检测,查找原因。

（5）预防:严格遵守无菌操作原则及查对制度。操作前认真检查药液质量和输液器具的包装是否完好、不漏气、灭菌日期、有效期等。

（二）循环负荷过重（急性肺水肿）

【评估】

1. 原因 输液速度过快,短期内输入过多液体,使循环血容量急剧增加,心脏负荷过重或由于患者心肺功能不良所致。

2. 临床表现 在输液过程中,患者突然出现呼吸困难、胸闷、咳嗽、咯粉红色泡沫样痰;严重时痰液由口鼻涌出,听诊双肺部布满湿啰音。

【护理措施】

1. 停止输液 出现症状时,立即停止输液,通知医生进行紧急处理。

2. 取端坐位 让患者取端坐位,两腿下垂,减少静脉回流,减轻心脏负担。

3. 给予高流量氧气吸入 给予高流量吸氧并在湿化瓶内置 20%～30%乙醇湿化氧气。高流量吸氧可使肺泡内压力增高,减少肺泡内毛细血管渗出液的产生;乙醇可减低肺泡内泡沫表面张力,使泡沫破裂消散,改善肺部气体交换,缓解缺氧症状。

4. 遵医嘱给药 按医嘱给予舒张血管药、平喘药、强心剂、利尿剂等。

5. 必要时进行四肢轮扎 减少静脉回心血量,减轻心脏负担。用止血带或血压计袖带给四肢适当轮流加压,阻断静脉回流,但保持动脉血流畅通,每隔 5～10 min 轮流放松肢体。

6. 心理护理 给予患者心理支持,缓解紧张情绪,使其积极配合治疗。

7. 预防 在输液过程中,根据患者病情严格控制输液速度和量,对心肺不良患者、年老体弱和婴幼儿更应慎重。

（三）静脉炎

【评估】

1. 原因 长期输注浓度高、刺激性强的药物或静脉内长时间放置刺激性强的输液导管,引起局部静脉壁化学炎性反应;输液中未严格执行无菌操作引起局部静脉感染。

2. 临床表现 沿静脉走向出现条索状红线,局部组织红、肿、灼热、疼痛,可伴有畏寒、发热等全身症状。

【护理措施】

以避免感染,减少对血管壁的刺激为原则。

（1）立即停止在炎症局部输液，抬高患肢并制动。

（2）局部用95％乙醇或50％硫酸镁行热湿敷，每日两次，每次20 min。

（3）用中药如意金黄散外敷或超短波理疗，每日两次。

（4）合并感染者，按医嘱给予抗生素治疗。

（5）预防：严格执行无菌操作；对血管有刺激性的药物应充分稀释后输入，防止药物溢出血管外，输液速度宜慢；有计划更换穿刺部位；使用静脉留置针时，应选择无刺激或刺激性小的导管，且留置时间不宜过长。

（四）空气栓塞

【评估】

1. 原因　输液前输液管内空气未排尽；导管连接不紧、有漏缝；连续输液过程中，液体更换不及时；加压输液、输血时无人在旁看守。

进入静脉的空气，随血液循环经右心房到右心室。如空气量少，则被右心室压入肺动脉，并分散到肺小动脉内，被毛细血管吸收，损害较小；如空气量大，则空气在右心室内阻塞动脉入口（图4-16-9），使血液不能进入肺内，引起严重缺氧而危及生命。

2. 临床表现　在输液过程中，患者感觉胸部异常不适，突发胸骨后疼痛，随即出现呼吸困难，严重发绀，伴濒死感；听诊心前区可闻及响亮的、持续的"水泡声"；心电图可表现为心肌缺血和急性肺心病的改变。

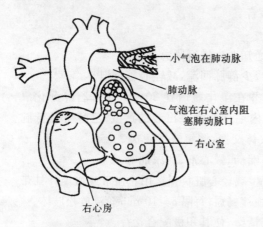

图4-16-9　空气阻塞肺动脉入口

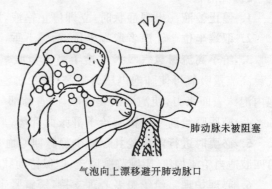

图4-16-10　左侧头低足高位卧位肺动脉入口情况

【护理措施】

（1）立即停止输液，通知医生进行抢救。

（2）取左侧卧位和头低足高位：左侧卧位使肺动脉的位置低于右心室，使气泡向上飘移至右心室尖部，避开肺动脉入口，气泡随心脏收缩混成泡沫，分次小量进肺动脉内逐渐被吸收（图4-16-10）；头低足高位在吸气时可增加胸腔内压力，而减少空气进入静脉。

（3）给予高流量氧气吸入：以提高患者血氧浓度，纠正缺氧状态。

（4）中心静脉导管抽气：有条件者可通过中心静脉导管抽出空气。

（5）密切观察病情变化，做好病情动态记录，并及时对症处理。

（6）预防：输液时必须排尽空气；输液前认真检查输液器质量及其各部件之间是否连

接紧密;输液中加强巡视及时添加药物或拔针;加压输液或输血时,要有专人守护。

第二节 静脉输血技术

静脉输血法是将血液通过静脉输入体内的方法,是急救和治疗患者的重要措施之一。

知识链接

血容量与失血

正常成人血容量占体重的8%。一般情况失血不超过人体血量的10%时,对健康无明显影响;失血超过人体血量的20%时机体可出现各种缺氧表现;失血超过人体血量的30%时可出现血压下降,脏器供血不足,特别是脑细胞供血不足会导致昏迷,可危及生命,必须立即输血。

一、静脉输血目的

1. 补充血容量 增加有效血液循环量,提升血压。用于急性失血、失液等引起的血容量减少或休克患者。

2. 补充血红蛋白 增加血浆蛋白及携氧能力,改善全身状况。常用于严重贫血患者。

3. 补充抗体、补体 新鲜血液含有多种抗体及白细胞、血小板,输血后可以增强机体抵抗力。常用于严重感染、烧伤等。

4. 补充血浆蛋白 纠正低蛋白血症,维持胶体渗透压,减少组织渗出和水肿。常用于低蛋白血症患者。

5. 补充血小板和凝血因子 改善凝血功能,有助于止血。常用于凝血功能障碍者。

二、血液及血液制品的种类

(一)全血

1. 新鲜血 新鲜血是指在4℃冰箱内冷藏保存1周内的血,新鲜血保留了血液中原有的各种成分,如血细胞、凝血因子和血小板。适用于血液病患者。

2. 库存血 库存血是指在4℃冰箱内保存2~3周的血,其成分以红细胞和血浆蛋白为主。钾离子含量较高,酸性增高,因此,大量输库存血时要防止酸中毒和高钾血症。适用于各种原因引起的大出血或手术患者。

3. 自体输血 自体输血不需做血型鉴定及交叉配血试验,可节省血源,防止输血反应。

(1)术中失血回输:对脾切除、宫外孕等手术过程中出血量较多者,可将未污染的体腔内血液经收集、抗凝、过滤、洗涤后,再经静脉回输给患者。

(2)术前预存自体血:对身体条件较好的择期手术患者,术前2~3周内,定期反复采集血液保存,待手术需要时回输。如进行体外循环者。

（二）成分血

将血液中的各种有效成分加以分离提纯,根据患者的病情需要输入相应的血液成分,目前临床上常用。其优点是针对性强,治疗效果好,副作用少,一血多用,节约血源。

1. 血浆 血浆是指全血经分离后的液体部分。其主要成分是血浆蛋白,不含血细胞,也无凝集原,且保存时间较长。

（1）新鲜血浆:含正常量的全部凝血因子,适用于凝血因子缺乏者。

（2）冰冻血浆:−30 ℃保存,有效期1年,使用时放在37 ℃温水中融化,并在6 h内输入。适用于血容量不足和血浆蛋白低的患者。

（3）干燥血浆:冰冻血浆在真空装置下干燥制成,保存时间为5年,使用时加适量0.9%氯化钠溶液或0.1%枸橼酸钠溶液溶解。

2. 红细胞制剂

（1）浓缩红细胞:新鲜全血经离心或沉淀分离血浆后的余下部分,仍含少量血浆。适用于血容量正常的贫血、一氧化碳中毒等患者。

（2）红细胞悬液:提取血浆后的红细胞加入等量红细胞保养液制成,适用于战地急救和中小手术者。

（3）洗涤红细胞:红细胞经0.9%氯化钠溶液洗涤三次后,再加入适量0.9%氯化钠溶液而成。适用于免疫性溶血性贫血、脏器移植术后、需反复输血的患者等。

3. 白细胞浓缩悬液 新鲜全血经离心后所得的白膜层白细胞,保存于4 ℃环境中,有效期为48 h。适用于粒细胞缺乏合并严重感染者。

4. 血小板浓缩悬液 全血离心后获得。22 ℃保存,24 h有效。适用于血小板减少或血小板功能障碍的出血患者。

5. 其他血液制品 ①5%白蛋白液:从血浆中提取,可提高血浆蛋白和胶体渗透压,适用于低蛋白血症患者。②纤维蛋白原:适用于纤维蛋白缺乏症、弥散性血管内凝血(DIC)患者。③凝血制剂:如凝血酶原复合物,抗血友病球蛋白浓缩剂,浓缩Ⅷ、Ⅺ因子等,用于各种凝血因子缺乏者。④免疫球蛋白和转移因子,含多种抗体,可增加机体免疫力。

知识链接 ---------------------------------→

血型与交叉相容配血试验

血型是指红细胞膜上特异性抗原的类型。临床上主要应用的有ABO血型系统和Rh血型系统。ABO血型是根据红细胞膜上是否存在凝集原A与B而将血液分为A、B、AB、O四种血型。Rh血型是以D抗原存在与否来表示Rh阳性或阴性。汉族人中99%为Rh阳性,1%为Rh阴性。为保证输血安全,输血时除做血型鉴定外,还需做交叉相容配血试验,该试验的目的是检查受血者与献血者之间有无不相合抗体。①直接交叉相容配血试验:用受血者血清和供血者红细胞进行配合试验,检查受血者血清中有无破坏供血者红细胞的抗体。②间接交叉相容配血试验:用供血者血清和受血者红细胞交叉配合,检查输入血液的血浆中有无能破坏受血者红细胞的抗体。两者都没有凝集反应,方可进行输血。

三、静脉输血技术

技能实训 16-5　静脉输血技术

目前均采用密闭式静脉输血法,有直接输血法和间接输血法两种。

【目的】　同静脉输血技术。

【操作流程】　见表 4-16-6。

表 4-16-6　静脉输血技术操作流程

操作程序	操作步骤	要点说明
评估	* 患者年龄、病情、治疗情况、血型、输血史、过敏史 * 患者心理状态、对输血的认识及合作程度 * 患者穿刺部位皮肤、血管状况及肢体活动度	• 输血制剂、输血量、输血目的
计划		
1.护士准备	* 着装整洁,举止大方,剪指甲,洗手、戴口罩	• 核对医嘱
2.用物准备	* 间接静脉输血:同密闭式静脉输液,另备密闭式一次性输血器 1 套,0.9%氯化钠溶液,按医嘱备血液制品 * 直接静脉输血:同静脉注射,另备 50 mL 注射器数具及 9 号针头、3.8%枸橼酸钠溶液	• 50 mL 血液中加入 3.8%枸橼酸钠溶液 5 mL
3.患者准备	* 理解操作目的、过程、注意事项及配合方法	• 输血前排尿、排便
4.环境准备	* 清洁、安静、舒适、安全、光线充足	
实施		
1.备血	* 根据医嘱抽取血标本 2 mL 和已填写的输血申请单、血型交叉配合检验单一并送交血库,做血型鉴定和交叉相容配血试验	• 输入全血、红细胞、白细胞与血小板等均须做血型鉴定和交叉配血试验
2.取血	* 凭提血单到血库,与血库人员共同做好"三查八对"工作。查对正确无误,护士在交叉配血单上签名后方可提血。血液从血库取后勿振荡;勿加温;勿久置(库血可在室温下放置 15~20 min 后再输入。血液取出后在 4 h 内输完)	• 三查即查血液制品的有效期、质量、输血装置是否完好。八对即对床号、姓名、住院号、血袋(瓶)号、血型、交叉配血试验结果、血液的种类及剂量
3.核对	* 输血前须与另一名护士再次核对,确定无误后,方可进行输血	• 血液内不得加入任何其他药品或溶液
4.穿刺、输血		

续表

操作程序	操作步骤	要点说明
★间接静脉输血技术		
(1)穿刺	* 按密闭式静脉输液法先输入少量0.9%氯化钠溶液	
(2)输血	* 打开贮血袋外封口,取出贮血袋,轻轻旋转血袋,将血液摇匀;将贮血袋挂于输液架上	• 确定0.9%氯化钠溶液滴入通畅后挂贮血袋
	* 用止血钳夹于塑料管根部,常规消毒有橡胶管的部分,拔出输血管插瓶针头,插入已消毒的橡胶管处的中点,然后松开止血钳	• 插瓶针头插入橡胶管时,用力要适当,防止刺出管外
(3)调节滴速	* 开始输血速度宜慢,小于20滴/分。观察10~15 min后,若患者无不适,按需要调滴速。脱手套。协助患者取舒适体位,整理床单位,交代注意事项(嘱患者勿随便调节滴速,如有不适及时呼叫)	• 一般成人40~60滴/分,年老体弱、严重贫血、心衰患者、儿童酌减,大量失血患者速度稍快
(4)观察	* 勤巡视,注意有无输血反应并及时处理,严密观察患者情况并做好记录	
(5)输血完毕	* 输血完毕,再滴入0.9%氯化钠溶液,力求把输血管内的血液全部输完,拔针	• 需输入另一袋血液时,先输入少量0.9%氯化钠溶液
(6)整理记录	* 整理床单位,清理用物,做好输血记录	• 记录输血时间、种类、量、血型、血袋号及有无输血反应等
★直接静脉输血技术		• 适用于无库血而患者急需输血及婴幼儿少量输血
(1)核对、解释	* 洗手、戴口罩,备齐用物至床边,严格查对,向供血者和患者解释	
(2)采血及输血	* 受血者和供血者分别卧于床上,暴露一侧手臂。将血压计袖带缠于供血者上臂并充气	• 压力维持在100 mmHg左右
	* 戴手套,常规消毒穿刺部位,选择粗大静脉抽取血液,并注意观察其脉搏、面色等变化,询问有无不适	• 一般选择肘正中静脉 • 从供血者血管内抽血不可过急过快
	* 按静脉注射的方法立即输给受血者,随时观察患者病情变化	• 推注速度不可过快
	* 操作时需要三人合作,一人抽血,一人传递,另一个输血,如此连续进行。连续抽血,只需更换注射器,不需拔出针头	• 更换注射器时,要松止血带,并用手指压住静脉远端,以减少出血
(3)拔针	* 输血结束后拔出针头,用无菌纱布按压穿刺点,固定纱布	

续表

操 作 程 序	操 作 步 骤	要 点 说 明
(4)整理	* 协助患者取舒适体位,交代注意事项,整理床单位,清理用物。脱手套,洗手,记录	• 注射器浸泡消毒后再做处理
评价	* 患者了解输血目的及相关知识,能主动配合 * 操作规范,无不良反应及差错事故发生	

【注意事项】

(1)根据医嘱及输血申请单采集血标本,严禁同时采集两位及以上患者的血标本,以免出现差错。

(2)严格执行两人查对制度和无菌技术操作原则。必须认真检查血液的质量,正常的血液分为两层,上层血浆呈淡黄色,下层血细胞呈暗红色,界限清楚,无凝块。如血浆变红,血细胞呈暗紫色,界限不清,提示有溶血,不能使用。

(3)输血前后及两袋血之间应输入少量0.9%氯化钠溶液,以免发生反应;血液中不能加入其他药物制品,如钙剂、酸性或碱性药品、葡萄糖等药物或高低渗溶液,以防血液凝集或溶解;血液从血库取出后应在半小时内输入,不宜久置,避免溶血;冷藏血液不能加温,以免血浆蛋白凝固变性而引起反应。

(4)在输液过程中应加强巡视,随时观察有无输血反应,耐心听取患者主诉,以便及时发现问题并处理。一旦出现严重的输血反应,须立即停止输血,同时报告医生,采取相应的护理措施,并保留余血以备检查、分析原因。

(5)加压输血时必须有专人守护,以防发生空气栓塞等。

四、常见输血反应与护理

(一)发热反应

发热反应为最常见的输血反应。

【评估】

1. 原因

(1)主要与致热源有关。血制品、血液保养液、输血用具被致热原污染。

(2)输血过程违反无菌技术操作原则,造成污染。

(3)多次输血后,受血者血液中产生白细胞抗体和血小板抗体,当再次输血时发生抗原抗体反应,引起发热。

2. 临床表现 通常发生在输血过程中或输血后1~2 h内,患者首先表现为发冷或寒战,继而发热,体温可达38~41 ℃,持续时间不等,轻者1~2 h后逐渐缓解,重者持续数小时。可伴有皮肤潮红、头痛、恶心、呕吐等症状。严重者可出现呼吸困难、血压下降,甚至昏迷。

【护理措施】

(1)减慢或暂停输血:轻者减慢输血速度;重者立即停止输血,通知医生。

（2）对症处理：寒战者注意保暖，给予热饮料或加盖盖被；高热者行物理降温。按医嘱给予解热镇痛、抗过敏或肾上腺皮质激素等药物。

（3）密切观察病情变化：监测生命体征等变化。

（4）保留余血及对输血装置进行检测，查明原因。

（5）预防：严格管理血液保养液和输血用具，去除致热源；严格执行无菌操作，防止污染。

（二）过敏反应

【评估】

1. 原因

（1）受血者为过敏体质，对输入血液中的某些成分过敏。

（2）输入血液中含有致敏物质，如供血者在献血前用过可致敏的药物或食物。

（3）多次输血产生抗体，当再次输血时，抗体抗原相互作用而发生过敏反应。

2. 临床表现　过敏反应通常发生在输血后期或输血即将结束时，一般症状出现越早，反应越严重。轻者为局部或全身性的皮肤瘙痒或荨麻疹，颜面、口唇等血管神经性水肿；重者可因喉头水肿、支气管痉挛致呼吸困难，两肺闻及哮鸣音，严重者可发生过敏性休克。

【护理措施】

（1）轻者减慢滴速，按医嘱给予抗过敏药物，密切观察。重者应立即停止输血，通知医生，遵医嘱给药：皮下或静脉注射 0.1％肾上腺素 0.5～1 mL，给予苯海拉明、异丙嗪、地塞米松等抗过敏药物；保留余血和输血装置送检，查明原因。

（2）严密观察病情变化，呼吸困难者给以氧气吸入，严重喉头水肿者配合医生行气管插管或气管切开，循环衰竭者立即进行抗休克治疗。

（3）预防：①加强对供血者的选择、管理及教育。勿选用有过敏史的献血者；献血者在采血前 4 h 内不宜吃富含高蛋白质和脂肪的食物，如虾、鸡蛋、鱼等，可饮糖水或仅用少量清淡饮食，以免血中含有致敏物质。②对有过敏史和需多次输血的患者在输血前半小时遵医嘱给予抗过敏药物。

（三）溶血反应

溶血反应是指输入血中的红细胞或受血者的红细胞发生异常破坏而引起的一系列临床反应，是最严重的输血反应。

【评估】

1. 原因

（1）输入异型血：多由于 ABO 血型不相容，引起血管内溶血。反应迅速，后果严重。

（2）输入变质血：输血前红细胞已变质溶解，如血液储存过久；血液保存不当；血液被加热；振荡过剧烈；加入其他药物；受细菌污染等致使红细胞大量破坏。另外，血液中加入高低渗液体、对 pH 值有影响的药物，均可时输入的血中红细胞大量破坏。

（3）Rh 系统不符：Rh 阴性者首次输入 Rh 阳性血液后，不发生反应，血清中产生抗 Rh 阳性的抗体，当再次接受 Rh 阳性血液，即可发生溶血反应。此种类型反应发生较慢，一般在输血后几小时至几天才发生，症状较轻，也较少见。

2. 临床表现及发生机制　轻者与发热反应相似，重者在输入 10～15 mL 血时即可出现症状。

（1）开始阶段：受血者血浆中的凝集素与输入血中的红细胞的凝集原发生凝集反应，红细胞凝集成团，堵塞部分小血管。引起患者四肢麻木、面色潮红、头胀痛、胸闷、呼吸困难、腰背剧痛、恶心呕吐、血压下降等症状。

（2）中间阶段：凝集的红细胞发生溶解，释放大量血红蛋白进入血浆。出现黄疸和血红蛋白尿（酱油色），同时伴有寒战、高热、呼吸急促、发绀、血压下降等。

（3）最后阶段：由于大量血红蛋白从血浆中进入肾小管，遇酸性物质形成结晶体阻塞肾小管，肾小管内皮细胞缺血、缺氧而坏死脱落，加重了肾小管堵塞。患者出现少尿、无尿，氮质血症等急性肾功能衰竭症状，严重者可致死亡。

【护理措施】

（1）立即停止输血，并保留静脉通道，以备抢救，同时通知医生紧急处理。

（2）保留余血并抽取患者血标本一同送检，重做血型鉴定、交叉相容配血试验。

（3）保护肾脏：可行双侧腰封或肾区热敷，解除肾血管痉挛。

（4）碱化尿液：按医嘱口服或静脉滴注 5% 碳酸氢钠以碱化尿液，增加血红蛋白在尿液中的溶解度，减少结晶，防止肾小管阻塞。

（5）密切观察病情变化：密切观察生命体征、皮色、尿量及颜色变化，并做好记录。对尿少、尿闭者按急性肾功能衰竭处理。休克者配合医生进行抗休克急救。

（6）心理护理：关心安慰患者以缓解其焦虑和恐惧情绪。

（7）预防：严格执行查对制度和操作规程，认真做好血型鉴定、交叉相容配血试验，避免发生差错；严格执行血液采集、保存要求，防止血液变质。

（四）大量输血后反应

大量输血是指在 24 h 内紧急输血，输血量大于或等于患者的总血容量。

1. 循环负荷过重　其原因、临床表现、预防及护理措施同静脉输液反应。

2. 出血倾向

【评估】

1. 原因　长时间输入库血或短时间内输入大量库血时，因库血中缺乏血小板及凝血因子而致。

2. 临床表现　输血过程中或输血后，皮肤、黏膜出现淤点或淤斑，穿刺部位、手术切口、伤口处渗血，牙龈出血，严重者出现血尿等。

【护理措施】

（1）遵医嘱每输入 3～5 个单位的库血时，按医嘱补充 1 个单位的新鲜血、血小板和凝血因子等。

（2）密切观察患者意识、血压、脉搏等变化，注意皮肤、黏膜或手术伤口有无出血。

3. 枸橼酸钠中毒反应

【评估】

（1）原因：枸橼酸钠是常用的抗凝剂，当大量输血，导致大量枸橼酸钠输入，如患者肝功能不全，枸橼酸钠不能及时被氧化，与血中游离钙结合使血钙下降，导致凝血功能障碍，毛细血管张力减低,血管收缩不良和心肌收缩无力等。

(2) 临床表现:患者出现手足抽搐,出血倾向,血压下降,心率缓慢甚至心跳骤停。

【护理措施】

(1) 每输入 1000 mL 以上库血时,遵医嘱静脉注射 10% 葡萄糖酸钙或氯化钙 10 mL,防止血钙过低。

(2) 严密观察患者病情变化及输血后反应。

（五）其他反应

1. 空气栓塞 其原因、临床表现、预防及护理措施同静脉输液反应。

2. 输血传染疾病 如病毒性肝炎、疟疾、艾滋病及梅毒等。预防的主要措施是严格把握采血、储血和输血操作各环节,确保血液制品的质量。

3. 细菌污染反应 任何环节不遵守无菌操作规程,均可导致血液被细菌污染。

能力检测

1. 某患者,在输血过程中先是出现了腰背部疼痛、肢体麻木、头胀痛,随着输血的进行症状不断加重,随后引流出的尿液呈酱油色改变,并出现了黄疸等症状。①请问如何进行静脉输血操作? ②该患者发生了什么情况? ③作为护士该如何处理? ④常见输血反应有哪些? 如何预防和处理?

2. 某患者,因输液左上肢出现了条索状红线,肢体肿痛,同时患者出现畏寒、发热等症状。①如何进行静脉输液操作? ②选取静脉的原则有哪些? ③针对该患者的症状考虑患者出现了什么状况,该如何处理? ④常见输液反应有哪些? 如何预防和处理?

(周更苏)

任务十七 冷热疗技术

任务引导

患者,男,19岁,因上体育课时不慎左踝关节扭伤,左踝部肿胀、疼痛。同学小王将其送入医务室。作为医务室护士,思考下列问题:①目前为患者做何处理? ②将如何指导患者进行紧急处理? ③如何指导患者48 h后的处理?

冷热疗技术是临床上常用的物理治疗技术,主要是利用低于或高于人体温度的物质作用于人体表面,通过神经传导引起皮肤和内脏器官血管的收缩或扩张,改变机体血液循环和新陈代谢,达到治疗目的。应用冷热疗法可以引起机体局部和全身反应,其反应有生理效应(表4-17-1)和继发效应两种。

表 4-17-1 冷热疗法的生理效应

生 理 效 应	冷 疗	热 疗
体温	下降	上升
血管	收缩	扩张
需氧量	减少	增加
细胞代谢	减少	增加
血液流动	减慢	增快
淋巴流动	减慢	增快
神经传导	减慢	增快
血液黏滞性	增加	降低
结缔组织伸展性	减弱	增强
毛细血管通透性	降低	增加

应用冷热疗法的适宜时间是 10~30 min。应用冷热疗超过一定时间机体将会产生与生理效应相反的效应,称为继发效应。如持续用冷 1 h 后,收缩的小动脉出现扩张;而持续用热 1 h 后,扩张的小动脉发生收缩。这是机体为了组织免受损伤而产生的防御作用。因此,在用冷或用热 30 min 后应停止使用,给机体 1 h 以上复原时间,防止继发效应发生。

第一节　冷疗技术

一、冷疗的作用

1. 控制炎症扩散　冷可使毛细血管收缩,局部血流减少,降低细胞的新陈代谢和微生物的活力,从而限制炎症的扩散。常用于炎症早期。

2. 减轻局部充血和出血　冷可使毛细血管收缩,血流量减少,血流减慢,减轻局部充血和出血。常用于鼻出血、扁桃体摘除术后和软组织损伤早期。

3. 减轻疼痛　冷可抑制细胞活动,降低神经末梢敏感性,减轻疼痛;使血管收缩,血管壁通透性降低,减轻由于组织充血、肿胀而压迫神经末梢所致疼痛。常用于牙痛、烫伤和软组织扭挫伤早期。

4. 降低体温　冷直接与皮肤接触,通过传导、蒸发等物理作用降低体温。常用于高热、中暑等。头部用冷可降低脑细胞代谢,减少脑细胞需氧量,利于脑细胞功能的恢复。用于脑外伤、脑缺氧患者。

二、影响冷疗的因素

1. 冷疗方式　冷疗有湿冷和干冷两大类。水是良好导体,其传导力和渗透力均比空气强。因此,湿冷比干冷效应强,因此干冷法的温度应比湿冷法低一些,才能达到治疗效果。

2. 冷疗部位　用冷部位不同,产生的冷效应也不同。皮肤厚的区域,如手和脚,对冷刺激的敏感性低,用冷效应差;而躯体的皮肤较薄,对冷刺激敏感性强,用冷效应好。血管粗大、血流丰富的体表部位,用冷效果好。因此,高热者物理降温时选用颈部、腋下、腹股沟等处用冷或全身冷疗以增强降温效果。

3. 冷疗面积 冷效应与用冷疗面积成正比。冷疗面积小,反应弱;冷疗面积大,反应强。局部用冷反应弱,全身用冷反应强。冷疗面积越大,机体的耐受性越差,越易引起全身不良反应。

4. 冷疗时间 冷疗的效应需要一定时间才能产生,在一定时间内,随着时间延长而增强,一般用冷时间为 15～30 min。时间过长可引起继发效应,甚至引起不良反应,如寒战、面色苍白、冻伤,甚至造成组织细胞死亡等。

5. 温度差 冷疗的温度与体表皮肤的温度相差越大,机体对冷刺激的反应越强,反之则越弱。此外,环境温度也会影响用冷效应,如室温高于或等于机体温度时,则传导散热慢,冷效应降低;而在干燥的冷环境中用冷,冷效应则增强。

6. 个体差异 个体因年龄、性别、机体状况、精神状况、生活习惯等差异,对冷反应不同。老年人因感觉功能减退,对冷疗刺激反应较迟钝;婴幼儿体温调节中枢尚未发育完善,对冷疗反应较为强烈;女性对冷刺激较男性敏感。身体虚弱、感觉迟钝、意识不清、麻痹或血液循环受阻者,对冷的敏感性降低,用冷时要防止冻伤。

三、冷疗法禁忌证

(一)禁用冷疗的患者

(1)局部血液循环障碍者:如大面积组织损伤、休克、水肿、微循环障碍者。冷疗会加重血液循环障碍,导致局部组织缺血、缺氧而坏死。

(2)慢性炎症或深部化脓病灶者:冷疗使局部血流量减少,影响炎症吸收。

(3)对冷过敏者:可导致皮疹、关节疼痛等过敏症状。

(4)昏迷、感觉障碍或减退、年老体弱者慎用冷疗。

(二)禁用冷疗的部位

(1)枕后、耳廓、阴囊等处:防止冻伤。

(2)心前区:防止引起反射性心率减慢或心律失常。

(3)腹部:防止腹痛、腹泻。

(4)足底:防止引起反射性末梢血管收缩而影响散热或引起一过性冠状动脉收缩。

四、冷疗技术

(一)局部冷疗技术

技能实训 17-1 局部冷疗技术

【目的】

(1)冰袋、冰囊主要用于降温、局部消肿、减少出血及缓解局部疼痛。

(2)冰帽、冰槽主要用于头部降温,防治脑水肿,降低脑细胞代谢,减少需氧量,提高脑细胞对缺氧的耐受性,减轻脑细胞的损害。

(3)冷湿敷法主要用于降温、消炎、止血,早期扭伤、挫伤的消肿与镇痛。

【操作流程】 见表 4-17-2。

表 4-17-2 局部冷疗技术操作流程

操作程序	操作步骤	要点说明
评估	* 患者的年龄、病情、意识状态、诊断、治疗、体温、生活习惯 * 患者活动能力、心理状态,对用冷的认识、合作程度 * 局部皮肤及黏膜的循环、感觉、出淤血等情况,有无感觉障碍及对冷过敏等	• 头部用冷者评估头部情况;冷湿敷者评估有无开放性伤口
计划 1.护士准备 2.用物准备	* 着装整洁,举止大方,剪指甲,洗手、戴口罩 * 干冷法:①备冰:将冰块放于帆布兜,用木槌敲碎成小块,放入盆内冷水中,除去冰块棱角。②备冰袋、冰囊(图 4-17-1)或冰帽、冰槽:检查冰袋(冰囊、冰帽、冰槽)有无破损、漏水,确认完好后,将小冰块用汤匙装入冰袋内约 2/3 满,排尽空气,夹紧袋口。用毛巾擦干外面溢水,倒提,检查有无漏水。③冰帽或冰槽降温,备海绵垫、肛表;冰槽降温另备不脱脂棉球、治疗碗及凡士林纱布 2 块 * 冷湿敷法:备小盆冰水、敷布 2 块(大于患处面积)、敷钳 2 把、棉垫、凡士林、棉签、纱布、小橡胶单及治疗巾、干毛巾	• 避免患者不适及冰袋受损 • 空气可加速冰的融化 • 冰袋、冰囊外套上布套,避免冰袋与患者皮肤直接接触,并能吸收冷凝水
3.患者准备 4.环境准备	* 理解操作目的、过程、注意事项及配合方法 * 室内整洁、安静、温暖,关闭门窗,用屏风或拉帘遮挡,无对流风直接吹患者	• 保护隐私,防止着凉
实施 ★冰袋、冰囊 1.核对、解释 2.置冰袋或冰囊 3.观察	* 将用物携至床旁,核对、解释,取得合作 * 将冰袋或冰囊置于所需部位。高热降温患者置于前额或头顶,放置前额,应将冰袋悬吊于支架上(图 4-17-2),也可放于体表大血管处,如颈部、腋下、腹股沟等处;扁桃体摘除术后预防出血,可将冰袋置于颈前颌下 * 观察冰袋或冰囊有无漏水,布套潮湿或冰块融化应及时更换	• 核对腕带,查对床号、姓名 • 可保持与前额皮肤接触,又减轻对局部的压力 • 也可用橡胶手套、塑料袋等装入小冰块,置于用冷部位 • 如局部皮肤出现苍白、青紫或有麻木感,应停止用冷

续表

操 作 程 序	操 作 步 骤	要 点 说 明
4. 整理	* 用冷 30 min 后,应撤掉冰袋或冰囊,协助患者取舒适卧位,整理床单位。整理用物:倒尽冰袋中冰水,倒挂于阴凉通风处,晾干后吹入空气,旋紧塞子,存放于阴凉处备用;布套放污物袋送洗;其他用物清洁整理后放于原处备用	• 如需长时间使用,中间应间隔 1 h 再用,以防继发效应 • 物理降温时,使用 30 min 后应测量体温 • 防止两层橡胶粘连
5. 洗手记录	* 洗手,记录冷疗部位、时间、效果、反应	• 降温后体温绘制在体温单上
★冰帽、冰槽		
1. 查对解释	* 将用物携至床旁,核对、解释,取得合作	• 核对腕带,查对床号、姓名
2. 患者保护	* 患者后颈部、接触冰块的部位和双耳外面垫以海绵垫;用冰槽时,双耳道塞不脱脂棉球;双眼覆盖凡士林纱布	• 防止冻伤 • 防止水流进患者耳内,保护角膜
3. 置冰帽	* 将冰帽或冰槽置于患者头部,戴好冰帽。使用冰槽者将患者头部置于冰槽中。将冰帽或冰槽的排水管置于水桶内(图 4-17-3)	• 注意水流情况
4. 观察	* 观察体温、局部皮肤情况、全身反应及病情变化。每 30 min 测量体温一次,维持肛温 33 ℃左右	• 不宜低于 30 ℃
5. 整理	* 用冷完毕,撤去冰帽或冰槽,协助患者取舒适卧位。整理用物,冰帽处理同冰袋,冰槽将水倒干消毒备用 * 其他用物清洁整理后放于原处备用	
6. 洗手记录	* 洗手,记录冷疗部位、时间、效果、反应	• 降温后体温绘制在体温单上
★冷湿敷法		
1. 查对解释	* 将用物携至床旁,核对、解释,取得合作	• 核对腕带,查对床号、姓名
2. 局部准备	* 暴露局部并涂凡士林,范围略大于冷敷面积,上盖单层纱布。下垫小橡胶单及治疗巾	• 保护皮肤和床单
3. 冷敷	* 将敷布浸入冰水盆中,敷钳夹起拧至不滴水为宜(图 4-17-4),抖开敷布平敷于患处。敷布每 2～3 min 更换一次	• 高热患者敷于前额;有伤口者应按无菌技术进行,冷敷后按外科换药法处理伤口
4. 观察	* 局部皮肤情况及全身反应情况	
5. 整理	* 15～20 min 冷湿敷结束后,揭开敷布和纱布,擦去凡士林,协助患者取舒适卧位,整理床单位,用物清洁整理后放原处备用	
6. 洗手记录	* 洗手,记录冷疗部位、时间、效果、反应	• 降温后体温绘制在体温单上

续表

操作程序	操作步骤	要点说明
评价	＊ 患者了解用冷相关知识、能主动配合 ＊ 用冷方法正确、操作规范，达到治疗目的，无不良反应发生	

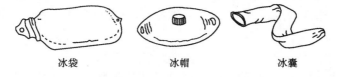

冰袋　　　　　冰帽　　　　　冰囊

图 4-17-1　冰袋、冰帽、冰囊

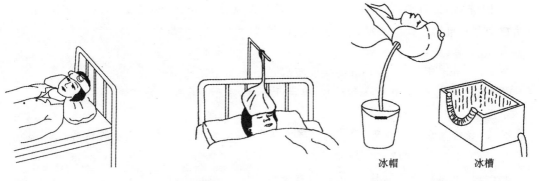

冰帽　　　冰槽

图 4-17-2　冰袋、冰囊的使用　　　　**图 4-17-3　冰帽、冰槽的使用**

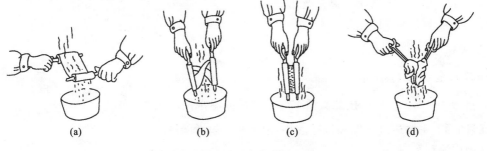

(a)　　　　(b)　　　　(c)　　　　(d)

图 4-17-4　冷湿敷敷布拧干法

【注意事项】

（1）冰袋、冰囊：①注意观察冷疗部位血液循环情况，如局部皮肤出现苍白、青紫或有麻木感，应立即停止用冷。②冷疗过程要随时观察冰袋、冰囊有无漏水，冰块是否融化，以便及时更换或添加冰块。③用冷时间须准确，最长不能超过 30 min，如需再用应间隔 1 h。④用于降温时，应在冰袋、冰囊使用后 30 min 测体温并记录。

（2）冰帽或冰槽：①观察头部皮肤变化，尤其注意患者耳廓部位有无青紫、麻木及冻伤。②每 30 min 为患者测肛温一次。维持肛温在 33 ℃左右，不可低于 30 ℃，以防心室纤颤、房室传导阻滞等并发症出现。

（3）冷湿敷法：①注意观察局部皮肤变化及全身反应。②敷布浸泡彻底，拧至不滴水为度，并及时更换敷布。③湿敷部位如为开放性伤口，遵循无菌操作原则，冷敷后按外科换药法处理伤口。

情境训练　按"任务引导"的案例模拟冷湿敷治疗情境

【目的】　通过角色扮演，感受护士为患者进行冷湿敷的工作内容，并指导冷热敷操作。

【材料】

陪同学生小王：老师，您好！我们正在上体育课，小张同学不小心左脚扭伤了，肿得这么厉害。您看怎么办？

患者：好痛哟！

护士：是的。您好！我姓李，别着急，我马上为你冷湿敷。

护士：准备一盆冷水，放进冰块。

护士：来，小张同学，你把左脚放在这小橡胶单及治疗巾上。在左踝部涂凡士林，盖上单层纱布。再用敷钳拧干浸泡在冰水里的敷布，抖开后平敷于患处。

患者：老师，要敷多长时间？

护士：20 min 吧，每隔 5 min 要换敷布。

护士：20 min 后，揭开敷布和纱布，擦去凡士林，用干毛巾擦干左脚。

小王：现在怎么办？

护士：我给他拿点止痛药，你扶他回寝室休息，最好左脚别用力。把左脚抬高。

患者：可以揉一下吗？

护士：48 h 以内不可以揉，也不能热敷哟！

患者：那 48 h 以后呢？

护士：48 h 后你自己做一做热敷吧。

患者：谢谢李老师！再见。

护士：再见！慢走。

（二）全身冷疗技术

技能实训 17-2　乙醇或温水拭浴技术

【目的】　主要通过蒸发和传导散热，用于高热患者降温。

【操作流程】　见表 4-17-3。

表 4-17-3　乙醇或温水拭浴技术操作流程

操作程序	操作步骤	要点说明
评估	＊ 患者的年龄、病情、意识状态、诊断、治疗、体温、生活习惯 ＊ 患者活动能力、心理状态、对用冷的认识、合作程度	

操 作 程 序	操 作 步 骤	要 点 说 明
	＊ 局部皮肤及黏膜的循环、感觉、出淤血、有无开放性伤口等情况	• 有无感觉障碍及对冷过敏等
计划		
1.护士准备	＊ 着装整洁,举止大方,剪指甲,洗手、戴口罩	
2.用物准备	＊ 盆内盛 32～34 ℃温水 2/3 满(乙醇拭浴,备 25%～35%乙醇 200～300 mL,温度 32～34 ℃)、大纱布垫(或小毛巾)2 块、大浴巾、热水袋加套(内装 60～70 ℃热水)、冰袋(内装冰块,加套)、清洁衣裤,必要时备屏风和便盆	
3.患者准备	＊ 理解操作目的、过程、注意事项及配合方法	• 患者自主或护士协助排尿
4.环境准备	＊ 室内整洁、光线充足,关闭门窗,必要时用屏风或布帘遮挡	• 保护隐私,防止着凉
实施		
1.查对解释	＊ 将用物携至床旁,核对、解释,取得合作	• 核对腕带,查对床号、姓名
2.置冰袋和热水袋	＊ 置冰袋于头部	• 有助降温并减轻头部充血而引起的头痛
	＊ 置热水袋于足底	• 促进足底血管扩张而减轻头部充血,使患者感觉舒适
3.脱衣拭浴	＊ 脱上衣,解松腰带,垫大浴巾于拭浴部位下,将浸有温水或乙醇的小毛巾拧至半干,呈手套式缠在手上,以离心方向进行擦拭,边擦边按摩,最后用浴巾擦干	
4.拭浴顺序	＊ 上肢:侧颈→肩→上臂外侧→手背;侧胸→腋窝→上臂内侧→手掌 ＊ 背部:颈下→全背→腰部 ＊ 下肢:髂骨→大腿外侧→足背;腹股沟→大腿内侧→内踝;股下→大腿后侧→腘窝→足跟	• 禁擦后颈部、心前区、腹部、足底
5.观察	＊ 注意观察病情,如出现面色苍白、寒战、脉搏及呼吸异常等,应停止拭浴并及时处理	• 一般拭浴时间为 15～20 min,以免患者着凉
6.整理	＊ 取下热水袋,盖好被子,取舒适卧位,整理床单位。用物清洁整理后放原处备用	• 拭浴后 30 min 测体温并记录,如体温降至 39 ℃以下,取下头部冰袋
7.洗手记录	＊ 洗手,记录冷疗部位、时间、效果、反应	• 降温后体温绘于体温单上
评价		
	＊ 患者了解乙醇或温水拭浴相关知识,能主动配合	
	＊ 护士操作正确、有效;患者安全、舒适;皮肤表面无发红、苍白、出血点及感觉异常,自觉身体舒适	• 30 min 后体温有所下降

【注意事项】

（1）拭浴过程中应随时观察患者情况，如有寒战、面色苍白、脉搏及呼吸异常等，应立即停止拭浴，并及时与医生联系。

（2）拭浴时，动作要轻柔。擦至腋窝、腹股沟、腘窝等血管丰富处，应适当延长时间，以利散热。

（3）一般拭浴时间为 15～20 min，以免患者着凉。

（4）忌擦拭后颈部、胸前区、腹部及足底，以免引起不良反应。新生儿、血液病患者等禁忌使用。

（5）温水拭浴的温度应稍低于体温，以 32～34 ℃为宜，避免过冷的刺激使大脑皮质更加兴奋，促使横纹肌收缩，使体温继续上升。

> **知识链接**
>
> ### 冰毯机的使用
>
> 冰毯机是利用半导体制冷原理，将水箱内蒸馏水冷却后通过主机与冰毯内的水进行循环交换，促进与毯面接触的皮肤进行散热，以达到降温的目的。冰毯机有两种应用方法：单纯降温法用于高热降温，亚低温治疗法用于严重颅脑损伤的患者。使用方法：①将蒸馏水从机器侧壁上方的进水孔注入，到所限刻度。②协助患者脱衣，将已覆盖中单的冰毯置于患者背部，与整个背部接触。③将肛温传感器置于肛门内并固定。④接电源，打开开关。据病情设定肛温上下限。⑤严密观察肛温。一般高热患者 3 h 后体温可降至正常，若体温降至 30 ℃后，患者体温仍不能恢复正常，则应停用；观察肛温传感器是否在肛门内，注意固定，以保证数字监控的准确性；经常检查水槽内的水量并及时添加。

第二节 热 疗 技 术

一、热疗的作用

1. 促进炎症的消散和局限 热疗可使局部血管扩张，血流速度加快，利于组织中毒素的排出；同时，可促进血液循环，增加血流量，加快新陈代谢，增强白细胞的吞噬功能。因而，炎症早期用热，可促进炎性渗出物的吸收与消散；在炎症后期用热，可促进白细胞释放蛋白溶解酶，溶解坏死组织，促进炎症局限，利于伤口愈合。

2. 减轻深部组织的充血 用热可使局部血管扩张，血流量增加，由于全身循环血量的重新分布，可减轻深部组织的充血。

3. 缓解疼痛 用热能降低感觉神经的兴奋性，提高疼痛阈值；改善血液循环，加快致痛物质（如组胺等）的排出；减轻炎性水肿，以解除局部神经末梢的刺激和压力而减轻疼痛。因用热时结缔组织的伸展性增强，可使肌肉、肌腱和韧带等组织松弛，增加关节活动范围，缓解肌肉痉挛、关节强直僵硬所致的疼痛。

4. 保暖与舒适 用热可促进血液循环,将热带至全身,使患者感到温暖舒适,常用于危重、早产儿、年老体弱及末梢循环不良患者的保暖。

二、影响热疗的因素

1. 热疗方式 用热方式分干热和湿热两种。湿热法因水比空气导热能力强且渗透力大,可达深层组织,因而其效果比干热法强。故使用湿热法时,水温应低于干热法。

2. 热疗部位 用热部位不同,产生的热效也不同。皮肤薄或不经常暴露的部位,对热的敏感性较强,故用热效果好;而皮肤较厚的区域如手掌、脚底对热刺激的耐受性较强,用热效果较差。另外,热疗效果还受血液循环情况影响,血液循环良好的部位热疗效果更好。

3. 热疗面积 热效应与用热疗面积成正比,热疗面积大,热效应强,反之则弱。但热疗面积越大,机体耐受性越差,越易引起全身不良反应。

4. 热疗时间 一般热疗的效应需要一定时间才能产生,在一定时间内,随着时间的延长而增强。用热时间一般为 10~30 min。用热时间过长,因继发反应而抵消其治疗效果,甚至导致不良反应,如烫伤等。

5. 温度差 热疗温度与体表皮肤的温度相差越大,热效应越强,反之越弱。此外,环境温度的高低也影响用热温度和效果,热疗时如室温过低,散热就快,热效应也会降低。一般干热法为 50~70 ℃;湿热法为 40~60 ℃,应根据用热目的和患者的耐受性而定。

6. 个体差异 个体因年龄、性别、机体状况、精神状况、生活习惯等差异,对热反应不同。老年人因感觉功能减退,对热疗刺激反应较迟钝;婴幼儿对热疗反应较强烈;女性对热刺激较男性敏感。昏迷、瘫痪、循环不良者,因感觉障碍,对热的敏感性差、耐受力低,用热时要警惕烫伤。

三、热疗法禁忌证

1. 未明确诊断的急腹症 用热能缓解疼痛,但当疼痛原因不明时用热,易掩盖病情真相而贻误诊断和治疗。

2. 面部危险三角区感染化脓 面部"危险三角区"血管丰富,且静脉无静脉瓣并与颅内海绵窦相通,用热后该处血管扩张,血流量增多,可能导致细菌及毒素进入血液循环,促使炎症扩散,造成严重的颅内感染和败血症。

3. 各种脏器内出血 用热可使局部血管扩张,增加脏器的血流量和血管的通透性,而加重出血倾向。

4. 软组织损伤早期 软组织损伤,如挫伤、砸伤或扭伤 48 h 内,局部用热,使血管扩张,血液循环加快,从而加重皮下出血、肿胀和疼痛。

5. 其他

(1) 恶性肿瘤:使血液循环加快,随着血液的输送,组织细胞可得到更多的氧气和热量,有利于组织细胞的新陈代谢,从而加速肿瘤细胞的转移、扩散,使病情加重。

(2) 金属移植物:属热的良导体,用热易导致烫伤。

(3) 急性炎症反应:牙龈炎、中耳炎及面部肿胀等不用热,因用热使局部温度升高,有利于细菌的繁殖和分泌物增多,加重病情。

(4)皮肤疾病:患某些皮肤病时不用热,如湿疹、开放性引流伤口处,用热会加重皮肤损坏,增加患者不适。此外,非炎性水肿时不用热,因用热会加重水肿。

(5)孕妇腹部:可影响胎儿的生长。

(6)感觉障碍、意识不清者慎用热。

四、热疗技术

热疗有干热和湿热两种方法。干热法有热水袋、红外线灯等,湿热法有湿热敷、热水坐浴、局部浸泡等。

技能实训 17-3　热水袋的使用技术

【目的】　保暖、解痉、镇痛。

【操作流程】　见表 4-17-4。

表 4-17-4　热水袋的使用技术操作流程

操作程序	操作步骤	要点说明
评估	* 患者的年龄、病情、意识状态、诊断、治疗、体温、生活习惯 * 患者活动能力、心理状态、对用热水袋的相关知识的认识、合作程度 * 局部皮肤循环、感觉、皮肤病、伤口等情况	·无血循环障碍、感觉缺陷等
计划 1.护士准备 2.用物准备	* 着装整洁,举止大方,剪指甲,洗手、戴口罩 * 备热水袋:检查热水袋有无破损、漏气。测水温,调节水温至 60~70 ℃;将热水袋去塞放平,将热水灌入热水袋,边灌水边提高袋口,使水不致溢出。灌水至热水袋容积的 1/2~2/3 满,将袋口逐渐放平,见热水达到袋口即排尽空气(图 4-17-5)。旋紧塞子,用干毛巾擦干袋外溢水,倒提热水袋轻轻抖动,检查无漏水后套好布套。必要时备大毛巾	·排尽空气,防止影响热传导 ·套上布套,避免热水袋直接接触皮肤,引起烫伤
3.患者准备 4.环境准备	* 理解操作目的、过程、注意事项及配合方法 * 无对流风直接吹患者或关闭门窗	·维护患者的自尊
实施 1.核对、解释 2.置热水袋 3.观察	* 将用物携至床旁,核对、解释,取得合作 * 将热水袋置于所需部位,袋口朝向身体外侧 * 用热过程中,随时检查热水袋有无漏水 * 观察局部皮肤受热情况,发现皮肤潮红、疼痛,立即停止用热,并在局部涂凡士林保护	·核对腕带,查对床号、姓名

续表

操作程序	操作步骤	要点说明
4.整理	* 用热后(不超过 30 min)撤掉热水袋,协助患者取舒适卧位,整理床单位;将热水袋中的水倒尽,倒挂于阴凉通风处;晾干后吹入空气,旋紧塞子;热水袋布套放入污物袋内送洗;其他用物清洁整理后放于原处备用	• 防两层橡胶粘连
5.洗手记录	* 洗手,记录用热部位、时间、效果、反应	
评价		
	* 患者了解热水袋的相关知识,能主动配合	
	* 护士操作规范、正确,患者感觉温暖舒适	• 局部循环良好,无烫伤发生

【注意事项】

(1)对婴幼儿、老人、昏迷、感觉障碍、末梢循环不良、麻醉未清醒者,水温应调至 50 ℃ 以内,使用时在布套外面再包裹一层毛巾,并加强巡视,以防烫伤。

(2)使用热水袋过程中,应经常观察局部皮肤颜色。如发现皮肤潮红,应立即停止使用,并在局部涂凡士林保护皮肤。

(3)热水袋内不能装水太满,持续用热要及时检查水温更换热水。

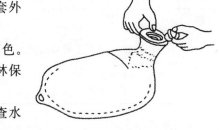

图 4-17-5　热水袋排气法

(4)使用热水袋时要严格交接班。

技能实训 17-4　烤灯的使用技术

【目的】　消炎、解痉、镇痛、促进创面干燥结痂和肉芽组织生长,利于伤口愈合。

【操作流程】　见表 4-17-5。

表 4-17-5　烤灯使用技术操作流程

操作程序	操作步骤	要点说明
评估		
	* 同热水袋的使用	
计划		
1.护士准备	* 着装整洁,举止大方,剪指甲,洗手,戴口罩	
2.用物准备	* 红外线灯、鹅颈灯或 TDP,必要时备有色眼镜、屏风	
3.患者准备	* 理解操作目的、过程、注意事项及配合方法	
4.环境准备	* 无对流风直接吹患者或关闭门窗	
实施		
1.核对、解释	* 将用物携至床旁,核对、解释,取得合作	• 核对腕带,查对床号、姓名

续表

操作程序	操作步骤	要点说明
2.准备	＊ 调节室温,用屏风或床帘遮挡。照射前胸、面颈,患者戴有色眼镜或纱布遮盖	• 保护患者自尊 • 保护眼睛
3.体位	＊ 取舒适体位,暴露治疗部位,将热源置于安全处	
4.调灯距与照射	＊ 灯头移至治疗部位的斜上方或侧方,有保护罩的灯头可垂直照射。灯距一般为30～50 cm,如感觉过热、心慌、头晕等,及时告知医生	• 以防烫伤
5.观察	＊ 观察反应,皮肤出现桃红色均匀红斑为合适剂量,如为紫红色,应立即停止照射,涂凡士林	• 保护皮肤
6.整理	＊ 20～30 min后,照射毕,协助患者取舒适卧位,整理床单位及用物	• 患者休息15 min后,方可外出,以防感冒
7.洗手记录	＊ 洗手,记录用热部位、时间、效果、反应	
评价		
	＊ 患者了解烤灯的相关知识,能主动配合	
	＊ 护士操作正确、规范,患者感觉舒适,无烫伤,局部皮肤症状减轻	

【注意事项】

(1) 根据治疗部位选择不同功率的红外线灯头,如手、足等小部位用250 W,胸腹、腰背部可用500～1000 W的大灯头。

(2) 照射面颈部、胸部时,注意保护眼睛,可戴有色眼镜或用湿纱布遮盖。

(3) 照射过程中保持患者舒适体位,嘱患者如有过热、心慌、头晕等症状时,及时报告医护人员。

(4) 照射过程中注意观察患者全身及局部反应,皮肤出现桃红色均匀红斑为合适剂量,如为紫红色,应立即停止照射,涂凡士林保护皮肤。

(5) 照射完毕,嘱患者休息15 min后方可外出,以防感冒。

技能实训17-5 热湿敷技术

【目的】 消炎、消肿、解痉、镇痛。

【操作流程】 见表4-17-6。

表4-17-6 热湿敷技术操作流程

操作程序	操作步骤	要点说明
评估		
	＊ 同热水袋的使用	
计划		
1.护士准备	＊ 着装整洁,举止大方,剪指甲,洗手、戴口罩	

续表

操 作 程 序	操 作 步 骤	要 点 说 明
2.用物准备	* 治疗盘内：小盆热水(50～60 ℃)、敷布 2 块、敷料钳 2 把、凡士林、棉签、纱布、棉垫、塑料薄膜、小橡胶单 及治疗巾、大毛巾、热水袋、水温计、弯盘 * 必要时备热源、屏风	• 有伤口者备换药用物
3.患者准备	* 理解操作目的、过程、注意事项及配合方法	
4.环境准备	* 病室安静、整洁,无对流风直接吹患者,酌情关闭门 窗或遮挡患者	
实施		
1.核对、解释	* 将用物携至床旁,核对、解释,取得合作	• 核对腕带,查对床号、姓名
2.局部准备	* 协助患者取舒适体位,暴露治疗部位,如暴露身体, 用屏风遮挡 * 治疗部位涂凡士林,涂擦范围略大于热敷面积,上 盖单层纱布,以保护皮肤;治疗部位下垫小橡胶单 及治疗巾	• 保护患者自尊 • 减缓热传导,防烫伤,保持 热效 • 保护床单位
3.热敷	* 敷布在 50～60 ℃热水中浸透,用敷料钳拧干至不 滴水为度,抖开敷布以手腕掌侧试温后敷于局部; 上盖塑料薄膜及棉垫,以维持温度;敷布每 3～ 5 min更换一次;治疗部位可受压者,酌情在上放热 水袋,再加大毛巾	• 如感觉过热,可掀起敷布一 角散热;可用热源维持水温 或及时更换热水
4.观察	* 观察患者局部皮肤颜色及全身情况	
5.整理	* 15～20 min,热敷完毕,揭开纱布,擦去凡士林,协助 患者取舒适卧位,整理床单位;用物清洁整理后放 于原处备用	• 面部热敷患者休息 30 min 后外出,以防感冒
6.洗手记录	* 洗手,记录热敷部位、时间、效果、反应	
评价		
	* 患者了解热湿敷的相关知识,能主动配合 * 护士操作正确、规范,患者感觉舒适,无烫伤,局部 皮肤症状减轻	

【注意事项】

(1) 热湿敷过程中应注意观察局部皮肤状况和全身状况,防止烫伤,并及时更换敷布,每 3～5 min 一次,以保持适当温度。

(2) 伤口部位做热湿敷时,需按无菌技术操作,敷后按外科换药处理。

(3) 面部热湿敷者,嘱热湿敷后 15 min 方可外出,以防感冒。

知识链接 ·······················

电 热 垫

电热垫热敷可促进血液循环、保暖、解痉和镇痛。使用时须外加布套,以利吸收潮气。电热垫有高、中、低三种温度,可根据患者病情适当选用。热敷时将电热垫盖或裹于需热敷的部位,并注意观察热敷的效果。使用时应注意安全,不可将电热垫敷在湿敷布上,或用别针固定电热垫,以防短路引起触电;不可躺在电热垫上,以免身体压迫影响散热。

技能实训 17-6 热水坐浴

【目的】 消炎、消肿、止痛、减轻充血,使患者清洁、舒适。适用于会阴、肛门、外生殖器疾病和手术后,以及盆腔充血、水肿、炎症、疼痛。

【操作流程】 见表 4-17-7。

表 4-17-7 热水坐浴操作流程

操 作 程 序	操 作 步 骤	要 点 说 明
评估		
	* 同热水袋使用	
计划		
1.护士准备	* 着装整洁,举止大方,剪指甲,洗手、戴口罩	
2.用物准备	* 坐浴椅(图 4-17-6)上置消毒坐浴盆,内盛 40～45 ℃温开水至 1/2 满,药液遵医嘱(常用 1∶5 000 高锰酸钾溶液),另备无菌纱布、水温计、浴巾、屏风,必要时备外科换药用物	
3.患者准备	* 理解操作目的、过程、注意事项及配合方法	
4.环境准备	* 病室安静、整洁,无对流风直接吹患者,酌情关闭门窗或遮挡患者	
实施		
1.核对、解释	* 将用物携至床旁,核对、解释,取得合作	• 核对腕带,查对床号、姓名
2.坐浴	* 将药液和温水倒入盆内至 1/2 满,调节水温至 40～45 ℃,脱裤至膝,暴露患处,坐于盆上	
	* 先用纱布蘸拭,使臀部皮肤适应水温后再完全浸入坐浴盆中;腿部用大毛巾遮盖	
3.观察	* 观察患者面色、呼吸、脉搏情况,随时与患者交流,了解感受及需要,并及时处理	

续表

操作程序	操作步骤	要点说明
4.整理	* 15~20 min 坐浴完毕,用纱布擦干患者臀部,协助穿好衣裤,取舒适卧位,整理床单位;将用物清洁、消毒、整理后,放于原处备用	
5.洗手记录	* 洗手,记录用热部位、时间、效果、反应	
评价	* 患者了解热水坐浴的相关知识,能主动配合	
	* 护士操作正确、规范,患者感觉舒适,无烫伤,局部皮肤症状减轻	

【注意事项】

(1)坐浴过程中注意患者安全,随时观察患者面色、呼吸和脉搏,如主诉乏力、头晕、心慌不适,应立即停止坐浴。

(2)女患者月经期、妊娠后期、产后2周内、阴道出血和盆腔急性炎症均不宜坐浴,以免引起或加重感染。

(3)坐浴部位如有伤口,需备无菌坐浴盆和药液,坐浴后按外科换药法处理伤口。

技能实训 17-7 局部浸泡

【目的】 消炎、镇痛、清洁和消毒伤口。用于手、足、前臂、小腿等部位的感染。

【操作流程】 见表 4-17-8。

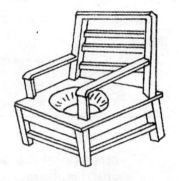

图 4-17-6 坐浴椅

表 4-17-8 局部浸泡操作流程

操作程序	操作步骤	要点说明
评估	* 同热水袋使用	
计划		
1.护士准备	* 着装整洁,举止大方,剪指甲,洗手、戴口罩	
2.用物准备	* 浸泡盆内盛 40~45 ℃热水或药液 1/2 满、毛巾、水温计,必要时备屏风	• 遵医嘱备药液
	* 治疗碗内盛:长镊子 1 把、无菌纱布块、弯盘、外科换药用物	
3.患者准备	* 理解操作目的、过程、注意事项及配合方法	
4.环境准备	* 病室安静、整洁,无对流风直接吹患者,酌情关闭门窗或遮挡患者	
实施		
1.核对、解释	* 将用物携至床旁,核对、解释,取得合作	• 核对腕带,查对床号、姓名

续表

操作程序	操作步骤	要点说明
2.浸泡	* 根据医嘱,配制浸泡液,加入浸泡盆至 1/2 满,调温至 40~45 ℃,暴露患处,嘱患者将患处肢体慢慢浸入盆中,使患者逐渐适应浸泡部位。有伤口者,应准备无菌浸泡盆及药液,浸泡过程中,可用长镊子夹持无菌纱布轻轻擦拭创面,使之清洁;随时调节水温	• 有伤口者,应准备无菌浸泡盆及药液 • 添加热水时,应先将患者肢体移出盆外,以防烫伤
3.观察	* 观察浸泡部位皮肤有无发红、疼痛等	
4.整理	* 30 min 左右,浸泡完毕,用毛巾擦干浸泡部位。协助患者取舒适卧位,整理床单位;将用物清洁、消毒、整理后放原处备用	
5.洗手记录	* 洗手并记录浸泡部位、时间、药物、效果和反应	
评价	* 患者了解局部浸泡的相关知识,能主动配合 * 护士操作正确、规范,患者感觉舒适,无烫伤,局部皮肤症状减轻	

【注意事项】

(1) 浸泡过程中注意观察局部皮肤情况,如出现发红、疼痛等反应要及时处理。

(2) 浸泡过程中应随时添加热水或药液,以维持所需温度;添加热水时,应将患者肢体移出盆外,以防烫伤。

(3) 浸泡部位如有伤口,需用无菌浸泡盆和药液,浸泡后按外科换药法处理伤口。

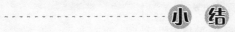

能力检测

1. 患者,女,40 岁,发热待查入院,体温 39.8 ℃,一般情况良好,意识清醒。请问:①采取何种方法进行降温? ②实施中应注意什么?

2. 患者,男,48 岁,外痔手术后,医嘱:1∶5 000 高锰酸钾溶液热坐浴,bid,常规换药。请问:①如何准备用物? ②如何实施操作? ③应注意哪些问题?

(左凤林)

小　结

基本治疗技术包括药物治疗技术、药物过敏试验技术、静脉输液与静脉输血技术和冷热疗技术等。学生掌握基本治疗技术的基本知识、基本理论、基本原则和注意事项;实训中,在严格遵守无菌技术操作原则、严格执行查对制度的前提下,在真实或仿真的环境中,按照操作规程加强训练。

综合实训项目四　基本治疗技术

患者,男,75 岁,会计师,主诉:慢性咳嗽、咳痰气喘 15 年,胸闷、气促 5 年,下肢浮肿 2 年,现病史:15 年来每逢劳累,受寒后即有咳嗽、咳痰,开始为白色黏液,继之转为脓性痰,2 年来,上述症状发作频繁,上楼或干活后尤为明显,且逐渐加重。现安静休息状态下也感胸闷、心悸,水肿。2 天前受凉感冒而发热,剧烈咳嗽,双下肢明显水肿,尿少,吃喝甚少,昨天白天一直在睡,唤醒后不思饮食,夜间睡眠艰难,或者烦躁、或者长时间呆坐,反应迟钝,既往否认有结核病史,有高血压病史 10 年,糖尿病史 8 年,吸烟 30 年,每日 2 包,喝酒少量。体格检查:体温 39.8 ℃,脉搏 112 次/分,呼吸 32 次/分,血压 175/100 mmHg。急性面容,烦躁不安,端坐呼吸、鼻翼煽动,口唇发绀。未触及浅表淋巴结,咽部充血,扁桃体不肿大,颈静脉怒张,气管居中,两侧胸廓对称,肋间隙饱满,两肺叩诊为过清音,心尖搏动不明显,心浊音界未叩出,心率 110 次/分,主动脉瓣区第二心音亢进,肺动脉瓣区第二心音亢进。肝下界右侧锁骨中线肋下 5 cm 处轻度压痛,肝-颈静脉回流征阳性,两下肢凹陷性水肿,余(一)性。实验室检查:Hb 126 g/L,WBC 12×10^9/L。WBC 分类:St 0.06,SN 0.62,L 0.21,E 0.01。尿蛋白(一),血糖:8.8 mmol/L。血浆蛋白测定:T 80 g/L,A 45 g/L,G 35 g/L。血气分析:PaO_2 7.3 kPa(55 mmHg)。肺功能,最大通气量降低,小于 80%,残气量/肺总量>40%。心电图:P 波高而尖,电压 0.25 mV,心电图右偏 135。X 射线胸片:两肺纹理增粗,心腰凸隆,右心室肥大。

诊断:(1)慢性支气管炎急性发作、肺气肿、肺心病、心功能四级。(2)慢性呼吸衰竭Ⅱ型。(3)高血压病 2 级、高危。(4)Ⅱ型糖尿病。

治疗:长期医嘱:持续吸氧(2 L/min);单硝酸异山梨酯胶囊 50 mg　PO　qd;孟鲁斯特片 10 mg　PO　qd;硝苯地平缓释片 10 mg　PO　Bid;Inj N.S 100 mL、头孢哌酮舒巴坦针 3.0 /ivgtt q12 h;Inj N.S 10 mL、氨溴索针 30 mg/iv q12 h;喘可治针 4 mL im q12 h;重组人胰岛素早餐前 14 U、晚餐前 12 U,H;布地奈德混悬液 2 mg 雾化吸入 Bid。临时医嘱:0.9%的氯化钠注射液 50 mL、硝普钠针 25 mg/持续泵入,q8 h 更换,使 BP 不低于 120/70 mmHg。

分析上述病例,写出护理诊断,为患者制订出护理计划,针对医生医嘱,为患者实施各项治疗措施,并说出操作要领及其注意事项。

项目五
危重患者抢救与护理技术

护士执业资格考试导航

1. 危重患者的病情评估及支持性护理,抢救室的组织管理与抢救设备管理。
2. 心肺复苏、氧气吸入法、吸痰法、洗胃法、人工呼吸器使用法。

任务十八 危重患者的护理与抢救技术

任务引导

患者,男,22岁,由于未戴安全帽在建筑工地上被高处落下的硬板砸伤右顶部,当时晕倒在地,神志不清,即被工友送入某院急诊科。到急诊科时患者清醒,诉头痛,左侧肢体稍麻木。

护理体检:患者神志清楚,GCS15分,双侧瞳孔正常,右顶部可见头皮肿胀,无裂口,左侧肢体肌力4级,左侧病理征阳性,余无特殊。行CT检查,在行CT检查过程中,发现患者意识障碍逐渐加重,后呼之不应,返急诊科查体发现右侧瞳孔直径约4 mm,光反应消失,左侧正常,左侧肢体偏瘫,急入脑外科。

辅助检查:CT右侧颅骨内板下双凸透镜状、梭状密度增高影,边缘光滑,内缘弧度与脑表现弧度相反,未跨越颅缝,诊断为急性右顶部硬膜外血肿。请回答下列问题:①护士如何进一步观察该患者的病情?②如果患者出现呼吸心跳骤停,护士如何配合医生进行抢救?③该患者是否需要吸氧,其浓度与流量如何调节?④如何保证该患者呼吸道通畅?⑤护士在抢救患者时应具备哪些能力?

危重患者是指病情严重,随时可能发生生命危险的患者。如突发的昏迷、气管异物、心跳骤停等。其特点是病情危急、严重、变化快,随时可能出现危及生命的征象。需要护理人员能够给予准确的评估、及时的抢救和精心的护理。

抢救和护理危重患者是护理工作中一项重要而严肃的任务,抢救的质量直接关系到患者的生命和生存质量。抢救与配合治疗是护理危重患者的关键。护理人员必须能够熟练掌握心肺复苏、吸氧、吸痰、洗胃、人工呼吸器的使用等常用的抢救技术,熟悉相应的抢救程序,保证抢救工作及时、准确、有效地进行。

第一节 危重患者的支持性护理

一、危重患者的病情评估

危重患者的护理是护理工作的一项重要任务,对危重患者的病情评估是护理危重患者的先决条件,它贯穿于护理工作的全过程。护士观察患者要敏锐、沉着、镇静、机智、果断,要做到忙而不乱,工作有条不紊,操作要做到稳、快,尽量为抢救成功争取时间。因此,要求护理人员必须具备医学及相关知识、高度的责任感、严谨的工作作风及敏锐的观察能力、评判思维与解决问题能力,做到"五勤"即勤巡视、勤视察、勤询问、勤思考、勤记录。

1. 生命体征的评估 密切观察患者生命体征,做好记录。

(1) 体温的变化:体温突然升高,多见于急性感染患者;体温低于 35.0 ℃,见于休克和极度衰竭患者;持续高热、超高热、体温持续不升均表示病情严重。

(2) 脉搏的变化:应注意观察患者脉搏的频率、节律、强弱等变化,如出现脉率低于 60 次/分或高于 140 次/分及间歇脉、脉搏短绌、细脉等,均表示病情有变化。

(3) 呼吸的变化:应注意观察患者呼吸频率、节律、深浅度、音响等变化,如出现呼吸频率高于 40 次/分或低于 8 次/分及潮式呼吸、间停呼吸等,均是病情危重的表现。

(4) 血压的变化:应注意监测患者的血压、脉压的变化,特别是高血压及休克患者。如收缩压持续低于 70 mmHg 或舒张压持续低于 20 mmHg,多见于休克患者;如收缩压持续高于 180 mmHg 或舒张压持续高于 100 mmHg,表示为重度高血压。

2. 意识状态的评估 意识是对环境的知觉状态,是大脑高级中枢功能活动的综合表现,它往往是反映疾病严重程度的重要标志。根据中枢神经功能受损情况,意识改变可分为嗜睡、意识模糊、昏睡、昏迷。应根据患者的语言、思维反应、定向力等方面的能力,情感状态以及肢体活动情况,对意识状态的评估,结合必要的神经反射检查来判断其有无意识障碍及其程度。

3. 瞳孔的评估 瞳孔变化是病情变化的一个重要指征,如颅内疾病、药物中毒、昏迷等都存在瞳孔变化。评估瞳孔要注意观察两侧瞳孔形状、大小、边缘及对称性、对光反射等。

4. 一般情况的评估 一般情况的评估包括评估患者的面色、表情、皮肤黏膜、姿势体态、饮食营养、睡眠、呕吐物、排泄物等。

5. 特殊检查或药物治疗的评估 临床上因诊断或治疗的需要,常常要做一些特殊检查,护士应进行有针对性的评估;药物治疗是临床最常用的治疗方法,护士应注意评估其疗效、副作用及毒性反应。

6. 心理状态的评估 危重患者由于病情重,采取多项抢救措施,往往会使患者产生恐惧心理,对预后的担心会使患者产生焦虑情绪,并易对家属及医护人员的行为产生猜疑心理。当病程长、疗效不理想时,又会产生悲观情绪。对患者心理状态的评估应包括其语言和非语言行为、思维能力、认知能力、情绪状态、感知情况等是否处于正常,是否出现记忆力下降、思维紊乱、反应迟钝、行为异常、不良情绪反应等。

7. 自理能力的评估 评估患者的活动能力及活动耐力,如能否自己进食、如厕等,有助于护士对其进行有针对性的护理。

二、危重患者的支持性护理措施

1. 密切观察病情变化 定时测量并记录患者生命体征的变化,有条件可使用监测仪器进行持续监测,以便及时采取有效的措施。如患者出现呼吸心跳骤停,应立即通知医生,进行心肺复苏术等抢救。密切观察患者意识状态、瞳孔及其他情况,随时了解心、脑、肺、肝、肾等重要脏器的功能及治疗的效果与反应,并及时记录。

2. 保持呼吸道通畅 防止分泌物淤积,预防坠积性肺炎、肺不张等并发症的发生。对意识清醒患者鼓励并协助做深呼吸或轻拍背部促使分泌物咳出,每天 3～5 次,每次根据病情持续 5～10 min;昏迷患者头偏向一侧,用吸引器吸出呼吸道分泌物,以保持呼吸道通畅。

3. 患者临床生活护理

(1)眼的护理:眼睑不能自行闭合者,涂红霉素眼膏或盖凡士林纱布,以防角膜干燥而导致角膜炎、结膜炎或溃疡发生。

(2)口腔护理:保持口腔清洁,增进食欲,防止口腔感染。根据病情协助患者漱口或帮助患者进行口腔护理,每日 2～3 次,防止发生口腔感染、溃疡、口臭等。

(3)皮肤护理:危重患者由于长期卧床、大小便失禁、出汗、营养不良等原因,皮肤完整性容易受到损害。应定时翻身、按摩、擦洗,保持局部皮肤清洁干燥,防止压疮发生。

(4)维持肢体功能:如病情许可,应指导并协助患者做肢体主动或被动全范围关节运动,每日 2～3 次,每次 10～20 min,并做按摩,以促进血液循环,增加肌肉张力,防止肌肉萎缩,关节僵直,静脉血栓形成和足下垂的发生等。

4. 补充营养和水分 对不能进食者,可给予鼻饲或胃肠外静脉高营养支持。对体液不足患者(如大量引流或额外体液丧失等),应补充足够体液,防止水、电解质紊乱。

5. 维持排泄功能 协助患者进行大小便。尿潴留者可采用诱导、针刺、改变环境等,促使排尿,必要时,在无菌操作下导尿。便秘者应用简易通便或灌肠法等帮助排便。

6. 注意安全 对意识丧失、谵妄、躁动的患者,使用保护具防止坠床。牙关紧闭抽搐的患者,用压舌板裹上数层纱布放于上下白齿之间,避免咬伤舌头;室内光线宜暗,工作人员动作要轻,避免因外界刺激而引起患者抽搐。医务人员不在患者面前谈论病情。

7. 保持引流管通畅 危重患者身上有时可有许多引流管,如导尿管、胃肠减压管、伤口引流管等,应给予妥善固定,安全放置,保持通畅。同时注意保持无菌,防止逆行感染。并对患者家属进行健康教育,指导其在护理患者时应注意的事项。

8. 心理护理 根据患者的具体情况和心理特点给予心理护理。护士要态度和蔼、诚恳、富有同情心;举止优雅稳重,操作娴熟、一丝不苟,给患者以信赖感和安全感;语言应精练易懂;对语言沟通障碍者,应注意其非语言行为,并与患者建立其他有效的沟通方式;提高患者对疾病的认知能力，鼓励其参与自我护理和治疗的选择；当疗效不佳时，鼓励和安慰患者，增强其治疗的信心；多采用"治疗性触摸"，将关心、支持等信息传递给患者并注意保护其隐私；鼓励家属及亲友探视，让患者感受到爱、关心与支持等。

第二节 危重患者的抢救技术

一、抢救室的管理与抢救设备

对危重患者进行抢救是医疗护理工作中的一项紧急任务，必须争分夺秒。急诊室和病区均应设抢救室。急诊室应设有单独抢救室，急诊抢救室的走廊宽敞，最好容纳救护车，以便接送患者方便，室内装有监控系统及报警系统。病区的抢救室应设在靠近护士办公室的单独房间内。抢救室要宽敞、明亮、安静、整洁。

（一）抢救室的管理

1. 指定抢救负责人，成立抢救小组 立即指定抢救负责人，组成抢救小组，抢救过程中的指挥者应为在场工作人员中职务最高者，各级医务人员必须听从指挥，在抢救过程中态度严肃认真、动作迅速正确。

2. 制定抢救方案 医生、护士应共同参与抢救方案的制订，明确抢救措施与程序，做到分工明确，密切协作（图 5-18-1）。

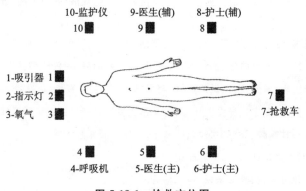

图 5-18-1 抢救方位图

3. 落实抢救护理计划 根据患者的具体情况，准确找出患者的护理问题，制订抢救护理计划，确立预定目标，确定护理措施，解决患者现存的或潜在的健康问题。

4. 认真做好抢救记录及查对工作 护士配合医生做好抢救记录及查对工作，一切抢救工作均应做好记录，记录要求准确、清晰、扼要、完整，且注明执行时间。各种急救药物的使用均须经两人核对。执行口头医嘱时，护士必须向医生复述一遍，双方确认无误后方可执行，抢救完毕需及时由医生补写医嘱。抢救中各种急救药物的安瓿、输液空瓶、输血空瓶等应集中放置，以便事后查对。

5. 进行查房、会诊和病例讨论 责任护士应参与医生每次查房、会诊和病例讨论，了解危重患者的抢救过程，并及时将护士观察到的情况提供给医生，以配合治疗和护理。

6. 分工明确、互相配合，提高抢救成功率 抢救小组应分工明确、互相配合，一切抢救物品放置做到"五定"，即定数量品种、定点安置、定人保管、定期消毒灭菌、定期检查维修。

确保抢救物品的使用。护士应熟悉抢救物品的性能和使用方法,并能排除一般故障。

7. 严格的交接班制度 科室应制订严格的交接班制度,护士要做好交接班工作,保证抢救及护理措施的落实。

（二）抢救室的设备

1. 抢救床 抢救床应为能升降的活动床,必要时另备木板一块,胸外心脏按压时使用。

2. 抢救车 应按照要求配置下列物品。

（1）急救药品:中枢兴奋药、升压药、降压药、强心剂等（表5-18-1）。

表 5-18-1 常用急救药品

类 别	药 物
呼吸兴奋药	尼可刹米(可拉明)、山梗菜碱(洛贝林)(二药合称"呼二联")等
升压药	盐酸肾上腺素、去甲肾上腺素、异丙肾上腺素、间羟胺、多巴胺等
抗高血压药	硝普钠、肼屈嗪、硫酸镁注射液等
抗心力衰竭药	去乙酰毛花苷(西地兰)、毒毛花苷 K 等
抗心律失常药	利多卡因、维拉帕米、乙胺碘呋酮等
血管扩张药	甲磺酸酚妥拉明、硝普纳、硝酸甘油、氨茶碱等
止血药	安特诺新(安络血)、酚磺乙胺(止血敏)、卡巴克洛、氨甲苯酸、维生素 K_1、鱼精蛋白、垂体后叶素等
镇痛镇静药	吗啡、哌替啶(杜冷丁)、苯巴比妥钠(鲁米那)、氯丙嗪(冬眠灵)等
解毒药	阿托品、碘解磷定、氯解磷定、亚甲蓝、二巯丙醇、硫代硫酸钠等
抗过敏药	异丙嗪、苯海拉明、氯苯那敏、阿司咪唑等
抗惊厥药	地西泮(安定)、异戊巴比妥钠、苯巴比妥钠、硫喷妥钠、硫酸镁注射液
脱水利尿药	20%甘露醇、25%山梨醇、呋塞米(速尿)、利尿酸钠等
碱性药	5%碳酸氢钠、11.2%乳酸钠
激素类药	氢化可的松、地塞米松、可的松等
其他	0.9%氯化钠溶液、各种浓度的葡萄糖、复方氯化钠、低分子右旋糖酐、10%葡萄糖酸钙、羟甲淀粉、氯化钾、氯化钙等

（2）各种无菌急救包:静脉切开包、气管插管包、气管切开包、开胸包、导尿包、各种穿刺包、吸痰包等。

（3）一般用物:治疗盘、血压计、听诊器、开口器、压舌板、舌钳、输液器、输血器、各种注射器及针头、各种型号的引流管及引流瓶、吸氧管、吸痰管、喉镜、手电筒、止血带、绷带、夹板、宽胶布、无菌敷料、无菌治疗巾、无菌手套、无菌刀剪、玻璃接管、火柴、酒精灯、应急灯、多头电源插座、输液架、皮肤消毒剂等。

3. 急救器械 急救器械包括氧气筒及氧气表装置或中心供氧系统、电动吸引器或中心负压吸引装置、心电监护仪、电除颤器、心脏起搏器、心电图机、简易呼吸器、呼吸机、吸引器、电动洗胃机、多功能抢救床、小型 X 线机、手术床等。

4. 通讯设备 自动传呼系统、电话/可视电话、对讲机。

二、常用抢救技术

（一）心肺复苏技术

技能实训 18-1　心肺复苏技术

心肺复苏技术（cardiopulmonary resuscitation，CPR）是对呼吸和心跳突然停止，意识丧失患者的一种现场急救方法，即胸外按压形成暂时的人工循环并恢复自主搏动，开放气道、人工呼吸代替自主呼吸并恢复自主呼吸，快速电击除颤恢复心室颤动，以及尽早使用血管活性药物来重新恢复自主循环的急救技术。

心肺复苏术（CPR）分为 3 个阶段，即基础生命支持（basic life support，BLS）、高级生命支持（advanced life support，ALS）和延续生命支持（prolonged life support，PLS）。在紧急救护中使用最多的技术还是 BLS，包括胸外心脏按压（circulation，C）、开放气道（airway，A）和人工呼吸（breathing，B），一般按 C—A—B 顺序进行。ALS 中应加上电击除颤（defibrilation，D）的应用。BLS 也是 ALS 和 PLS 的基础。

在心跳和呼吸突然停止之后，人的脑细胞于 4 min 内开始死亡，10 min 内脑细胞死亡不可恢复。目前全世界对突发性心跳骤停的患者的救治目标是在心脏停搏后 4 min 内开始 BLS，并在 8 min 内给予 ALS 操作技术，以提高复苏患者的成功率。经验表明，不仅医务工作者，更要倡导公众学习掌握 BLS 的方法，以便能对目击现场发病的患者进行抢救，维持患者的心、脑及其他组织的供氧，挽救生命。

【指征】

1. 突然意识丧失 轻拍并大声呼救，观察是否有反应。如确实没有反应，可以诊断患者意识丧失。

2. 呼吸骤停 直视胸廓，发现无呼吸或不能正常呼吸，仅仅是喘息。造成呼吸骤停的原因主要包括溺水、脑卒中、气道异物阻塞、吸入烟雾、药物过量、雷击、电击、窒息、创伤、心肌梗死以及各种原因引起的昏迷。

3. 心跳骤停 大动脉搏动消失：颈动脉、肱动脉、股动脉触摸不到动脉搏动。造成心跳骤停的原因包括心源性的和非心源性。①心源性：由于心脏本身的病变所引起，如心肌梗死、病毒性心肌炎、传导阻滞等器质性心脏病。②非心源性：由于其他疾病或因素影响心脏所引起，包括意外事件，如电击、溺水、自缢、严重创伤、手术和麻醉意外。严重的水、电解质紊乱及酸碱平衡失调，如高血钾、低血钾、酸中毒。药物中毒或过敏，如洋地黄类中毒、青霉素过敏、休克等。

4. 其他 瞳孔散大（注意是否药物的作用；一般心跳呼吸停止 1 min 后出现）、眼球固定、脸色苍白或发绀（末梢明显）、心尖搏动及心音消失（听诊心音、心电图表现心室颤动或停顿）、外科患者会出现伤口不出血等。

心跳呼吸骤停患者需要立即抢救，一般只快速检查无意识、无呼吸或不能正常呼吸（专业人员可检查动脉搏动）后，即呼救抢救。不能因做过多检查而耽误急救。

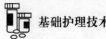

知识链接

美国心脏协会心血管急救成人生存链

2010年美国心脏协会心血管急救成人生存链中的环节如下：①立即识别心脏骤停并启动急救系统。②尽早进行心肺复苏，着重于胸外按压。③快速除颤。④有效的高级生命支持。⑤综合的心脏骤停后治疗。

【目的】 利用人工的方法使患者迅速建立起有效的循环和呼吸，恢复全身的血氧供应，

防止加重脑缺氧，促进脑功能恢复。

【操作流程】 见表5-18-2。

表5-18-2 心肺复苏术操作流程

操作程序	操作步骤	要点说明
评估	* 意识：轻拍肩并大声呼唤患者，无反应	• 轻拍重唤，左右顾及；轻拍双肩，呼唤双耳
	* 呼吸：没有呼吸或不能正常呼吸（仅喘息）	• 直视胸廓
计划		
1.护士准备	* 衣帽整洁，勿戴口罩	
2.用物准备	* 院内：治疗盘内置治疗碗（内置纱布2块）、弯盘；有条件者备简易呼吸器、除颤器、血压计、听诊器或心电监护仪、手电筒。必要时备木板、脚踏板、屏风等	• 不用刻意准备，立即投入急救
	* 院外：就地取材，如纱布	
3.患者准备	* 使患者仰卧于硬板床或地上，去枕，头后仰	
4.环境准备	* 就地抢救，不宜搬动。尽力创设宽敞、安静、光线适宜、安全的环境条件	• 环境安全、光线明亮
实施		
1.启动急救系统	* 立即呼救，寻求他人帮助，看表计时	• 院内：如附近有则请他人带除颤器、呼吸器等 • 院外：立即拨打或请人拨打"120"急救电话
2.判断循环	* 心跳：用食指、中指触摸患者大动脉，10 s内未扪及脉搏（同时观察患者面色、胸廓起伏，迅速判断患者有无呼吸）	• 仅限医务人员 • 如患者不是仰卧倒地，先摆复苏体位，解除束缚，再判断循环

续表

操 作 程 序	操 作 步 骤	要 点 说 明
3.松解衣扣	* 解开患者的领扣、领带及腰带等束缚物	• 必要时用心脏按压板
4.心脏按压	* 定位：按压部位是胸骨中下 1/3 交界处（男性和儿童相当于两乳头连线中点，见图 5-18-2）。定位的方法：抢救者站或跪于患者一侧，用一手的中指、食指触及肋骨下缘，向上滑动至胸骨下切迹处，向上移动 2 横指，即为胸骨中下 1/3 交界处 * 手法：一手掌跟部放在患者胸骨中下 1/3 交界处，手指翘起不接触胸壁，另一只手掌跟部放在此手的手背上，手指并拢或相互握持两臂位于患者胸骨的正上方，双肘关节伸直，利用上身重量垂直下压，然后迅速放松，使胸骨复原。反复进行（图 5-18-3），按压与放松时间相等。为 1～10 岁小儿行胸外心脏按压，用一只手掌即可。若为婴儿则用拇指或 2～3 个手指挤压即可 * 按压深度：成人胸骨下陷至少 5 cm，儿童和婴儿至少为胸部前后径的 1/3（儿童大约 5 cm，婴儿大约 4 cm） * 按压频率：至少 100 次/分 * 复苏过程中，胸外心脏按压应与人工呼吸同时进行，无论是单人还是双人操作，成人的胸外心脏按压与人工呼吸为 30∶2；儿童和婴儿的胸外心脏按压与人工呼吸比，在单人操作时为 30∶2；双人时为 15∶2	• 禁忌证：严重胸廓畸形、广泛性肋骨骨折、血气胸、心包填塞、外伤心脏等，禁忌胸外按压 • 胸前捶击不用于无目击者的院外心脏骤停；有目击者、监护下的不稳定型室性心动过速，又暂无 AED 时可进行胸前捶击，但不应因此延误给予心肺复苏和电击 • 定位要准确，过高可伤及大血管，过低可伤及腹腔脏器或引起胃内容物反流；偏离胸骨可以引起肋骨骨折 • 按压时两手手指不能触及患者的胸壁，防止肋骨骨折或肋骨与软骨交界处骨折；放松时，手掌不离开定位点，以免改动按压部位，引起骨折或达不到按压效果 • 按压力垂直作用于患者胸骨部；保证每次按压后胸骨回弹 • 医务人员每 2 min 交换一次按压职责
5.开放气道	* 使患者头偏向一侧，清除口中异物，有义齿者取出 * 仰面抬颈法（图 5-18-4）：抢救者一手抬起患者颈部，另一手以小鱼际肌侧下压前额，使患者头后仰，使气道打开 * 仰面举颏法（图 5-18-5）：抢救者一手抬起患者前额，手掌用力向后压，使头后仰，另一手放在患者靠近颏部的下颌骨前方，将颏部向前抬起，使气道打开 * 托下颌法（图 5-18-6）：抢救者肘部着地，双手将下颌角托起，并使头后仰，下颌骨前移，使气道打开	• 有利于空气进入肺内，并避免异物被吹入呼吸道深部，避免舌后坠所至的呼吸道阻塞 • 仰面抬颈法用于颈部无外伤时，头颈部损伤患者禁用 • 仰面举颏法用于颈部无外伤时，解除舌后坠效果最佳。注意手指不要压向颏下软组织，以免阻塞气道 • 托下颌法适用于颈部有或疑有损伤时

续表

操作程序	操作步骤	要点说明
6.人工呼吸	* 口对口人工呼吸(图 5-18-7):保持气道通畅后,抢救者用一只手的拇指和食指捏住患者的鼻孔。吸一口气,屏气,双唇包住患者口部(不留空隙),对准患者的口部用力吹气,使胸廓扩张。吹气毕,松开口鼻,使患者的肺和胸廓自行回缩,将气体排出。按以上步骤反复进行 * 口对鼻人工呼吸(适用于牙关紧闭或口部有严重损伤的患者):抢救者一手压前额,一手抬下颌使口腔紧闭。吸一口气,再包住患者鼻部,用力吹气。吹气时时间要长,力量要大。如此反复进行 * 口对口鼻人工呼吸(用于婴幼儿):抢救者双唇包住患者口鼻吹气,吹气时间要短,用劲要小 * 有条件时,使用面罩通气或气管插管人工呼吸。尽快使用高级气道通气,可继续进行胸外按压,至少 100 次/分,不必与呼吸同步;之后按照 6~8 s 一次呼吸,时间为 8~10 次/分,避免过度通气	* 口对口人工呼吸是人工呼吸首选的方法 * 为防止交叉感染,可在患者口鼻部盖一层纱布 * 防止吹气时气体从口鼻逸出 * 吹气在按压的间歇进行 * 平静吸气,自然吹气;以每秒钟 1 次的速率进行人工呼吸 * 给予足够的潮气量(每次吹气量为 500~600 mL),能看见胸廓的起伏,且呼气时听到或感觉到有气体逸出 * 避免过度通气
7.除颤(AED)	* 取来 AED 后检查心律,确认是否需要电除颤:需除颤,电击一次(不主张连续电击),立即进行 CPR5 个循环(2 min);不需除颤,再行 CPR5 个循环(2 min) * 有心电监护者从室颤到电击的时间不应超过 3 min,且在等待除颤器时行心肺复苏	* 尽快连接并使用 AED,尽可能缩短电击前后的胸外按压中断,每次电击后立即从心脏按压开始复苏
8.效果判断	* 每连续操作 5 个循环(约 2 min)迅速全面检查评估 1 次	* 直至救援人员到达,配合进行进一步生命支持
9.整理记录	* 观察病情,实施进一步生命支持,用简易呼吸器或人工呼吸机维持呼吸,加强护理。做好记录	
评价	* 患者出现有效的心肺复苏指征 * 患者无并发症出现 * 操作熟练,手法正确,程序规范,动作敏捷	

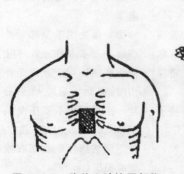

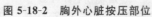

图 5-18-2 胸外心脏按压部位

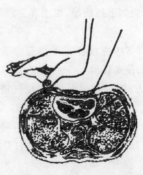

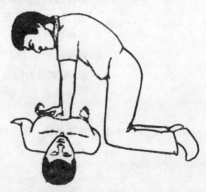

图 5-18-3 胸外心脏按压

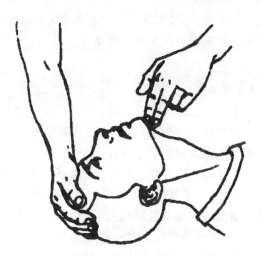

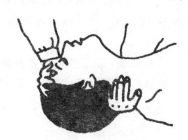

图 5-18-4 仰面抬颈法

图 5-18-5 仰面举颏法

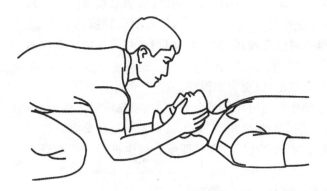

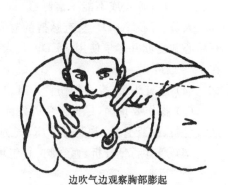

边吹气边观察胸部膨起

图 5-18-6 托下颌法

图 5-18-7 口对口人工呼吸

知识链接 · ●

非专业施救者成人心肺复苏

1. **判断** 无反应且没有呼吸或不能正常呼吸(即仅仅是喘息)。

2. **启动急救系统** 呼救,启动急救系统,打"120"电话。

3. **心肺复苏** ①未经心肺复苏培训者:进行单纯胸外按压心肺复苏,即为突然倒下的成人患者,在胸部中央用力快速心脏按压,或者按照急救调度的指示操作。②经过培训的非专业施救者:应至少为心脏骤停患者进行胸外按压;有能力进行人工呼吸者,应按照 C—A—B 进行心肺复苏。按 30∶2 的比例按压和人工呼吸,按压速率至少 100 次/分,成人按压幅度至少 5 cm。如有两名施救者在场:第一名施救者开始胸外按压,第二名施救者开放气道并准备好在第一名施救者完成第一轮 30 次胸外按压后立即进行人工呼吸。

4. **持续进行** 直至 AED 到达且可供使用,或者急救人员或其他相关施救者已接管患者。

注意：尽可能减少胸外按压中断的次数和时间。高质量心肺复苏还包括保证每次按压后胸廓回弹和避免过度通气。

【注意事项】

（1）成人、儿童、婴儿基础生命支持程序为 C—A—B，在施救者未经培训或不熟练的情况下主张单纯胸外按压；新生儿心脏骤停基本都是窒息性骤停，保留 C—A—B 复苏程序，但心脏病因导致的骤停除外。

（2）强调以团队形式给予心肺复苏。如一名施救者启动急救系统，第二名施救者开始胸外按压，第三名施救者则提供通气或找到气囊面罩，开放气道进行人工呼吸或通气，第四名施救者找到并准备好除颤器。因此，基础生命支持的医务人员培训不仅应教授个人技能，还应当训练施救者作为一个高效团队的一名成员进行工作。

（3）高质量心肺复苏和早期除颤是提高心脏骤停存活率的关键。因此应快速检查反应、是否没有呼吸或不能正常呼吸（即无呼吸或仅仅是喘息）。然后，启动急救系统并找到其他人员、寻找 AED。检查脉搏的时间不应超过 10 s，如 10 s 内没有明确触摸到脉搏，应开始心肺复苏并尽早使用 AED。换人操作时应在按压、吹气间歇进行，尽可能将中断控制在 10 s 以内。

（4）遇有头颈、脊椎外伤者不宜抬颈或搬动，以免脊髓损伤。

（5）操作要正确，尽量避免并发症。操作不当时可能导致胃膨胀、窒息或吸入性肺炎；肋骨骨折、胸骨骨折、胸肋骨分离、气胸、血胸、肺挫伤、肝脾破裂、脂肪栓塞等并发症。

（6）遇有肋骨骨折、血气胸、心包填塞、心脏外伤等，应立即配合医生进行胸内心脏挤压术。

（7）心肺复苏过程中应密切观察患者心肺复苏的有效指征。包括：

① 大动脉可扪及搏动，收缩压（肱动脉）大于 60 mmHg。

② 出现自主呼吸或呻吟。

③ 意识逐渐恢复，昏迷变浅，可出现反射或挣扎。

④ 皮肤、黏膜色泽转为红润。

⑤ 散大的瞳孔缩小，并有对光反射。

⑥ 有小便出现。

⑦ 心电图检查有波形改变。

【健康教育】

（1）复苏成功后，告诉患者已经度过危险期，不要紧张。

（2）在病情尚未稳定前，患者绝对卧床休息。

（3）向患者及家属介绍初步复苏成功后应注意的事项，后期复苏及复苏后治疗和休息的重要性，以取得合作。

（二）人工呼吸器的使用技术

人工呼吸器是抢救危重患者不可缺少的设备，是采用人工或机械装置产生通气，代替、控制或改变患者的自主呼吸运动。常用于各种原因所致的呼吸停止或呼吸衰竭的抢救以及麻醉期间的呼吸管理。

简易呼吸器是最简单的借助器械加压的人工呼吸装置。病危患者在人工呼吸机未准备好前，使用简易呼吸器可以辅助患者自主呼吸，常用于各种原因导致的呼吸停止或呼吸衰竭患者的抢救。简易呼吸器主要由呼吸囊、呼吸活瓣、面罩或气管插管接口和氧气接口等组成。氧气或空气进入球形气囊，人工挤压气囊，前方活瓣打开，氧气或空气压入面罩内或气管导管内，从而 500～1000 mL 的气体进入呼吸道内，以达到人工通气的目的。

人工呼吸机分定容型、定压型、定时型、混合型等。①定压型呼吸器：将一定压力的气体送入肺内，使肺泡扩张而形成吸气；当压力升到预定值后，送气中断，肺弹性回缩而形成呼气。多有同步装置，有无自主呼吸均可使用。但不能保证通气量，故较少使用。②定容型呼吸器：将预定潮气量的气体送入肺内，使肺泡扩张而形成吸气；停止送气后，肺弹性回缩而形成呼气。多无同步装置，常用于无自主呼吸或自主呼吸微弱的患者。③定时型呼吸器：按预定的频率、吸气时间送气，然后转换为呼气。工作气流流量、吸气时间等可随意设定，故在使用性能上接近定容型呼吸机。应用较方便，输出气流恒定，并可进行较长时间的呼吸支持。④混合型呼吸器：属于电控、电动、时间转换型，能够提供多种通气方式，以间歇正压方式提供通气，即在通气时以正压将气体送入肺内，压力为零时形成呼气。潮气量较恒定，兼有定压和定容两种类型的特点。

技能实训 18-2　人工呼吸器的使用技术

【目的】　维持和增加机体通气量；纠正威胁生命的低氧血症。

【操作流程】　见表 5-18-3。

表 5-18-3　人工呼吸器的使用技术操作流程

操作程序	操作步骤	要点说明
评估	* 患者有无自主呼吸、呼吸型态，呼吸道是否通畅，有无义齿 * 患者意识、脉搏、血压、血气分析情况 * 清醒者的心理状态、合作程度 * 患者及家属对人工呼吸器的了解程度	
计划		
1.护士准备	* 着装整洁，举止大方，剪指甲，洗手、戴口罩	
2.用物准备	* 简易呼吸器（图 5-18-8），人工呼吸机（图 5-18-9）。胶管（代替氧气管）、手套、洗手桶（内装消毒水和小方巾）、小塑料篮、污物袋或桶、弯盘、镊子、小方纱布	
3.患者准备	* 理解操作目的、过程、注意事项	• 如果昏迷，注意体位
4.环境准备	* 整洁、安静、安全、温湿度适宜	
实施		
1.核对、解释	* 将用物携至床旁，核对、解释，取得合作 * 意识不清者，应向家属解释	• 核对腕带，查对床号、姓名

操作程序	操作步骤	要点说明
2.连接呼吸机	* 简易呼吸器:如使用氧气,将简易呼吸器与氧气(胶管)装置相连接,检查连接是否正确、呼吸囊有无漏气。需调节氧气流量至 10～12 L/min(供氧浓度为40%以上)	• 若无供氧装置则将贮氧袋与橡胶球分离
	* 人工呼吸机:检查呼吸器各部件、衔接各部件及管道。①湿化器加水;②接进湿化器螺纹管及出湿化器螺纹管连接集水管;③接吸气螺纹管、Y 形接管;④接呼气螺纹管连接集水器;⑤连接机器;⑥固定螺纹管,接加湿化液装置;⑦调节湿化液温度	• 采用加温湿化器效果最好。罐中水温 50～70 ℃,湿度98%～99%
3.摆放体位、清理气道	* 协助患者取适宜体位或去枕平卧,解开患者衣领、腰带及领带;戴手套,弯盘置于患者嘴角,用纱布缠绕中、食指后,清除上呼吸道分泌物,脱手套	• 有活动义齿取下
4.辅助呼吸		
★简易呼吸器	* 适应证:各种原因所致的呼吸停止或呼吸衰竭的抢救及麻醉期间的呼吸管理;机械通气患者做特殊检查,进出手术室等情况,遇呼吸机因故障、停电等特殊情况,临时用简易呼吸器替代	• 禁忌证:中等以上活动性咯血;严重误吸引起的窒息性呼吸衰竭;肺大泡;张力性气胸;大量胸腔积液;活动性肺结核
(1)开放气道	* 患者平卧,头向后仰,托起下颌,扣面罩与口鼻紧贴	
(2)挤压通气	* 操作者一手以 CE 手法保持气道打开及固定面罩,另一手挤压呼吸囊,并以 16～20 次/分频率有规律地反复挤压呼吸气囊,每次充气 500～1000 mL	• 患者有自主呼吸时,挤压气囊应与患者的自主呼吸同步
	* 或采取双手挤压呼吸囊的方法:两手捏住呼吸囊中间部分,两拇指相对朝内,四指并拢或略分开,两手用力均匀挤压呼吸囊,待呼吸囊重新膨起后开始下一次挤压,有自主呼吸者,应尽量在患者吸气时挤压呼吸囊	• 挤压呼吸囊时,压力适中,挤压 1 L 呼吸囊的 1/2～2/3,2 L 呼吸囊的 1/3 为宜,若患者气道压力过高,可下旋减压阀,以增加送气压力
人工呼吸机	* 适应证:呼吸频率＞30～35 次/分或＜5～10 次/分。鼻导管、鼻塞或面罩吸氧时血气分析:PO_2 ＜60 mmHg 或 PCO_2 ＞55 mmHg。COPD:PO_2＜55～60 mmHg 或 PCO_2＞70～80 mmHg	• 相对禁忌证:大咯血或严重误吸引起的窒息性呼吸衰竭;伴有肺大泡的呼吸衰竭张力性气胸患者;心肌梗死继发的呼吸衰竭
(1)检查	* 通电开机,开氧气阀门,检查机器有无漏气和启动运转情况	• 观察呼吸机运转是否正常
(2)调节参数	* 根据需要调节各项参数(表5-18-4)	

续表

操作程序	操作步骤	要点说明
(3)连接气道	* 呼吸机与患者气道紧密相连：①面罩相连：将面罩盖住患者口鼻后，与呼吸机相连；②气管内插管相连：气管插管后与呼吸机相连；③气管套管连接：气管切开放置气管套管后与呼吸机相连	• 面罩相连适用于神志清醒，能合作并间断使用呼吸机的患者；气管内插管相连相连适用于神志不清的患者；气管套管相连适用于较长时间使用呼吸机的患者
(4)观察	* 观察病情：神志、脉搏、呼吸、血压等变化及患者面色、口唇等缺氧有无改善。定期进行血气分析和电解质测定 * 观察通气量是否合适：患者两侧胸廓运动是否对称，呼吸音是否一致，机器与患者的呼吸是否同步 * 观察机器是否正常运转：有无漏气，各接头连接处有无脱落	• 通气量适宜：患者安静，呼吸合拍，血压、脉搏正常 • 通气量不足：患者可出现烦躁不安、多汗、血压升高、脉搏加速
(5)不断调节	* 根据病情需要不断调节参数：①患者行呼吸机辅助呼吸后，一般要求在 30 min 行血气分析，根据其结果调整呼吸机参数。②以后 q2 h 重复检查。③一般吸入氧分数（FiO_2）<40%，PaO_2 为 60 mmHg 时，允许 24 h 行 1 次血气分析	• 在行血气分析时应标注抽血时患者体温及吸氧浓度 • FiO_2：吸入气中的氧浓度分数。一般低于 60% 属于比较安全的供氧浓度
(6)撤离呼吸机	* 停机指征：神志清楚，引起呼吸困难的原因解除，缺氧完全纠正；肺功能良好，FiO_2<40%，PaO_2 为 100 mmHg，呼吸频率<30 次/分，血气分析基本正常；心功能良好，循环稳定，无严重心律紊乱发生；无威胁生命的并发症 * 撤离呼吸机后，呼吸机和急救物品应暂留置床边，以备急用	• 根据病情循序渐进延长脱机时间；一般使用时间越长，撤离呼吸机的过程越长 • 开始撤离呼吸机时，避免使用镇静剂 • 要严密观察病情，防止病情突变
5.整理	* 整理床单位及用物，洗手	• 做好清洁消毒工作
6.记录	* 记录呼吸机参数、使用时间、效果及患者反应	
评价	* 护士能够正确使用人工呼吸器；患者呼吸道保持通畅，能够维持有效呼吸 * 随时观察病情反应	• 及时与患者、医生沟通

【注意事项】

1. 简易呼吸器

（1）定时检查、测试、维修和保养，防止活瓣漏气，患者得不到有效通气。呼吸囊不宜挤压变形后放置，以免影响弹性。

（2）挤压呼吸囊时，压力不可过猛，每次挤压量为挤压呼吸囊的 1/3～2/3 为宜，尽量

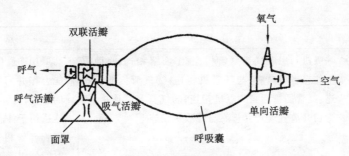

图 5-18-8　简易呼吸器

匀速,以免损伤肺组织,影响呼吸功能恢复。

(3)患者有自主呼吸时,应与患者的呼吸同步,意识清楚者,应对患者进行指导,如解释应用呼吸器的目的和意义,缓解紧张情绪,使其主动配合,并边挤压呼吸囊边指导患者"吸气""呼气",以免影响患者的自主呼吸。

(4)呼吸器使用后,呼吸活瓣、接头、面罩拆开,用清洁剂擦洗,清水冲净,再用含 0.2% 有效氯的消毒液浸泡 30 min 后冲洗晾干备用。

2. 呼吸机

(1)密切观察病情变化:观察患者生命体征、意识、尿量、原发病情况、心肺功能、有无自主呼吸及呼吸机是否与之同步,定期进行血气分析和电解质测定等,了解通气量是否合适。若通气量合适,吸气时能看到胸廓起伏,双肺呼吸音清楚,生命体征恢复并稳定;若通气量不足,出现二氧化碳滞留时,患者烦躁不安、皮肤潮红、多汗、血压升高、脉搏加速;若通气量过度,患者可出现昏迷、抽搐等碱性中毒症状。

(2)监测呼吸机工作情况:注意呼吸机参数、吸氧浓度,通气量是否合适;呼吸机工作是否正常,有无漏气,管路连接处有无脱落;及时、准确做好记录和交接班。

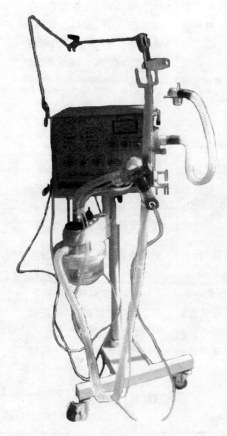

图 5-18-9　人工呼吸器

(3)保持呼吸道湿化和通畅:充分湿化吸入的气体,防止呼吸道干燥、分泌物黏稠堵塞;鼓励患者咳嗽、深呼吸,定期翻身、拍背,必要时吸痰,以促进痰液的排出;在病情允许的情况下,注意补充水分,每日保证摄入水量 1500 mL 以上;维持适宜的室温与湿度。

(4)预防和控制感染:每日更换呼吸机各管道及呼吸机接口、螺纹管、面罩、雾化器等,并用消毒液浸泡消毒;病室空气用紫外线照射,每日 1~2 次,每次 15~30 min;病室地面、床、床旁桌每日用消毒液擦拭 2 次。严格执行无菌吸痰技术,保持面部清洁,做好口腔护理。

表 5-18-4　呼吸机主要参数选择

项　目	数　值
呼吸频率(R)	10～16 次/分
每分钟通气量(VE)	8～10 L/min
潮气量(Vr)	10～15 mL/kg(600～800 mL)
吸呼比值(I/E)	1∶(1.5～3.0)
通气压力(EPAP)	0.147～1.96 kPa(一般＜2.94 kPa)
呼气末正压(PEEP)	0.49～0.98 kPa(渐增)
供氧浓度	30%～40%(＜60%)

知识链接

呼吸模式选择

在呼吸机的操作中,首先要选择患者呼吸模式,现代机型最常用的有三种模式:①A/C(辅助/控制通气):患者有自主呼吸时,机械随呼吸启动,一旦自发呼吸在一定时间内不发生时,机械通气自动由辅助转为控制型通气。它属于间歇正压通气。②SIMV(同步间歇指令性通气):呼吸机于一定的间歇时间接收自主呼吸导致气道内负压信号,同步送出气流,间歇进行辅助通气。③SPONT(自主呼吸):呼吸机的工作都由患者自主呼吸来控制。

(三)洗胃法

洗胃法是将洗胃管由口腔或鼻腔插入胃内,反复灌入洗胃溶液冲洗胃的方法。洗胃是一项极其重要的抢救措施。洗胃法有催吐洗胃法、胃管洗胃法、胃造口洗胃法3种。本书重点介绍前两种洗胃方法。

技能实训 18-3　洗胃法

【目的】

(1)解毒:可清除胃内毒物或刺激物,减少毒物的吸收,还可利用不同的灌洗液进行中和解毒,用于急性服毒或食物中毒的患者,服毒后 6 h 内洗胃最佳。

(2)减轻胃黏膜水肿:幽门梗阻的患者,饭后常有滞留现象,易引起上腹胀满、不适,恶心、呕吐等症状,通过胃灌洗,将胃内潴留食物洗出,减少潴留物对胃黏膜的刺激,从而消除或减轻胃黏膜水肿。

(3)为某些手术或检查做准备,如胃肠道手术前等。

【操作流程】　见表 5-18-5。

表 5-18-5　洗胃法操作流程

操作程序	操作步骤	要点说明
评估	＊ 患者病情、生命体征、意识状态及瞳孔变化 ＊ 患者中毒情况:中毒的时间、途径,摄入毒物的种类、浓度、剂量、中毒,来院前的处理措施 ＊ 患者口鼻腔黏膜情况、有无活动义齿、口中异味 ＊ 患者心理状态及合作程度	• 是否曾经呕吐过、有无洗胃禁忌 • 适应证:非腐蚀性毒物中毒,如有机磷、安眠药、重金属类、生物碱及食物中毒等 • 如遇病情危重者,应首先进行维持呼吸循环
计划 1.护士准备	＊ 着装整洁,举止大方,剪指甲,洗手、戴口罩	
2.用物准备	＊ 根据洗胃方法不同进行用物准备	
★口服催吐法	＊ 量杯或水杯、压舌板、水温计、弯盘、小方纱布、橡胶单或橡胶围裙;水桶 2 只(分别用于盛放洗胃溶液和污水);洗胃液 10^4～$2×10^4$ mL,水温为 25～38 ℃	
★胃管洗胃法	＊ ①治疗盘内备无菌洗胃包(内有胃管、镊子/血管钳、纱布,或使用一次性胃管)、塑料围裙或橡胶单、治疗巾、棉签、弯盘、注射器、胶布、液状石蜡、水温计、量杯、标本容器/试管、毛巾、一次性手套。必要时备无菌压舌板、开口器、牙垫、舌钳放于治疗碗内。②洗胃液 10^4～$2×10^4$ mL,水温为 25～38 ℃。③水桶 2 只(分别用于盛放洗胃溶液和污水)。④洗胃设备:电动吸引器洗胃法备电动吸引器、Y形三通管、调节夹/血管钳、输液器、输液瓶、输液架。漏斗胃管洗胃法备漏斗胃管(注洗器洗胃:用14 号胃管,婴幼儿用硅胶管;另备 50 mL 助洗器或50～100 mL 注射器)。自动洗胃机洗胃法另备自动洗胃机	• 可备牙垫胃管固定器(具备牙垫和固定胃管双重功能) • 胃管洗胃法包括漏斗胃管洗胃法、电动吸引器洗胃法、自动洗胃机洗胃法、注洗器洗胃法
3.患者准备	＊ 理解操作目的、过程、注意事项及配合方法	
4.环境准备	＊ 环境安静、整洁,光线适宜,调节室温至 22～24 ℃,宽敞,便于操作。必要时用屏风遮挡,保护患者隐私	
实施 1.核对、解释	＊ 将用物携至床旁,核对、解释,取得合作	• 核对腕带,查对床号、姓名

操作程序	操作步骤	要点说明
2.安置体位	* 协助患者取合适卧位：口服催吐法取坐位；胃管洗胃者，中毒较轻者取坐位或半坐卧位，中毒较重者取左侧卧位 * 围好围裙或铺好橡胶单及治疗巾，弯盘置于口角旁，污物桶置于座位前或床旁适当位置	• 昏迷者取去枕平卧位，头偏向一侧，用压舌板、开口器撑开口腔置牙垫于上、下磨牙之间，如有舌后坠，用舌钳将舌拉出
3.洗胃		
★口服催吐法		• 用于清醒合作者
(1)饮洗胃液	* 指导患者每次饮洗胃液 300～500 mL，自行呕出或用压舌板压其舌根催吐	
(2)灌洗	* 反复进行，直至吐出液体澄清无味为止	• 表示毒物已基本洗净
★漏斗胃管洗胃法	* 图 5-18-10	• 注洗器洗胃法适用于幽门梗阻、胃手术前洗胃
(1)插管、固定	* 戴手套，液状石蜡润滑胃管前段，由口腔插入 45～55 cm，证实胃管在胃内后用胶布固定于口角旁	• 不合作者注洗器洗胃由鼻腔插入，且固定方法同鼻饲 • 可用牙垫固定器固定
(2)吸胃内容物	* 置漏斗低于胃部水平，挤压橡胶球，抽尽胃内容物，必要时留抽出物送检	• 利用挤压橡胶球的负压作用抽出胃内容物
(3)反复灌洗	* 举漏斗高过头部 30～50 cm，将洗胃溶液缓缓倒入漏斗内 300～500 mL，当漏斗尚余少量溶液时，迅速将漏斗降低至胃部水平以下，并倒向污水桶内 * 如此反复灌洗，直至洗出液澄清无味为止	• 虹吸原理；如引流不畅可挤压橡胶球加压吸引 • 注洗器洗胃每次注入洗胃液 200 mL • 每次灌入和洗出量应基本相等，否则易致胃潴留
★电动吸引器洗胃法	* 图 5-18-11	• 节省人力，准确计算洗胃液量
(1)检查性能	* 接通电源，检查吸引器功能	• 负压吸引原理
(2)安装灌洗装置	* 输液管与 Y 形管主管相连，洗胃管末端及吸引器贮液瓶(容量在 5000 mL 以上)的引流管分别与 Y 形管两分支相连，夹紧输液管，检查各连接处有无漏气。将灌洗液倒入输液瓶内，挂于输液架上	• 吸引器负压宜保持在 13.3 kPa(100 mmHg)左右，过高易损伤胃黏膜
(3)插管、固定	* 同漏斗胃管洗胃法	
(4)吸胃内容物	* 开动吸引器，吸出胃内容物，必要时将吸出物送检	

续表

操 作 程 序	操 作 步 骤	要 点 说 明
(5)灌洗	* 关闭吸引器,夹紧贮液瓶上的引流管,开放输液管,使溶液流入胃内300～500 mL 夹紧输液管,开放贮液瓶上的引流管,开动吸引器,吸出灌入的液体 * 反复灌洗直至洗出液澄清无味为止	
★自动洗胃机洗胃法	* 图5-18-12	• 优点:能自动、迅速、彻底清除胃内毒物
(1)检查	* 接通电源,检查全自动洗胃机	
(2)连接装置	* 将已配好的洗胃溶液倒入水桶内,将3根橡胶管分别与机器的药管(进液管)、胃管、污水管(出水管)相连,药管另一端放入洗胃液桶内,污水管另一端放入空水桶内,胃管另一端与已插好的患者胃管相连,调节药量流速	
(3)插管	* 同漏斗胃管洗胃法	
(4)灌洗	* 按"手吸"键,吸出胃内容物(必要时,将吸出物送检),再按"自动"键,机器即开始对胃进行自动冲洗 * 若发现有食物堵塞管道,水流减慢,不流或发生故障,可交替按"手冲"和"手吸"键重复冲吸数次,直到管路通畅,再按"手吸"键将胃内残留液体吸出后,按"自动"键,恢复自动洗胃,直至洗出液澄清无味为止	• 原理:通过自控电路控制使电磁阀自动转换动作 • 冲洗时"冲"灯亮,吸引时"吸"灯亮 • 管道通畅后,必须先吸出胃内残留液,再按"自动"键,否则,会使灌入量过多,造成胃潴留
4.观察	* 洗胃过程中,应随时观察洗出液性质、颜色、气味、量及患者面色、脉搏、呼吸和血压的变化	• 如出现腹痛,洗出血性液体或出现休克,应立即停止洗胃,配合医生急救
5.拔管	* 洗胃完毕,反折胃管,拔出	• 防止管内液体误入气管
6.整理	* 协助患者漱口、洗脸,必要时更衣;协助患者取舒适卧位休息;整理床单位,清理用物,将漏斗、胃管、各连接管浸泡于消毒液中30 min,清洗后备用,对洗胃机进行终末消毒,洗手	• 自动洗胃机洗胃后,应将药管、胃管和污水管同时放入清水中,按"清洗"键清洗各管腔,洗毕,将各管同时取出,待机器内水排尽后,按"停机"键关机
7.记录	* 灌洗溶液名称、量,洗出液的颜色、气味、性质、量,患者的反应	
评价	* 护士操作规范熟练,洗胃及时、彻底,患者痛苦减轻,症状缓解,未发生并发症	• 妥善处理洗胃过程出现的故障和问题

续表

操作程序	操作步骤	要点说明
	* 护患沟通良好,患者能配合操作;患者的自尊得到 保护,患者及家属满意	

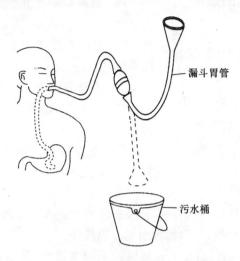

图 5-18-10 漏斗胃管洗胃法

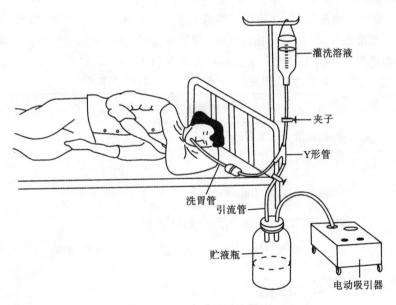

图 5-18-11 电动吸引洗胃法

【注意事项】

(1)急性中毒患者,应迅速采用口服催吐法,必要时采用胃管洗胃,以减少毒物吸收。

(2)插胃管时,动作应轻、快,并将胃管充分润滑,以免损伤食管黏膜或误入气管。

(3)中毒物质不明时,应将抽取的第一次胃内容物送检,洗胃溶液可先用温开水或 0.9%氯化钠溶液,待毒物性质明确后再采用对抗剂洗胃。

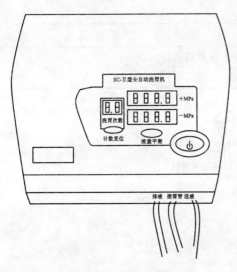

图 5-18-12　全自动洗胃机

（4）吞服强酸强碱等腐蚀性药物者禁忌洗胃，以免导致胃穿孔。可遵医嘱给予药物解毒或用物理性对抗剂，如豆浆、牛奶、米汤、蛋清水（生鸡蛋清调水至 200 mL）等保护胃黏膜。

（5）肝硬化伴食道静脉曲张、近期上消化道出血、胃穿孔、食管阻塞、消化性溃疡、胃癌患者不洗胃，昏迷患者洗胃应谨慎，采用去枕平卧位，头偏向一侧，以防窒息。

（6）在洗胃过程中应密切观察患者病情、洗出液的变化，发现异常及时采取措施，并通知医生处理。

（7）洗胃液每次灌入量以 300～500 mL 为宜，不得超过 500 mL，并保持灌入量与抽出量平衡。灌入液体可从口鼻涌出，易致呛咳、误吸或窒息；还可导致急性胃扩张，使胃内压升高，促使胃内容物进入十二指肠内，加速毒物吸收；突然的胃扩张还可兴奋迷走神经，反射性地引起心跳骤停。

（8）为幽门梗阻患者洗胃，宜在空腹或饭后 4～6 h 进行，并记录潴留量，以便了解梗阻情况，为静脉输液提供参考。

（9）使用自动洗胃机洗胃，使用前应检查机器各管道衔接是否正确、紧密，运转是否正常。勿使水流至按键开关内，以免损坏机器，用毕要及时清洗，避免污物堵塞管道。

各种药物中毒的拮抗性溶液和禁忌药物见表 5-18-6。

表 5-18-6　各种药物中毒的拮抗性溶液和禁忌药物

毒 物 种 类	拮 抗 性 溶 液	禁 忌 药 物
酸性物	镁乳、蛋清水[①]、牛奶	强酸药物
碱性物	5%醋酸、白醋、蛋清水、牛奶	强碱药物
氰化物	3%过氧化氢液[②]引吐，1:（15000～20000）高锰酸钾洗胃	
DDT、666	温开水或生理盐水洗胃，50%硫酸镁导泻	油性泻药
敌敌畏	2%～4%碳酸氢钠，1%盐水，1:（15000～20000）高锰酸钾	
1605、1059、4049(乐果)	2%～4%碳酸氢钠	高锰酸钾[③]
敌百虫	1%盐水或清水，1:（15000～20000）高锰酸钾	碱性药物[④]
酚类、煤酚皂（来苏尔）	用温开水、植物油洗胃至无酚味，并在洗胃后多次服用牛奶、蛋清，保护胃黏膜	液状石蜡
巴比妥类	1:（15000～20000）高锰酸钾洗胃，硫酸钠[⑤]导泻	硫酸镁

续表

毒 物 种 类	拮 抗 性 溶 液	禁 忌 药 物
异烟肼	1∶(15000～20000)高锰酸钾洗胃,硫酸钠导泻	
磷化锌	1∶(15000～20000)高锰酸钾洗胃,0.5%硫酸铜洗胃,0.5%～1%硫酸铜⑥溶液每次 10 mL,每 5～10 min 口服一次,并用压舌板刺激舌根催吐	牛奶、鸡蛋、脂肪及其他油类食物⑥
发芽马铃薯、毒蕈	1%～3%鞣酸	
苯酚(石炭酸)	1∶(15000～20000)高锰酸钾	
河豚、生物碱	1%活性炭悬浮液	

注:①蛋清水、牛奶等可黏附于黏膜或创面上起到保护作用,并减轻患者疼痛。②氧化剂能够氧化毒物,改变其性质,减轻或去除其毒性。③高锰酸钾可将1605、1059、4049(乐果)氧化,生成毒性更强的物质,所以禁用。④敌百虫遇碱性药物可分解出毒性更强的敌敌畏,其分解速度随碱性增强和温度升高而加速。⑤巴比妥类药物采用硫酸钠导泻,是利用其在肠道内形成的高渗透压而阻止肠道水分和残存的巴比妥类药物的吸收,促使毒物尽早排出体外。硫酸钠也不会加重巴比妥类药物的毒性。⑥磷化锌中毒时,口服硫酸铜可生成无毒的磷化铜沉淀,阻止毒物吸收,促使其排出体外。磷化锌易溶于油类物质,故忌用脂肪性食物,以防磷的溶解吸收。

(四)吸痰法

吸痰法是指经口腔、鼻腔或人工气道,将呼吸道内的分泌物吸出,以保持呼吸道通畅的方法,主要适用于呼吸道分泌物不能自行咳出的患者,如年老体弱、危重、昏迷、麻醉未清醒前等各种原因引起的不能有效咳嗽者。

吸痰方法包括中心吸引装置吸痰、电动吸引器吸痰,在紧急状态下,可用注射器吸痰或口对口吸痰。各大医院均设中心负压装置,吸引器管道连接到各病床床单位,使用时只需接上吸痰导管,开启开关,即可吸取,十分方便。电动吸引器由马达、偏心轮、气体过滤器、压力表、安全瓶、贮液瓶组成(图 5-18-13)。安全瓶和贮液瓶可贮液 1000 mL。接通电源后可使瓶内负压吸出。注射器吸痰是用 50～100 mL 注射器连接导管进行抽吸。口对口吸痰是操作者托起患者下颌,使其头后仰并捏住患者鼻孔,口对口吸出呼吸道分泌物。

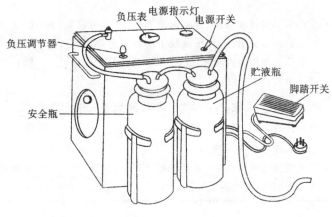

图 5-18-13 电动吸引器

技能实训 18-4　吸痰法

【目的】　清除呼吸道分泌物,保持呼吸道通畅,促进呼吸功能,预防并发症。

【操作流程】　见表 5-18-7。

表 5-18-7　吸痰法操作流程

操 作 程 序	操 作 步 骤	要 点 说 明
评估	＊ 患者年龄、病情、意识、治疗情况、呼吸状况、双肺呼吸音,有无痰鸣音,有无义齿,口腔黏膜有无异常,心理状况,对吸痰的认知和合作程度等	
计划		
1.护士准备	＊ 着装整洁,举止大方,剪指甲,洗手、戴口罩	
2.用物准备	＊ 电动吸引器或中心管道负压吸引装置(负压瓶、压力表、胶管)、盛有消毒液的试管或瓶子、弯盘、无菌持物镊(置于消毒液内)。治疗盘内放:1 只治疗碗(盛有 0.9％氯化钠无菌溶液)、一次性 12～14 号吸痰管数根(气管插管患者用直径为导管腔径的 1/3～1/2 大小的吸痰管)、消毒纱布、无菌血管钳、一次性手套,剪刀等	• 必要时备压舌板、开口器、舌钳、电插板等
3.患者准备	＊ 理解操作目的、过程、注意事项及配合方法	
4.环境准备	＊ 整洁、安静、安全、舒适,保护患者隐私	
实施		
1.核对、解释	＊ 将用物携至床旁,核对、解释,取得合作	• 核对腕带,查对床号、姓名
2.检查性能、调节压力	＊ 电动吸引器吸痰法:接通电源,打开开关,检查吸引器性能并连接;调节负压,成人为 300～400 mmHg(40.0～53.3 kPa)	• 调节负压,小儿为 250～300 mmHg(33.0～40.0 kPa)
	＊ 中心吸引装置吸痰法:查电源及插孔;将压力表安装在负压接头上,将负压瓶挂于患者床旁,将胶管与负压瓶和压力表相连,检查管道、负压装置性能;调节负压;将消毒液瓶挂于墙壁上	• 调节负压至 150～250 mmHg(20.0～33.0 kPa)
3.准备患者	＊ 检查患者口、鼻腔,有活动义齿者取下,患者头部转向操作者一侧	• 若口腔吸痰有困难,可从鼻腔吸引
4.连接吸痰管,试通畅	＊ 戴一次性手套,连接吸痰管,打开吸引器开关,血管钳夹吸痰管并用 0.9％氯化钠溶液试吸,检查吸痰管是否畅通,同时润滑导管前端	• 如电动吸引器吸痰法,打开吸引器开关,脚踏运转开关,试吸

续表

操作程序	操作步骤	要点说明
5. 吸痰	* 嘱患者张口,昏迷者用压舌板或开口器助其张口,在吸痰管无负压下,将吸痰管插入口腔 10~15 cm,放开导管,吸净口腔痰液 * 更换吸痰管,按上法吸净咽部及气管内分泌物;吸气管内分泌物的方法应从深部左右轻轻旋转,边吸边向上提拉 * 间隔冲吸,保持通畅 * 吸净痰液,关负压开关。每次吸引时间不能超过 15 s,若 1 次未吸净,让患者休息 3~5 min 后再吸,必要时吸痰前后给患者高浓度吸氧 5~10 min,以防吸痰造成机体缺氧	• 气管切开者,吸痰前先用注射器(拔掉针头)自气管插管内注入 0.9%氯化钠溶液 3~5 mL,在患者吸气时缓缓注入,待其行 5~10 次通气后吸出;对于痰液黏稠不易吸出时可同时注入 2%碳酸氢钠溶液 2~3 mL,再行吸引 • 有胃管管饲者,在吸痰前暂停管饲
6. 冲洗	* 吸痰管退出后,用 0.9%氯化钠溶液抽吸冲洗 * 从手套内侧脱下手套并包裹吸痰管然后弃掉	• 以免分泌物堵塞吸痰管
7. 观察	* 观察口腔黏膜有无破损,有无缺氧现象;气道是否通畅;患者的反应如面色、呼吸、心率、血压等;吸出液的色、质、量	• 缺氧者加大氧气吸入流量或加大吸氧浓度
8. 整理记录	* 擦拭患者脸部分泌物,协助患者取适宜体位,整理床单位,安慰患者,整理用物 * 吸痰玻璃接管插入盛有消毒液的试管中浸泡 * 洗手后记录	• 吸痰用物每班更换或每日更换 1~2 次 • 记录患者吸痰后情况,吸出痰液的量、色、性质
评价	* 护士操作熟练,呼吸道分泌物及时吸出,气道通畅,缺氧状况得以缓解,呼吸道未发生机械损伤 * 患者满意、愿意配合,有安全感	

【注意事项】

(1)密切观察患者呼吸道是否通畅,面色及生命体征的变化,如发现排痰不畅或喉头有痰鸣音,应及时吸痰。

(2)严格无菌操作,吸痰用物应每日更换 1~2 次,吸痰管应每次更换,并做好口腔护理。需分别由鼻、口腔、气管插管或气管套管内吸痰时,应每一部位各用 1 根吸痰管,防止交叉感染。气管切开患者所用吸痰用物,每班更换 1 次。

(3)吸痰管应粗细适宜,不可过粗(特别是对小儿),其外径不得超过气管或套管口径的 1/2,以免阻塞呼吸道,加重缺氧;负压调节适宜,插管过程中不可打开负压,动作应轻柔,以免损伤呼吸道黏膜。

(4)吸痰前后,应增加氧气吸入,且每次吸痰时间不超过 15 s,以免因吸痰导致患者缺氧。

(5)痰液黏稠时,可协助患者变换体位,配合叩击、雾化吸入等方法,通过振动、稀释痰液,以利吸出。

(6) 若使用电动吸引器吸痰,使用时间不宜过久,每次不可超过 2 h,以防电机损坏。

(7) 电动吸引器的贮液瓶内应先放 100 mL 消毒液,瓶内吸入液应及时倾倒,不得超过 2/3 满,以免液体吸入马达内损坏机器。

(五) 吸氧法

吸氧法(oxygen inhalation)是指通过给氧,提高动脉血氧分压(PaO_2)和动脉血氧饱和度(SaO_2),增加动脉血氧含量(CaO_2),纠正各种原因造成的缺氧状态,促进组织新陈代谢,维持机体生命活动的治疗方法。

1. 缺氧分类

(1) 低张性缺氧:由于吸入气体中氧分压过低,外呼吸功能障碍,静脉血分流入动脉而引起。主要特点是动脉血氧分压降低,动脉血氧含量减少,组织缺氧。常见于高山病、慢性阻塞性肺疾病、先天性心脏病等。低张性缺氧的氧疗效果最好。

(2) 血液性缺氧:由于血红蛋白数量减少或性质改变,造成血氧含量降低或血红蛋白结合的氧不易释放所致。常见于贫血、一氧化碳中毒、高铁血红蛋白血症等。

(3) 循环性缺氧:由于组织血流量减少使组织供氧量减少所致,常见于休克、心力衰竭等。

(4) 组织性缺氧:由于组织细胞利用氧异常所致。常见于氰化物中毒、大量放射线照射等。

2. 缺氧程度的判断

缺氧程度判断见表 5-18-8。

表 5-18-8　缺氧程度的判断

程度	发绀	呼吸困难	神志	血气分析		
				氧分压(PaO_2) /mmHg(kPa)	二氧化碳分压($PaCO_2$) /mmHg(kPa)	血氧饱和度 (SaO_2)
轻度	轻	不明显	清楚	50~70(6.6~9.3)	>50(6.6)	>80%
中度	明显	明显	正常或 烦躁不安	35~50(4.6~6.6)	>70(9.3)	60%~80%
重度	显著	严重、 三凹征明显	昏迷或 半昏迷	<35(4.6)	>90(12.0)	<60%

3. 氧疗适应证

血气分析检查是用氧的客观指标。正常 PaO_2 为 80~100 mmHg(10.6~13.3 kPa),当患者 PaO_2 低于 50 mmHg(6.6 kPa)时,应给予吸氧。轻度缺氧一般不需氧疗,如有呼吸困难可给予低浓度低流量氧气治疗(氧流量 1~2 L/min);中度缺氧需氧疗;重度缺氧是氧疗的绝对适应证。

(1) 呼吸系统疾患:如哮喘、支气管肺炎、肺气肿、肺不张或气胸等。

(2) 心肺功能不全:如心力衰竭时出现的呼吸困难。

(3) 各种中毒引起的呼吸困难:如巴比妥类药物中毒或一氧化碳中毒等。

(4) 昏迷患者:如脑血管意外或颅脑损伤患者。

（5）其他：某些外科手术前后、大出血、休克的患者及分娩时产程过长或胎心音不良等。

4. 氧浓度和氧流量的换算及氧气筒内氧气可供时数的计算方法

（1）氧浓度和氧流量的换算方法：吸氧浓度（%）＝21＋4×氧流量（L/min）。

（2）氧气筒内氧气可供时数的计算方法：

$$\frac{氧气筒容积(L)×\left[压力表所指压力(kg/cm^2)－应保留压力\ 5(kg/cm^2)\right]}{氧流量(L/min)×60(min)×1\ 个大气压(kg/cm^2)}$$

5. 氧疗的种类

根据吸入氧浓度不同可将氧疗分为低浓度、中等浓度、高浓度及高压氧四类。临床用氧时，常根据缺氧及是否伴有二氧化碳分压（$PaCO_2$）升高来决定氧疗种类。

（1）低浓度氧疗：又称控制性氧疗，吸氧浓度低于 40%，适用于低氧血症伴 CO_2 潴留者，如慢性阻塞性肺病和慢性呼吸衰竭的患者。

（2）中等浓度氧疗：吸氧浓度为 40%～60%。适用于有明显通气/灌流比例失调或显著弥散障碍的患者，如肺水肿、心肌梗死、休克等。

（3）高浓度氧疗：吸氧浓度在 60% 以上，适用于单纯缺氧而无 CO_2 潴留者，如成人呼吸窘迫综合征、心肺复苏后的生命支持阶段。

（4）高压氧疗：指在高压氧舱内，以 2～3 kg/cm^2 的压力，给予 100% 氧浓度的氧吸入。适用于一氧化碳中毒、气性坏疽等。

6. 供氧装置

1）氧气筒和氧气表的装置（图 5-18-14）

（1）氧气筒：为柱形无缝筒，筒内高压达 150 kg/cm^2（14.71 MPa），容纳氧气约6000 L。在筒的顶部有一总开关，可控制氧气的流出。使用时，将总开关向逆时针方向旋转 1/4 周，即可放出足够的氧气，不用时可顺时针方向旋紧。在氧气筒顶部的侧方有一气门，可与氧气表相连，是氧气自筒中输出的途径。

（2）氧气表：由压力表、减压器、流量表、湿化瓶、安全阀组成。①压力表：指示氧气筒内的压力，以 MPa 表示。压力越大，说明筒内氧气储存量越多。②减压器：一种弹簧自动减压装置，将来自氧气气筒内的压力减低至 0.2～0.3 MPa，使流量平衡，保证安全，便于使用。③流量表：用于测量每分钟氧气流出量，用 L/min 表示。当氧气通过流量表时，即将浮标吹起，从浮标上端平面所指刻度，可测知每分钟氧气的流出量。④湿化瓶：用于湿润氧气，以免呼吸道黏膜被干燥所刺激。瓶内装入 1/3～1/2 的冷开水或蒸馏水，通气浸入水中，出气管和鼻导管相连。⑤安全阀：当氧气流量过大、压力过高时，内部活塞即自行上推，使过多的氧气由四周小孔流出，以保证安全。

（3）装表法：将氧气表装在氧气筒上，以备急用。①吹尘：打开总开关，放出少量氧气，吹去气门处灰尘。②装表：将氧气表接在氧气筒的气门上，略向后倾斜，用手初步旋紧螺帽，再用扳手旋紧，使氧气表垂直于地面，直立于氧气筒旁。③连接湿化瓶。④检查：检查流量开关关好后，打开总开关，再开流量开关，确保氧气流出通畅，无漏气，关闭流量开关备用。

（4）卸表法：氧气筒内氧气用完后（应剩余 5 kg/cm^2），需将氧气表卸下。卸表时，先关闭总开关，放出流量表内余气后关闭流量开关，用左手托稳氧气表，右手持扳手旋松氧气表

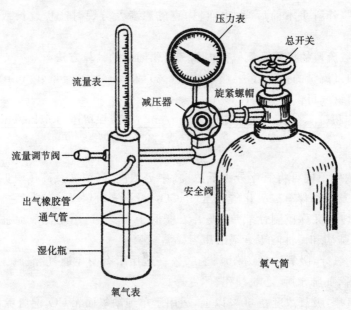

图 5-18-14　氧气筒及氧气表装置

螺帽,再用手旋开,将氧气表卸下。卸表后,氧气筒标明"空"的标志,存放于指定地点。

2) 中心供氧装置　医院的氧气由一个集中供应站供给,由管道将氧气送到各个病区、门诊、急诊室等。供氧站设总开关控制,各个用氧单位配有氧气表,连接即可使用。

(1) 装流量表方法:①将流量表接头用力插进墙上氧气进口。②向外轻轻拉接头,证实已接紧。③查看接头是否漏气,如有氧气逸出,拔出接头后重新插入。④将湿化瓶接到流量表上。⑤导管接于湿化瓶出口处的小孔接头上,检查氧气流出是否通畅。

(2) 吸氧完毕,关闭流量开关后,将流量表接头的按钮下压,轻轻拔下氧气表。

3) 氧气枕　氧气枕为一长方形的橡皮枕,枕的一端接有橡胶管,其橡胶管上可加调节器调节流量。使用前先将氧气枕内充满氧气,接上湿化瓶、鼻导管或面罩,调节流量即可给氧。使用时让患者头部枕于氧气枕上,借重力使氧气流出。可用于家庭氧疗、危重患者的抢救或转运途中,以氧气枕代替氧气装置。

新购的氧气枕内含有粉尘,充气前应反复用自来水灌洗并揉捏,直至放出水洁净为止,以防引起吸入性肺炎、窒息等。

4) 高压氧舱　高压氧舱为一圆筒形耐压舱体,舱内一般用压缩空气加压,患者在舱内采用鼻导管、面罩或鼻塞间歇性吸氧。

7. 吸氧法

1) 鼻导管法

(1) 单侧鼻导管法(图 5-18-15):将鼻导管从一侧鼻腔插入至鼻咽部,长度约鼻尖至耳垂的 2/3。此法节省氧气,但会刺激鼻腔黏膜,长时间应用,患者会感觉不适。

(2) 双侧鼻导管法(图 5-18-16):鼻导管有两根短管,可分别插入两个鼻腔,此法使用简单,患者无不适感,适于小儿或长期使用者。

2) 鼻塞法　鼻塞是一种用塑料制成的球状物,使用时将鼻塞塞入鼻前庭内为患者供氧。此法刺激性小,患者感觉舒适,且使用方便。适用于长时间用氧的患者,但张口呼吸或

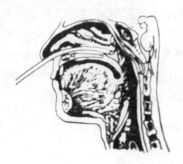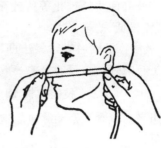

图 5-18-15　单侧鼻导管法

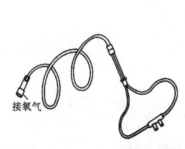

接氧气

图 5-18-16　双侧鼻导管法

鼻腔堵塞者效果差。

3) 面罩法(图 5-18-17)　将特制面罩置于患者口鼻部,用松紧带固定,氧气自下端输入,呼出的气体从面罩两侧孔排出。调节氧流量,一般为 6～8 L/min。适用于张口呼吸及病情较重的患者。

4) 漏斗法　将漏斗置于距患者口鼻 1～3 cm 处,用绷带适当固定,以防移动。此法较简单,且无刺激性,但较浪费氧气,多用于婴幼儿或气管切开术后患者。

5) 头罩法(图 5-18-18)　将患者头部置于头罩里,罩面上有多个小孔,可通过开关小孔的数目,调节罩内的氧浓度。头罩与颈部之间要保持适当的空隙,防止 CO_2 潴留及重复吸入。此法安全、简单、舒适,透明的头罩易于观察病情变化,适用于新生儿、婴幼儿供氧。

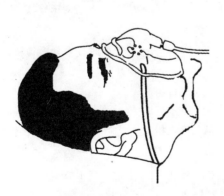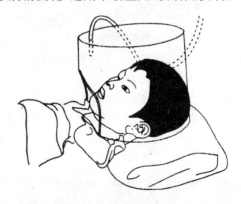

图 5-18-17　面罩法　　　　　　　　　　图 5-18-18　头罩法

6) 气管内氧疗法　气管内氧疗法是将较细导管经鼻腔插入气管内的供氧方法。主要用于慢性阻塞性肺病及肺间质纤维化等所致慢性呼吸衰竭需长期吸氧而一般氧疗效果不佳者,其特点是氧气流量低、效果好。

7) 机械通气给氧法　机械通气给氧法即用各种人工呼吸机进行机械通气时,利用呼吸机上的供氧装置进行氧疗。氧疗的氧源一般为氧气钢瓶、中心供氧装置。

技能实训 18-5　吸氧法

【目的】　提高患者血氧含量及动脉血氧饱和度,纠正缺氧。

【操作流程】　见表 5-18-9。

表 5-18-9　吸氧法操作流程

操 作 程 序	操 作 步 骤	要 点 说 明
评估	* 患者年龄、病情、意识、治疗情况 * 缺氧程度、血气分析结果 * 患者心理状况、合作程度 * 患者有无鼻腔黏膜、分泌物、鼻中隔偏曲等	
计划 1.护士准备 2.用物准备 3.患者准备 4.环境准备	* 着装整洁,举止大方,剪指甲,洗手、戴口罩 * 供氧装置 1 套(氧气筒、氧气表)、与氧气表配套通气管 1 根、湿化瓶 1 个(内盛 1/2~2/3 满的蒸馏水或冷开水,对肺水肿患者可用 20%~30% 的乙醇)、橡胶管 1 根、玻璃接管 1 个,根据需要备单、双侧鼻导管、鼻塞、面罩等,纱布 2 块、棉签、别针、小药杯(内盛清水)、胶布、扳手、弯盘、一次性手套、氧气记录卡、笔 * 理解操作目的、过程、注意事项及配合方法 * 安全、舒适、远离火源	• 以氧气筒、氧气表装置为例
实施 1.核对 2.清洁鼻腔 3.连接 4.调节氧流量	* 将用物携至床旁,核对、解释,取得合作 * 查对"四防"及"有氧"标牌,确认装置性能是否良好 * 戴手套,用湿棉签清洁双侧鼻腔 * 单侧鼻导管:要先将橡胶管与湿化瓶的氧气出口相连,再通过玻璃接头接鼻导管 * 双侧鼻导管:直接将鼻导管与湿化瓶的氧气出口相连接 * 打开调节阀,调节所需氧流量:轻度缺氧 1~2 L/min,中度缺氧 2~4 L/min,重度缺氧 4~6 L/min	• 核对腕带,查对床号、姓名 • 检查鼻腔有无分泌物堵塞及异常 • 小儿 1~2 L/min

续表

操作程序	操作步骤	要点说明
5.湿润鼻导管	* 鼻导管前端放于小药杯冷开水中润湿	• 湿润鼻导管,并检查其是否通畅
6.插管	* 单侧鼻导管:插入长度为鼻尖至耳垂的2/3 * 双侧鼻导管:插入患者双侧鼻孔1 cm	• 动作轻柔,以免引起黏膜损伤
7.固定	* 单侧鼻导管:用胶布固定鼻导管于鼻翼和面颊部,再用安全别针固定橡胶管于患者肩部衣服上 * 双侧鼻导管:将导管环绕患者耳部向下放置,根据情况调整松紧度	
8.记录	* 在输氧卡或用氧记录单上记录给氧时间、氧流量、患者反应,悬挂输氧卡	• 便于对照
9.整理	* 保持体位舒适及床单位整洁	• 整理床单位
10.观察	* 观察患者意识、发绀、呼吸、心率、脉搏、血压情况及血气分析结果;氧气装置是否漏气及通畅,流量是否符合病情;观察患者是否有用氧并发症	• 有异常及时处理
11.停氧	* 停氧时先取下鼻导管,关氧气总开关,放出余气后关流量开关。清洁面部,去除胶布痕迹,脱手套	• 用一次性导管和湿化瓶者,手套反套丢弃
12.安置患者	* 协助患者取舒适卧位,整理床单位	
13.整理用物	* 到指定地方卸表,分类整理用物	• 空筒必须挂"空"标志
14.记录	* 记录用氧停止时间、吸氧流量、用氧效果	
评价	* 护士操作规范,缺氧症状得到改善;用氧安全,未发生呼吸道损伤或其他意外 * 患者了解有关用氧知识,积极配合	

【注意事项】

(1)严格遵守操作规程,注意用氧安全,切实做好"四防",即防火、防热、防震、防油。氧能助燃,严禁接近烟火和易燃物,至少距离明火5 m,距暖气1 m,以防引起燃烧。搬运时氧气筒要避免倾倒、撞击。氧气表及螺旋口勿上油,也不用带油的手装卸。

(2)掌握用氧方法,带氧插管,带氧拔管。调好流量后插管,停用时应拔管后关闭氧气表开关。不要在患者插管的情况下调节流量,避免高流速氧气冲入呼吸道,损伤肺组织。

(3)密切观察氧疗效果,应经常观察缺氧情况有无改善,根据患者脉搏、血压、精神状态、皮肤颜色及湿度、呼吸方式、血气分析等来衡量氧疗效果。观察供氧装置是否通畅,有无漏气,以保证有效吸氧。

(4)持续鼻导管用氧者,定期更换鼻导管:单侧鼻导管每日更换2次以上,两侧鼻孔交替插管;双侧鼻导管、鼻塞每天更换;适用面罩者每4~8 h更换一次;及时清除鼻腔分泌物,防止鼻导管堵塞。

(5)筒装氧气不可用尽,当压力表指示的压力为0.5 MPa(5 kg/cm^2)时应更换氧气筒,以防灰尘进入。氧气筒应根据实际情况悬挂"满"或"空"的标志,以防急救时搬错。

【氧疗副作用及预防】

1. 氧中毒 长时间高浓度的氧气吸入可导致肺组织的改变,如肺泡壁增厚、出血。主要表现有胸骨后不适、疼痛、灼热感,继而出现持续性干咳、恶心呕吐、烦躁不安、进行性呼吸困难。一般认为,给氧浓度低于 25% 无治疗价值;吸入 40%～60% 的氧是安全的;高于 60% 的氧浓度,持续超过 24 h,则会发生氧中毒;吸入纯氧一般不应超过 4～6 h。预防的关键是避免长时间高浓度吸氧,定期进行血气分析,据此调节氧流量。

2. 肺不张 患者吸入高浓度氧气后,肺泡内氮气被大量置换,如支气管有阻塞,其所属的肺泡内氧气被迅速吸收,引起吸收性肺不张,主要表现为胸部异常不适、烦躁不安、呼吸及心率加快、血压增高,继而出现呼吸困难、发绀、昏迷。预防的关键除控制吸氧浓度外,应鼓励患者做深呼吸、经常翻身和变换体位,必要时震动与叩拍胸部,保持呼吸道通畅。

3. 呼吸道分泌物黏稠 如果持续吸入未经湿化且浓度较高的氧气,支气管黏膜则因干燥气体的刺激而产生损害,容易造成感染,同时由于干燥的氧气会使呼吸道分泌物黏稠、结痂、不易咳出。因此应将气体进行湿化后吸入,并定期做雾化吸入。

4. 眼晶状体后纤维组织增生 患儿长时间吸入高浓度的氧气后,可以造成眼晶状体后纤维组织增生。仅见于新生儿,尤其是早产儿。患儿早期出现视网膜血管收缩是可逆的;如持续数小时则造成视网膜血管不可逆性阻塞、纤维化甚至失明。因此患儿的吸氧浓度在 40% 以下,PaO_2 控制在 100～120 mmHg(13.3～16.0 kPa)。

5. 呼吸抑制 呼吸抑制见于 II 型呼吸衰竭,即低氧血症伴 CO_2 潴留的患者。由于 $PaCO_2$ 长期处于较高的水平,呼吸中枢失去对 CO_2 的敏感性,此时呼吸的维持主要依靠缺氧对外周化学感受器的刺激,当吸入高浓度的氧之后,患者缺氧状况迅速得到改善,同时也解除了缺氧对呼吸中枢的刺激作用而导致呼吸抑制。因此需要对患者进行低浓度、低流量持续给氧(一般供氧量为 1～2 L/min,PaO_2 维持在 60 mmHg(8 kPa)左右)。

能力检测

1. 患者,女,30 岁,既往体健。10 min 前因与丈夫发生口角,喝敌敌畏 100 mL,10 min 后出现咽干、流泪、呛咳,25 min 后,恶心、欲呕、全身乏力。神志模糊、呕吐、咽喉灼痛、呼吸困难、咳嗽、咯痰,急送入院抢救。作为急诊科护士,请遵医嘱为患者洗胃,并配合医生做好相关急救。

2. 患者,女,69 岁。慢性咳嗽,咳痰 20 余年,冬季加重。近 5 年出现活动后气急,体检呈桶状胸。1 周前感冒后咳嗽加剧,黄痰量增多,气急呈三凹征入院,入院后患者精神差,皮肤潮红,多汗。辅助检查:WBC18.6×10⁹/L。动脉血气:pH7.29,SaO_2 77%,PaO_2 49 mmHg,PCO_2 73.0 mmHg。如何改善患者的呼吸困难?请演示为其进行给氧。

##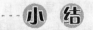

危重患者的抢救应突出"急",及时准确地观察和判断病情变化,熟练、有序地实施抢救。

抢救室的管理：立即成立抢救小组并确定抢救负责人；确定抢救方案；制订抢救护理计划；做好抢救记录；抢救小组分工明确、密切配合；抢救室内物品完好率应为100%，严格执行"五定"制度，即定品种数量、定点安置、定专人管理、定期消毒灭菌、定期检查维修。

危重患者的抢救技术：主要包括心肺复苏、吸氧法、吸痰法、洗胃法、简易人工呼吸器及人工呼吸机的应用。每一项操作都应按护理程序开展，必须明确操作的目的，认真进行护理评估，制订护理目标，规范护理操作，掌握注意事项，评价护理效果。

（聂新省）

综合实训项目五　危重患者的护理与抢救技术

患者，男，28岁，农民。家属述患者因夫妻矛盾，于下午3：00左右口服敌敌畏约30 mL，10 min左右被家人发现，患者当时烦躁，哭泣，神志清楚，主诉胃部难受，恶心。家人立即用摩托车送往当地卫生所，由于没有洗胃设备，卫生所医生立即让其转往乡级医院，下午3：30到乡级医院，该患者既往健康。体格检查：体温36.8 ℃，脉搏112次/分，呼吸26次/分，血压90/60 mmHg，嗜睡状，大汗淋漓，呕吐数次，全身皮肤湿冷，无肌肉震颤。双侧瞳孔直径2～3 mm，对光反射存在，双肺呼吸音粗，实验室检查：WBC14.2×10⁹/L，中性93%，余未见异常。

诊断：急性有机磷农药中毒。

治疗：临时医嘱：①2%碳酸氢钠洗胃；②阿托品10 mg，iv，10 min一次，共4次，每次监测瞳孔变化；③山莨菪碱10 mg，碘解磷定1 g，iv，st；④青霉素皮肤过敏试验。长期医嘱：①0.9%氯化钠溶液500 mL，青霉素640万U，静脉输液，qd；②持续氧气吸入（2 L/min）。

分析上述病例，写出护理诊断，为患者制订出护理计划，针对医生医嘱，为患者实施各项急救措施，并说出操作要领及其注意事项。

项目六
临终患者护理技术

护士执业资格考试导航

1. 临终患者的生理变化和护理措施,临终患者的心理变化及护理。
2. 死亡的概念、脑死亡的判断标准、死亡过程的分期。
3. 尸体护理。

任务十九 临终患者的护理技术

任务引导

患者,男,42岁,无明显诱因突发腹痛、呕吐,急诊以"肠梗阻"收治入院行手术治疗,手术医生打开患者腹腔发现右半结肠有一可疑肿块,快速病理检查结果显示"结肠癌",行右半结肠切除术,术后化疗三个疗程,病情稳定。10个月后,患者再次出现"肠梗阻"住院治疗一周未见好转,患者及家属强烈申请再次手术解除梗阻,希望能够康复。CT结果显示:腹腔内多处癌肿转移,多处肠粘连,已无法手术。医生告知患者及家属后,患者否认结果的准确性,家属以泪洗面。①针对该患者及家属的反应,责任护士应如何护理? ②护士对该患者的护理应遵循什么原则?

生、老、病、死是人生的自然发展过程,死亡是人生旅途的终点,也是生命过程的最后一个阶段。虽然科学技术的发展可以延长人的生命,但是最终都要面对死亡。作为护理人员,在患者行将到达人生终点的时刻,了解患者心理和生理反应,提供心身两方面恰当、正确的护理,提高临终患者的生命质量,维护人的尊严,同时对临终患者的亲属给予安慰指导,使其早日从悲伤中得以解脱,都是十分重要的。

一、临终关怀

（一）临终关怀的概念

临终关怀又称善终服务、安宁照顾等。临终关怀是向临终患者及其家属提供一种全面的照料，包括生理、心理、社会等方面，使临终患者的生命得到尊重，症状得到控制，生命质量得到提高，家属的身心健康得到维护和增强，使患者在临终时能够无痛苦、安宁、舒适地走完人生的最后旅程。因此，临终关怀不仅是一种服务，而且也是一门以临终患者的生理、心理发展和为临终患者提供全面照料，减轻患者家属精神压力为研究对象的新兴学科。

临终关怀的开展顺应了医学模式转变的趋势。医护人员作为具体实施者，通过对患者施行整体护理，以及以姑息、支持疗法，最大限度地帮助患者减轻身体和精神上的痛苦，平静地走完生命的最后阶段，体现了以生命价值和生命质量为服务宗旨的医护职业道德，体现了医务工作者崇高的人道主义精神。

临终关怀给予濒死的人莫大精神安慰，使死者在生前最后阶段仍然可以看到自己的价值和尊严。同时，亲属亦从中得到安慰和激励。临终关怀体现了人道主义，有助于密切人们之间的情感和增强社会凝聚力，体现了社会的进步与文明。

知识链接

临终关怀的历史发展与展望

现代的临终关怀创始于20世纪60年代，创始人为桑德斯博士。1967年桑德斯博士在英国创办了世界上第一所"圣克里斯多弗临终关怀院"，被誉为"点燃了世界临终关怀运动的灯塔"。此后，美国、法国、日本、加拿大、荷兰、瑞典、挪威、以色列等60多个国家相继出现临终关怀服务。1988年7月我国天津医学院在美籍华人黄天中博士的资助下，成立了中国第一个临终关怀研究中心，同年10月上海诞生了中国第一家临终关怀医院——南汇护理院。这些都标志着我国已跻身于世界临终关怀研究与实践的行列。此后，沈阳、北京、南京、河北、西安等省市都相继开展临终关怀服务，建立临终关怀机构。临终关怀把医学对人类所承担的人道主义精神体现得更加完美，它是一项利国利民的社会工程。可以预见，临终关怀事业无论在国外还是在国内都有着广阔的发展前景，是社会所需、形势所迫、人心所向，并会随着人类文明的发展而进一步壮大。

（二）临终关怀的内容

1. 以照料为中心 对临终患者来讲，治愈希望已变得十分渺茫，而最需要的是身体舒适、控制疼痛、生活护理和心理支持，因此，目标以由治疗为主转为对症处理和护理照顾为主。

2. 维护人的尊严 患者尽管处于临终阶段，但个人尊严不应因生命活力降低而递减，个人权利也不可因身体衰竭而被剥夺，只要未进入昏迷阶段，仍具有思想和感情，医护人员应维护和支持其个人权利；如保留个人隐私和自己的生活方式，参与医疗、护理方案的制订，选择死亡方式等。

3. 提高临终生活质量　有些人片面地认为临终就是等待死亡，生活已没有价值，患者也变得消沉，对周围的一切失去兴趣，甚至有的医护人员也这样认为，并表现出面孔冷漠，态度、语言生硬，操作粗鲁，不知该如何面对患者。临终关怀则认为，临终也是生活，是一种特殊类型的生活，所以，正确认识和尊重患者最后生活的价值，提高其生活质量是对临终患者最有效的服务。

4. 共同面对死亡　有生便有死，死亡和出生一样是客观世界的自然规律，是不可违背的，是每个人都要经历的事实，正是死亡才使生显得有意义。而临终患者只是比我们早些面对死亡的人，他们的现在也是我们以后要面临的。死赋予生以意义，死是一个人的最终决断。所以，我们要珍惜生命、珍惜时间，要迎接挑战、勇敢面对。

（三）临终关怀的原则

1. 照护为主　临终患者主要指各种疾病的末期、晚期肿瘤的患者，对于这些患者不以延长患者生命的治疗为主，而以全面护理为主，以提高患者临终阶段的生命质量，维护患者死的尊严。

2. 适度治疗　临终患者的基本需求有三个：一是保持生命，二是解除痛苦，三是无痛苦地死亡。在尊重生命和死亡的自然过程方面，临终关怀提出适度治疗、全面照护的原则。

3. 注重心理　临终患者的心理是极其复杂的，且因人的经济状况、政治地位、文化程度、宗教信仰、职业与年龄等的不同而有差异。因此要主要了解和理解患者的心理需求和社会需求，对其进行安抚、同情、体贴、关心，因势利导地使其心理获得平衡，正视现实，摆脱恐惧，平静地面对死亡，保持弥留之际人生的尊严。

4. 提高患者的生命质量　临终关怀不以延长生命时间为重，而以丰富患者有限生命、提高其临终阶段生命质量为宗旨，为临终患者提供一个安适、有意义、有尊严、有希望的生活。让患者在有限的时间里，能有清醒的头脑，在可控制的病痛中，接受关怀，享受人生的余晖。临终关怀充分显示了人类对生命的热爱。

二、临终患者的身心护理

临终关怀护理是对那些已不能治愈的患者在生命即将结束时所实施的积极的身心整体护理，其护理目的以整个人为对象，提供精心照料，提高其尚存生命质量，并给予家属心理关怀，最终使逝者死而无憾，生者问心无愧。

（一）临终患者的生理变化

1. 循环衰竭　表现为皮肤苍白、湿冷、大量出汗，四肢发绀、斑点、脉搏快而弱且不规则，血压降低或测不出，心尖搏动常为最后消失。

2. 呼吸功能减退　表现为呼吸频率由快变慢，呼吸深度由深变浅，出现鼻翼呼吸、潮式呼吸、张口呼吸等，最终呼吸停止。由于分泌物在支气管内潴留，出现痰鸣音及鼾声呼吸。

3. 胃肠道功能紊乱　表现为恶心、呕吐、食欲不振、腹胀、便秘、脱水、口干。

4. 肌肉张力丧失　表现为大小便失禁，吞咽困难，无法维持良好舒适的功能体位，肢体软弱无力,不能进行自主躯体活动,脸部外观改变呈希氏面容(面肌消瘦、面部呈铅灰色、眼眶凹陷、双眼半睁半滞、下颌下垂、嘴微张)。

5. 感知觉、意识改变 表现为视觉逐渐减退,由视觉模糊发展到只有光感,最后视力消失。眼睑干燥,分泌物增多。听觉常是人体最后消失的一个感觉。意识改变可表现为嗜睡、意识模糊、昏睡、昏迷等。

6. 疼痛 表现为烦躁不安,血压及心率改变,呼吸变快或减慢,瞳孔放大,疼痛面容(五官扭曲、眉头紧锁、眼睛睁大或紧闭、双眼无神、咬牙)。

7. 临近死亡的体征 各种反射逐渐消失,肌张力减退、丧失,脉搏快而弱,血压降低,呼吸急促、困难,出现潮式呼吸,皮肤湿冷。通常呼吸先停止,随后心跳停止。

（二）护理措施

1. 促进患者舒适

(1) 维持良好、舒适的体位:定时翻身,更换体位,避免某一部位长期受压,促进血液循环。

(2) 加强皮肤护理:大小便失禁者,注意会阴、肛门附近皮肤的清洁、干燥,必要时留置导尿;大量出汗时,应及时擦洗干净,勤换衣裤。床单位保持清洁、干燥、平整、无碎屑。

(3) 重视口腔护理:晨起、餐后及睡前协助患者漱口,保持口腔清洁卫生;口唇干裂者可涂液状石蜡,有溃疡或真菌感染者酌情涂药;口唇干燥者可适量喂水,也可用湿棉签湿润口唇或用湿纱布覆盖口唇。

2. 增进食欲,加强营养

(1) 注意食物的色、香、味,少量多餐,以减轻恶心,增进食欲。

(2) 给予流质或半流质饮食,便于吞咽。必要时采用鼻饲法或完全胃肠外营养,保证患者营养供给。

(3) 加强监测,了解患者电解质指标及营养状况。

3. 促进血液循环

(1) 观察体温、脉搏、呼吸、血压、皮肤色泽和温度。

(2) 患者四肢冰冷不适时,应加强保温,必要时给予热水袋。

4. 改善呼吸功能

(1) 保持室内空气新鲜,定时通风换气。

(2) 神志清醒者,采用半卧位以扩大胸腔容量,减少回心血量,改善呼吸困难。昏迷者采用仰卧位头偏向一侧或侧卧位,防止呼吸道分泌物误入气管引起窒息或肺部并发症。

(3) 必要时使用吸引器吸取痰液,保持呼吸道通畅。酌情给氧,改善呼吸功能。

5. 减轻感、知觉改变的影响

(1) 提供合适的环境:环境安静、空气新鲜、通风良好,有一定的保暖设施、适当的照明,避免临终患者视觉模糊,产生害怕、恐惧心理,增加安全感。

(2) 提供眼部护理:眼部有分泌物应及时用湿纱布拭去。如患者眼睑不能闭合,可涂金霉素、红霉素眼膏或覆盖凡士林纱布,以保护角膜。

(3) 让患者感受关爱:可采用触摸患者的非语言交流方式,配合柔软温和的语调、清晰的语言交谈,使临终患者感到即使在生命的最后时刻,也并不孤独。

6. 减轻疼痛

(1) 观察疼痛的性质、部位、程度及持续时间。

(2) 协助患者选择减轻疼痛的最有效方法。若患者选择药物止痛,可采用 WHO 推荐的三步阶梯疗法控制疼痛。注意观察用药后的反应,把握好用药的阶段,选择恰当的剂量和给药方式,达到控制疼痛的目的。

(3) 某些非药物控制方法也能取得一定的镇痛效果,如松弛术、音乐疗法、催眠意象疗法、外周神经阻断术、针灸疗法、生物反馈法等。

(4) 护理人员采用同情、安慰、鼓励的方法与患者交谈沟通,稳定患者情绪,并适当引导其转移注意力,减轻疼痛。

(三) 临终患者心理变化及护理

当个体接近死亡时,其心理反应是十分复杂的。美籍心理学家罗斯博士观察了400位临终患者,提出临终患者通常经历五个心理反应阶段,即否认期、愤怒期、协议期、忧郁期、接受期。根据不同阶段的心理变化给予相应的心理护理是临终患者护理的重点。

1. 否认期(denial) 当患者间接或直接听到自己可能会死亡时,他第一个反应就是否认:"不可能"、"一定是搞错了",否认病情恶化的事实,希望出现奇迹。有的患者到临终前一刻仍乐观地谈论未来的计划及病愈后的设想。

对此期患者,不可将病情全部揭穿。与患者交谈时,要认真倾听,表示热心、支持和理解,经常出现在患者身边,让他感到没有被抛弃,而时刻受到人们的关怀。同时也要防备少数患者心理失衡,以扭曲方式对抗此期的负重感。

2. 愤怒期(anger) 当患者经过短暂的否认而确定无望时,一种愤怒、妒忌、怨恨的情绪油然而起,"为什么是我?这太不公平了",于是把不满情绪发泄在接近他的医护人员及亲属身上。

对临终患者的这种"愤怒",应该看成是正常的适应性反应,是一种求生无望的表现。作为医护人员,要谅解、宽容、安抚、疏导患者,让其倾诉内心的忧虑和恐惧,这样对患者有益,切不可以"愤怒"回击"愤怒"。

3. 协议期(bargaining) 承认死亡的来临,为了延长生命,患者会提出种种"协议性"的要求,希望能缓解症状。有些患者认为许愿或做善事能扭转死亡的命运;有些患者则对所做过的错事表示悔恨。

护士应看到这种情绪对患者是有益的,他能提供合作,延缓死亡的日期。因此,要尽可能地满足患者的需要,即使难以实现,也要做出积极努力的姿态。

4. 忧郁期(depression) 尽管采取多方努力,但病情日益恶化,患者已充分认识到自己接近死亡,心情极度伤感,抑郁寡欢。此时患者可能很关心死后家人的生活,同时急于交代后事。

对这期患者,允许其哀伤、痛苦和诉说他的哀情,并耐心倾听。同时还应鼓励与支持患者增加和疾病作斗争的信心和勇气。

5. 接受期(acceptance) 经历一段忧郁期后,患者的心情得到了抒发,面临死亡已有准备,极度疲劳衰弱,常处于嗜睡状态,表情淡漠,却很平静。

护士应尊重患者的信仰,延长护理时间,让患者在平和、安逸的心境中走完人生之旅。

临终患者心理活动的五个发展阶段,并非前后相随,而是时而重合、时而提前或推后。因此,在护理工作中应掌握患者千变万化的心理活动,从而进行有效的护理。

三、死亡教育

死亡教育可以帮助人们正确地面对自我之死和他人之死,理解生与死是人类自然生命历程的必然组成部分,从而树立科学、合理、健康的死亡观;可以消除人们对死亡的恐惧、焦虑等心理现象,教育人们坦然面对死亡;使人们思索各种死亡问题,学习和探讨死亡的心理过程以及死亡对人们的心理影响,为处理自我之死、亲人之死做好心理上的准备;可以勇敢地正视生老病死等问题,加深人们对死亡的深刻认识,并将这种认识转化为珍惜生命、珍爱健康的强大动力,进而提高自己的生命和生活质量;使更多的人认识到人生包括优生、优活、优死三大阶段,以便使人们能客观地面对死亡,有意识地提高生命质量。

(一)死亡教育的目的

死亡教育的第一个目的就是要改善人们的生活。如希腊著名哲学家苏格拉底所说:"人类面临的最重要的问题不是如何生存,而是如何好好生活"。死亡教育就是要帮助人们更好地理解生命的强大和脆弱,以及生命是有限的。

第二个目的是指导人们与社会进行有效的交流,让他们知道社会上有一系列的关于临终关怀、葬礼事务以及纪念仪式等服务可以帮助他们渡过难关。

第三个目的是帮助人们了解他们作为公民的社会作用,通过这个途径让他们了解事前指示医疗决定(在患者自己不能表达意愿时,立下的事前指示就成了医护决定的书面指示)、协助自杀、安乐死、器官捐献等重要的社会问题。

第四个目的是为医护工作人员和相关咨询人员提供专业知识。

第五个目的是提高人们在面临难关时的沟通能力。对很多人来说,在面临生死难关时,有效的沟通至关重要。

第六个目的是帮助人们了解在人生旅程中,这些常常讳莫如深的话题其实有助于他们的成长。

(二)死亡教育的对象及其内容

对疾病患者的死亡教育可以使其获得死亡的知识,对死亡有一个科学的认识,这是比较特殊的死亡教育对象。对患者的亲朋好友的教育,目的是先通过对这些人进行死亡教育,在其掌握有关生死的基本理论、观点的情况下,再通过他们对疾病患者进行死亡教育。在对这些人教育时,不必教授生死的高深理论,亦不必要将死亡问题逐一讲解,重点是:一方面通过细致的沟通,了解对方已有的文化素养和宗教背景,其原先对死亡有什么看法,其在面对死亡或即将丧亲的情况下,最恐惧、担心、忧虑的究竟是什么;另一方面,根据对方的有关情况,有针对性地运用生死学知识,帮助对方解决对死亡的忧虑、恐惧和各种死亡思想负担,使患者能坦然面对可能的死亡结局,也可以使患者家属和好友有准备地接受丧亲之痛。

成功的死亡教育会使人类更加有序、更加清醒、更加理智、更加仁爱,更加珍惜有限的生命。

四、死亡后的护理

(一) 概述

1. 濒死和死亡的概念 濒死又称临终,指患者已接受治疗或姑息性的治疗后,虽然意识清楚,但患者病情迅速恶化,各种迹象显示生命即将终结。因此,濒死是生命活动的最后阶段。

布拉克法律辞典将死亡定义为"生命的永息,生存的灭失,血液循环停止,同时呼吸及脉搏等身体重要作用的终止",即死亡是生命活动不可逆的终止。

2. 死亡过程的分期 死亡不是骤然发生的,而是一个逐渐进展的过程,一般可分为三期。

(1) 濒死期:又称临终状态,是死亡过程的开始阶段。此期中枢神经系统脑干以上部位的功能处于深度抑制状态,脑干以下功能尚存,表现为意识模糊或丧失,各种反射减弱或迟钝,肌张力减退或消失,心跳减弱,血压下降,呼吸微弱或出现潮式呼吸及间断呼吸。濒死期的持续时间可随患者机体状况及死亡原因而异,年轻强壮者及慢性病患者较年老体弱者及急性病患者濒死期长;猝死、严重的颅脑损伤等患者可直接进入临床死亡期。

(2) 临床死亡期:又称躯体死亡或个体死亡。此期表现为心跳、呼吸完全停止,瞳孔散大,各种反射消失,延髓深度抑制,但各种组织细胞仍有微弱而短暂的代谢活动。此期一般持续 5~6 min,超过这个时间大脑将发生不可逆的变化。

(3) 生物学死亡期:又称全脑死亡,是死亡过程的最后阶段。此期整个神经系统及各器官的新陈代谢相继停止,并出现不可逆的变化,整个机体已不可能复活。死亡后尸体将发生如下变化。①尸冷:是最先发生的尸体现象,死亡后因体内产热停止,散热继续,尸体温度逐渐降低。大约 24 h 尸温与环境温度相同。②尸斑:死亡后血液循环停止,由于地心引力,血液向身体的最低部位坠积,该处皮肤呈现暗红色斑块或条纹,称为尸斑。尸斑的出现时间是死亡后 2~4 h。12 h 后便发生永久性变色。③尸僵:死后肌肉中 ATP 不断分解而不能再合成,致使肌肉收缩,尸体变硬。尸僵多从小块肌肉首先开始,以下行型发展最为多见,表现为先由咬肌、颈肌开始,向下至躯干、上肢和下肢。尸僵一般在死后 1~3 h 开始出现,4~6 h 扩展到全身,12~16 h 发展至高峰,24 h 尸僵开始减弱,肌肉逐渐变软,称为尸僵缓解。④尸体腐败:死亡后机体组织的蛋白质、脂肪和碳水化合物在细菌的作用下而分解的过程称为尸体腐败。一般在死亡 24 h 后出现。尸体腐败常见的表现有尸臭、尸绿等。尸臭是肠道内有机物分解从口、鼻、肛门逸出的腐败气体。尸绿是尸体腐败时出现的色斑,一般在死后 24 h 先在右下腹出现,逐渐扩展到全腹,最后波及全身。

3. 死亡的标准 将心跳、呼吸停止作为判断死亡的标准已沿袭了数千年,但随着医学科学的发展,传统的死亡标准受到了冲击。现代医学表明:心跳停止时,人的大脑、肾脏、肝脏并没有死亡,因此死亡是分层次进行的。其次,20 世纪 50 年代以来,人体脏器移植技术广泛开展,1967 年人类历史上第一例心脏移植手术在南非获得成功,一个衰亡的心脏可被另一个强壮健康的心脏替换,这就意味着心死不等于人死;再则心肺功能停止者可借助药物和机器来维持生命,只要大脑功能保持着完整性,一切生命活动都有恢复的可能。因此,传统的死亡标准已被摒弃,医学界人士提出新的比较客观的标准,这就是脑死亡标准。

脑死亡即全脑死亡,包括大脑、中脑、小脑及脑干的不可逆死亡。不可逆的脑死亡是生命活动结束的象征。1968 年美国哈佛大学在世界第 22 次医学会议上提出的脑死亡标准如下:①对刺激无感受性及反应性;②无运动、无呼吸;③无反射;④脑电波平坦。

上述标准 24 h 内反复复查无改变,并排除体温过低(低于 32 ℃)及中枢神经抑制剂的影响,即可作出脑死亡的诊断。

现代脑死亡标准比传统死亡标准更科学、更合理,是医学发展的趋势。

4. 安乐死(euthanasia) 起源于希腊文,原意为"快乐地死亡"或"尊严地死亡"。我国学者将安乐死定义如下:患不治之症的患者在危重濒死状态时,由于精神和躯体的极端痛苦,在患者及其亲友的要求下,经过医生的认可,停止无望的救治或用人为的方法使患者在无痛苦状态下渡过死亡阶段而终结生命全过程。根据采取的方式不同,可将安乐死分为主动安乐死和被动安乐死两种形式。主动(积极)安乐死,指医务人员或其他人员采取措施加速患者死亡;被动(消极)安乐死,指对患者停止一切治疗与抢救,中止维持患者生命的医疗措施,任凭其自行死亡。

为安乐死立法的进程各国不一,荷兰是世界上第一个将安乐死合法化的国家,我国为安乐死立法的时机尚未成熟。

(二)尸体护理

尸体护理是对临终患者实施整体护理的最后步骤,也是临终关怀的重要内容之一。做好尸体护理不仅是对死者人格的尊重,而且是对死者亲属心灵上的安慰,体现了人道主义精神和崇高的护理职业道德。护理人员应以唯物主义死亡观和严肃认真的态度尽心尽职做好尸体护理工作,尊重患者的遗愿,满足家属的合理要求。

技能实训 尸体护理

【目的】 保持尸体清洁、无渗液;维持良好的尸体外观,易于辨认;安慰家属,减轻哀痛。

【操作流程】 见表 6-19-1。

表 6-19-1 尸体护理技术操作流程

操作程序	操作步骤	要点说明
评估	* 医生开具的死亡诊断书 * 死者诊断、治疗及抢救经过,死亡原因及时间 * 尸体的清洁程度,有无伤口、引流管 * 死者家属的民族习惯、宗教信仰、心理状态、合作程度、对死亡的态度及对护理的要求	
计划 1.护士准备 2.用物准备 3.环境准备	* 着装整洁,洗手,戴口罩,戴手套,严肃认真 * 衣裤、尸单、血管钳、不脱脂棉球、剪刀、尸体识别卡3 张(表 6-19-2)、梳子、松节油、绷带。有伤口者需备换药敷料,按需准备擦洗用具,隔离衣和手套,屏风等 * 安静、肃穆、屏风遮挡,劝慰家属	• 必要时做好职业防护

续表

操 作 程 序	操 作 步 骤	要 点 说 明
实施		
1.准备	* 填写尸体识别卡3张	
	* 备齐用物至床旁,屏风遮挡	• 维护死者隐私,避免影响他人情绪
	* 劝慰家属暂离病房	• 若家属不在,尽快通知来院
2.料理尸体	* 撤去治疗用物,如输液管、氧气管、导尿管等	
	* 放平尸体,头下垫枕头	• 防止面部淤血变色
	* 洗脸,有义齿者代为装上,协助闭合口、眼。眼睑不能闭合者,可用毛巾湿敷、按摩或上眼睑下垫少许棉花;嘴不能闭合者,轻揉下颌或用绷带托住	• 维持尸体外观以安慰家属 • 装上义齿可避免脸型改变
	* 用止血钳将棉花堵塞口、鼻、耳、肛门、阴道等	• 防止体液外溢
	* 擦净全身,更衣梳发。依次洗净上肢、胸、腹、背、臀及下肢,用松节油擦净胶布痕迹。有伤口者更换敷料	
	* 用尸单或尸袍包裹尸体送太平间	
3.尸体识别	* 将第1张尸体识别卡系在尸体右手腕部,将第2张尸体识别卡缚在尸体胸前的尸单上,将第3张尸体识别卡放在尸体屉外	• 避免认错尸体
4.清理用物	* 取回大单,与床上用物一并消毒、清洗消毒双手	• 避免院内交叉感染
	* 处理病床单位,一般患者按出院处理,传染病患者按传染病终末处理。填写死亡通知单,完成各项记录;整理病案、归档;按出院手续办理结账	• 在体温单相应时间栏纵写死亡时间,注销各种执行单
	* 清点患者遗物交家属,家属不在,两人清点后交护士长保管	• 家属不在时由两人清点,列出清单,交护士长保存
评价		
	* 以真诚、严肃的态度对待死者及家属	
	* 尸体整洁、表情安详、位置良好、易于辨认	

【注意事项】

(1)尸体护理应在确认患者死亡后尽快进行,既可防止尸体僵硬,也可避免对其他患者的不良影响。

(2)进行尸体护理时,注意遮挡,避免惊扰其他患者。态度严肃认真,尊重死者,满足家属合理要求。

(3)认真填写尸体识别卡,避免认错。

(4)患有传染病的死者,其尸体应严格按隔离消毒常规进行护理,防止传染病的传播。

表 6-19-2　尸体识别卡

姓名＿＿＿＿　　住院号＿＿＿＿　　　年龄＿＿＿＿　　性别＿＿＿＿
病室＿＿＿＿　　床号＿＿＿＿　　籍贯＿＿＿＿　　诊断＿＿＿＿
住址＿＿＿＿＿＿＿＿＿＿＿＿＿＿＿＿＿＿＿＿＿＿＿
死亡时间＿＿＿＿年＿＿月＿＿日＿＿时＿＿分
护士签名＿＿＿＿＿
＿＿＿＿＿医院

（三）丧亲者的护理

丧亲者即死者家属，主要指失去父母、配偶、子女者（直系亲属）。失去亲人是一个重大的生活事件，在霍姆氏和拉赫编制的社会再适应评定量表中，按照生活改变单位（LCU）排列出重大的生活事件，其中丧偶高达 100 LCU，是最强的生活应激事件，直接影响丧亲者的身心健康，因此，对丧亲者做好护理工作是十分重要的。

1. 丧亲者的心理反应　根据安格乐理论，可分四个阶段。

（1）震惊与不相信：这是一种防卫机制，将死亡事件暂时拒之门外，让自己有充分的时间加以调整。此期在急性死亡事件中最明显。

（2）觉察：意识到亲人确实死亡，痛苦、空虚、气愤情绪伴随而来，哭泣常是此期的特征。

（3）恢复期：家属带着悲伤的情绪着手处理死者的后事，准备丧礼。

（4）释怀：随着时间的流逝，家属能出悲哀中得以解脱，重新对新生活产生兴趣，将逝者永远怀念。

心理反应阶段持续时间不定，丧偶可能需 2 年或更久，一般需 1 年左右时间。

2. 影响丧亲者调适的因素

（1）对死者的依赖程度：家人对死者经济上、生活上、情感上依赖性越强，面对患者死亡之后的调适越困难。常见于配偶关系。

（2）病程的长短：急性死亡病例，由于家人对突发事件毫无思想准备，易产生自责、内疚心理；慢性死亡病例，家人已有预期性心理准备，则较能调适。

（3）死者的年龄与家人的年龄：死者的年龄越轻，家人越易产生惋惜和不舍，增加内疚和罪恶感。例如"白发人送黑发人"历来是最悲哀的感觉。家属的年龄反映人格的成熟，影响到解决处理后事的能力。

（4）其他支持系统：家属存在其他支持系统（亲朋好友、各种社会活动、宗教信仰、宠物等），且能提供支持满足其需要，则较易调整哀伤期。

（5）失去亲人后的生活改变：失去亲人后生活改变越大、越难调适，如中年丧夫、老年丧子。

3. 丧亲者的护理

（1）做好尸体护理：体现对死者的尊重，对生者的抚慰。

（2）鼓励家属宣泄感情：死亡是患者痛苦的结束，同时是丧亲者悲哀的高峰，必将影响其身心健康和生存质量，护理人员应认真倾听其诉说，作出全面评估，针对不同心理反应阶段制订护理措施。

（3）心理疏导和精神支持：提供有关知识，安慰家属面对现实，使其意识到安排好未来的工作和生活是对亲人最好的悼念。

(4)尽力提供生活指导和建议:如经济问题、家庭组合、社会支持系统等,使丧亲者感受人世间的情谊。

(5)丧亲者随访:目前在国外,临终关怀机构通过信件、电话、访视对死者家属进行追踪随访。

能力检测

患者,男,51 岁,因食欲减退、厌油、恶心、巩膜皮肤黄染 2 周到医院检查,结果显示:胆管癌。患者非常担心自己患癌症,因此家属与医务人员共同协商后,决定暂不告诉患者实情,采取保护性治疗措施。1 个月后,患者病情仍未好转反而加重,患者怀疑自己得了不治之症,一天家属不慎说出癌症事实,患者知道后极度恐惧,拒绝吃喝,35 天后死亡。请问:①针对该患者的心理反应,责任护士应如何护理? ②死亡的判断标准是什么? ③患者死亡后,护士应如何为其进行尸体护理?

小 结

临终关怀护理使患者安宁,家属安慰。进入临终阶段,身心发生较大改变,尤其是心理反应历程的五阶段:否认期、愤怒期、协议期、忧郁期、接受期,护士应密切观察病情,正确判断濒死与死亡,为临终患者提供优质的临终关怀服务,认真做好死亡教育及死亡后的尸体护理,充分体现护理人员的人道主义精神。

(陈晓霞)

综合实训项目六 临终患者护理技术

患者,男,65 岁,某企业老总,因右上腹疼痛、食欲差、乏力 1 月余入院,主诉:患慢性乙型肝炎 20 余年,期间肝功能时有异常,多次治疗,近段时间症状加重。既往不抽烟,应酬时喝少量酒,无其他疾病。体格检查:生命体征正常,肝上界在右锁骨中线第 6 肋间,下界位于肋下 6.5 cm,质硬,明显结节感。实验室检查:HbsAg(+),AST 260 U,ALT 198 U,AFP 310 μg/L,肝脏 CT、彩超检查,均见肝右叶 6.3 cm×5.4 cm 欠清不规则肿物。诊断:原发性肝癌。2 周后患者在连续硬膜外麻醉下行肝右叶癌肿切除术,术后伤口恢复良好,化疗顺利。6 个月后,患者再次出现腹痛、腹胀、乏力、食欲不振,入院检查发现:腹膜多处出现癌肿,有腹水。经营养支持、系统化疗 1 月余,效果不佳,患者出现大量腹水,腹部高度膨隆,腹胀难忍,尿少,疼痛加剧,每日用杜冷丁止痛。医生已告知家属,目前无更好的治疗办法,患者已进入生命晚期,估计不超过 6 个月时间。患者仍积极配合治疗,希望有奇迹出现。但治疗 2 个月后仍未见好转,已出现各器官功能衰竭,患者心情极度伤感,抑郁寡欢,很关心死后家人的生活,同时急于交代后事。5 个月后患者全身衰竭死亡,家属悲痛欲绝,久久不能平静。

分析上述病例,为患者不同阶段的表现做出正确的护理诊断,并制订切实可行的护理计划,恰当地做好患者死亡后的护理。

项目七
出院护理技术

护士执业资格考试导航

1. 出院前的护理。
2. 有关文件的处理、病床单位的处理。

任务二十　出院护理

任务引导

　　按照任务九案例。患者李某因"肺炎"住院治疗,按照护理程序为其进行了系统的、整体的治疗和护理,一周后治愈出院,请为其进行出院指导,制订健康教育、出院评估。

第一节　出院护理

知识链接

出院程序

　　住院患者经过一段时间治疗后,症状消失,各项临床和辅助检查正常,达到出院标准,经医师同意即可出院。医师决定患者出院日期,要通知患者或家属,做好准备。由医生开出院医嘱,护士填写出院通知单,家属或患者可持出院通知单到住院处办理出院手续。或病情虽有好转,但达不到出院标准,而家属或患者执意要求出院时,也可办理出院手续。

出院护理是指护理人员对出院患者所进行的一系列护理活动,目的是了解出院患者的生理、心理及社会再适应的情况,协助患者尽快适应社会生活。

一、出院前护理

(一)评估患者身心需要

1. 需要被尊重 出院患者的康复程度并不完全相同,部分患者出院后仍然需要继续治疗护理,希望得到别人尊重与理解,保护他们的自尊心。

2. 需要别人照顾 部分患者出院后,生活能力尚不能自理,自感体质虚弱,希望继续得到照料。

3. 需要提供信息和指导 患者要了解对疾病预后的信息和生活指导,用药指导。

(二)护理措施

1. 通知患者和家属 医生根据患者健康情况,决定出院日期,护士按出院医嘱,提前通知患者及家属,做好出院准备,如备好交通工具等。

2. 健康教育 根据出院前对患者的身体状况和情绪变化的评估,适时进行健康教育,指导其在有关疾病的防治知识、饮食起居、用药知识、卫生习惯、功能锻炼、家庭护理、康复和定期复查等方面的注意事项,必要时为患者和家属提供有关疾病的相关资料,促使患者建立合理的生活规律、加强康复和功能锻炼,掌握药物服用知识和家庭护理知识及技能等。同时做好患者的心理护理工作给予安慰和鼓励,以减轻因离开医院所产生的心理依赖、恐惧和焦虑。

3. 办理出院手续

(1)填写出院通知单,指导患者或家属到出院处结账、协助办理出院手续。

(2)患者出院后仍需服药时,护士凭出院医嘱处方,从药房领取药物,交给患者,再度提醒患者及家属有关的护理指导内容,如指导用药常识和出院后自行施行的护理技术,提示复诊的日期、时间及健康生活方式等。

(3)护士收到出院证,协助患者整理个人用物,归还寄存的物品,收回患者住院期间所借的物品,开物品带出证。

4. 填写患者出院护理评估单

5. 征求患者意见 在患者出院前,征求意见,以便改进工作。

6. 护送出院 根据患者情况,采用不同方法护送患者出病区,如不能行走者可用轮椅或平车送至医院门口。

(三)健康教育

健康教育是指通过有计划、有组织的系统教育过程,促使人们自觉地采用有利于健康的行为,以改善、维持和促进个体的健康。对护理对象的健康教育计划是护士通过评估后制订的,由于每个护理对象拥有的健康知识和行为以及文化程度不尽相同,所以,对每个护理对象的健康教育计划内容及方式也各有差异。计划的内容主要包括确定教育内容和重点、确定教育目标和选择教育方法三个方面。根据"任务引导"内容填写(表7-20-1)。

表 7-20-1 健康教育单

姓名 __李某__ 性别 __女__ 科别 __内__ 床号 __10__ 诊断 __肺炎__ 住院号 __20123680__

教育内容		实施						效果评价					备注
		时间	教育方式					时间	完全掌握	部分掌握	未掌握	签名	
			讲授	示范	护理对象	家属	签名						
入院指导	1.环境及设施	1/12	√		√		胡×	3/12	√			王×	
	2.人员介绍（医生、护士、病友）	1/12	√		√		胡×	3/12	√			王×	
	3.各项制度	1/12	√		√		胡×	3/12		√		王×	
疾病知识	1.疾病名称	1/12	√		√		胡×	3/12	√			王×	
	2.主要临床表现	2/12	√		√		胡×	4/12		√		王×	
	3.主要治疗方法	2/12	√		√		胡×	4/12	√			王×	
	4.主要护理方法	2/12	√		√		胡×	4/12		√		王×	
	5.并发症的预防方法	2/12	√		√		胡×	4/12		√		王×	
心理指导	1.心理因素与疾病关系	3/12	√		√		胡×	4/12		√		王×	
	2.调整心理压力的方法	3/12		√	√		胡×	4/12		√		王×	
					√		胡×	4/12				王×	
饮食指导	1.饮食治疗的重要性及目的	3/12	√		√		胡×	4/12	√			王×	
	2.饮食控制的方法	3/12			√		胡×	4/12				王×	
	3.饮食的注意事项	3/12	√		√		胡×	4/12	√			王×	
休息活动指导	1.目的与要求	4/12	√		√		胡×	5/12	√			王×	
	2.方法和步骤	4/12		√	√		胡×	5/12	√			王×	
用药指导	1.主要药物名称	1/12	√		√		胡×	3/12	√			王×	
	2.主要药物的主要作用及方法	1/12	√		√		胡×	3/12		√		王×	
	3.主要不良反应	1/12	√		√		胡×	3/12	√			王×	
	4.用药的注意事项	1/12	√		√		胡×	3/12	√			王×	
检查指导	1.检查的目的	2/12	√		√		胡×	4/12				王×	
	2.检查的准备	2/12	√		√		胡×	4/12				王×	
	3.检查的配合	2/12	√		√		胡×	4/12				王×	

教育内容		实 施						效 果 评 价					备注
		时间	教育方式					时间	完全掌握	部分掌握	未掌握	签名	
			讲授	示范	护理对象	家属	签名						
出院指导	1.自我护理方法	6/12	√		√		胡×	6/12				王×	
	2.自我监测方法	6/12	√	√	√		胡×	6/12				王×	
	3.用药指导	6/12	√		√		胡×	6/12				王×	
	4.复诊的时间、指征及方法	6/12	√		√		胡×	6/12				王×	

注:表中未涉及的教育内容可自行在相应栏目中补充,由于特殊原因导致教育中止或重复进行的宣教与评价结果在备注栏内注明。

(四)出院护理评估

出院是患者从医疗环境回归到家庭及社区的过程。为了保持整体护理的系统性和连续性,护士除须按医嘱要求进行必要的解释外,还要在患者出院前对患者的身心健康状况进行全面的评估,根据患者现有和潜在的身心健康问题的反应,结合患者的病情、家庭及生活环境以及就医的条件等,为患者提供一个切实可行的自我护理计划,并对有关的护理知识和技能进行必要的指导。

出院护理评估单(表7-20-2)包括健康教育、护理小结及评价三个部分。①健康教育始于入院,患者在住院期间,护士应对其进行健康教育,帮助患者在各自原有的基础上,达到最高水平的身心健康。如制订标准宣教计划,帮助患者了解自己所患疾病的预防知识;出院指导,主要包括患者出院后在饮食、服药等方面的注意事项。②护理小结是患者在住院期间,护士按护理程序对患者进行护理活动的概况记录。包括护理目标是否达到,护理问题是否解决,护理措施是否落实,护理效果是否满意。③评价是由护士长全面了解情况后,对护理对象和护理效果进行评价。

表 7-20-2 出院护理评估单

姓名　李×× 　　科别　内　　床号　10　　住院号　20123680

(一)健康教育(始于入院)

1. 护理对象对所患疾病的防治知识: 　　　　　　　有　√　　无

卫生习惯和科学的饮食起居知识: 　　　　　　　有　√　　无

护理对象对现存或潜在的健康问题的认识: 　　　有　　无√

2. 出院指导

(1)休息和功能锻炼　安静休息,减少活动

(2)饮食　进食富含维生素易消化的食物,保持水分的摄入有利于毒素排出。)

(3)自我监测和护理(药物治疗、伤口处理、病情观察等)　(呼吸困难时给予吸氧,可取半坐卧位或双肩垫高20°~30°;痰多时勤拍背促进痰液排出;保持口腔清洁,口唇干裂时涂润滑油;高热时给予温水拭浴降温,出汗多时及时更衣防止感冒,腋温>38 ℃时请上医院治疗。

(4)复查　定期复查,病情变化及时就诊。

(5)其他　经常开窗通风,保持室内空气新鲜。按出院医嘱做好继续治疗。

（二）护理小结（住院期间护理程序实施情况与存在问题）

患者，张××，女，55 岁，以"肺炎"于 2012 年 12 月 1 日 9am 从门诊收住院，神智清，高热，最高达 40 ℃，有咳嗽，痰为白色黏液，咳时伴胸痛，经入院评估，护理诊断：体温过高：39.2 ℃，与肺部感染有关。有体液不足的危险：与高热和腹泻有关。疼痛：胸痛，与咳嗽刺激胸膜有关。措施：遵医嘱给予红霉素消炎；乙醇拭浴，q4 h 监测体温；保证患者每日饮水 2000 mL；服用镇咳药。入院 2 天后体温恢复正常，未发生脱水现象。向患者讲解肺炎治疗情况及积极配合医生治疗的意义，告知患者常用药名、剂量、用法及咳嗽与肺炎的关系，教会患者正确咳痰的姿势，制订恢复计划，使患者逐渐恢复健康。

（三）评价（由护士长全面了解情况后负责评价）

1. 护理对象评价   优√   良   中   差
2. 护理效果评价   优√   良   中   差

护士长签名 ___王 ×___ 护士签名 ___孙 ×___

2012 年 12 月 6 日

二、出院后护理

（一）有关文件的处理

（1）填写出院时间：在体温单相应时间栏内，用红笔竖写出院时间。

（2）归档：将病案按出院顺序整理后，交病案室保存。出院病案排列顺序：住院病案首页、出院记录或死亡记录、入院记录、病史及体格检查单、病程记录、会诊记录、各项检查及检查报告、护理记录单、医嘱单和体温单。

（3）填写出院登记本。

（4）注销卡片：注销各种卡片，如诊断卡、病危卡、床头（尾）卡（单）、服药卡（单）、注射卡（单）、饮食卡（单）和治疗卡（单）等。

（二）病床单位的处理

（1）撤去病床上的污被服，放入污衣袋中。根据出院患者疾病种类决定清洗、消毒方法。

（2）用消毒液擦拭床旁桌、床旁椅及床。非一次性痰杯、脸盆用消毒液浸泡。

（3）床垫、床褥、棉胎、枕芯等用紫外线灯、臭氧机消毒或在日光下暴晒 6 h。

（4）病室开窗通风。

（5）铺好备用床，准备迎接新患者。

（6）传染性疾病患者离院后，需按照传染病终末消毒法进行消毒。

第二节 出院后续护理

出院是患者从医疗环境回归到家庭及社区的过程，出院患者将在社区内完成其后续的治疗和护理工作。

一、社区护理

(一) 概念和工作内容

1. 社区护理(community nursing)的定义 美国公共卫生护理组织对社区护理的定义为"社区护理是护理工作的一部分,它是护士应用护理及相关的知识和技巧,解决社区、家庭及个人的健康问题或满足他们的健康需要"。

加拿大公共卫生学会认为"社区卫生护理是专业性的护理工作,经有组织的社会力量间的合作来开展工作,社区护理工作的重点是家庭、学校或生活环境中的人群。社区护士除照顾患者及残疾人之外,应致力于预防疾病或延缓疾病的发生,以减少疾病对人群的影响。同时对居家患者及有健康问题的患者提供熟练的护理,帮助那些面临危机情况者,使他们获得健康。为个人、家庭、社会团体及整个社区提供知识,并鼓励他们建立有利于健康的生活习惯"。

美国护士会(ANA)于1980年对社区护理定义:社区护理是综合公共卫生学与专业护理学的理论,用于促进与维持群众的健康,是一种专门和完整的实务工作。它的服务不限于一个特别的年龄群或诊断,而是提供连续性、非片断性的服务,其主要职责是视人口群体为一整体,直接提供护理给个体、家庭或团体,以使全民达到健康。应用整体的方法促进健康,维护健康,提供卫生教育和管理、合作及提供连续性护理来管理社区中个体、家庭和团体的健康。

综上所述,社区护理是借助有组织的社会力量,将公共卫生学及护理学的理论和技术相结合,以社区人群为服务对象,为个人、家庭及社区提供促进健康、保护健康、预防疾病及残障等服务,提高社区人群的健康水平。社区的护理实践属于全科性质,不局限于某一个年龄组或某一种疾病,而是针对整个社区人群实施连续的、动态的健康服务。

社区护理的基本概念包含三个方面的内容,即促进健康、保护健康、预防疾病及残障,最大限度保证及促进人们的健康。促进健康的活动包括辅导社区的居民养成良好的生活习惯,注意营养、饮食、锻炼等;保护健康即保护社区居民免受有害物质及有害因素的侵袭,如注意饮食、饮水卫生,防止社区环境中的有害因素如空气污染、噪声污染、居家装修的污染,并禁止在公共场合吸烟等;预防疾病及残障主要是为了防止疾病或伤害的发生,减少并发症,如对传染病的管制,对社区糖尿患者的知识教育,对人们进行交通等方面的安全教育,对各种多发病、地方病的普查等。

2. 社区护理的工作内容 社区护理的范围非常广泛,但将其工作内容加以归纳,可以概括为下列几个方面。

(1) 社区保健服务:指向社区各类人群提供不同年龄阶段的身心保健服务,其重点人群为妇女、儿童、老年人。

(2) 社区慢性身心疾病患者的管理:指向社区的所有慢性疾病、传染病及精神疾病患者提供他们所需要的护理及管理服务。

(3) 社区急、重症患者的转诊服务:指帮助那些在社区无法得到适当的救护、治疗的急重疾病患者转入适当的医疗机构,以得到及时、必要的救治。

(4) 社区临终服务:指向社区的临终患者及其家属提供他们所需要的各类身心服务,

以帮助患者走完人生的最后一步,同时尽量减少对家庭其他成员的影响。

（5）社区健康教育:指以促进和维护居民健康为目标,向社区各类人群提供有计划、有组织、有评价的健康教育活动,从而提高居民对健康的认识,养成健康的生活方式及行为,最终提高其健康水平。

（6）社区康复服务:指向社区残障者提供康复护理服务,以帮助他们改善健康状况,恢复功能。

（7）传染病的防治:社区护士参与社区传染病的预防与控制工作,对社区居民进行预防传染病的知识培训,提供一般消毒、隔离技术等护理咨询与指导。

（二）社区护士的职责和角色

1. 照顾者角色 照顾者是护理的基本角色。社区护理对象包括个人、家庭、社区和社会,这就要求社区护士既要熟悉临床护士应用护理程序对患者进行整体护理,又要有流行病学的知识,随时发现疾病的致病因素并进行预防。例如,所管区几天内遇到几例腹泻的患者时,作为社区护士除了要完成一般的治疗护理外,还要了解患者是否吃了同类食物,本地区最近还有无患腹泻的病例。社区护理工作范畴要从照顾个体扩展到照顾群体,从治疗扩展到预防。

2. 健康教育者角色 社区健康教育更多侧重在疾病的康复、预防和建立健康的行为和生活方式方面,体现一定的普遍性。护士是社区健康教育的主要实施者,不仅要把知识和技术教给患者或家庭,更重要的是要对社区人群进行健康教育。这就要求社区护士运用健康教育程序,有计划、有目的、系统地实施教育。社区护士要充分认识人的行为改变的艰巨性和长期性,开展持之以恒的健康教育。

3. 健康咨询者角色 护士运用沟通技巧,通过解答护理对象的问题,提供相关信息,给予患者情绪支持及健康指导,澄清护理对象对疾病与健康有关问题的疑惑,使护理对象清楚地认识自己的健康状况,并且以积极有效的方法应对及处理问题,提高护理对象健康水平。

4. 健康协调者角色 在对护理对象的服务过程中,护士需联系并协调与相关人员及机构之间的相互关系,维持有效沟通,以便诊断、治疗、救助、护理或使其他卫生保健工作得以顺利进行,保证护理对象获得最适宜的整体性医护照顾。在社区中患者从不同的社会及卫生机构中得到服务,但最了解患者并能从整体的观点看待患者的往往是社区护士,因为她了解患者的社会文化背景和身体、心理情况,最适合协调各方面的关系。

5. 健康合作者角色 合作是双方或多方共同决定某项活动或工作。在社区,护士需要合作的部门与人员很多,有些属于直接影响居民健康的,医护人员可共同合作处理,但有些属于间接影响健康的,社区护士则可能需要与居委会、学校、厂矿或当地行政机构等通力合作,才能做好社区卫生工作。

6. 康复训练者角色 护士依照其专业知识和技能及应用新的观念,对患者进行心理康复教育,协助并训练患者在疾病限制下发挥其身体最大的能力,利用残肢或矫正用具工作或生活,使其能自我照顾,减轻对家庭、社会的依赖。

7. 研究者角色 目前我国社区护理尚处于起步阶段,有许多问题需研究探讨,如:社区护理工作的组织与管理;社区护理中的法律观念;社区护理的服务内容、规模、质量及其标准衡量等等,社区护士有责任针对社区护理中涉及的问题进行研究探讨,形成能真正指导社区护理实践的有中国特色的社区护理理论,以推动我国社区护理的有序发展。

总之,社区护士承担着多种角色,其职责随着角色变化而变化,要做好社区护理工作,必须掌握临床医学、护理学、流行病学等知识及方法,了解心理学、伦理学、社会学等人文社会科学知识,掌握心理、社会、环境等因素对人的影响,并要善于观察分析,且具有人际交流和与人合作共事的能力,才能做好社区护理工作。

二、家庭病床

为了充分地满足患者的医疗和护理需求,在患者熟悉的家庭环境中进行医疗和护理服务的形式被称为居家护理。居家护理是适应大众需求的一种主要的社区护理工作方法。居家护理服务主要采取两种形式,即居家服务中心和家庭病床。目前美国等国家多采用居家服务中心,而我国的居家护理多数为家庭病床的形式存在。

(一)家庭病床的概念

家庭病床(family care bed)是以家庭作为护理场所,选择适宜在家庭环境下进行医疗或康复的病种,让患者在熟悉的环境中接受医疗和护理,既有利于促进患者的康复,又可减轻家庭经济和人力负担。家庭病床的建立使医务人员走出医院大门,最大限度地满足社会医疗护理要求,服务的内容也日益扩大,包括疾病普查,健康教育与咨询,预防和控制疾病发生发展;从治疗扩大到预防,从医院内扩大到医院外,形成了一个综合的医疗护理体系;家庭病床是顺应社会发展而出现的一种新的医疗护理形式。

20世纪70年代起,家庭病床在我国各地已经初步建立,开始出现了专科性的家庭病床。家庭病床成为社区护理的主要形式。在家庭病床开设中,护士占一定比例,并担负重要任务。经过几十年的发展,到目前仍远远不能满足人们的需求。未来几年,家庭病床的开展仍然是社区护理发展的目标和方向。

(二)家庭病床的特点与优点

1. 家庭病床的特点　家庭病床是以家庭为单位,服务对象是各种在家里进行治疗护理的患者。家庭病床的病种多数是慢性病和老年病。其中老年人占70%左右。对于病情复杂、严重、多变的患者仍需要到医院治疗。家庭病床不能取代医院病床。

2. 家庭病床的优点　方便患者,使患者在自己家中即能得到治疗和护理。对慢性病、老年病、肿瘤病等患者建立家庭病床,可避免部分患者因住院而产生对家庭事务的牵挂,可以缓解医院床位紧张,缩短患者住院时间,加快病床周转,节省住院费用,节省家属及单位因患者去医院而花费的时间、劳务负担和经济负担。家庭病床可保持治疗护理的连续性,使患者在医院外得到科学的医疗服务。

(三)家庭病床的护理对象

家庭病床的护理对象包括:老、弱、幼、残、行动不便及季节性发病者;无需住院治疗的慢性病患者;经前阶段住院治疗,病情已基本稳定,可以出院继续治疗或康复休养者;诊断基本明确,需住院治疗但医院无床位的待床者;限于病情和各方面条件,只能在家进行对症治疗者。

（四）家庭病床的护理内容

家庭病床的护理内容包括为患者提供有关护理知识和技术的咨询指导；对不同病情实施针对性的护理，在护理过程中及时修订护理方案，保证护理质量；对患者及家属进行护理操作技术培训，传授护理方法，使患者及家属协助做好护理工作；实施心理护理，减轻患者的心理负担，增强战胜疾病的信心；宣传普及卫生知识及保健知识，增强社会人群的健康意识及自我保健能力；为慢性病患者提供良好的康复护理，促进健康恢复。

能力检测

按任务四的"任务引导"案例。患者刘某，慢性支气管炎伴支气管哮喘急性发作入院。经过抗炎、解痉等治疗后，6天后患者症状得到控制，出院，请为该患者做好出院护理，并指导患者回家后的后续治疗和护理。

小 结

患者从门诊到住院的一系列治疗后，康复或基本康复，可以出院。在出院时护理人员对患者进行一系列护理工作，通过出院评估了解出院患者的心理-生理及社会再适应情况，协助患者重返社会，指导患者和家属在社区或家庭继续实施治疗和护理。

综合实训项目七 出院护理技术

患者，男，79岁，退休教师，8年前曾患脑梗死，常感肢体无力，可借助拐杖行走。无明显诱因出现发热、咳嗽、咳痰，体温38.5 ℃，同时感左侧肢体无力，不能下地行走，伴排尿、排便失禁，吞咽偶有呛咳2天，以"呼吸道感染，多发性脑梗死，老年性痴呆"收入院。入院后给予青霉素抗感染，静脉滴注低分子葡聚糖和尼莫地平等治疗。治疗10天后，患者咳嗽、咳痰症状消失，体温降至正常，能扶墙走路，但不稳，要求自动出院。请为该患者做好出院护理，并进行出院护理评估，制订健康教育计划和指导患者出院的后续护理和注意事项。

（闫 涛）

课程综合实训项目 门诊-住院-出院-社区、家庭全程护理技术

患者，男，50岁，主诉间断右上腹疼痛1年余，多于进食油腻食物后出现，经抗炎治疗后缓解。曾进行超声检查提示胆囊"泥沙样结石"。半天前再次出现右上腹疼痛，性质同前。于2012年11月30日0时45分急诊入院，入院方式：平车运送。入院查体：T37.8 ℃，P84次/分，R20次/分，Bp110/70 mmHg，神志清楚，无寒战、高热，无皮肤、巩膜黄染。初步诊断：胆囊结石、胆囊炎。入院长期医嘱：外科2级护理；低脂饮食；生理盐水100 mL加头孢派舒巴坦钠2.0，静点，每日2次，皮试（ ）；10%葡萄糖500 mL，加10%氯化钾10 mL加三磷酸腺苷辅酶胰岛素40 mg，静点，每日1次。血常规、尿十项、便常规加潜血，凝血系列，输血前常规，生化十项加淀粉酶，胸片，心电图，心脏超声，肝胆胰脾平扫CT。11月30日18时医嘱：18种氨基酸500 mL，加10%氯化钾10 mL，静点，每日1次；生理盐水300 mL，加50%葡萄糖200 mL，普通胰岛素20单位，静点，每日1次；5%葡萄糖

250 mL加硫普多宁0.4,静点,每日1次(12月3日停)。12月2日肝胆超声检查,血常规、肝功能,血清钾、钠、氯检查。预约12月4日经内镜逆行胆胰管造影(ERCP),12月3日晚24时后禁食水,碘过敏试验( )。患者无手术禁忌,于12月8日上午8时30分行腹腔镜胆囊切除术。术前准备:备皮,留置导尿管、胃管。手术于当日11时20分结束。术后医嘱:一级护理,禁食水,吸氧,心电监护、保留胃管、保留尿管;生理盐水100 mL加头孢派舒巴坦钠2.0,静点,每日2次;替硝唑0.8静点,每日1次;10%葡萄糖500 mL加10%氯化钾10 mL,三磷酸腺苷辅酶胰岛素40 mg,静点,每日1次;18种氨基酸500 mL加10%氯化钾10 mL,静点,每日1次;强痛定0.1,im,sos。12月9日查血常规,肝功能,血清钾、钠、氯,Cr、BUN、血糖。12月10日、13日各换药1次。13日好转自动出院。

根据以上病案,为患者做好相应护理。①作为急诊护士,如何做好患者的急诊护理?②作为住院处护士,如何做好患者的入院接待和护理(安排床单位和安全舒适的卧位,创造良好的环境,测量生命体征等)。③作为外科病区护士,如何做好该患者的入院初步护理工作?④请遵医嘱为患者做好相应的治疗和检查(静脉输液、药物过敏试验、肌内注射、氧气吸入、留置尿管、胃管及化验标本留取和检查前准备)。⑤遵医嘱做好患者的分级护理和饮食护理。⑥做好患者不同阶段的清洁卫生护理和指导工作。⑦及时观察病情,并做好患者术后的心电监护工作。⑧严格遵照无菌技术操作原则为患者进行术后换药工作。⑨规范处理各种医嘱,绘制体温单。⑩患者由于禁食水、卧床等还可能发生便秘等情况,请做好相应的预防和护理。⑪做好患者的出院和后续的护理工作,在整个过程中对患者进行健康教育,拟定一份健康教育计划,做好出院指导,书写护理病案。

附表 A 体 温 单

姓名：王莉　年龄：46　性别：女　科别：内　床号：6　入院日期：2012-03-26　　住院病历号：2012123

日期	2012-03-26	9	10	11	12	13	14
住院日数	1	2	3	4	5	6	7
手术后日数						术日	1

脉搏/(次/分)	体温/℃							
160	42℃							
140	41℃							
120	40℃							
100	39℃							
80	38℃							
60	37℃							
40	36℃							
20	35℃							

呼吸/(次/分)	20 20	21 22	21 20	19 18	19 20	22 20	25 24	24 24	22 23	20 20	18 19	18 17	17 17	18 18	18 17	18 17	18 18	18 17	17 18
血压/mmHg	140/75		135/75		135/75		145/75		135/75		135/76		135/75	
大便/(次/分)		1	1	1/E	1	1	1
入量/mL			1680	1800	1750	2800	3000
出量/mL			1400	1500	1600	2200	2400
尿量/mL			1200	1000	1200	1400	1350
体重/kg		62					
腹围/cm							
身高/cm							

附表 B 临时医嘱单

姓名 李丽　　　科别 内科　　　床号 16　　　住院号 20123618

日 期	时间	医　　嘱	医师签名	执行护士签名	执行时间
2012-12-26	16：00	青霉素　皮试(一)	杨光	李欣	16：00
12-26	16：00	三大常规	杨光	李欣	16：00
12-26	16：00	血电解质、二氧化碳结合力	杨光	李欣	16：00
12-26	16：00	肺部 X 线	杨光	李欣	16：00
12-26	16：00	心电图	杨光	李欣	16：00

附表 C　长期医嘱单

姓名　李丽　　科别　内科　　床号　16　　住院病历号　20123618

开　始					停　止			
日期	时间	医　嘱	医师签名	护士签名	日期	时间	医师签名	护士签名
2012-12-26	16：00	内科护理常规	杨光	李欣				
12-26	16：00	一级护理	杨光	李欣				
12-26	16：00	半流质	杨光	李欣				
12-26	16：00	测 T、P、R、Bp Q4 h	杨光	李欣				
12-26	16：00	氧气吸入 prn	杨光	李欣	12-28	10：00	杨光	高江
12-26	16：00	0.9％氯化钠溶液 100 mL 青霉素皮试（一） 320 万 ivgtt Bid	杨光	李欣				
12-26	16：00	氧氟沙星注 100 mL ivgtt Qd	杨光	李欣				

附表 D 手术清点记录

科别 __妇一__ 姓名 __高姗__ 性别 __女__ 年龄 __26__ 住院病历号 __2012126__

手术日期 __2012__ 年 __1__ 月 12 日 手术名称 __剖宫产术__

输血:血型 __A__ 血液成分名称 __新鲜血__ 血量 __200__ mL

器械名称	术前清点	术中加数	关体腔前	关体腔后	器械名称	术前清点	术中加数	关体腔前	关体腔后
卵圆钳	2		2	2	咬骨钳				
巾钳	2		2	2	骨刀、凿				
持针钳	2		2	2	拉钩	2		2	2
组织钳	4		4	4	刮匙				
大弯血管钳					脊柱牵开器				
弯血管钳	10		10	10	腹腔牵开器	2		2	2
直血管钳					胸腔牵开器				
蚊式钳	2		2	2	有齿镊	4		4	4
直角钳					无齿镊				
扁桃腺钳					刀柄	2		2	2
柯克钳					手术剪	2		2	2
胃钳					吸引头				
肠钳					电烧(头)				
取石钳									
胆石刮									
胆道探子					大纱垫	2		2	2
肾蒂钳					小纱垫				
输尿管钳	6		6	6	纱布	33		33	33
沙式钳					纱条				
持瓣钳					棉片				
阻断钳					棉签				
肺叶钳					阻断带				
心房钳					花生米				
心耳钳					缝针	2		2	2
哈巴狗					注射器				
气管钳					针头				
剥离子					棉球	5		5	5
髓核钳									

手术器械护士签名 __王青__ 巡回护士签名 __刘芮__

填表说明:①表格内的清点数必须用数字说明,不得用"√"表示。②空格处可以填写其他手术物品。③表格内的清点数目必须清晰,不得采用刮、粘、涂等方法涂改。

注:本表为参考表,由于不能涵盖所有手术器械,建议医院根据实际设定器械名称。

附表 E 护理记录单

科别：消化内科　姓名：高松　年龄：55　性别：男　床号：3　住院病历号：2012236　入院日期：2012年1月10日　诊断：胃溃疡

日期/时间	意识	体温 ℃	脉搏 次/分	呼吸 次/分	血压 mmHg	血氧饱和度 %	吸氧 L/min	入量 名称	入量 mL	出量 名称	出量 mL	出量 颜色性状	皮肤情况	管路护理	病情观察及措施	护士签名
2012-01-12 17:00	嗜睡	36.2	112	24	85/50	93	鼻导管 3	10%GS / VitK1	500 / 2	呕血	600	鲜血	正常	通畅	患者主诉今日午餐后,感到上腹部不适,于17:00突然呕吐出鲜血约600mL。通知医生、抽血、作血型鉴定。给予止血药,胃肠减压、观察生命体征	王冠
17:30	清醒	36.5	100	21	100/60	98	3	新鲜血	200	尿 / 引流	180 / 100	黄色清	正常	通畅	经抗休克、止血治疗后,血压稍上升,患者的情绪稳定。请继续观察生命体征	王冠
18:30	清醒	36.5	90	21	100/60	98		低分子右旋糖酐	500	尿	200	黄色清			无出血情况,生命体征平稳,安静入睡,继续观察	李白

注：本表为参考表,医院应当根据本院各专科特点设定记录项目。

附表 F 病室报告

病区 3　　2012 年 6 月 16 日

床号/诊断	上午八时至下午五时　患者总数 46 人	下午五时至午夜 12 时　患者总数 46 人	午夜十二时至上午七时　患者总数 46 人
	入院 1　出院 1　转出 1 转入 1　手术 0　分娩 0 初生 0　病危 0　死亡 0	入院 0　出院 0　转出 0 转入 0　手术 0　分娩 0 初生 0　病危 1　死亡 0	入院 0　出院 0　转出 2 转入 0　手术 0　分娩 0 初生 0　病危 1　死亡 0
1床 季杰	今日 10:00 出院		
3床 苏美	今日 10:00 出院		
16床 王平	今日 14:00 转外科,继续治疗		
8床 李一 风湿性心脏病,房颤 心功能3级 "新"	患者,男,65 岁,"因反复咳喘伴胸闷 5 年,加重 3 天"于 15:00 收治入院。入院时轮椅推入,神志清楚,精神萎靡,呼吸稍促,30 次/分,口唇发绀,不能平卧。体温 37.6℃,听诊心率 100 次/分,血压 110/70 mmHg,医嘱予吸氧、强心、利尿及青霉素抗感染治疗。现患者半卧位休息,持续低流量吸氧、氧流量 2 L/min,呼吸 22 次/分,主诉胸闷,气喘好转,余无特殊。请晚夜班加强病情观察。	患者晚间病情平稳,在氧气 2 L/min 持续吸入下,呼吸平稳,22 次/分,无特殊不适,仍取半卧位休息,入睡好。18:00 体温 36.8℃,心率 88 次/分,请夜班加强观察。	患者夜间取半卧位休息,仍予持续低量氧气吸入,呼吸平稳,22 次/分,睡眠佳。6:00 体温 36.6℃,心率 90 次/分,血压 110/74 mmHg,呼吸 20 次/分。
	签名:向阳	签名:高秀	签名:苏丹
11床 易聪 急性前壁 急性前壁心肌梗死 "转入,危"	患者因"急性前壁心肌梗"住监护室治疗,今日心梗后第六日,病情平稳,予以转出监护室。现患者精神好,无不适主诉,血压 110/70 mmHg,心率 88 次/分。现输液未完,无反应。患者目前仍需卧床休息,请晚夜班加强病情观察。	患者晚间呼吸平稳,无不适主诉,无心前区压痛及胸闷现象。血压 116/76 mmHg,心率 84 次/分,律齐。21:30 主诉入睡困难,予地西泮 5 mg 口服,效果好,现安静入睡。请夜班再观察。	患者夜间睡眠好,呼吸平稳,晨起无不适主诉。6:00 体温 36.6℃,心率 86 次/分,律齐,血压 110/70 mmHg。

参考文献

Cankao Wenxian

[1] 崔焱.护理学基础[M].北京:人民卫生出版社,2005.

[2] 姜安丽.护理学基础(上册)[M].北京:人民卫生出版社,2005.

[3] 李如竹.护理学基础[M].北京:人民卫生出版社,2005.

[4] 李小萍.护理学基础[M].2版.北京:人民卫生出版社,2007.

[5] 马如娅.护理基本理论与技术[M].北京:人民卫生出版社,2006.

[6] 范秀珍.护理学基础[M].北京:人民卫生出版社,2006.

[7] 姜安丽.新编护理学基础[M].北京:人民卫生出版社,2006.

[8] 丁言雯.护理学基础[M].北京:人民卫生出版社,2007.

[9] 李小寒,尚少梅.基础护理学[M].4版.北京:人民卫生出版社,2011.

[10] 李晓松.护理学基础[M].2版.北京:人民卫生出版社,2008.

[11] 邢凤梅,李建民.综合临床护理技术操作常规[M].北京:人民卫生出版社,2010.

[12] 邢凤梅.护理学基础[M].北京:人民卫生出版社,2010.

[13] 周更苏,于洪宇,史云菊.基础护理技术[M].武汉:华中科技大学出版社,2010.

[14] 周更苏,张萍萍.护理学基础[M].北京:中国协和医科大学出版社,2011.

[15] 周更苏,刘莉华.护理学基础[M].2版.西安:第四军医大学出版社,2012.

[16] 刘美萍.护理学基础[M].北京:科学出版社,2011.

[17] 尚少梅,代亚丽.护理学基础[M].3版.北京:北京大学医学出版社,2008.

[18] 邹宇华.死亡教育[M].广东:广东人民出版社,2008.

[19] 查尔斯.科尔.死亡课[M].榕励,译.北京:中国人民大学出版社,2011.

[20] 徐淑秀.护理学基础[M].南京:东南大学出版社,2006.

[21] 张静平.现代护理学[M].长沙:中南大学出版社,2006.

[22] 张新平,杜国香,曹伟宁.护理技术[M].2版.北京:科学出版社,2008.

［23］ 张新平,吴世芬.护理技术［M］.北京:科学出版社,2008.

［24］ 周更苏.基础护理技术［M］.西安:第四军医大学出版社,2009.

［25］ 周春美.护理学基础［M］.上海:上海科学技术出版社,2006.

［26］ 李定梅,李兵.护理技能学［M］.西安:第四军医大学出版社,2008.

［27］ 张连辉.常用护理技术实训［M］.武汉:华中科技大学出版社,2008.

［28］ 高荣花,彭祝宪.护理技术操作手册［M］.北京:科学技术文献出版社,2008.

［29］ 庄红.护理学基础［M］.2版.北京:高等教育出版社,2010.

［30］ 吴姣鱼.护理学基础［M］.北京:科学出版社,2010.

［31］ 章晓幸.基础护理［M］.北京:高等教育出版社,2010.

［32］ 谢秀茹,王兰芝.基础护理技术［M］.2版.西安:第四军医大学出版社,2011.